機能的脳神経外科
診療ガイドブック

編集
三國信啓
札幌医科大学医学部脳神経外科教授

Clinical Guidebook for Functional Neurosurgery

MEDICAL VIEW

本書では，厳密な指示・副作用・投薬スケジュール等について記載されていますが，これらは変更される可能性があります．本書で言及されている薬品については，製品に添付されている製造者による情報を十分にご参照ください．

Clinical Guidebook for Functional Neurosurgery

（ISBN978-4-7583-1846-4　C3047）

Editor：Nobuhiro Mikuni

2018. 4. 1　1st ed

©MEDICAL VIEW, 2018
Printed and Bound in Japan

Medical View Co., Ltd.
2-30 Ichigayahonmuracho, Shinjyukuku, Tokyo, 162-0845, Japan
E-mail　ed @ medicalview.co.jp

序

　この度、診断および内科的・外科的治療の最新エッセンスを効率よくまとめた、『機能的脳神経外科 診療ガイドブック』を発刊することになりました。専門医を目指す若手医師に加え、「機能的脳神経外科」は学問的に興味深い分野だが専門ではないと考えておられる医師にとって、日常診療に役立つ最良の一冊となるように編集しております。

　機能的脳神経外科の対象疾患として、てんかん、パーキンソン病、ジストニア、振戦、疼痛、そして三叉神経痛、顔面けいれん、舌咽神経痛などがあります。これらの疾患に対する機能調節の治療を行うためには、脳神経機能のモニタリングが必要となります。いわゆる専門書とは一線を画して、臨床の必要時に本書を読むことで最新知識を学べるように、各分野のオピニオンリーダーに趣旨をご理解いただいたうえで執筆をお願いしました。

　本書前半では、ガイドライン、検査、最新外科的手術、ニューロモデュレーションなどの基礎的知識について解説します。後半の各論では、疾患毎にQ&A方式で疾患に対する診断と内科的外科的治療を日常の診療に即して"Essentials""Clinical Question""Practice"の3つに分け解説します。さらに覚醒下手術や術中神経機能モニタリングについて、タスクや刺激の試行、記録、結果の理解に必要な重要ポイントをわかりやすく説明しています。

- "Essentials"では、治療を行ううえで知っておかなければならない必要最低限の各疾患のデータ（疫学や診断法、分類、治療法など）を、冒頭にまとめて解説しています。
- "Clinical Question"では、臨床現場で判断に苦しむ事項、議論の多い点等についてCQを小見出しとして、イラストや写真なども加えて解説しています。
- 各項目の最後には、"Practice"を設け、復習と専門医試験などに役立つよう、問題2題を出題し、解答と解説を記載しています。

　本書によって読者の先生方の日常診療が一層深厚なものとなれば望外の喜びです。

2018年3月

札幌医科大学医学部脳神経外科講座教授
札幌医科大学医学部付属病院脳機能センター長

三國 信啓

目 次

I 総論

てんかんのガイドラインのポイント —————— 臼井直敬　2
- はじめに ………………………………………………………… 2
- てんかんの定義 ………………………………………………… 2
- てんかんの疫学 ………………………………………………… 3
- てんかん発作と，てんかんの分類 …………………………… 3
- 診断の手順 ……………………………………………………… 7
- 初回発作の治療，ガイドライン ……………………………… 8
- 抗てんかん薬の選択 …………………………………………… 8
- てんかん外科治療 ……………………………………………… 11

定位・機能神経外科治療ガイドラインのポイント —————— 深谷　親　15
- はじめに ………………………………………………………… 15
- 定位・機能神経外科治療ガイドライン 第3版 ……………… 16
- 他の国内ガイドラインのなかでの定位・機能神経外科治療 … 20
- 世界のガイドラインのなかの定位・機能神経外科治療 …… 24

検査の進歩：非侵襲的検査 —————— 江夏　怜　26
- はじめに ………………………………………………………… 26
- 脳波 ……………………………………………………………… 26
- MEG（脳磁図） ………………………………………………… 30
- CT，MRI ………………………………………………………… 30
- 機能的MRI（fMRI）とトラクトグラフィ …………………… 32
- SPECT …………………………………………………………… 33
- PET ……………………………………………………………… 34
- 最後に …………………………………………………………… 36

検査の進歩：侵襲的検査 ──── 前澤　聡　　37

　はじめに ……………………………………………………………………………… 37
　頭蓋内電極留置による脳波記録 …………………………………………………… 37
　頭蓋内電極による脳機能マッピング ……………………………………………… 42
　和田テスト …………………………………………………………………………… 46
　SEEG ………………………………………………………………………………… 48

最近の治療 ──── 堀澤士朗, 平　孝臣　　51

　はじめに ……………………………………………………………………………… 51
　てんかんに対する定位脳放射線治療 ……………………………………………… 51
　てんかんに対する電気刺激療法 …………………………………………………… 54
　三叉神経痛に対するガンマナイフ治療 …………………………………………… 56
　不随意運動疾患に対するガンマナイフ治療 ……………………………………… 56
　本態性振戦に対する集束超音波治療 ……………………………………………… 58

ニューロモデュレーション療法：現状と展望 ──── 貴島晴彦　　61

　はじめに ……………………………………………………………………………… 61
　ニューロモデュレーションとは …………………………………………………… 61
　脳破壊術 ……………………………………………………………………………… 62
　脳深部刺激療法 ……………………………………………………………………… 64
　脊髄刺激療法（SCS）………………………………………………………………… 66
　ITB療法 ……………………………………………………………………………… 68
　経頭蓋磁気刺激 ……………………………………………………………………… 69
　その他のニューロモデュレーション ……………………………………………… 69
　ニューロモデュレーションの未来 ………………………………………………… 69

II 各論

てんかん ──菊池隆幸，國枝武治　72
- Essentials　72
- CQ 薬剤治療の進め方　75
- CQ 手術のタイミングと説明のポイント　76
- CQ 手術をしない（してはいけない）てんかんとは？（予後，治療含む）　77
- CQ 側頭葉病変によるてんかんで海馬切除は必要か？　77
- CQ 術中脳波はどんなときに有効か？ 必要か？　78
- CQ 脳神経外科領域で重要な脳波判読のポイント　80
- CQ てんかんの実用性定義の解釈　81
- CQ 非けいれん性てんかん重積の診断と治療　82
- CQ 長時間ビデオ脳波同時記録の実際と注意点　84
- Practice　87

不随意運動 ──樋口佳則　88
- Essentials　88
- CQ 振戦を診察した際の診断のポイントは？　91
- CQ ジストニアを診察した際の診断のポイントは？　92
- CQ 振戦・ジストニア以外の不随意運動を診察した際の診断のポイントは？　94
- CQ 振戦に対する薬物治療をどのように進めていくか？　97
- CQ 不随意運動に対するターゲット選択はどのように進めるか？　97
- CQ 手術の適応と合併症は？　100
- CQ 痙縮に対するバクロフェン髄腔内投与治療の適応は？　100
- CQ 頭蓋内病変による不随意運動症はどのようなものがあるか？　102
- CQ 不随意運動に対する外科的介入として適切な手技は刺激術？ 凝固術？　102
- Practice　104

パーキンソン病 ──────────── 戸田弘紀　105

- Essentials ……………………………………………………… 105
- CQ 神経学的診断のポイントは？ ……………………………… 109
- CQ 画像診断のポイントは？ …………………………………… 110
- CQ 薬剤治療はどのように進めるか？ ………………………… 111
- CQ 手術の適応について，どのタイミングで手術を考慮し，
  また刺激部位（視床下核，淡蒼球内節）はどのように選択するか？ ……… 114
- CQ 深部刺激ターゲットはどのように計画し決定するか？ …… 116
- CQ 術後の刺激をどのように設定するか？ …………………… 121
- Practice ………………………………………………………… 123

三叉神経痛，顔面けいれん，舌咽神経痛 ──────────── 三上　毅　124

- Essentials ……………………………………………………… 124
- CQ 診断のポイントは？ ………………………………………… 128
- CQ 三叉神経痛と舌咽神経痛との鑑別は？ …………………… 129
- CQ 画像診断のポイントは？ …………………………………… 129
- CQ 薬物治療の進め方は？ ……………………………………… 130
- CQ 手術シミュレーション画像のポイントは？ ……………… 131
- CQ 手術のタイミングと説明のポイントは？ ………………… 132
- CQ 手術のモニタリングは？ …………………………………… 133
- CQ 三叉神経の手術のピットフォールは？ …………………… 134
- CQ 顔面けいれんの手術のピットフォールは？ ……………… 135
- CQ 再手術の適応と注意点は？ ………………………………… 136
- Practice ………………………………………………………… 138

難治性疼痛 ─────────────────────────── 平林秀裕　139

- **E**ssentials ……………………………………………………………… 139
- **CQ** 神経障害性疼痛の可能性のある患者のスクリーニング方法は？ ……… 143
- **CQ** 神経障害性疼痛を診断する方法は？ ……………………………… 143
- **CQ** 神経障害性疼痛の薬物療法はどうするか？ ……………………… 143
- **CQ** 神経障害性疼痛の病態ごとにエビデンスのある薬物は？ ………… 147
- **CQ** 脊髄電気刺激療法（SCS）は神経障害性疼痛にどのように有効なのか？ … 148
- **CQ** 難治性慢性疼痛のうち，脊髄刺激療法の有効性が高い疼痛症候群は何か？ … 149
- **CQ** SCSに適した電極は？　棒状リード vs パドルリード ……………… 150
- **CQ** 電極留置部位はどのようにして決定するか？ ……………………… 151
- **CQ** 手術合併症について …………………………………………………… 152
- **CQ** 脊髄電気刺激療法（SCS）の効果予測は可能か？ ………………… 152
- **CQ** 手術のタイミングと説明のポイントは？ …………………………… 152
- **CQ** 最新の脊髄電気刺激療法（SCS）の動向はどうか？ ……………… 152
- **CQ** 大脳皮質運動野刺激療法（MCS）は難治性疼痛症候群に有効か？ … 153
- **CQ** 大脳皮質運動野刺激療法（MCS）の効果を予測することは可能か？ … 154
- **CQ** 反復経頭蓋磁気刺激（rTMS）は，難治性疼痛に有効か？ ……… 154
- **CQ** 脳深部刺激療法（DBS）は神経障害性疼痛に有効か？ ………… 155
- **CQ** 末梢神経刺激は難治性頭痛に有効か？ …………………………… 157
- **CQ** 末梢神経刺激は末梢神経障害性疼痛に有効か？ ………………… 158
- **CQ** 脊髄後根進入部遮断術（DREZotomy）が有効な神経障害性疼痛は？ … 158
- **P**ractice ………………………………………………………………… 160

覚醒下手術と脳機能 ───────────────── 木下雅史，中田光俊　161

- **E**ssentials ……………………………………………………………… 161
- **CQ** 手術中に信頼できる脳機能検査タスクとは？ ……………………… 166
- **CQ** 高次脳機能検査はどうする？ ………………………………………… 168
- **CQ** どこで摘出を中止する？ ……………………………………………… 169
- **CQ** 高頻度電気刺激方法における違いとは？ …………………………… 171
- **CQ** 術中合併症への対応（嘔気，痛み，精神的不安，けいれん発作）はどうしたらよいのか？ ……………………………………………… 173
- **P**ractice ………………………………………………………………… 176

神経機能のモニタリング ——— 三國信啓, 鰐渕昌彦, 鈴木脩斗　177

- Essentials ……… 177
- CQ SEPの実際のセッティングと記録はどのように行うのか？ ……… 179
- CQ MEPの実際のセッティングと記録はどのように行うのか？ ……… 181
- CQ MEP, SEPモニタリング中の注意点は？ ……… 183
- CQ VEPの実際のセッティングと記録はどのように行うのか？ ……… 185
- CQ AEPの実際のセッティングと記録はどのように行うのか？ ……… 185
- CQ NIM（nerve integrity monitor）と持続顔面神経モニタリングの実際のセッティングと記録はどのように行うのか？ ……… 187
- CQ AMRの実際のセッティングと記録はどのように行うのか？ ……… 189
- Practice ……… 192

精神疾患 ——— 杉山憲嗣　193

- Essentials ……… 193
- CQ ECTとDBSと, ともに脳に対する電気刺激なのになにが違うのか？ ……… 196
- CQ 精神疾患に対するニューロモジュレーションの過去は？ ……… 196
- CQ 精神疾患に対するニューロモジュレーションの現状と今後は？ ……… 197
- CQ 精神疾患を神経疾患のような身体疾患と同様に扱ってよいか？ ……… 197
- CQ 精神疾患に対して脳手術を行ってよいのか？ ……… 198
- CQ この領域における日本でのガイドラインはあるのか？ ……… 199
- Practice ……… 200

索引 ……… 202

執筆者一覧

■ 編集　　　三國　信啓　　札幌医科大学医学部脳神経外科 教授

■ 執筆（掲載順）
　　　　　　臼井　直敬　　国立病院機構静岡てんかん・神経医療センター脳神経外科 医長
　　　　　　深谷　　親　　日本大学医学部脳神経外科 診療教授
　　　　　　江夏　　怜　　札幌医科大学医学部脳神経外科 助教
　　　　　　前澤　　聡　　名古屋大学脳とこころの研究センター・大学院医学系研究科脳神経外科 特任准教授
　　　　　　堀澤　士朗　　東京女子医科大学脳神経外科
　　　　　　平　　孝臣　　東京女子医科大学脳神経外科 臨床教授
　　　　　　貴島　晴彦　　大阪大学大学院医学系研究科脳神経外科 教授
　　　　　　菊池　隆幸　　京都大学大学院医学研究科脳神経外科 助教
　　　　　　國枝　武治　　愛媛大学大学院医学系研究科脳神経外科 教授
　　　　　　樋口　佳則　　千葉大学大学院医学研究院脳神経外科 准教授
　　　　　　戸田　弘紀　　福井赤十字病院脳神経外科 部長
　　　　　　三上　　毅　　札幌医科大学医学部脳神経外科 講師
　　　　　　平林　秀裕　　国立病院機構奈良医療センター 病院長
　　　　　　木下　雅史　　金沢大学脳神経外科 講師
　　　　　　中田　光俊　　金沢大学脳神経外科 教授
　　　　　　三國　信啓　　札幌医科大学医学部脳神経外科 教授
　　　　　　鰐渕　昌彦　　札幌医科大学医学部脳神経外科 准教授
　　　　　　鈴木　脩斗　　札幌医科大学医学部脳神経外科
　　　　　　杉山　憲嗣　　浜松医科大学脳神経外科 病院教授・准教授

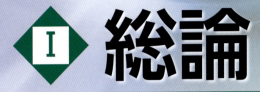 総論

- てんかんのガイドラインのポイント
- 定位・機能神経外科治療ガイドラインのポイント
- 検査の進歩：非侵襲的検査
- 検査の進歩：侵襲的検査
- 最近の治療
- ニューロモデュレーション療法：現状と展望

I 総論

てんかんのガイドラインのポイント

国立病院機構静岡てんかん・神経医療センター脳神経外科　**臼井直敬**

◆ はじめに

　てんかん診療に関するガイドラインとして，国内では，日本てんかん学会や日本神経学会のガイドライン，国外では英国のNational Institute for Health and Care Excellence（NICE）のガイドラインや米国のエキスパートコンセンサスなどがある。日本神経学会の2018年のガイドラインは，新規抗てんかん薬が2010年以降上市されたこと，NICEのガイドラインや国際抗てんかん連盟（International League Against Epilepsy：ILAE）のてんかん分類の改訂などを踏まえて作成された。ここではてんかん診療の基本的な事柄について，主に日本神経学会の2018年のガイドラインの改訂を踏まえて解説する。

◆ てんかんの定義

　WHO（世界保健機関）による定義では，てんかんとは，「種々の病因によってもたらされる慢性の脳疾患であり，大脳神経細胞の過剰な放電から由来する反復性の発作（てんかん発作）を唯一あるいは主徴とし，これに種々の臨床症状および検査所見を伴う状態」とされる[1]。

　2005年には，てんかん学の進歩を反映し，ILAEと国際てんかん協会の合意のもと，以下のような新たな定義が提唱された。

　「てんかん発作＝大脳の神経細胞が過剰あるいは過同期した状態（てんかん性活動）による症状と徴候が一過性に出現したもの。てんかん＝てんかん発作を引き起こす持続する病態と，その神経生物学的，認知的，心理的，社会的な影響によって形成される病態からなる脳疾患。その定義上は少なくとも1回のてんかん発作の出現が必須である[2]」。

　てんかんとするには1回以上の発作が必要であること，発作以外の帰結も伴うこと，が記されている。また，発作を引き起こす持続する病態が存在することが述べられている。てんかんは，発作を反復する慢性の病態であり，急性症候性発作とは区別される。急性症候性発作とは，急性の脳障害や全身性の疾患に伴ったてんかん発作である。原因となる病態としては，脳血管障害，頭部外傷，脳炎，中毒性および代謝性の疾患などがある。

　2018年の日本神経学会のガイドラインでは，「てんかんとは，てんかん性発作を引き起こす持続的素因を特徴とする脳の障害である。すなわち，慢性の脳の病気で，大脳の神経細胞が過剰に興奮するために，脳の発作性の症状が反復性に起こる。発作

は突然に起こり，普通とは異なる身体症状や意識，運動および感覚の変化などが生じる。明らかなけいれんがあればてんかんの可能性は高い。」と平易に定義されている。

いずれの定義においても，その要点は，慢性の病態であること，発作が反復性であること，その発生機構が大脳ニューロンの過剰な活動（てんかん性活動）であること，といえる。

2014年には，ILAEによる以下のようなてんかんの実用的定義が提案された[3]。
てんかんは下記のいずれかの状態によって定義される脳の病気である。
1. 24時間以上の間隔で2回以上の非誘発性（または反射性）発作が生じる。
2. 1回の非誘発性（または反射性）発作が生じ，その後10年間にわたる発作再発率が2回の非誘発性発作後の一般的な再発リスク（60％以上）と同程度である。
3. てんかん症候群と診断されている。

てんかんは下記の患者においては消失（resolve）したと考えられる。
1. 年齢依存性のてんかん症候群があったが，現在はその該当年齢を過ぎている。
2. 10年間発作がなく，直近の5年間は発作のための薬を内服していない。

1回の発作でもてんかんと診断しうる場合があることについてここでは触れられており，従来の2回以上の発作出現を必要とした定義に比べてより実践的である。しかし，初回発作後の再発率を個々の症例で見積もるのは実際には容易ではないと考えられる。

もはやてんかんとみなされないこと，についても触れている。ここでは寛解（remission）や治癒（cure）ではなく，消失（resolve）という用語が用いられている。

◆ てんかんの疫学

有病率は一般人口で1,000人あたり4〜8人とされる。発病率は乳幼児と高齢者で高く，80歳以降は小児よりも高くなる。高齢者においては，しばしば認知症との鑑別が問題となることがある。薬剤抵抗性てんかんは，てんかんの20〜30％とされる。

◆ てんかん発作と，てんかんの分類

1981年のてんかん発作分類[4]（表1）では，てんかん発作を部分発作と全般発作に分けた。部分発作とは一側大脳半球起源を示す発作症状とそれに対応する脳波所見を有するものであり，意識障害の有無で単純部分発作と複雑部分発作に大別，さらにそれらの二次性全般化の3種類に分類された。全般発作は，発作起始から意識消失を伴い，運動症状は原則的に両側性であり，脳波所見は両側半球の巻き込みを示す両側性異常を呈するもの，とされる。

1989年に発表されたてんかん・てんかん症候群分類[5]（表2）は，部分vs全般，特発性vs症候性の2×2分類である。部分発作を示すものが局在関連性てんかん，全般発作を示すものが全般てんかんであり，さらに，原因に基づいて特発性と症候性，潜

表1 てんかん発作分類（1981）

Ⅰ．部分発作
A　単純部分発作（意識の減損はない）
A.1　運動徴候を呈するもの 　　a）マーチを示さない焦点運動性 　　b）マーチを示す焦点運動性 　　c）回転性 　　d）姿勢性 　　e）声音性（発声あるいは発語停止）
A.2　身体感覚あるいは特殊感覚症状を呈するもの 　　（単純幻覚，例えばひりひり，ぴかぴか，ぶんぶん） 　　a）身体感覚性 　　b）視覚性 　　c）聴覚性 　　d）嗅覚性 　　e）味覚性 　　f）眩暈性
A.3　自律神経症状を呈するもの 　　（上腹部感覚，蒼白，発汗，紅潮，立毛，瞳孔散大を含む）
A.4　精神症状（高次脳機能の障害）を呈するもの 　　（これらの症状はまれには意識減損を伴わずに起こることもあるが，多くは複雑部分発作として経験されることが多い） 　　a）言語障害性 　　b）記憶障害性（例えば既視感） 　　c）認知性（例えば夢幻状態，時間感覚の変容） 　　d）感情性（例えば恐怖，怒り） 　　e）錯覚性（例えば巨視） 　　f）構造幻覚性（例えば音楽，光景）
B　複雑部分発作（意識減損を伴う，ときには単純症状をもって始まることもある）
B.1　単純部分性に起こり意識減損に移行するもの 　　a）単純部分性特徴（A1-A4）で起こり意識減損に移行するもの 　　b）自動症を伴うもの
B.2　意識減損で始まるもの 　　a）意識減損のみをもつもの 　　b）自動症を伴うもの
C　部分発作から二次的に全般発作に進展するもの（全般強直間代性のことも，強直性のことも，間代性のこともある）

Ⅱ．全般発作
A.1　欠神発作 　　a）意識減損のみのもの 　　b）軽い間代要素を伴うもの 　　c）脱力要素を伴うもの 　　d）強直要素を伴うもの 　　e）自動症を伴うもの 　　f）自律神経要素を伴うもの （bからfは単独でも組み合わせでもありうる）
A.2　非定型欠神 　　a）おそらく筋緊張の変化はA1に比べよりはっきりしている 　　b）発作の起始および終末は急激ではない
B　ミオクロニー発作
C　間代発作
D　強直発作
E　強直間代発作
F　脱力発作 （上記のもの，例えばBとF，BとDの合併が起こりうる）

Ⅲ．未分類てんかん発作

Epilepsia 1981; 22: 489-501.[4] より引用

表2 てんかん分類（1989）

	局在関連てんかん	全般てんかん
特発性	中心・側頭部に棘波をもつ良性小児てんかん 後頭部に突発波をもつ小児てんかん 原発性読書てんかん など	良性家族性新生児けいれん 小児欠神てんかん 若年ミオクロニーてんかん など
症候性	小児の慢性進行性持続性部分てんかん 側頭葉てんかん 前頭葉てんかん 頭頂葉てんかん 後頭葉てんかん など	早期ミオクロニー脳症 ウェスト症候群 レノックス・ガストー症候群 など

Epilepsia 1989; 30: 389-99.[5]より引用

因性に分類された。抗てんかん薬の選択，予後の見通しなど臨床的に非常に有用であり，今日でも広く用いられている。

以下，1989年のてんかん分類に基づいて概説する。

1. 特発性部分てんかんは，①小児期に発症，②局在関連発作症状と局在脳波所見，③画像所見では異常なし，④思春期までに寛解し，良性である。中心側頭部棘波を示す良性てんかんが代表的である。パナエトポラス型は後頭部に焦点をもつ。基本的に予後良好である。
2. 症候性部分てんかんを示唆する症候としては，①病因となるような既往歴，②前兆，③発作起始時，発作中の局在性運動ないし感覚徴候，④自動症などがある。薬物治療抵抗性であれば，外科治療の適応が検討される。
3. 特発性全般てんかんは，25歳以上の発症はまれであり，他の神経症候を認めない。これを示唆する症候は，①小児期（思春期前まで）の発症，②断眠やアルコールでの誘発，③起床直後の強直間代発作あるいはミオクロニー発作，④他に神経症候がなく，発作型が欠神発作である，⑤脳波で光突発反応，全般性の3Hz棘徐波複合あるいは多棘徐波複合などがある。抗てんかん薬治療に反応することが多いが，断薬は困難なことが多い。
4. 症候性全般てんかんを示唆する症候は，①発症年齢が非常に早い（新生児期，乳児期：1歳未満），②頻回の発作，③発症前からの精神遅滞や神経症候，④神経症候の進行や退行，⑤広汎性脳波異常，⑥器質的脳形態異常などがある。最もコントロールが困難である。

● 2017年のてんかん発作分類（図1）[6]，てんかん分類（図2）[7]

発作分類について，1981年分類から2017年分類への主な変更点は，部分発作から焦点発作への用語の変更，発作起始について，焦点性，全般性，不明（unknown）に分けたこと，焦点発作を分類するうえで「awareness」を採用したこと，認知障害性，精神性，単純部分発作，複雑部分発作，二次性全般化発作，などの用語を廃止した

こと，新しい焦点発作の発作型として，自動症，自律神経性，行動停止，認知性，感情性，過運動性，感覚性，焦点性からの両側性強直間代発作，また，新しい全般発作の発作型として，欠神を伴う眼瞼ミオクロニー，ミオクロニー欠神，ミオクロニー強直間代，ミオクロニー脱力，てんかん性スパズムを採用したこと，である。

　てんかん分類について，2017年分類での主な変更点は，てんかんの型を焦点性(焦点発作をもち，脳波で焦点性のてんかん性放電を認めるもの)，全般性(全般発作をもち，脳波で全般性のてんかん性放電を認めるもの)，全般性および焦点性の複合したてんかん〔全般発作と焦点発作をもち，脳波で全般性のてんかん性放電と焦点性のてんかん性放電を認めるもの，これには，ドラベ(Dravet)症候群やレノックス・ガストー(Lennox-Gastaut)症候群などが該当する〕，詳細不明，の4型に分けたこと，病因については，従来，特発性，症候性，潜因性が使われていたが，2017年の分類では，構造性，遺伝性，感染性，代謝性，自己免疫性，不明，とすることを推奨している。また，併存障害を考慮することの重要性が明記されている。図2に2017年のてんかん分類の枠組みを示す。

図1　てんかん発作分類(2017)

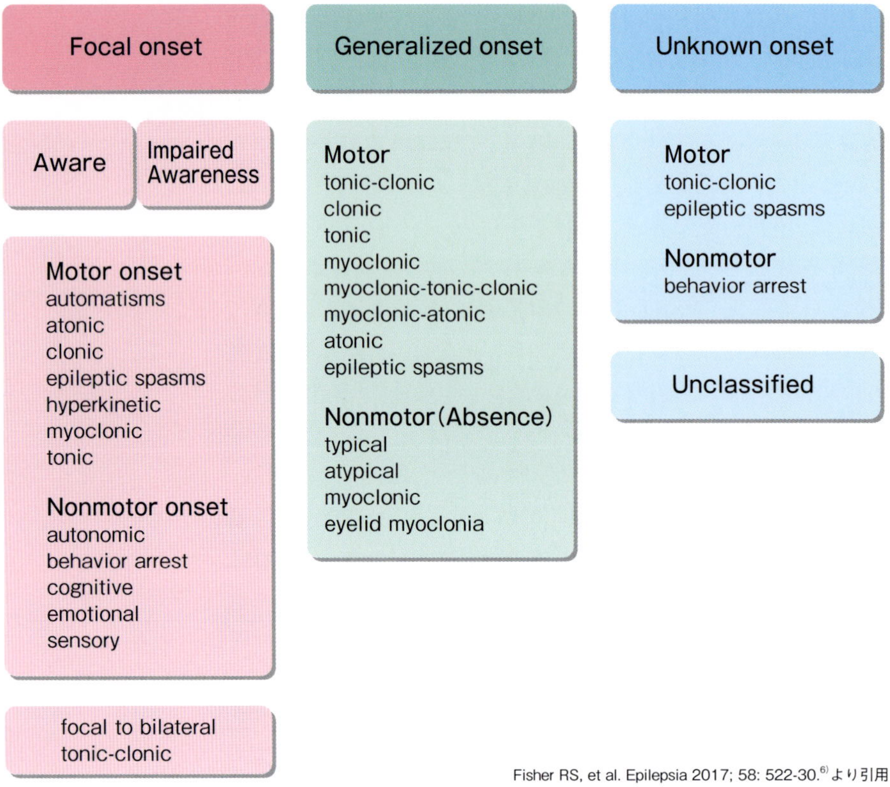

Focal onset

Aware ／ Impaired Awareness

Motor onset
- automatisms
- atonic
- clonic
- epileptic spasms
- hyperkinetic
- myoclonic
- tonic

Nonmotor onset
- autonomic
- behavior arrest
- cognitive
- emotional
- sensory

focal to bilateral tonic-clonic

Generalized onset

Motor
- tonic-clonic
- clonic
- tonic
- myoclonic
- myoclonic-tonic-clonic
- myoclonic-atonic
- atonic
- epileptic spasms

Nonmotor(Absence)
- typical
- atypical
- myoclonic
- eyelid myoclonia

Unknown onset

Motor
- tonic-clonic
- epileptic spasms

Nonmotor
- behavior arrest

Unclassified

Fisher RS, et al. Epilepsia 2017; 58: 522-30.[6]より引用

図2 てんかん分類（2017）の枠組み

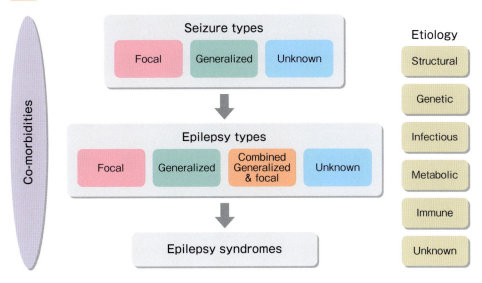

Scheffer IE, et al. Epilepsia 2017; 58: 512-21.[7]より引用

◇ 診断の手順

　病歴および発作症状の聴取がきわめて重要である。診察中や脳波検査中に発作が起こる可能性は低いので，本人の自覚症状，および家族などから客観的な症状を十分聴取する。これらの情報から適切に診断を行うには，てんかん発作，症候群についての知識，経験が必要である。てんかんの確定的な臨床診断は専門家が行うことが推奨される。

　脳波検査はてんかんの診断において大変有用であるが，てんかん性放電があっても発作症状を説明しうるものでなければ必ずしもてんかんとは診断できない。脳波検査では，1回の検査では異常を検出できない場合もあり，複数回の検査が必要となることがある。睡眠賦活や，光刺激，過呼吸などの賦活を行うことが重要である。正常脳波はてんかんの診断を除外するものではない。脳波は治療効果判定や予後評価においても有用であるが，治療過程においては，実際の発作状況などの臨床経過も踏まえた総合的判断がきわめて重要である。

　MRIを含む画像診断は，特に症候性部分てんかんが疑われる場合には重要である。海馬硬化や皮質形成異常の検出にはfluid attenuated inversion recovery（FLAIR）法での撮像が有用である。

　病歴，発作症状，脳波所見，画像所見を総合して，てんかんか否か，てんかんであれば，てんかん症候群，発作型について診断する。これで診断がつかなければ，長時間ビデオ脳波を考慮する。

　長時間ビデオ脳波では，患者の普段の発作を捕捉，解析することが可能であり，外科治療の適応判断にはもちろんのこと，てんかんの確定診断，病型診断，局在診断に有用である。

初回発作の治療，ガイドライン

　初発発作の後の5年以内の再発率は約35%であるが，2回目の発作後の1年以内の再発率は73%とされる。また，1回目の発作後から治療しても2回目の発作後から治療してもその後の転帰がほとんど変わらないとされる。よって，初回の非誘発性発作では，以下の場合を除き原則として抗てんかん薬治療を開始しない。

　初回発作でも神経学的異常，脳波異常，脳画像病変ないしはてんかんの家族歴がある場合は再発率が高いため治療開始を考慮する。また，高齢者では若年者に比べて再発率が高いので初回発作後から治療開始を考慮する。

　2回目の発作が出現した場合は，1年以内の発作出現率が高く，抗てんかん薬治療を開始することが推奨される。

　抗てんかん薬治療開始にあたっては，てんかんの診断が確かでなければならない。いわゆる，治療的診断は行ってはならない。診断に確証がもてなければてんかん専門医にコンサルトする。また，治療初期に患者，家族に長期的な治療方針を伝え，治療への協力を得ることが服薬コンプライアンス向上につながる。

抗てんかん薬の選択

　海外からはNICEのガイドライン，ガイドラインではないが米国のエキスパートオピニオン[8]，国内では日本神経学会などがエビデンスレベルの高い研究の知見をもとにガイドラインを策定している。多少の差異はあるものの，内容的には全体としてはガイドライン間での大きな相違点はない。エキスパートオピニオンは，エビデンスとしてのクラスは低い。しかし，いくつかの薬物の選択肢のなかでどれが最適かという問題に応える無作為化試験は困難であること，また無作為化治験は通常，他の合併症のない難治な患者を対象としていることなどから，エキスパートオピニオンは無作為化試験での知見を補うという点での意義が高いといえる。

　従来，焦点発作にはカルバマゼピン，全般発作にはバルプロ酸が第一選択薬とされてきたが，近年，特に副作用が比較的少ない，薬物相互作用が少ないという観点から，治療初期から新薬が推奨されることが多くなってきた。また，焦点発作，全般発作いずれに対しても有効性があるという点からも使用頻度が高くなっていると推測される。実際の薬の選択にあたっては，発作への有効性が重要であるが，後述するように，個々の患者の合併症，副作用のプロファイルをも十分考慮する。

　焦点発作では第一選択薬として，カルバマゼピン，ラモトリギン，レベチラセタムが推奨される。ゾニサミド，トピラマートも選択肢となる。第二選択薬としてフェニトイン，バルプロ酸，クロバザム，クロナゼパム，フェノバルビタール，ガバペンチン，ラコサミド，ペランパネルが推奨される。

　全般性強直間代発作ではバルプロ酸が第一選択薬である。第二選択薬としてラモトリギン，レベチラセタム，トピラマート，ゾニサミド，クロバザム，フェノバルビタール，フェニトイン，ペランパネルが推奨される。

欠神発作では，バルプロ酸，エトスクシミド，次いでラモトリギンが推奨される。ミオクロニー発作では，バルプロ酸，クロナゼパム，レベチラセタム，トピラマートが推奨される。カルバマゼピン，ガバペンチンはミオクロニー発作を悪化させる。

● 薬物治療の原則

単剤で治療を開始し，発作が抑制されるまで漸増する。単剤の薬物は最高耐用量まで十分量使用して効果を確かめる。薬物選択にあたっては，発作型およびてんかん診断をもとに患者の個別条件（年齢，性別，薬物過敏性，代謝の個人差，合併症状）を考慮して行う。抗てんかん薬の副作用・相互作用，抗てんかん薬による発作の悪化を周知する。

● 副作用，避けるべき薬について（表3）

副作用には，特異体質によるもの，用量依存性に出現するもの，長期服用によるもの，がある。特異体質によるものの代表的なものは皮疹である。重篤なものとしてスティーヴンス・ジョンソン（Stevens-Johnson）症候群（SJS），薬剤過敏症症候群

表3 主な抗てんかん薬の副作用

	用量依存	投薬期間依存	体質依存
PB	めまい，運動失調，眠気，認知機能低下	骨粗鬆症	皮疹，肝障害，汎血球現象，血小板現象，SJS, TEN, DIHS
PHT	複視，眼振，めまい，運動失調，眠気，末梢神経障害，心伝導系障害，心不全，固定姿勢保持困難	小脳萎縮，多毛，歯肉増殖，骨粗鬆症	皮疹，肝障害，汎血球現象，血小板減少，SJS, TEN, DIHS
CBZ	複視，眼振，めまい，運動失調，眠気，嘔気，低Na血症，心伝導系障害・心不全，認知機能障害	骨粗鬆症	皮疹，肝障害，汎血球減少，血小板減少，SJS, TEN, DIHS
VPA	血小板減少，振戦，低Na血症，アンモニアの増加，パーキンソン症候群	体重増加，脱毛，骨粗鬆症	膵炎，肝障害
ZNS	食欲不振，精神症状，眠気，言語症状，代謝性アシドーシス，発汗減少，認知機能低下	尿路結石	まれ
GBP	めまい，運動失調，眠気，ミオクローヌス	体重増加	まれ
TPM	食欲不振，精神症状，眠気，言語症状，代謝性アシドーシス，発汗減少	尿路結石，体重減少	まれ
LTG	眠気，めまい，複視		皮疹，肝障害，汎血球減少，血小板減少，SJS, TEN, DIHS
LEV	眠気，行動異常		まれ

PB：フェノバルビタール，PHT：フェニトイン，CBZ：カルバマゼピン，VPA：バルプロ酸，ZNS：ゾニサミド，GBP：ガバペンチン，TPM：トピラマート，LTG：ラモトリギン，LEV：レベチラセタム

(drug-induced hypersensitivity syndrome：DIHS)，中毒性表皮融解壊死症(toxic epidermal necrolysis：TEN)があり，これらを疑ったら直ちに被疑薬を中止し皮膚科専門医にコンサルトする．投与初期1〜2週，ときに2〜3カ月以内に出現しやすいので投与初期には特に注意する．

神経系への抑制による副作用として，めまい，眼振，複視，眠気，嘔気，食欲低下，小脳性運動失調，精神症状などがあり，これらの多くは用量依存性である．

長期服用による副作用としては，体重増加，多毛・脱毛，尿路結石，小脳萎縮，歯肉増殖などがある．酵素誘導薬(フェニトイン，カルバマゼピン，フェノバルビタール，プリミドン)およびバルプロ酸は骨粗鬆症のリスクファクターである．

妊娠に際しては，可能な限り単剤治療を目指す．催奇形性などを考慮し，妊娠可能年齢の女性ではバルプロ酸をなるべく避ける．投与する場合は高用量を避け，徐放剤を用いる．また，葉酸を投与する．ガイドラインでは，非妊娠時0.4mg/日，妊娠時0.6mg/日，授乳期0.5mg/日とされている．

抗てんかん薬に起因して精神症状がみられることがある．難治てんかん，辺縁系発作，精神障害の家族歴や既往例のある例では精神症状合併のリスクが高い．精神症状をもつ例では，ゾニサミドやトピラマート，高用量のフェニトインは精神症状を悪化させうるので減量，中止を試みる．レベチラセタムも精神症状を惹起することがある．カルバマゼピンやラモトリギン，バルプロ酸が比較的使いやすい．

高齢者では難治なてんかんは少ない．また，多くは焦点性のてんかんである．薬物は少量から開始する．他疾患の治療薬を服用している場合も多いので薬物相互作用の少ないものを選ぶ．カルバマゼピン，フェノバルビタール，フェニトインは相互作用が多く，それ以外の薬の血中濃度を下げる場合が多い．

発作が抑制されている場合，先発医薬品から後発品への切り替えは推奨されない．

治療の終結については，断薬した場合，治療を継続した場合のその利益，不利益についてよく本人・家族と話し合って決定する．成人発症のてんかんでは，小児でみられるような予後良好な症候群はない．断薬後の発作再発率は小児よりも成人のほうが高いとされる．自動車を運転している場合，減薬は行わない．発作再発による失職の懸念がある場合も同様である．

● てんかん重積

従来の定義では「発作がある程度の長さ以上に続くか，または，短い発作でも反復し，その間の意識の回復がないもの」とされてきた[4]．

最近の定義では「発作停止機構の破綻，あるいは異常に遷延する発作を引き起こす機構が惹起された状態である．また，発作型や持続時間によっては，神経細胞死，神経細胞障害，神経ネットワーク変化を含む長期的な後遺症をもたらす状態である」とされる[9]．

持続時間について，従来は定められていなかったが，発作は通常は2分以内には終息することから，臨床的に5分以上けいれんが続いたら治療を開始すべきである．5分以上発作が続くと自然頓挫がまれとなり，治療反応性が低下する．30〜45分以

図3 治療のフローチャート

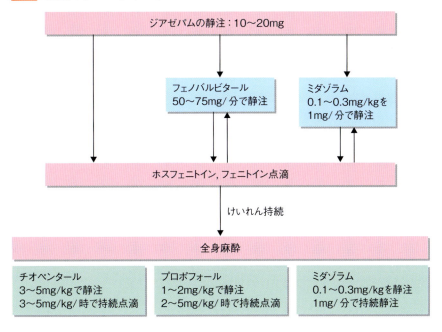

上続くと脳に損傷が起きると考えられている。治療のフローチャート(図3)を示す。

検査よりまず治療を優先するが，落ち着いたら原因検索も行うことが重要である。抗てんかん薬の血中濃度低下で重積をきたすことがあるので，薬物血中濃度測定を行う。必要に応じてMRIまたはCTを行う。髄膜炎・脳炎が疑われる場合は髄液検査を行う。また，脳波検査は，心因性の非てんかん性の発作との鑑別や，非けいれん性てんかん重積状態の診断に有用である。また，てんかん性活動を脳波でモニターすることにより治療の指標とできる。

◇ てんかん外科治療

外科治療が可能なてんかんは以下の5群に分けられる。
(1) 内側側頭葉てんかん
(2) 器質病変が検出された部分てんかん
(3) 器質病変を認めない部分てんかん
(4) 片側半球の広範な病変による部分てんかん
(5) 失立発作をもつ難治てんかん

内側側頭葉てんかんでは，側頭葉内側構造(海馬，海馬傍回，扁桃体)の定型的な切除により良好な発作転帰が得られる。特に海馬硬化を伴うものは臨床特徴が共通しており，1つの症候群とみなされている。以下に内側側頭葉てんかんの臨床特徴を列記する。乳幼児期に先行損傷の既往をもつ例が多い。MRIで海馬硬化を示唆する海馬萎縮とFLAIR法での海馬の高信号を認める。上腹部不快感などの前兆の後に

（前兆がない場合もあるが）意識減損し，強直あるいは口や手などを動かす自動症を呈するてんかん発作を示す。発作自体の持続は数分程度であるが，発作後にもうろう状態となり，意識が清明となるまでにさらに数分経過することが多い。記憶障害などの認知機能障害，抑うつ，精神病などの精神医学的障害を伴うこともある。外科治療により約60〜80％の患者で発作が消失する。薬物抵抗性側頭葉てんかんについて，2003年に，米国神経学会・米国てんかん学会・米国脳神経外科学会が「二次性全般化発作の有無にかかわらず，日常生活の支障となる複雑部分発作があり，適切な抗てんかん薬が無効な場合，てんかん外科専門施設への紹介が考慮されるべきである」との指針を発表した。内側側頭葉てんかんでは，いまだ，発症から手術まで10〜20年が経過している症例が多い。今後，より早期の手術が行われることが心理・社会学的な観点からも望ましい。

　器質病変とは脳腫瘍，皮質形成異常，外傷後の瘢痕などであり，最も多いのは皮質形成異常である。米国神経学会と米国てんかん学会の合同委員会は，新皮質てんかんについても外科治療の有効性を検証した。8施設からの298例中の50％で発作が消失していた。術後の発作の消失と最も関連する因子は器質病変の完全摘出である。視床下部過誤腫による笑い発作については定位的熱凝固術が有効である。

　器質病変を認めない部分てんかんとは，発作症状や脳波所見から部分てんかんと診断されるが，MRIで器質病変が検出されない症例である。基本的に頭蓋内脳波が必須である。術後の発作消失率は5割に達しない。

　片側半球の広範な病変によるてんかんでは，半球離断術の適応となりうる。すでに対側の片麻痺や半盲がある，あるいは進行性の増悪が不可避と予測される症例〔ラスムッセン（Rasmussen）症候群など〕が対象となる。手術後の発作転帰は良好であり，60〜70％の症例で発作が消失する。

　発作による転倒が絶えない症例では，根治的手術の適応とならない場合，脳梁離断術が適応となりうる。前半部離断と全離断があり，発作転帰は全離断のほうが優れている。10歳以上の場合は，一期的に全離断を行うと離断症候群の出現が懸念されるため，通常はまず前半部離断を行い，効果が不十分であれば二期的に後半部の離断を追加する。

● 薬剤抵抗性の見極め

　適切な2種類以上の抗てんかん薬の単独あるいは併用療法で発作が抑制されない場合は，難治であると考え，外科治療適応を検討する。Kwanらは未治療の470例を対象とし，初回の単剤療法で47％，2剤目で13％，つまり，2剤目までで計60％では発作が消失した。しかし，発作が抑制されない症例に3剤目を投与しても発作消失したのは4％にすぎなかった。ILAEは薬剤抵抗性てんかんを「適切に選択された2種類以上の抗てんかん薬で単独あるいは併用療法が行われても継続した一定期間発作寛解が得られない場合」と定義している。継続した一定期間発作寛解とは，1年以上（もしくは治療前の発作間隔の3倍以上の期間）発作が再発しない場合である。治療介入の遅れを回避する観点から，成人では，薬物治療抵抗性と判断されたら速やか

に外科治療の適応を検討すべきである。小児では発作による発達の停止や退行が危惧されるので，成人よりもより早期に外科治療適応を検討する。

● 頭蓋内脳波の適応

　頭蓋内脳波は長年，術前検査のゴールドスタンダードとされてきた。しかし電極の留置には手術操作を必要とし，無視しえない合併症のリスクもあるので，非侵襲的検索の結果を踏まえ，リスク・ベネフィットをよく勘案してその適応を判断する。現在のコンセンサスは，①MRIで限局性病変を欠くが，発作症候やその他の非侵襲的検査（PETやMEGなど）によって部分てんかんと診断された場合，②MRIで限局性病変を有するが，その他の非侵襲的検査による焦点と一致しない場合や非侵襲的検査で複数の焦点が示唆された場合，③MRIでの限局性病変の有無にかかわらず，機能領域近傍の焦点に対して高解像度の焦点局在診断や脳機能マッピングが必要な場合，などである。

　海馬硬化を伴う内側側頭葉てんかんではてんかん原性の広がりに多少の違いはありうるが，一側の側頭葉内側構造（海馬，扁桃体，海馬傍回）を画一的に除去する選択的扁桃体海馬切除術，あるいは側頭葉前部切除術によって良好な発作予後が得られるため，多くの症例では頭蓋内脳波は省略できることが多い。

　新皮質てんかんでは，基本的には頭蓋内脳波を行ってから裁断的切除を行うのがよいとされてきた。しかし，画像診断の進歩によりその適応は減少している。MRIでてんかん原性と考えられる器質病変が認められ，その周辺部位にてんかん原性が推定され，切除範囲が機能野に及ばないと考えられる症例では頭蓋内脳波を省略しうる場合が多い。MRIで異常を認めない症例では基本的に頭蓋内脳波は必須である。

　使用する電極としては硬膜下電極と脳内電極に大別できる。それぞれの長所，短所を理解して使い分けることが重要であり，場合によっては両者の併用が行われる。

　合併症としては，特に感染に注意が必要であり，留置期間が長くなるとそのリスクが高くなる。留置電極数の増加も合併症のリスクを高めるので，事前に発作の起始・拡延についての仮説をたて，それに基づいて必要十分な留置をこころがけることが重要である。

● 小児の外科治療

　小児の薬剤抵抗性てんかんに対する外科治療の転帰は，成人よりも良好であり，特にMRIや病理で病変が存在する場合には良好である。広く行われており，ILAEはコンセンサスによる推奨としている。病因としては皮質形成異常が多く，限局性のものでは発作転帰は良好である。

　手術適応となる小児てんかんの病因としては，結節性硬化症，多小脳回，視床下部過誤腫，片側巨脳症や一側半球の皮質形成異常などのhemispheric syndrome，スタージ・ウェーバー（Sturge-Weber）症候群，ラスムッセン（Rasmussen）症候群，ランドー・クレフナー（Landau-Kleffner）症候群であり，ほか成人にも共通したものと

して腫瘍性病変や血管性病変などがある。病変が広範囲に及び，多脳葉離断術や半球離断術の適応となる症例も多い。コントロール不良のてんかん発作は発達の停止や退行につながるので，早期の外科治療検討が必要である。知的障害や精神障害は手術から除外する理由にならない。成人に比べ，脳の可塑性に期待ができる。また，局在性の病変があっても，臨床症状・脳波が全般性の所見を呈することが多い。神経画像所見は重要である。

● 迷走神経刺激

薬剤抵抗性てんかんにおいて，根治的開頭術の適応とならない場合，迷走神経刺激（vagus nerve stimulation：VNS）が治療の選択肢となりうる。VNSは左の迷走神経に刺激電極を留置し，間欠的に電気刺激を行い，発作の軽減，緩和を目指すものである。米国での2つの無作為化試験の結果を根拠としている。長期効果については，2年間の治療継続による発作減少率が約50％，50％以上の発作減少を得られるレスポンダー率が約50％との報告が多い。

刺激による副作用としては，咳，嗄声，咽頭部不快感，嚥下障害などであり，治療継続とともに減少する。高レベル刺激のほうが低レベル刺激よりも有効である。

● 術後の精神症状

てんかん外科術前から精神症状の既往や家族歴がある例，術後の発作残存例などは，術後に精神症状が生じるリスクが高い。術後に精神症状が生じる可能性があることを術前から説明しておくこと。術後半年から1年程度は，精神症状の早期発見，治療のため，注意深い経過観察が必要である。てんかん外科を予定している症例では，術前・術後の精神科医による診察，必要に応じた適切な介入が必要と考えられる。

◆ 文献

1) Engel J Jr, et al. Introduction: what is epilepsy? Epilepsy: a comprehensive textbook (Engel J Jr et al, eds), vol 1, Wolter Kluver, Philadelphia, 2008. p1-7.
2) Fisher RS, van Emde Boas W, et al. Epileptic seizures and epilepsy: definitions proposed by the International League Against Epilepsy (ILAE) and the International Bureau for Epilepsy (IBE). Epilepsia 2005; 46: 470-2.
3) Fisher RS, Acevedo C, et al. A practical clinical definition of epilepsy. Epilepsia 2014; 55: 475-82.
4) Commission on Classification and Terminology of the International League Against Epilepsy: Proposal for revised clinical and electroencephalographic classification of epileptic seizures. Epilepsia 1981; 22: 489-501.
5) Commission on Classification and Terminology of the International League Against Epilepsy: Proposal for revised classification of epilepsies and epileptic syndrome. Epilepsia 1989; 30: 389-99.
6) Fisher RS, Cross JH, et al. Operational classification of seizure types by the International League Against Epilepsy: position paper of the ILAE commission for classification and terminology. Epilepsia 2017; 58: 522-30.
7) Scheffer IE, Berkovic S, et al. ILAE classification of the epilepsies: position paper of the ILAE commission for classification and terminology. Epilepsia 2017; 58: 512-21.
8) Shih JJ, Whitlock JB, et al. Epilepsy treatment in adults and adolescents: Expert opinion, 2016. Epilepsy Behav 2017; 69: 186-222.
9) Trinka E, Cock H, et al. A definition and classification of status epilepticus - Report of the ILAE Task Force on classification of status epilepticus. Epilepsia 2015; 56: 1515-23.

I 総論

定位・機能神経外科治療ガイドラインのポイント

日本大学医学部脳神経外科　深谷　親

◆ はじめに

　定位・機能神経外科は，厳密には定位フレームを用いて手術を行う脳深部刺激（deep brain stimulation：DBS）電極留置術や定位的破壊術を意味するが，『定位・機能神経外科治療ガイドライン』では，一部脊髄刺激療法（spinal cord stimulation：SCS）やバクロフェンの髄腔内投与療法などにも触れており，ニューロモデュレーション領域を広く概観したガイドラインといえる。

　『定位・機能神経外科治療ガイドライン』は，他のガイドラインが特定の疾患や症候に対する治療法をまとめたものであるのに対し，治療法の側からみて対象となる適応疾患について論じているところが異質といえる。

　治療対象となるのは，多くが機能的神経疾患であり，不随意運動や難治性疼痛，痙縮などである。海外にて治療実績や，ある程度の臨床研究の成果があっても，日本国内での施行が困難な疾患については，このガイドラインでは触れていない。

　対象となる疾患全体からみると，患者数はきわめて多い。定位・機能神経外科治療の最も適応症例の多いパーキンソン病の有病率は，人口10万人当たり約150人で全国患者数は20万人に達すると考えられる。慢性疼痛の有病率は，人口10万人当たり740人といわれている。

　『定位・機能神経外科治療ガイドライン』の初版は2007年10月に出版され，その後2013年1月に第2版が出版された。現在，第3版の作成中である。

　エビデンスレベルや推奨レベルの基準の設定方法には幾種類かあり，最近では『Minds（Medical Information Network Distribution Service）診療ガイドライン作成の手引き2014』に基づいた手法が重要視されている。しかし，『定位・機能神経外科治療ガイドライン』では，疾患単位のガイドラインではなく外科治療を扱うという特殊性に配慮して，2014年度版ではなくこれまで同様2007年度版の基準を第3版でも採用することになった（**表1-1, 1-2**）。

　国際疫学学会のDictionary of Epidemiologyによれば，強制力は，用語からは，directive, recommendation, guidelineの順に強く，多くのガイドラインで扱われる「推奨（recommendation）」という言葉の意味からは，従わないことによるペナルティーは科せられない。『定位・機能神経外科治療ガイドライン』もこの通念を尊重している。

表1-1　定位・機能神経外科治療ガイドライン(第2版)で用いられたエビデンスレベル

エビデンスレベル
質の高いものから Ⅰ　システマティックレビュー/メタアナリシス Ⅱ　1つ以上のランダム化比較試験による Ⅲ　非ランダム化比較試験による Ⅳ　分析疫学的研究(コホート研究やケースコントロール研究による) Ⅴ　記述研究(症例報告やケースシリーズ)による Ⅵ　患者データに基づかない，専門委員会や専門家個人の意見

※なお，複数のタイプがある場合には，エビデンスのタイプの質の高いタイプをとる。

表1-2　定位・機能神経外科治療ガイドライン(第2版)で用いられた推奨グレード

推奨グレード
A　行うよう強く勧められる。または言い切れる強い根拠がある。 　　(少なくとも1つのレベルⅠまたはⅡの結果) B　行うことが勧められる。または言い切れる根拠がある。 　　(少なくとも1つのレベルⅢまたはⅣの結果) C　行うことを考慮してもよいが，十分な科学的根拠はない。あるいは言い切れる根拠はない。(少なくとも1つのレベルⅤまたはⅥの結果) D　科学的根拠はなく，行うことは勧められない。あるいは否定する根拠がある。

◆定位・機能神経外科治療ガイドライン 第3版

　第2版の発刊から約5年が経過し，第3版の出版が予定されている。第3版では，この5年間に新たに報告されたエビデンスレベルの高い研究を中心にレビューし，追加・修正を行うことになった。取り上げられる疾患は，パーキンソン病，振戦，ジストニア，難治性疼痛，痙縮などで大きな変更はないが，項目立てには若干の変更があった(図1)。

　主に，パーキンソン病に対しては視床下核脳深部刺激療法(STN-DBS)(グレードA)と淡蒼球内節脳深部刺激療法(GPi-DBS)およびGPi破壊術(グレードA)が，振戦に対しては視床腹側中間核脳深部刺激療法(Vim-DBS)とVim破壊術(グレードB)が，ジストニアに対してはGPi-DBS(グレードA)が，難治性疼痛に対しては大脳運動野脳深部刺激療法(motor cortex stimulation：MCS)(グレードB)とDBS(グレードC)とSCS(グレードA or C)が，痙縮に対してはバクロフェン髄注療法(グレードA)と末梢神経縮小術(グレードB)および後根進入部遮断術(グレードC)が有効性のある治療法として紹介されている。この点についてもこれまでと大きな違いはないが，細かな部分では，いくつかの修正と追加が予定されているので，その点を中心に解説する。

図1 定位・機能神経外科治療ガイドライン：第2版からの変更項目

第2版

1. パーキンソン病
    1-1 STN-DBS
    1-2 GPi-DBSと淡蒼球破壊術
    1-3 視床-DBSと視床破壊術

2. 振戦
    2-1 本態性振戦
    2-2 その他の振戦

3. ジストニア
    3-1 全身性ジストニア
    3-2 痙性斜頚
    3-3 書痙(職業性ジストニア)

4. 脳卒中後不随意運動症

5. 難治性疼痛
    4-1 大脳運動野刺激療法
    4-2 DBS
    4-3 脊髄刺激療法

6. 痙縮

7. 定位脳手術の合併症

第3版

1. パーキンソン病
    1-1 STN-DBS
    1-2 GPi-DBSと淡蒼球破壊術
    1-3 視床-DBSと視床破壊術
    1-4 各ターゲットの比較

2. 振戦
    2-1 振戦に対する刺激術
    2-2 振戦に対する破壊術

3. ジストニア
    3-1 全身性ジストニア
    3-2 痙性斜頚
    3-3 書痙、職業性ジストニア

4. 難治性疼痛
    4-1 運動野刺激
    4-2 脊髄刺激
    4-3 その他の治療法(末梢神経刺激など)

5. 痙縮

6. 定位脳手術の合併症

7. 手術機器の消毒法と抗生剤

● パーキンソン病：STN-DBS

近年，多くのRCTやメタ解析が発表されている。このため改訂にあたって，少なからず修正が加えられた。修正のポイントとしては，①認知・情動への影響，②低頻度刺激の効果，③早期手術の有用性，④体軸症状に対する効果などが挙げられる予定である。

認知・情動への影響

STN-DBS後の認知・情動の変化は，依然として関心の高い領域である。この5年の間にも数多くの研究がなされ，多くの知見が蓄積された。これまでに行われたエビデンスレベルの高い研究からは，STN-DBS後には，かなり高い頻度で認知機能の低下や行動変化が生じることが示されている（グレードA）。一方で，薬物治療群との比較で認知機能低下はみられなかった，あるいは一過性で大きな問題は生じなかったとの報告も多くみられている。基本的には，重篤化し永続的に日常生活動作（ADL）を侵害することは少ないと考えられる（グレードB）。ただし，言語流暢性についてはエビデンスレベルの高い多くの研究から低下することが指摘されている（グレードA）。また，抑うつや不安などの情動を主体として検討した研究も多く，こうした研究の結果では改善するとの報告も多い（グレードB）。自殺企図に関しては，まだ統一した見解には至っていないようである（グレードC）が，以前指摘され

ていたような明確なリスクは存在しないようである。

低頻度刺激の効果

　60Hz程度の低頻度刺激の効果は，ここ10年くらいの間に注目を集めるようになった。これまでの高頻度刺激で，十分な効果を出せなかった体軸症状への効果が，主な検討対象であった。この5年の間にも，エビデンスレベルの高い研究がいくつかなされている。複数のRCTが，低頻度刺激が従来用いられてきた高頻度刺激よりも体軸症状に有効であったと報告している。一方で，低頻度と高頻度刺激の効果には，有意な違いはなかったとする研究も多数報告されている。結果はさまざまであり，明確な結論に至るまでには，まだ時間がかかりそうである（グレードC）。

早期手術の有用性

　早期手術の有効性については，これまでにもいくつかの研究から重要な知見が得られていたが，EARLYSTIM studyの結果が報告されてから，より高い関心がよせられるようになった。しかし，EARLYSTIM studyに関しては否定的なものも含めさまざまな指摘があり，いまだ議論は収束していない。EARLYSTIM study以降にも，いくつか早期手術の妥当性についての研究は行われており，早期手術を肯定するエビデンスレベルの高い報告がいくつか存在する。しかし，否定的な意見も多く，まだ結論に至るには十分な議論がなされていないと考えられる（グレードB）。

体軸症状に対する効果

　体軸症状や体軸症状に関連した歩行障害に対しては，STN-DBSの効果が乏しいことを示したエビデンスレベルの高い研究は多数存在するが，一部に効果はみられたとする研究もある（グレードB）。明確な結論には至っていないが，少なくともオン時にみられる体軸症状は，効果不十分な症状になりうるという認識が必要であろう。

● パーキンソン病：各ターゲットの比較

　近年，パーキンソン病に対するSTN-DBSとGPi-DBSの効果を比較したエビデンスレベルの高い多くの研究がなされている。このため「各ターゲットの比較」が項目として加わった。運動症状に対する効果は多くの研究で比較検討されているが，総括すると同等ないしSTN-DBSのほうがやや良好であるとの報告が多い（グレードA）。ただし，GPi-DBSはSTN-DBSに比べて術後の精神症状に対する危惧が少ない（グレードA）。また，STN-DBSでは，術後抗パーキンソン病薬の服用量をGPi-DBSより減量できるという点もかなり明確である（グレードA）。このため，ジスキネジアの改善効果は，STN-DBSでは薬剤の減量による間接的な効果で，GPi-DBSでは刺激による直接的な効果であると考えられている。

　本ガイドラインでは，ターゲットの選択にあたっては，それぞれの特徴を考慮して個々の症例において判断すべきであるとしている。特にSTN-DBSは薬剤の減量を必要とする症例やオフ時の運動症状が強い症例，GPi-DBSは少量の薬剤でもジスキネジアが起こりやすい症例や精神神経学的合併症が起こりやすい症例などで有用性が高いとされている。パーキンソン病に対するSTN-DBSおよびGPi-DBSの比較を表2に示す。

表2 STN-DBSとGPi-DBSの比較

効果 or リスク	比較	備考
運動症状の改善効果	STN≧GPi	包括的にみるとSTNのほうが効果が高いとの報告が多いが、体軸症状にはGPiがよいとの報告もある。
抗PD薬の減量効果	STN > GPi	これに関しては、エビデンスレベルの高い反論はない。
ジスキネジアの改善効果	STN = GPi	GPiは直接効果、STNは抗PD薬減量による間接効果が主体と考えられている。
認知機能悪化のリスク	STN≧GPi	いずれも重篤で永続的なものは少ないが、流暢性の低下はしばしばみられる。

● 振戦

以前は、「本態性振戦」と「その他の振戦」の項目に分けられていたが、第3版では「振戦に対する刺激術」と「振戦に対する破壊術」に分けられた。刺激術に関しては、本態性振戦に対してVim-DBSとposterior subthalamic areaのDBSが取り上げられ有効であるとされている（グレードB）。また、Vim-DBSについては、構音障害、平衡感覚障害、味覚障害といった副作用の出現（グレードB）への注意を喚起している。頭部振戦や声の振戦に対してのVim-DBSの効果は、有効なことがある（グレードC）と比較的低い推奨レベルに留められている。同様に、多発性硬化症や脳損傷後の振戦に対しても有効なことがあり考慮してもよい（グレードC）と低い推奨レベルになっている。

● その他の変更点

脳卒中後の不随意運動については、これまであまりエビデンスレベルの高い研究は存在せず、この5年間にも報告されていないことから、「脳卒中後不随意運動症」の項目は省略された。

「難治性疼痛」の項目にもやや修正が加えられた。DBSによる難治性疼痛の治療は、近年あまり行われなくなり、エビデンスレベルの高い研究報告も少ないため、「難治性疼痛：DBS」の項目はなくなり、DBSは末梢神経刺激などと合わせた「その他の治療法」に含める方針となった。

「定位脳手術の合併症」の項では、リード周辺の脳浮腫に関する事項が追加されている。こうした浮腫に対しては、明らかな感染徴候がない限り、DBSシステムの抜去をすべきでない（グレードB）。また、症候性の場合には、ステロイド投与を試みてもよい。抗菌薬の投与の必要はない（グレードC）とされている。また、合併症予防の観点から、最後に「手術機器の消毒法と抗生剤」の項が追加となる予定である。

◇ 他の国内ガイドラインのなかでの定位・機能神経外科治療

● パーキンソン病治療ガイドライン2011（監修 日本神経学会，編集「パーキンソン病治療ガイドライン」作成委員会）

　日本神経学会が編集した『パーキンソン病治療ガイドライン』も現在改訂中であり2018年中には次版が発刊される予定である。次版では『Minds診療ガイドライン作成の手引き2014』に従って大幅な変更が予定されているが，まだ正確な内容が確認できないため，本項では2011年版について述べる。

　『パーキンソン病治療ガイドライン2011』は，大きく2つの編に分けて構成されている。第Ⅰ編は「抗パーキンソン病薬と手術療法の有効性と安全性」について総論的に記載しており，第Ⅱ章は「クリニカル・クエスチョン」形式をとっている。2011年版で用いられている論文のエビデンスレベル分類は，定位・機能神経外科学会のガイドラインで用いられたものとほぼ同様であるが（**表3-1**），推奨グレードとの対応関係がやや異なるので注意が必要である。日本神経学会のものでは，少なくとも1つのエビデンスレベルⅠまたは複数の矛盾しないⅡの結果はグレードAまたはD，少なくとも1つのエビデンスレベルⅡの結果はグレードBまたはD，エビデンスレベルⅢ以下の結果の場合は，グレードC1またはC2となっている。このため日本神経学会のほうが推奨レベルの基準はやや厳しくなっている（**表3-2**）。

　手術療法については，第Ⅰ編の第9章にて，「破壊術」と「脳深部刺激療法」に分けて記載されている。破壊術では，視床Vim核破壊術は振戦の治療に有効だが平衡機能障害と歩行障害には無効としている。GPi破壊術とSTN破壊術に関しては，ともにパーキンソン病の主要運動症状と薬物療法の運動合併症に対して有効としている。安全性に関しては，破壊術の両側手術は合併症の頻度が増すため推奨されないとしている。

　DBSに関しては，Vim-DBS，GPi-DBS，STN-DBSを取り上げている。Vim-DBSについては，薬物治療で改善が不十分なパーキンソン病の振戦に対して有効で，片側・両側手術ともに安全性は高いとしている。GPi-DBSは，薬物の運動合併症を有する進行期のパーキンソン病に対して有効だが，合併症は35％程度（永続的で重篤なものは3％以下）に発生すると記載されている。STN-DBSも，パーキンソン病の主要運動症状ならびに薬物治療の運動合併症に対し有効とされているが，認知障害，うつ，構語障害，平衡障害などの合併症が0～53％に発生すると記載されている。

　また，第Ⅱ編「クリニカル・クエスチョン」でも定位・機能神経外科治療は，治療手段の1つとして多くの項目で取り上げられている。以下の項目にて手術療法は，一定の推奨レベルを獲得している。

- ●振戦の治療はどうするか
  - →薬物治療で患者の日常生活に支障がある場合には，手術療法を勧める（グレードB）。
- ●wearing off, on-off, no on, delayed onなどの運動症状の日内変動の治療はどうするか
  - →エンタカポン（グレードA），ドパミンアゴニスト（グレードB），ゾニサミド（グレー

表3-1 パーキンソン病治療ガイドライン2011で用いられたエビデンスのレベル分類（質の高いものから）

エビデンスのレベル	内容
I	システマティックレビュー/RCTのメタアナリシス
II	1つ以上のランダム化比較試験による
III	非ランダム化比較試験による
IVa	分析疫学的研究（コホート研究）
IVb	分析疫学的研究（症例対照研究，横断研究）
V	記述研究（症例報告やケースシリーズ）
VI	患者データに基づかない，専門委員会や専門家個人の意見

表3-2 パーキンソン病治療ガイドライン2011で用いられたMinds推奨グレード

推奨グレード	内容
A	強い科学的根拠があり，行うよう強く勧められる
B	科学的根拠があり，行うよう勧められる
C1	科学的根拠はないが，行うよう勧められる
C2	科学的根拠がなく，行わないよう勧められる
D	無効性あるいは害を示す科学的根拠があり，行わないよう勧められる

ドB），セレギリン（グレードB），L-ドパ頻回投与，ドパミンアゴニストの変更（グレードC1）などにて効果不十分の場合には手術療法が有効である（グレードB）。
- off-periodジストニアの治療はどうするか
  → 薬物治療で症状が十分改善しない場合はSTN-DBSが有効であり，GPi破壊術・GPi-DBSも有効である。両側手術の場合にはDBSを選択する（グレードB）。
- ジスキネジアの治療はどうするか
  → (1) peak-doseジスキネジア：手術療法はSTN-DBSが有効である。GPi破壊術・GPi-DBSとSTN破壊術も有効である。両側性の手術はDBSを選択する（グレードB）。
  (2) diphasicジスキネジア：手術療法はSTN-DBS，GPi破壊術・GPi-DBSとSTN-DBSが有効である可能性があるが，両側の手術はDBSを選択する（グレードC1）。

また，「手術療法の適応基準は何か」との項目で，手術適応についてまとめられている。内容は以下のとおりであり，『定位・機能神経外科治療ガイドライン』で述べられていることと大きな違いはないようである。
1) パーキンソン病で薬物療法にて改善が不十分な主要運動症状ならびに運動症状の日内変動とジスキネジアに対しては，両側STN-DBSとGPi-DBSが推奨される。

STN-DBSのほうがGPi-DBSより全般的な効果は高い傾向がある。L-ドパに対する反応性がよく，手術時年齢が若いほど手術効果も高い傾向がある（グレードB）。
2）上記に加え，これに薬剤量の減量を目的とする場合には両側STN-DBSが推奨される（グレードB）。
3）一側の主要運動症状ならびに運動症状の日内変動とジスキネジアの軽減を目的とする場合には，症状の強い側と反対側のSTN-DBS，GPi-DBS，GPi破壊術が推奨される（グレードB）。
4）薬物治療にて改善が不十分なパーキンソン病の振戦の抑制については，Vim核破壊術・Vim-DBS，GPi破壊術・GPi-DBS，STN-DBSが推奨される（グレードB）。

● 標準的神経治療：慢性疼痛（日本神経治療学会治療指針作成委員会）

　このガイドラインでは，最後の部分で，「刺激療法」として「脳深部刺激療法」，「大脳運動野電気刺激療法」，「脊髄硬膜外電気刺激療法」，「経頭蓋磁気刺激療法」の項目を設けている。
　DBSは，侵害受容性疼痛に対して神経障害性疼痛よりも有効性が長期成績で高い（推奨度C1），とされている。また，中枢性よりも末梢性神経障害性疼痛に，やや有効性が高く，有効率が高いとはいえないが，勧められる（推奨度C1），としている。
　大脳運動野電気刺激療法（MCS）は，脳卒中後疼痛に対して約50～65％の症例に有効であり，勧められる（推奨度C1），としている。さらに，末梢性の原因による顔面痛に対しては有効性がより高く（推奨度C1），他の難治性神経障害性疼痛全般に対しても，考慮できる（推奨度C1），としている。
　SCSに関しては，脊椎手術後疼痛症候群（failed back surgery syndrome：FBSS）に対して有効（推奨度B），複合性局所疼痛症候群（complex regional pain syndrome：CRPS）typeⅠに対して有効（推奨度AまたはB），としている。末梢性虚血性疼痛については，疼痛緩和は有意ではないが，患肢の保存率は優れている（推奨度A），と評価している。難治性狭心症には有効で（推奨度B），CRPS typeⅡ，末梢神経障害，糖尿病性神経障害，帯状疱疹後神経痛，腕神経叢損傷，幻視痛，部分脊髄損傷，脳卒中後疼痛には有効なことがある（推奨度C1），と評価している。

● インターベンショナル痛み治療ガイドライン（日本ペインクリニック学会インターベンショナル痛み治療ガイドライン作成チーム・編）

　このガイドラインでは，脊髄刺激療法（SCS）に関するクリニカル・クエスチョンが取り上げられている。エビデンスレベル分類は国際医学情報センターのものを用いているため定位・機能神経外科学会のものとほぼ同様であるが，「ペインクリニック治療指針」の論文分類も合わせて表記している（**表4-1，4-2**）。
　推奨度は，A（行うよう強く推奨する強い根拠に基づいている），B（行うよう推奨する中等度の根拠に基づいている），C（行うことを考慮してもよい弱い根拠に基づいている），I（委員会の審査基準を満たすエビデンスがない，あるいは複数のエビデンスがあるが結論が一様ではない）の4段階で示されており，最終判定はチーム会

議あるいはコアメンバーによる会議にて決定されている（表4-3）。

取り上げられているSCSに関するクリニカル・クエスチョンの要点は以下のとおりである。
- SCSは，腕神経叢引き抜き損傷後痛に有効か？
    → 推奨度Ｉで，有効だがエビデンスは十分でないとしている。ただし，SCSを後根進入部破壊術（dorsal root entry zono-tomy：DREZ-tomy）などの破壊的治療の前に検討してもよいとしている。

表4-1 インターベンショナル痛み治療ガイドライン（日本ペインクリニック学会）で用いられた［財］国際医学情報センター「Minds」のエビデンスレベル

高	Ⅰ	システマティックレビュー/RCTのメタアナリシス
	Ⅱ	1つ以上のランダム化比較試験による
	Ⅲ	非ランダム化比較試験による
	Ⅳa	分析疫学的研究（コホート研究による）
	Ⅳb	分析疫学的研究（症例対照研究，横断研究）
	Ⅴ	記述研究（症例報告やケース・シリーズ）による
低	Ⅵ	患者データに基づかない，専門委員会や専門家個人の意見

表4-2 「ペインクリニック治療指針」の論文の分類（エビデンスレベル）

G1	RCT（ランダム化比較試験）があり有効なもの
G2	中等度の有効性があるもの
G3	有効性がはっきりしない論文
G4	症例報告など
G5	権威者の論文

表4-3 インターベンショナル痛み治療ガイドライン（日本ペインクリニック学会）で用いられた推奨度

	内容
A	行うよう強く推奨する 強い根拠に基づいている
B	行うよう推奨する 中等度の根拠に基づいている
C	行うことを考慮してもよい 弱い根拠に基づいている
I	委員会の審査基準を満たすエビデンスがない あるいは複数のエビデンスがあるが結論が一様ではない

- SCSは，中枢性脳卒中後疼痛に有効か？
  → 推奨度Cで有効だが，エビデンスは十分でないとしている。
- SCSは，腰椎の脊椎手術後疼痛症候群（FBSS）に有効か？
  → 推奨度はBで，腰椎手術後痛のなかでも下肢痛の治療に有効性が高いとしている。腰痛あるいは腰痛・下肢痛の治療は，特にパドル型電極を用いたSCSが有用だが，十分なエビデンスはないとしている。
- SCSは，多発性硬化症に伴う痛みに有効か？
  → 推奨度Cで有用だが，エビデンスは十分ではないとしている。
- SCSは，頚椎術後の頚部痛・上肢痛に有効か？
  → 推奨度Ⅰで，有効と思われるが，エビデンスは十分ではないとしている。ただし，臨床現場での施行を妨げるものではないと付記されている。
- SCSは，脊髄損傷後痛に有効か？
  → 推奨度Cで，不全脊髄損傷に伴う神経障害痛の治療に有用と思われるが，エビデンスは十分ではないとしている。
- SCSは，狭心症に有効か？
  → 推奨度Ⅰである。国際的には推奨度は高いが，国外と本邦では施行する環境に差があることを考慮して推奨度をⅠとしている。また，国内での保険適応上の問題にも配慮して判定している。
- SCSは，末梢血流障害の痛みに有効か？
  → 推奨度はBで，適応基準を満たした場合，末梢血流障害の痛みに有用性が高いとしている。
- SCSは，複合性局所疼痛症候群（CRPS）に有効か？
  → 推奨度はtypeⅠがC，typeⅡがⅠとされている。慢性期のCRPS typeⅠに対して理学療法と併用すれば有効であると考えられる。しかし，早期では適応が乏しい可能性がある。TypeⅡに対する有効性については質の高いエビデンスがないとしている。
- SCSは，帯状疱疹後神経痛に有効か？
  → 推奨度はⅠで，有効性は確立していないとしているが，臨床現場での施行を妨げるものではないと付記している。

◇ 世界のガイドラインのなかの定位・機能神経外科治療

　世界的にみると，DBSを含めた定位・機能神経外科治療に触れたパーキンソン病治療ガイドラインは，さまざまな国や国際的学術団体から多数出版されている。古いものでは，2006年にAmerican Academy of Neurology（AAN）が，同じく2006年にEuropean Federation of Neurological Societies（EFNS）and the Movement Disorder Society-European Section（MDS-ES）によるものが公開されている。

　AANのガイドラインでは，2006年の時点ですでに，①L-ドパの反応性が良好な症例にDBSが有効（レベルB），②手術時の年齢が若い症例にDBSが有効（レベルC），

③罹病期間の短い症例にDBSが有効（レベルC），としている．

　最近のものとしては，MDSの2015年に改訂されたパーキンソン病のEvidenced based care guidelineで，定位・機能神経外科治療が重要な治療選択肢として取り上げられている．このガイドラインでは，L-ドパの補助的治療として，両側STN-DBSと両側GPi-DBSおよび片側のGPi破壊術が有効（efficacious）と認められている．また，片側の視床破壊術とVim-DBSは有効と考えられる（likely efficacious）とされており，STN破壊術は検討中でエビデンス不十分としている．「Motor fluctuationの治療」および「ジスキネジア」の治療の章でも，定位・機能神経外科治療が選択肢として取り上げられており，上記とほぼ同様の判定となっている．

　一方，『パーキンソン病治療ガイドライン』に対して，定位・機能神経外科あるいはニューロモデュレーション治療に特化した国際的ガイドラインは，渉猟しえた限り見当たらないようである．日本定位・機能神経外科学会発刊のガイドラインは，本邦独自のタイプのガイドラインで貴重なものといえる．

◆ 文献

1) 日本定位・機能神経外科学会ガイドライン作成委員会・実行委員会．定位・機能神経外科治療ガイドライン第2版，協和企画，東京，2013．
2) 日本定位・機能神経外科学会ガイドライン作成委員会・実行委員会．定位・機能神経外科治療ガイドライン第3版，協和企画，東京，in press．
3) 日本神経学会 監修，「パーキンソン病治療ガイドライン」作成委員会 編集．パーキンソン病治療ガイドライン2011，医学書院，東京，2011．
4) EARLYSTIM Study Group. Neurostimulation for Parkinson's disease with early motor complications. N Engl J Med 2013; 368: 610-22.
5) 日本神経治療学会治療指針作成委員会 編集，日本神経治療学会 監修．標準的神経治療：慢性疼痛．神経治療学 2010; 27: 591-622．
6) 日本ペインクリニック学会 インターベンショナル痛み治療ガイドライン作成チーム 編．インターベンショナル痛み治療ガイドライン．真興交易医書出版部，東京，2014．
7) Pahwa R, Factor SA, et al; Quality Standards Subcommittee of the American Academy of Neurology. Practice Parameter: treatment of Parkinson disease with motor fluctuations and dyskinesia (an evidence-based review): report of the Quality Standards Subcommittee of the American Academy of Neurology. Neurology 2006; 66: 983-95.
8) International Parkinson and movement disorder society. Pharmacological and surgical treatment of Parkinson's disease MDS. Evidenced based medicine guideline 2015. http://www.movementdisorder.org/MDS/Resources/Publications-Reviews/EBM-Reviews1.htm

検査の進歩
非侵襲的検査

札幌医科大学医学部脳神経外科　江夏　怜

◆ はじめに

　機能的脳神経外科における中枢神経系の検査方法には神経画像検査と電気生理学的な検査法とがある。神経画像検査のように近年目覚ましい進歩を遂げ，有用性が高まっている検査もある一方で，脳波のように歴史は長いが，現在においても臨床的意義の大きい検査もある。本項では，機能的脳神経外科における非侵襲的検査について概説する。

◆ 脳波

　1924年にHans Bergerによって脳波がヒトで記録されて以来，電気生理学的検査の歴史は長いが，現在においても，てんかん原性を診断するうえで必須の検査であり，臨床的意義，神経科学研究における意義は大きい。脳波は大脳皮質大型錐体神経細胞の尖頂樹状突起（apical dendrite）で生じた興奮性シナプス後電位と抑制性シナプス後電位が細胞外に形成する電場の総和としての電気活動を反映しており，その律動は主に視床のペースメーカーで形成される。その時間分解能はミリ秒レベルととても高い。正常成人での安静閉眼時における覚醒脳波は後頭部優位のα律動（8～13Hz）か，50μV以下の低振幅β波（14～30Hz）よりなり，非対称性，徐波，突発性異常などは通常認めない。そして，このα律動は開眼や各種刺激に対して注意を向けることによって抑制される。θ波（4～7Hz），δ波（0.5～3Hz）の波は，覚醒状態にある健常人の安静閉眼時にはほとんど出現せず，周波数が遅く，振幅が高いほど病的な意義が強くなる。

　脳波波形は電極間距離に影響されるので，頭皮上の電極間距離をできるだけ等分に配置する必要があり，国際10-20法が用いられる（図1a）。これは，鼻根部と後頭結節，および左右耳介前点を計測し，それぞれの中点よりCzを求め，鼻根と後頭結節の間，および左右耳介前点の間を10，20，20，20，20，10%に分割し，電極を配置する方法である。側頭葉焦点を疑う場合にはT1/T2電極（外眼角と外耳孔を結んだ線分の3等分点のうち，外耳孔よりの点から1cm直上）あるいは蝶形骨誘導（頬骨弓中央下縁より垂直に蝶形骨翼状突起外側板に向けて4～5cm刺入した針電極）を追加する。さらに，配置した電極をつないでいくのがモンタージュである。基本は，縦列双極導出，横列双極導出，基準電極導出の3つであり（図1b～d），双極導出法は局在性の異常を検出するのに適しているが，1列だけでは局在付けが不十分であるため，縦列，横列に数列ずつの連結を複合的に判断して，電位分布を判断する。

検査の進歩：非侵襲的検査

図1 脳波

ⓐ 国際10-20法とT1 (T2)電極

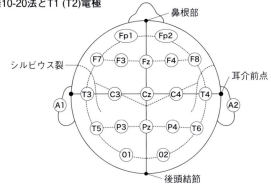
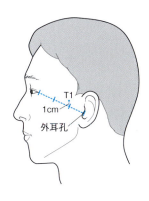

ⓑ 縦列双極導出と同モンタージュで記録された左側頭部棘波

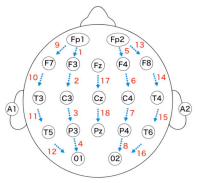
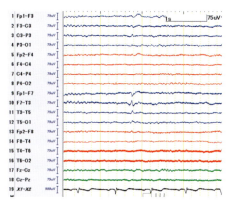

ⓒ 横列双極導出と同モンタージュで記録された左側頭部棘波

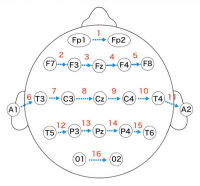
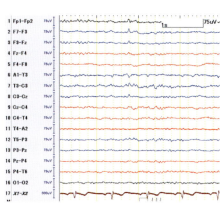

ⓓ 基準電極導出と同モンタージュで記録された全般性棘徐波複合体

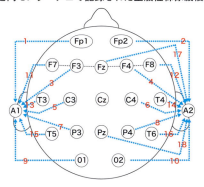
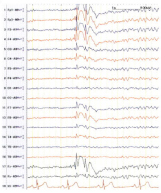

基準電極導出法は全般性の活動や半球性の異常など広範な異常を検出するのに優れており，同側耳朵が通常基準電極として用いられるが，基準電極の近くに電位の高い活動が生じると基準電極も電位をもつこととなり，いわゆる「基準電極の活性化」が起きる。そうすると，基準電極近傍の電極との電位差が低くなるので検出が難しくなり，場合によっては極性が反転した波形が得られることとなり，判読が困難となる。このような場合には双極導出と対比する必要がある。また，全電極から導出した脳波電位の平均値を基準とする平均電位基準法を用いることで，耳朵基準の活性化を避け，脳波異常の局在を明確にできることがある。

てんかんは大脳灰白質の神経細胞の突発性過剰放電に由来する反復性の発作を主症状とする慢性的な病的状態である。これらの異常発射は細胞内レベルでは，正常ではみられない異常な発作性脱分極変異（paroxysmal depolarization shift：PDS）によってもたらされる。てんかん焦点においては抑制機構が破綻しているために，脱抑制と神経細胞の過剰同期が起こり，てんかん発作が起始すると考えられている。このような病的な興奮傾向をもつ神経細胞群は細胞膜の脱分極が持続し，活動電位が群発する。これがPDSであり，てんかん性異常波である棘波や鋭波は持続するPDSを反映しているといわれている。

てんかんの診断に脳波を用いる場合，大きく分けて発作間欠期脳波と発作時脳波がある。発作間欠期のてんかん性放電とは，背景活動から突出していること，持続時間が200msec以内（棘波：20～70msec，鋭波：70～200msec），通常の時間スケールで先端がとがった波形を示す，生理学的な広がりをもつ，通常陰性であり，鋭い波の成分の後に徐波成分が認められるなどの特徴があり[4]，具体的には棘波，鋭波および棘徐波複合体を指していう（図1b～d）。発作間欠期焦点診断の指標となるが，真の焦点以外で記録されることや頭皮上からは記録困難なこともある。通常の外来における脳波検査では，発作間欠期のてんかん性放電を認めるのは初回検査で40％弱とされているが，5回目の検査までその検出率は増加して75％ほどにまでなるといわれている[1]。このために，これらの限界を考慮し，通常の脳波検査で診断が難しければ，検査を繰り返し行うか，長時間ビデオ脳波同時記録を考慮する。

長時間ビデオ脳波同時記録は，通常専用の個室で1日から1週間程度にわたり，ビデオと脳波を同時に記録する検査であり，主目的は発作を記録することで，3回以上の発作記録を目標とする。必要に応じて，抗てんかん薬を減量して発作の記録を試みるが，発作による外傷予防には注意が必要となる。この検査により，てんかん発作と非てんかん発作の鑑別あるいはてんかんの分類（局在関連性か全般性か），焦点の局在診断などが可能となる。発作時脳波の特徴として，①突然の周波数・振幅の変化，②それまでにない新しい律動性活動の開始，③発作中の時間・振幅・分布の経時的変化，④律動波の停止が突然である，などが挙げられる[4]。

特に1990年代以降，従来のアナログ脳波計からデジタル脳波計への導入が進み，多くの機能が活用できるようになった。デジタル脳波計の特徴として，①共通のシステムリファレンス（通常，頭皮上の雑音の混入しづらいC3とC4の平均電位や，F3とF4の平均電位が使用される）を基準電極として，電極単位で脳波データを記録し

ている点，②連続した曲線である脳波データを一定間隔の点に分解し（アナログ-デジタル変換：A/D変換），各点の座標情報をデジタル化されたデータとして保存している点などがアナログ脳波計との大きな違いといえる（図2）。

　まず，電極ごとにデータが記録されているために，記録後のモンタージュの変更が可能であり，保存されているデジタルデータに対して信号処理を行うことで周波数フィルタの変更，周波数解析などの演算処理が可能であること，内蔵した時計と同期することでビデオ記録と連動させられること，デジタルデータとして記録媒体に保存が可能であることなど数多くの利点がある反面，点に分解して記録しているため，記録された点と点の間は時間的に不連続であり，記録できていない時間があるといった特徴があり，これがデジタル脳波計の弱点につながってくる。つまり，脳波信号をサンプルする際に，1秒間にサンプルするポイントの数をサンプリング周波数というが，記録された点と点の間は時間的に不連続であるため，波形の解像度はサンプリング周波数に依存することとなる。周波数成分を十分再現するためにも，通常見たい周波数の3～4倍のサンプリング周波数で記録を行う必要がある。

図2　デジタル脳波計

a：デジタル脳波計の仕組み。デジタル脳波計は①共通のシステムリファレンスを基準電極として，電極単位で脳波を記録している，②脳波を一定間隔の点に分解し，座標情報を保存している点などが特徴である。
b：アナログ-デジタル変換。デジタル脳波計では脳波を一定間隔の点に分解し，各点の座標情報を保存しており，ディスプレイ表示する際には各点をつないで脳波波形を復元している。

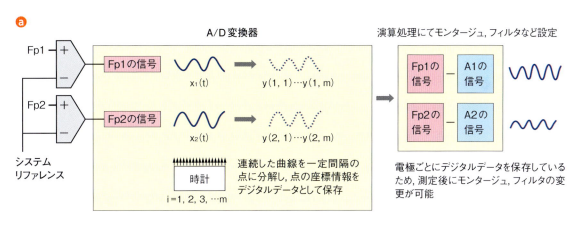

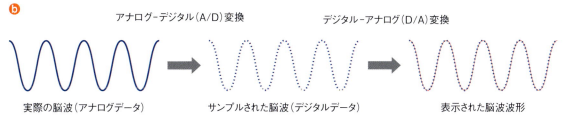

MEG（脳磁図）

　生体には神経活動に伴い電流が発生し，それに伴い磁場が発生する。電流により構成される電場を計測するのが脳波であり，磁場を計測するのが脳磁図（magnetoencephalography：MEG）である。脳波と異なる点は，脳電位が主として細胞外の電流を反映するのに対して，脳磁図は細胞内電流を反映し，脳表に法線方向の電流源による磁場は記録できないことがある。また，脳磁場は地磁気の1億分の1程度と微弱なため，磁気シールド室内に置いて外部磁場の影響を遮断し，超電導状態のSQUID（superconducting quantum interference device）とコイルを組み合わせて検出する。脳脊髄液・頭蓋骨および皮膚などは導電率が著しく異なり，特に頭蓋骨による信号減衰効果は大きく，高周波成分ほど影響を受けるため，電流源の位置を頭皮上脳波で正確に同定することは困難であり，また，高周波成分の検出にも限界がある。一方，磁場はそのような制約がないため，脳磁場計測では，脳波に比べると格段にゆがみが少ない信号が得られる。このため，数学的な手法を用いた電流源推定が可能であり，さらに，広域の周波数帯域を検出できるというメリットがある（図3a）。皮質に4cm^{2}の同期するてんかん原性放電が認められたときに脳磁図で検出可能とされている[2]。脳波と同様に皮質神経細胞のシナプス後電位を反映したものであり，脳表の接線方向の電流源，つまり主に脳溝に存在する神経細胞については，頭皮上脳波よりも格段に精度の高い電流源推定が可能であるが，一方で磁場は頭皮からの距離が遠くなると減弱するため，脳深部では電流源推定の信頼性が落ちる。

　電流源の推定法としては，種々の方法がある。まず，実際にMEGで記録された等磁力線図（図3b）から，そのような磁場を発生する電流源を数学的に仮定することができ，等価電流双極子（equivalent current dipole：ECD）とよばれており，てんかん棘波の発生源を推定するのに利用されている（図3c）。また，電流源として点ではなく，空間的な広がりをもつものとして推定したものが空間フィルタ法であり，実際の脳活動により近い結果が得られるのではないかと期待されるが，計算法がより複雑であり，結果の信頼性についてやや疑問が残る。

CT，MRI

　近年，3T MRIなどの高磁場MRIの使用により，より細かな病変を検出できるようになった。脳外科手術対象になるてんかん症例では画像検査で構造異常を認める場合が多く，種々の腫瘍性病変に加え，海馬硬化，皮質形成異常，片側巨脳症，異所性灰白質，皮質結節，多小脳回，瘢痕組織など，さまざまなてんかんの原因となる病変を検出できる。画像上，病変を認めるほうが手術成績も良好とされている。CTは微細な病変の検出には不向きであるが，腫瘍性病変による石灰化像の検出などに有用である（図4a）。側頭葉てんかんの原因としてよく認められる海馬硬化のMRI所見（図4b）はT1強調画像にて萎縮，T2強調画像，FLAIR（fluid attenuated inversion recovery）にて高信号として検出され，海馬長軸に垂直な冠状断にて検出

されやすい．プロトン密度強調画像による異常信号域や3T MRIによる内部不明瞭化の所見も参考になる．

皮質形成異常では，局所的皮質の肥厚，限局性萎縮，脳溝延長と脳回の広範化，T2強調画像での皮質白質境界の不明瞭化や白質内異常高信号域の存在などを認めることが多い．その異常はFLAIR画像，そしてプロトン密度強調画像により高信号を呈することが多く，相補的な観点からもT1, T2強調画像に加えてこれらの撮影を行うのがよい（図4c）．T2強調画像を反転させたT2-reverse画像やFast STIR（short T1 inversion recovery）法は，皮質白質境界の不明瞭化の検出に優れている．てんかん発作（重積）後亜急性期には，拡散強調画像，T2強調画像やFLAIR像において焦点近傍あるいは焦点同側の視床・海馬あるいは対側小脳に可逆的に高信号を示しガドリニウムにて造影を受けることがあり，焦点の診断に有用なことがある（図4d）．

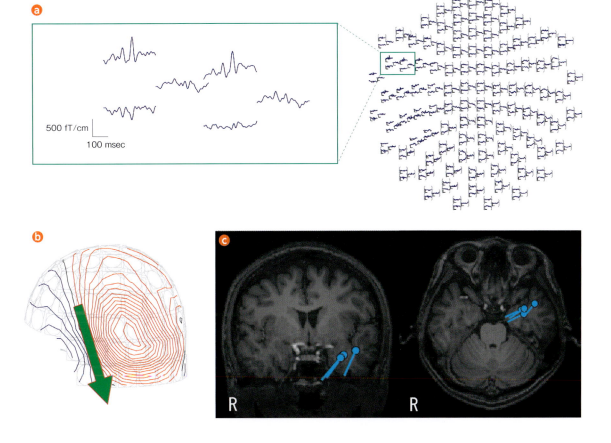

図3 脳磁図
a：全チャンネルで記録された脳磁図波形．
b：棘波の等磁力線図．
c：磁場の分布から推定された棘波の等価電流双極子（ECD）．

機能的MRI（fMRI）とトラクトグラフィ

　酸素と結合した酸素化ヘモグロビンと酸素を放出した還元型ヘモグロビンの比率によってMRIの信号強度が変化する，いわゆるblood oxygenation level dependent（BOLD）効果を用いて脳血流の変化を測定するのが機能的MRI（functional MRI：fMRI）であり，非侵襲的に反復検査が可能なので脳機能の評価に有用である．撮像方法としては，$T2^*$コントラストに敏感なgradient echo planar（GRE-EPI）法が用いられる．脳活動と脳血流には関連があるため，運動，感覚，言語，記憶，視野など種々の課題を行いながら撮像することで，BOLD信号の増強として，各機能野が検出される（図4e）．このfMRIを用いた機能マッピングの手法は，てんかん外科において，術後の脳機能障害を予防しつつ焦点切除範囲を決定するのに重要である．腫瘍や血管奇形などの病変に伴った機能野の偏位や皮質形成異常に内在する機能の有無などの評価に有用であり，記憶や言語の優位側を判断する際に和田テストに代わりうる検査法として注目されている．さらに，時間分解能に優れた脳

図4 CT, MRI
a：左側頭部海綿状血管腫の頭部CT．病変部に石灰化を認める．
b：海馬硬化症の頭部MRI（FLAIR画像）．右海馬の萎縮とFLAIRにて高信号域を認める．
c：限局性皮質異形成の頭部MRI（FLAIR画像）．FLAIRの高信号と皮髄境界の不明瞭を認める．
d：てんかん発作重積後のFLAIR画像．焦点周辺に可逆的に高信号を認めた．
e：言語課題によって賦活された機能的MRI（fMRI）．
f：弓状束のトラクトグラフィ．

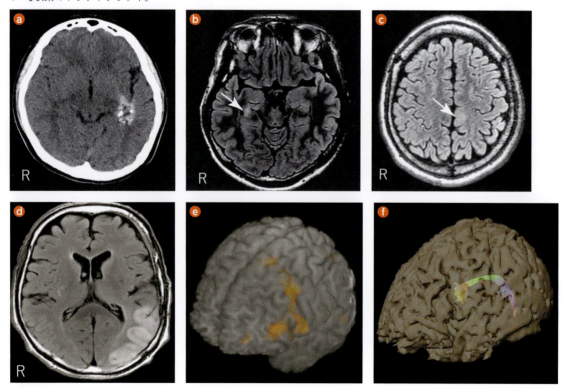

波と空間分解能に優れるfMRIを同時に記録することで，発作間欠期のてんかん性放電とそれに伴う脳血流の変化をとらえるEEG-triggered fMRIの手法も，てんかん焦点の同定法として応用されている．近年，課題を遂行しない安静時機能的MRI（resting-state fMRI）による研究が盛んになってきている．これは安静状態における自発的脳活動をみており，脳内で同期して活動する部位をconnectivity解析で同定する手法であり，脳内の機能ネットワークを解明するのに有用である．

MRIによる拡散強調画像を用いたトラクトグラフィは，脳構造に基づいて起こる水分子の拡散現象の異方性をもとに大脳白質内の線維連絡を非侵襲的に同定する方法である．皮質脊髄路，弓状束，視放線などの重要な白質線維の描出に有用であり，fMRIによる機能野のマッピングと併せて，機能領域の損傷を防ぐ術前検査として有用である（図4f）．

◆ SPECT

ガンマカメラを回転させてさまざまな方向から撮影した平面画像を，コンピューターで再構成して断面の放射性同位元素の体内分布を画像化したものがSPECT（single photon emission computed tomography）である．1台のガンマカメラは視野内の線源から放出されるγ線の0.03%程度しか検出しないとされ，PETに比べると半分程度の空間分解能とされている[5]．SPECTの主な用途は脳血流とドパミントランスポーターのイメージングである．放射性医薬品としては，前者の目的として，N-isopropyl-[^{123}I] p-iodoamphetamine（^{123}I-IMP），^{99m}Tc-hexamethylpropylene amine oxime（^{99m}Tc-HMPAO），^{99m}Tc-ethyl cysteinate dimer（^{99m}Tc-ECD）が用いられ，投与後，数分から30分後に撮像を行うが，後者の目的として線条体ドパミン性ニューロンのドパミントランスポーターに高い親和性を示す[^{123}I]-N-ω-fluoropropyl-2β-carbomethoxy-3β-(4-iodophenyl) nortropane（^{123}I-FP-CIT）が用いられ，投与後3〜6時間後に撮像を行う．ほかには中枢性ベンゾジアゼピン受容体に親和性のある^{123}I-iomazenil（^{123}I-IMZ）があり，20〜30分で撮像を行う．

てんかん焦点部位では発作間欠期には血流が低下することが多く（図5a），発作時には血流が増加する．そこで，てんかんに対するSPECTとしては，脳血流の評価のために，^{123}I-IMP，^{99m}Tc-ECD，^{99m}Tc-HMPAOが用いられ，それぞれ，用途に応じて使い分けがされている．^{123}I-IMPは，脳血流を反映する精度は^{99m}Tc系薬剤よりも高いとされるが，脳内に分布するのに20〜30分程度要するとされるために，主に発作間欠期の血流低下領域を描出するのに適している．一方，^{99m}Tc-ECD，^{99m}Tc-HMPAOなどの^{99m}Tc系薬剤はfirst circulationで高率に脳に取り込まれ，その後も数時間は安定した結合が維持されることから，てんかん発作中に静注すれば，発作後に撮像したとしても発作時の脳血流を画像化することができる．発作中にSPECT装置内に患者が固定される必要はなく，発作時の記録に優れている．SPECTにおいては発作間欠期では還流異常の検出率が43〜44%とされる一方，発作時においては97〜100%，発作後が75〜77%と高い感度を示すが，発作焦点だけで

なく，発作発射の伝播の影響も受けている点も考慮する必要がある[7]．

　発作時SPECTにおいて，発作時の血流増加領域から発作間欠期の画像を差し引き，血流の上昇域を統計解析してMRIに重畳するSISCOM（subtraction ictal SPECT coregistered to MRI）という方法も焦点診断に有用である（図5b）．また，123I-IMZ SPECTはてんかん焦点における抑制系の障害を反映して低集積域として検出される．血流や代謝の影響を受けにくいため，安定した所見が得られ，FDG-PETや発作時SPECTに及ばないものの焦点検出の特異性に優れるとされている（図5c）．

　脳血流イメージングは脳血管障害の脳血流評価のほかにも，アルツハイマー（Alzheimer）病やレビー（Levy）小体型認知症などの認知症の診断にも用いられている．前者では後部帯状回から楔前部および頭頂葉皮質に血流低下がみられるとされるが，後者ではアルツハイマー病でみられる血流低下に加え，後頭葉の血流低下がみられることが多いとされている[5]．

　ドパミントランスポーターのイメージングは，パーキンソン（Parkinson）病やレビー小体型認知症のように黒質線条体ドパミン神経細胞が変性する疾患の診断に有用である（図5d）．これらの疾患では神経終末に存在するドパミントランスポーター密度が低下していることが知られており，123I-FP-CITはシナプス前ドパミン障害があるパーキンソン症候群（パーキンソン病，進行性核上性麻痺，パーキンソニズムのある多系統萎縮症，大脳皮質基底核変性症など）の早期診断，シナプス前ドパミン障害のないパーキンソン症候群〔薬剤性パーキンソニズム，血管性パーキンソニズム，正常圧水頭症，ウィルソン（Wilson）病，本態性振戦など〕の除外，およびレビー小体型認知症とアルツハイマー病との鑑別に有用である．シナプス前ドパミン障害があるパーキンソン症候群では，パーキンソニズムがみられている段階で線条体のドパミン発現量はすでに半分以下に低下しているとされる．また，レビー小体型認知症では線条体のドパミントランスポーター密度が低下しているが，アルツハイマー病では正常である．

◆ PET

　PET（positron emission tomography）は陽電子（ポジトロン）を放射する放射性薬剤の体内分布の断層画像を撮像する方法である．ポジトロンで標識された放射性薬剤は生体内に投与されると血流で脳や体内に運ばれ，ポジトロンを放出する．放射されたポジトロンは周囲の電子と消滅してγ線を放出するのでこれをリング状に並んだ検出器で測定するのがPETである[6]．ポジトロンを放射するラジオアイソトープ（RI）は寿命が短いために，生成装置であるサイクロトロンとRIから放射性薬剤を合成する装置が必要になるが，[^{18}F]fluorodeoxyglucose（^{18}F-FDG）は医薬品として販売もされており，施設内にサイクロトロンがなくてもPETは施行可能となった．

　PETでは脳血流量，脳エネルギー代謝，神経伝達物質，神経受容体，沈着物質な

どの脳の機能的な変化をとらえることができ，脳虚血や変性疾患，がんの診断などに用いられている。現在，^{18}F-FDGを用いてグルコース代謝を指標とするFDG-PETが機能的検査法の中核をなしており，てんかんの焦点診断のためのFDG-PETは保険適応されている。発作間欠期に焦点および関連領域は低代謝域として検出され（図5e），側頭葉てんかんで70～90%，側頭葉外てんかんでも50%の検出率を認めるとされている[7]。しかし，その異常域はてんかん焦点を越えて認めるとされ，頭蓋内脳波との比較では特異度が53～63%であったと報告されている[3]。また，保険未承認であるが^{11}C-flumazenilを用いて中枢性ベンゾジアゼピン受容体を測定することもある。Statistical Parametric Mapping(SPM)などの統計学的手法を用いたMRI重畳イメージングが有用である。

また，^{18}F-FDOPA(fluorodopa)によるPET画像はシナプス前終末機能の評価に用いられ，パーキンソン病においては，発病早期から被殻背尾部におけるFDOPAの取り込みが低下するとされている。

図5 SPECT，PET
a：左側頭葉てんかんの発作間欠期SPECT(^{99m}Tc-ECD)。左側頭部に血流低下を認める。
b：左頭頂葉てんかんのSISCOM(subtraction ictal SPECT coregistered to MRI)。発作時の血流増加領域から発作間欠期の画像を差し引き，MRIに重畳している。
c：左頭頂葉てんかんの^{123}I-IMZ SPECT。左頭頂葉に低集積を認める。
d：パーキンソン病のドパミントランスポーターSPECT。右側優位に線条体集積が低下している。
e：左頭頂葉てんかんのFDG-PET。左頭頂葉の代謝低下を認める。

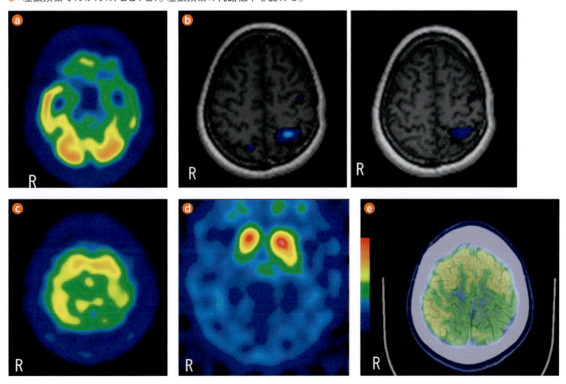

◇ 最後に

近年，非侵襲的検査法の発達は目覚ましいものがある。頭蓋内電極などの侵襲的検査の前段階として必須の検査であるが，今後はこれらの侵襲的検査を代替できる可能性があり，今後の発展が期待される。

◇ 文献

1) Doppelbauer A, Zeitlhofer J, et al. Occurrence of epileptiform activity in the routine EEG of epileptic patients. Acta Neurol Scand 1993; 87: 345-2.
2) Mikuni N, Nagamine T, et al. Simultaneous recording of epileptiform discharges by MEG and subdural electrodes in temporal lobe epilepsy. Neuroimage 1997; 5: 298-306.
3) Wang D, Santos-Sanchez C, et al. Advanced Neuroimaging for Modern Epilepsy Surgery. US NEUROLOGY 2011; 7: 169-74.
4) 荒木 保, 寺田 清. てんかん c. 成人. ここが知りたい! 臨床神経生理学, 中外医学社, 東京, 2016, p40-2.
5) 松田 博. SPECT. ここが知りたい! 臨床神経生理学, 中外医学社, 東京, 2016, p180-5.
6) 菅野 巌. PET. ここが知りたい! 臨床神経生理学, 中外医学社, 東京, 2016, p186-8.
7) 日本てんかん学会. 機能画像. てんかん専門医ガイドブック－てんかんに関わる医師ののための基本知識－, 診断と治療社, 東京, 2014, p121-26.

Ⅰ 総論

検査の進歩
侵襲的検査

名古屋大学脳とこころの研究センター・大学院医学系研究科脳神経外科　**前澤　聡**

◆ はじめに

　焦点性てんかんの術前検査を施行するにあたり，海外の大きなてんかん外科施設からの最近の報告では，約7割の症例が，非侵襲的検査のみで焦点の同定が可能とされる。一方で，症候学および，いくつかの非侵襲的な焦点探索検査において，その結果が一致しない場合には，step 2，つまり頭蓋内電極留置による侵襲的検査が必要となる。また焦点が機能的優位野（eloquent area）内，もしくは隣接している場合には，切除後の機能温存という面から，この侵襲的検査が必要となる。侵襲的であるうえに，煩雑であり，かつ費用もかかるstep 2の検査は，約15%の患者が治療からドロップアウトしてしまう主な原因である[1]。近年の，構造学的および機能的画像診断，電気生理学的手法の進歩により，step 2の機会は減少していくことが期待される。しかし一方で，焦点性てんかんの病態の理解が一層深まる昨今，SEEG（stereotactic electroencephalography）をはじめとする技術的革新と，安全性の向上に相まって，より精密な焦点診断，および機能局在診断が求められ，逆にその機会が増加していく可能性もある。

　本項では，このてんかん外科における侵襲的検査について詳説する。頭蓋内電極留置や電気刺激マッピングの実際を，皮質-皮質間誘発電位（CCEP）や高周波律動（HFO）など新しい解析手法や，また最近話題であるSEEGについても触れながら詳説していく。和田テストも侵襲的検査の1つに含まれるため，これも本項内で述べる。

◆ 頭蓋内電極留置による脳波記録

● 頭蓋内電極の適応

　主に，①非侵襲的検査（step 1）にて，てんかん焦点の特定ができない場合，②また焦点が機能的優位野近傍にあり，局在を明らかとする必要がある場合，の2つが適応である。新皮質てんかんでは，MRIやCTなど画像上てんかん原生を推測する病変が明らかであり，症候学的にも一致し，かつ機能的優位野が近傍にない場合は省略が可能である。しかし，これらの条件を満たさない場合や，てんかん原生域が画像上の病変より広いと疑われる場合，また多発性に病変がみられる場合には適応となる。特に，画像上の病変がない場合（non-lesion case）では，必須となる。内側側頭葉てんかんでは，海馬硬化が一側で明らかであり，発作起始が同側に確認でき，症候学的にも矛盾がない場合には，省略が可能である。しかし，側方性に関するstep 1の結果が不一致の場合には，頭蓋内電極留置を要する。外側型側頭葉てんかんの可能性も否定できない場合にも，適応となる。

I 総論

● 頭蓋内電極の留置

頭蓋内電極で同定できる領域は，Ludersの提唱する，てんかん原生領域と関連する5つの領域のうち，発作起始領域(seizure onset zone)，症状発現領域(symptomatic zone)，そして興奮領域(irritative zone)の3つである．外科的に電極留置できる部位は制限されており，推測されたてんかん原生領域を正確にカバーできるか否かが，成功の鍵となる．頭蓋内電極は，留置する領域によって使い分けるが，大きく分けて，硬膜下に留置する平面状の硬膜下電極と，細い円筒状で脳内に刺入するタイプの深部電極がある(図1)．硬膜下電極は大脳皮質外側面，大脳縦裂面，側頭葉底面に留置でき，ストリップ電極，グリット電極がある．広範囲をカバーできるため，後述する機能マッピングにも適している．深部電極は，海馬，扁桃体，島回，弁蓋部，前頭葉眼窩面後方，異所性灰白質といった脳深部の記録を要する場合に良い適応となる．後

図1 頭蓋内電極
a：6極硬膜下電極(ストリップ電極)，b：30極硬膜下電極(グリッド電極)，c：6極深部電極．

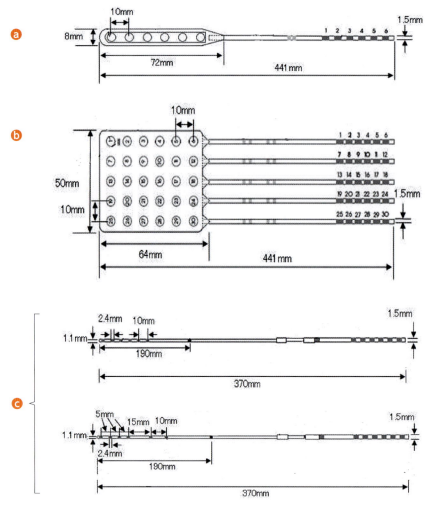

日本光電 滅菌済み頭蓋内電極 概説書より転載

38

述するが，複数の深部電極を，ナビゲーションやロボットアームを使って定位的に留置するSEEGは，最近，特に注目を集めている．

留置方法であるが，硬膜下電極を入れる場合，まず開頭は，引き続く焦点切除術に必要な範囲も考慮して行う．脳表を直接目視で確認，もしくはナビゲーションで確認し，推測されるてんかん焦点や近傍の機能優位野をカバーするように電極を留置する．脳表と電極の位置関係は，引き続く脳波測定の際に特に重要であるので，デジタルカメラなどで記録しておく（図2）．側頭葉底面にはブラインド操作となるが，電極を生理食塩水などで十分に濡らして，脳表を滑らすようにして留置する．術中透視が可能であれば，側面像で斜台後方をねらうとよい．架橋静脈など損傷を避けるために，抵抗があれば無理に押し込まない．硬膜は密に縫合し，髄液漏を防ぐことに留意する．電極の導線は硬膜，皮膚の両方に固定すれば，まず抜けることはない．術後CTを撮影し，術前のMRIと画像融合することで，脳回の位置と電極の位置を把握することができる．術後MRI撮影については，頭蓋内電極はプラチナ合金で非磁性体であるので，技術的に可能であるが，日本では認可されていない．

図2　脳表と電極の位置関係

14歳女児．左前頭葉でT2低信号を示す（a矢印）異常領域を有する難治性てんかん．同部はFDG-PETで低代謝を示す（b二重矢印）．病変および言語領域，運動領域を広く覆うようにグリット電極を留置した（c）．

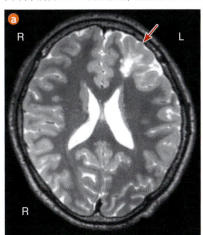
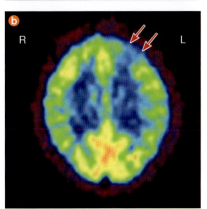
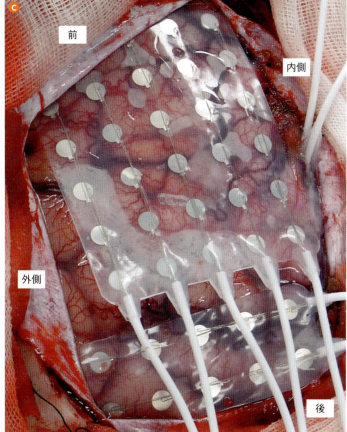

長時間ビデオ脳波モニタリング

　長時間ビデオ脳波モニタリングは頭蓋内電極留置後，すぐに開始せず，通常2〜3日目以降から始める。患者の術後回復を待つ意味もあるが，硬膜下電極の場合，術直後は脳表との間に隙間があり，抵抗が高いことが多く，記録が不確実なこともある。病室のレイアウトは，頭皮電極を用いた長時間脳波ビデオモニタリングと同様であるが，特に髄液漏や感染に注意する。1〜2週間記録し，複数回の発作を捕捉することを目的とする。記録期間中に，後述する電気刺激マッピングも行う。

　主な合併症は，電極留置の際の脳内出血と，感染である。一時的な合併症は7.7%，永続する重大な合併症は0.6%といわれている[2]。

ビデオ脳波記録の判読

　頭蓋内電極の，頭皮脳波と比較した場合の最大の利点は，頭皮や骨による伝導率の低下がないため，高い空間的分解能（頭皮電極の10倍）かつ，高い感度（頭皮電極の5〜10倍）で，直下の皮質の電気的活動をとらえられることである。後頭付近のアルファリズムや中心溝付近のミュー活動は，一見律動的にみえるが生理的な正常波形である。また，頭蓋内電極はカバーされる領域に制限があることに注意が必要である。発作時において，脳波変化は発作や前兆に先行して生じるはずであるが，変化が症状発現より遅れる場合や，複数の電極が一度に同じ変化を示して始まる場合は，起始部を正確にカバーできておらず，伝播をみている可能性が高い。

内側側頭葉てんかん

　側頭葉内側構造からの断続的棘波（1〜2Hz），もしくは低振幅速波より開始することが多い（図3）。断続的棘波は5〜100秒続き，海馬硬化由来とされ，低振幅速波に移行する。発作同側の側頭葉外側皮質，前頭葉，対側側頭葉へと波及する。対側への伝播時間は術後成績と相関しており，5秒以内なら予後不良，50秒以上なら予後良好とする報告がある[3]。

図3　左内側側頭葉てんかん
左海馬，左側頭葉底面の電極より断続的棘波（1〜2Hz）が始まり，低振幅速波へ移行していく様子。

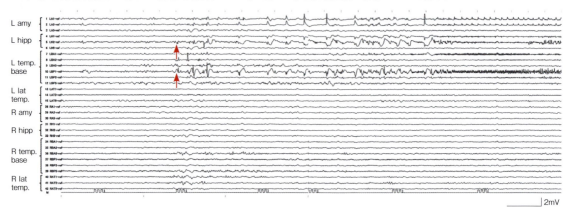

L amy：左扁桃体，L hipp：左海馬，L temp. base：左側頭葉底面，L lat temp.：左側頭葉外側，
R amy：右扁桃体，R hipp：右海馬，R temp. base：右側頭葉底面，R lat temp.：右側頭葉外側

新皮質てんかん

低振幅速波で始まる場合が典型的である(図4)。Beta buzzとよばれるβ帯域の低振幅速波が知られている。全般的,または部分的脳波の平坦化が先行することも多い。徐波で始まる場合は,伝播後の変化をみている可能性が高い。発作間欠期では,発作時に比べててんかん原生同定の意義は低いが,限局性皮質形成異常(focal cortical dysplasia：FCD)においては,ほぼ連続して反復する棘波(semicontinuous repetitive spikes)や突発性速波活動(paroxysmal fast)は発作起始部と合致するという報告もある。

近年,デジタル脳波やアンプの改良により,広い帯域の電気活動を検討できるようになった。発作時緩電位変動(ictal DC shift)や,高周波律動(high frequency oscillation：HFO)が,焦点診断に有用な可能性がある。

Ictal DC shift

Ikedaらが報告した方法である。低周波フィルタを0.016Hzとして,入力インピーダンスは50MΩ以上として記録し,てんかん発作時に,比較的限局した領域に出現する,硬膜下のゆっくりとした基線の変化を評価する[4]。錐体神経細胞の膜電位変動を反映したフィールド電位であるが,グリア細胞群の受動的脱分極を反映しているとも考えられている。

HFO

上記のDC shiftとは逆に,非常に早い周波数帯域の活動に注目する。80～200Hzをripple,200～600Hzをfast rippleとする。サンプリング数を非常に高くする(目的とする帯域の3倍以上)必要がある。てんかん外科治療において,このHFOを示す領域を切除することが,良好な発作抑制と相関したとする報告がある[5]。さらに早い1,000～2,500HzのHFOも報告されている。

図4 図2と同一症例の発作時脳波
低振幅速波で始まり,振幅を高めつつ他の電極に伝播していく様子(矢印)。

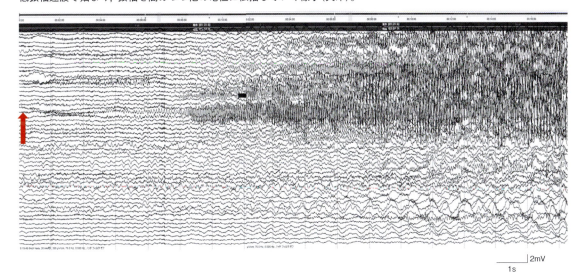

◇ 頭蓋内電極による脳機能マッピング

● 概念

　脳機能マッピングの目的は，てんかん原生領域と周辺の脳機能部位との関係を明らかにすることであり，頭蓋内電極を電気刺激することにより，限局した脳部位の，一過性の機能変調を誘発する。特にてんかんの罹病期間の長い患者では，機能的偏位が生じ個人差が強いので，従来の機能マップをそのまま適応することはできない。本法は1950年代，Penfieldらによる覚醒下手術の経験が最初であるが，慢性硬膜下電極を頭蓋内に留置し，病棟で安定した状態で行う現在の形式は，1980年代のLudersにより始まり，覚醒下手術に比べ，麻酔の影響がなく覚醒状態がよいこと，時間的制約がないこと，が利点である。

● セットアップ，刺激条件

　先述のように，頭蓋内電極を留置した後，まず発作時脳波記録を行う。脳機能マッピングは発作が捕捉された後，減薬していた抗てんかん薬を元に戻してから行うのが望ましい。検査より前に課題の練習をさせておき，誤ることのない課題を本番で使用する。病棟で行う際のセットアップであるが，全体の指揮者，課題提示者，脳波計/刺激装置操作者，電極接続者，記録者の5人が，最低限必要である。刺激により発作が誘発される可能性があるため，酸素，吸引，救急カートや，大発作を頓挫するための静注用抗てんかん薬は準備しておく。患者はベッド上で座位をとってもらい，その正面に課題提示者が位置する。課題提示はカードでも，PCを使ってもよいが，患者のみでなく，記録者など他の参加者が見やすいように工夫する。電気刺激装置は必ずアイソレーショントランスで感電予防されたものを使用し，加えて，脳波記録装置は必須である（後発射をモニターするため）（図5）。

　電気刺激は頭蓋内に留置された硬膜下電極の隣り合う2つを使って，双極刺激で開始する。刺激条件であるが，50～60Hz，刺激間隔0.2～0.3msecで，biphasicもしくはalternativeの刺激波形として（電荷の貯留を防ぐため）1～6mA程度（10mA以下）で，4～5秒間通電する。刺激強度と安全性の関係については，動物実験で確認されており，30mAまでは特に組織変化なく，40～50mAでミトコンドリア浮腫がみられ，慢性期には正常化する[6]。人体では12.5～15mAの刺激で組織学的変化がなかったことが確認されている[7]。安全性に配慮しつつ，患者の疲労も考えて短時間で行う（2時間程度）。課題により時間がかかる場合は，日を改めて行う。

● 運動機能マッピング

　電気刺激により，一次運動野では筋収縮，引き続く動作停止，一次感覚野では部位特異性のしびれ感，といった陽性症状が出現する。補足運動野，運動前野では陰性症状が生じるが，これは高次運動症状と位置づけされる。つまり，運動の継続が電気刺激により阻害されるものを指す。陰性症状を呈する領域（陰性運動野：negative motor area：NMA）は上下肢では運動前野に広く存在している。交代運動

図5 電気刺激マッピング

a：電気刺激マッピングの配置。
b：刺激前。
c：刺激後。刺激のアーチファクト（矢印）に引き続き後発射（after discharge、二重矢印）がみられる。

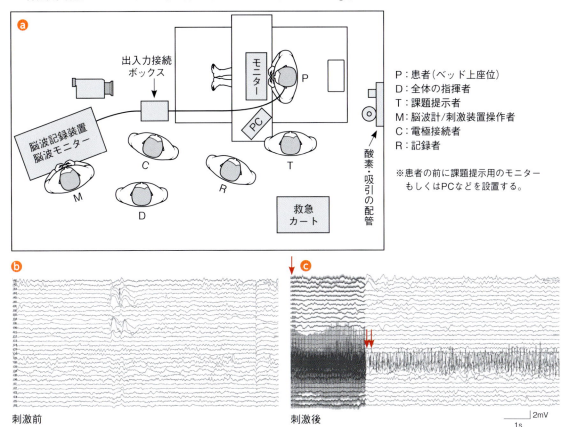

課題（手の掌握、前腕の回内回外、足趾運動など）で検出できる。舌の陰性運動野は、中心前回腹側中下部に存在し、刺激により発話停止（speech arrest）が出現する。これは発語に関連する運動機能が阻害された結果であり、後述する言語中枢とは区別する。舌の水平運動、挺舌の中止などで検出する（図6）。

● 言語機能マッピング

前方言語野は下前頭回の三角部、弁蓋部に相当しBrodmannの44/45野とよばれる。後方言語野は上側頭回後方に位置し、Brodmannの22野である（図6）。しかしてんかん患者で焦点が近傍にある場合は機能的偏位を起こしている患者が少なくないため、言語機能マッピングは重要である。課題は物品呼称、音読、聴性理解、復唱などが用いられるが、物品呼称が最も検出度が高い。小児では歌唱も有用である。電気刺激により陰性症状が生じ、発話停止（speech arrest）、喚語困難、発語遅延、保続、錯語などを呈する。再現性を確認することが肝要である。先述のように言語関連の運動機能の陽性症状、陰性症状と鑑別する。物品呼称の場合、「これは○○です」と答えるよう

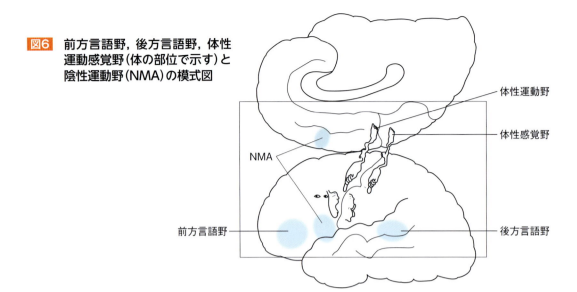

図6 前方言語野，後方言語野，体性運動感覚野（体の部位で示す）と陰性運動野（NMA）の模式図

に指示し，「これは……」と言えない場合は喚語困難であり，言語野の症状である。

これら脳機能マッピングの結果と，脳波記録モニタリングの結果を術前頭部MRI画像に重畳し，切除範囲を定め手術計画を完成させる（図7）。

● 脳機能マッピングの限界

記憶，作業記憶，計算，書字，高次視覚，高次聴覚などさまざまな高次脳機能マッピングに対する報告が散見されるが，高い再現性を示さず，確立された方法は存在しないのが実状である。そもそも高次脳機能は，全般性注意のように広いネットワークと関連するものが多く，限局した領域でのマッピングは部分的な評価とな

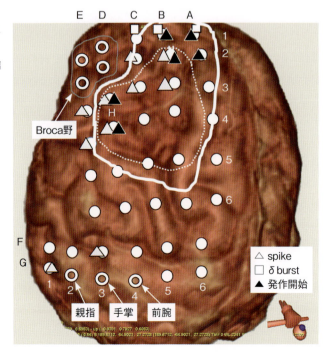

図7 頭蓋内電極留置による脳波記録およびマッピング結果を重畳した図
白点線はMRIでみられる病変。白実線はこれらの結果を合わせて計画した切除線（図2, 4と同一症例）。

る。また，電気刺激は硬膜や太い静脈に対して，痛みを誘発することもあり，患者の訴えに留意する必要がある。

● 脳機能マッピングの新しい手法について

High gamma activity (HGA)

脳活動の情報処理過程において，関連する皮質に80〜150Hz帯域の速波律動が増強する[8]。これは，錐体細胞のGABA介在性ニューロンの抑制性シナプス後電位を反映している。課題中のHGAの増加する領域を調べることで，機能マッピングが可能となる。この方法では，電気刺激を用いず，課題を行いながら脳波測定することで評価ができるため，安全性の面で利点がある。外的な介入で機能を抑制する検査ではなく，賦活する検査であるため，fMRIと同様，感度は高いが，特異度が低いのが問題である。

皮質−皮質間誘発電位 (cortico-cortical evoked potential : CCEP)

Matsumotoらが2004年に報告した方法であり，0.1msec幅の単発方形波を1Hzという低頻度で用いて，任意の皮質を刺激すると，誘発電位が遠隔の皮質で記録できる[9]。前方言語野を刺激すると，後方言語野で有意な誘発電位が得られ，通常の電気刺激マッピングより安全性の高い刺激条件で検査できるメリットがある。脳機能ネットワーク的な手法であるという面も評価が高い（図8）。

図8 CCEPの様子

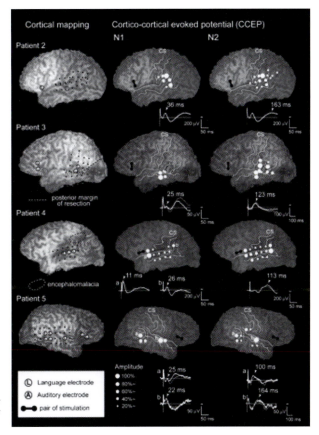

Matsumoto R, et al. Brain 2004; 127 (10): 2316-30. doi:10.1093/brain/awh246[9]より転載

和田テスト

概念

一側の内頸動脈に催眠鎮静薬を注入し，一側大脳半球の機能を不活化させることで，特に言語機能の優位性を評価する方法である．1948年に，北海道大学の和田淳先生により開発されたため，和田テスト（Wada test）とよばれる．記憶機能の評価も，目的の1つである．

検査前の評価

適応は，①fMRIなど非侵襲性検査で側方性がはっきり同定できない，②非右利きである，③側方性の決定が治療法の選択に強く影響する，場合である．

エジンバラの利き手テストなどを行い，利き手を判断しておく．和田テストでは，一側大脳半球の不活性化により，一過性に失語症状，運動麻痺，意識障害などが起こるので，患者自身がパニックに陥る可能性もある．検査前に十分説明し，検査協力できる症例を選択する．また，検査前には，課題の予行練習を行い，患者のベースラインを把握しておく．MRAなどで前交通動脈や後交通動脈の走行を確認しておく．後交通動脈が発達している場合，用量によっては後方循環へ多く流入し，意識障害を起こして，検査がうまくいかない可能性がある．前交通動脈が発達していて，かつどちらかの前大脳動脈が低形成の症例をしばしば経験するが，そのような場合，一側の注入で両側前頭葉の不活性化が生じて，検査がうまくいかないことがある．

検査の実際

①大腿動脈穿刺後，カテーテルを挿入し，通常の脳血管撮影を行う．②予想される非優位側の内頸動脈にカテーテル先を置き，10倍希釈したプロポフォールをゆっくりと注入する（以前はアモバルビタールが使用されていたが，販売中止になったため，現在はプロポフォールを使用する施設が多い）．患者には，対側上肢を挙上，または把握運動（音の出るボールを繰り返し握る）をしながら，ゆっくり数を数えてもらう．③対側上肢の運動がなくなったことを確認し，そこで注入はストップする．④一側半球の不活性化が継続している間に，発語，口語命令の理解，言語記憶，視覚記憶，呼称，音読，計算，行為，復唱，視覚認知，左右認知，見当識，意味記憶を調べる．⑤麻痺が回復し，プロポフォールの影響がなくなった後，逆行記憶，再生，言語再認，文字再認，視覚再認を調べる．⑥時間を空けてから，カテーテルを反対側（予想される優位側）に留置し，同様に検査を行う．

検査結果の解釈

言語優位側の同定

利き手と言語優位側の関係は，右利きの約90%が左半球，非右利き（左利き，両利き）では約50%が左半球，残り50%が両半球か，右半球といわれる．てんかんが5歳までに発症している場合，左半球の，特に側頭葉外にてんかん焦点が疑われる場合

は非典型となる場合が多い。本テストでは，注入時での発話停止がみられる。また，保続症状，錯語症状など失語症状を呈する場合もある。

記憶の優位側判定

術後の記憶障害を術前に判断することは重要であるが，困難であるのも事実である。患側に注入時，正答率が2/3以上であれば，術後記憶障害が起こる危険がない，と判定していることが多い。記憶の中核的構造である海馬は，前部は前脈絡動脈より栄養され，後部は後大脳動脈より栄養される。従って内頚動脈注入では，海馬全域の不活性化はできていない，という方法論的な限界もある。

● **症例提示：44歳男性　左内側側頭葉てんかん**

11歳時より複雑部分発作あり。薬剤コントロール不良。頭部MRIでは左側頭葉内側の萎縮と海馬硬化所見あり（図9a）。FDG-PETでは同部のグルコースの取り込み低下あり（図9b）。動詞生成課題によるfMRIでは，左言語優位側を疑う所見であった（図9c）。エジンバラ利き手テストでは右利きであった。左半球を優位側と考えるが，術後の記憶機能の悪化が懸念され，記憶機能評価のために和田テストを施行した。左半球注入にて，発話停止がみられ，呼称，音読はまったくできなかった。言語再認では75%正答，文字再認では83%正答，視覚再認では100%正答し，明らかな悪化はなかった（表1）。言語優位側は左側であるが，記憶に関しては，術後悪化は許容範囲内と判定し，左海馬扁桃体切除を行った。術後3年経過したが，発作は消失している。術後1年の時点での記憶機能は，術前と比較して悪化せず，むしろやや改善を示した。

図9　左内側側頭葉てんかん

a：頭部MRIでは左側頭葉内側の萎縮と海馬硬化所見あり（矢印）。
b：FDG-PETでは同部のグルコースの取り込み低下あり（矢印）。
c：動詞生成課題によるfMRIでは，左言語優位側を疑う所見であった（矢印）。

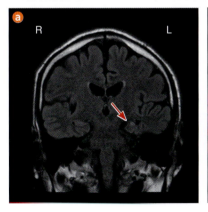
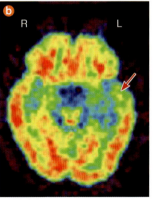
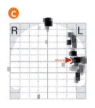
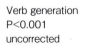
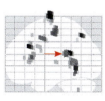
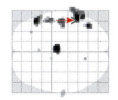

Verb generation
P<0.001
uncorrected

表1-1 図9の症例の和田テストの結果

		リハーサル	非優位側（右）	優位側（左）
	呼称	5/5(100%)	5/5(100%)	0/5(0%)
	音読	3/3(100%)	3/3(100%)	0/3(0%)
	計算	1/1(100%)	1/1(100%)	0/1(0%)
	行為	3/3(100%)	3/3(100%)	1/3(33%)
	視覚認知	1/1(100%)	1/1(100%)	0/1(0%)
	復唱	3/3(100%)	3/3(100%)	2/3(67%)
	左右認知	1/1(100%)	1/1(100%)	0/1(0%)
	見当識	2/2(100%)	2/2(100%)	1/2(50%)
	意味記憶	1/1(100%)	0/1(0%)	1/1(100%)
記憶確認	逆行性記憶	1/1(100%)	1/1(100%)	1/1(100%)
	自由再生	4個	4個	2個
	超覚性言語確認	7/8(86%)	5/8(63%)	6/8(75%)
	視覚性文字確認	5/6(83%)	5/6(83%)	5/6(83%)
	視覚性図形確認	13/13(100%)	13/13(100%)	13/13(100%)

表1-2 図9の症例のWAIS-3の術前後の比較

	言語性IQ	動作性IQ	全IQ	言語理解	知覚統合	作動記憶	処理速度	言語性記憶	視覚性記憶	一般記憶	注意/集中力	遅延再生
術前	73	94	81	76	101	85	75	75	106	83	110	81
術後1年	90	110	98	84	119	98	84	83	110	90	125	96

◇ SEEG

● 概念

　SEEG（stereotactic electro-encephalography）とは定位的脳神経外科手術の技術を用いて，脳内の標的部位に細い，円筒状の深部電極を複数挿入し，脳波記録を行う方法である。歴史的には，1950年代にパリでTalairachとBancaudらによって開始されたが，Tariarachはヒト脳座標のパイオニアとして有名であり，Bancaudはてんかん症候学の権威である。本検査の目的を，彼らはanatomo-electro-clinical correlation（AEC）を実証することである，としている。つまり，症候学や他の検査より仮説を立て，これに基づいた計画より施行することが肝要であり，いわゆるfishing expeditionは禁忌である。SEEGの利点は，①深部病変，②両側性病変，③再

開頭で癒着の強い症例で有用であり，術後の脳シフトが少ないことや，創部の回復が早いことも利点として挙げられる。また頭蓋内出血に関しては，硬膜下電極留置の場合よりも少ないとする報告が多いが，一度出血すると，深部であるため重篤な合併症となることも注意する（表2）。北米ではPenfieldの影響より硬膜下電極が用いられてきた歴史的，地誌的背景があるが，定位手術の技術向上やロボットアームの普及により，近年は北米でも症例が増加している。

● 方法

術前に，てんかん原生域に対する仮説を立てて，どの領域に電極を留置するか計画を立てておく。留置できる脳深部電極は15～20本が上限である。実際の手術ではまず，全身麻酔下で，レクセルフレームなどの定位的脳手術フレームを装着する。この状態で頭部CT，もしくはMRIを撮影し，術前の計画MRIと画像融合して，定位フレームの座標系での標的部位の座標を算出する。その後，ロボットアームを用いて，ツイストドリルで頭蓋骨に開けた小さな穴より深部電極を刺入する。ロボットアームとは，正確に標的部位に到達するためのベクトルを演算し，各モジュールを堅固に保持し，コンピュータ制御により，高い自由度で円滑に作動する定位手術支援ロボットである。ロボットアームにより正確性の向上と，手術時間の短縮が得られる（図10）。

● SEEGの効果と限界

本手法を用いることで，約80～90%と高いてんかん焦点同定率が報告されている。さらに合併症に関しても，永久的合併症は0.4～6%と低く，安全性も高いとされている[10]。硬膜下電極のようにカバーできる領域の制限が少ないため，広い範囲で評価できることが高い同定率を導いたと考えられるが，一方で発作消失率は50

表2 SEEGの長所と短所

	硬膜下電極	SEEG（定位的脳波電極）
長所	脳表面の機能マッピングが可能である	深部病変の脳波を測定
		両側のモニターを機能的ネットワークとして探索できる
		再開頭の場合に容易
		傷や脳シフトの回復が早い
短所	脳回内，半球間，深部病変の検索	機能マッピングが制限される
	両側，多葉間の検索	深部の出血－重篤な合併症
	感染，出血，急性脳腫脹	
	再開頭の際の癒着	
	深部電極を併用した場合に不正確	
理想的な適応	皮質焦点，初回手術，優位野近傍	病変のない（non-lesional），深部病変，再開頭例，両側検索が必要な場合

〜60％程度とそれほど高くない。これはSEEGの適応となる症例が，本来難しい症例が多いというバイアスもあるが，SEEGでは深部電極の，ある点での評価であり，てんかん原生域や機能領域の広がりがわかりにくいということも理由の1つであろう。SEEGと硬膜下電極を併用した方法も1つの解決策である。

図10　SEEG

a：名古屋大学におけるSEEGの様子。患者にはレクセルフレームが装着されており，定位手術ロボットアーム（ニューロメイト®，Renishaw）を使用している。
b：左側には，海馬，扁桃体を含む6本の電極挿入。
c：発作時脳波の様子。この患者は扁桃体腫大があったが，発作は扁桃体からではなく（白矢印），海馬より起始している（黒矢印）。

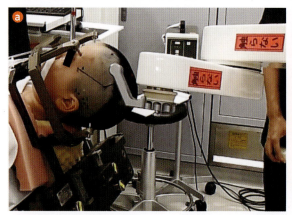
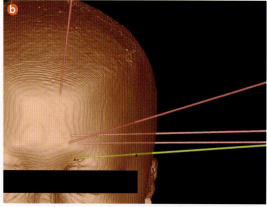
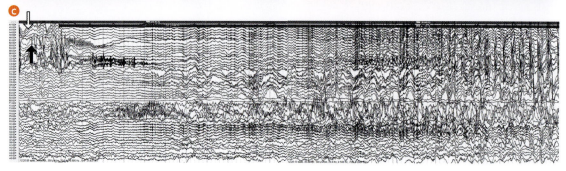

文献

1) Berg AT, Vickrey BG, et al. The multicenter study of epilepsy surgery: recruitment and selection for surgery. Epilepsia 2003; 44 (11): 1425-33.
2) Hader WJ, Tellez-Zenteno J, et al. Complications of epilepsy surgery: a systematic review of focal surgical resections and invasive EEG monitoring. Epilepsia 2013; 54 (5): 840-7.
3) Lieb JP, Engel J Jr, et al. Interhemispheric propagation time of human hippocampal seizures. I. Relationship to surgical outcome. Epilepsia 1986; 27 (3): 286-93.
4) Ikeda A, Terada K, et al. Subdural recording of ictal DC shifts in neocortical seizures in humans. Epilepsia 1996; 37 (7): 662-74.
5) Akiyama T, McCoy B, et al. Focal resection of fast ripples on extraoperative intracranial EEG improves seizure outcome in pediatric epilepsy. Epilepsia 2011; 52 (10): 1802-11.
6) Oinuma M, Suzuki K, et al. High-frequency monopolar electrical stimulation of the rat cerebral cortex. Neurosurgery 2007; 60 (1): 189-96.
7) Gordon B, Lesser RP, et al. Parameters for direct cortical electrical stimulation in the human: histopathologic confirmation. Electroencephalogr Clin Neurophysiol 1990; 75 (5): 371-7.
8) Crone NE, Miglioretti DL, et al. Functional mapping of human sensorimotor cortex with electrocorticographic spectral analysis. II. Event-related synchronization in the gamma band. Brain 1998; 121 (Pt 12): 2301-15.
9) Matsumoto R, Nair DR, et al. Functional connectivity in the human language system: a cortico-cortical evoked potential study. Brain 2004; 127 (Pt 10): 2316-30.
10) Cardinale F, Cossu M. SEEG has the lowest rate of complications. J Neurosurg 2015; 122 (2): 475-7.

最近の治療

東京女子医科大学脳神経外科　堀澤士朗, 平　孝臣

◆ はじめに

　てんかん，難治性疼痛，不随意運動は，それぞれまったく異なる表現型を有する疾患であるが，近年の画像解析の発達に伴い，これらの疾患がいずれも脳内ネットワークの異常に端を発する，という共通の病態認識がなされ始めている。これらの病態への理解と，近年の低侵襲医療への潮流は，てんかん，難治性疼痛，不随意運動疾患において，「脳内ネットワークへの低侵襲な介入」による治療という類似した手法を用いて治療されるようになってきた。

　ここでは，てんかん，難治性疼痛の代表的疾患である三叉神経痛，不随意運動疾患の代表的疾患であるパーキンソン病，ジストニア，本態性振戦における近年の新しい治療や低侵襲治療について述べる。

◆ てんかんに対する定位脳放射線治療

　定位脳放射線治療(stereaotactoc radiosurgery：SRS)は，定位脳手術と同様に金属製フレームを用いて頭部を固定し，定位的に標的を三次元的に座標化(XYZ)することで，確実な照射を可能にする方法である。

　1968年にLars Leksellがガンマナイフを開発し広まった治療法である。近年は，サイバーナイフ，リニアック(直線加速器)などのガンマナイフ以外の新しいSRSも出現し，さまざまな疾患に応用され始めている。また，定位的にレーザーや超音波を用いる低侵襲な脳凝固術が近年出現し，てんかんにも用いられるようになってきている。

　前部側頭葉切除(anterior temporal lobectomy：ATL)は，数多くの質の高いエビデンスを有し，かつ発作消失にはきわめて高い効果をもつ一方，さまざまな合併症が懸念される。ATLを最後の手段として考え，それ以前により低侵襲でかつ有効な治療を試みるという考えのもと，低侵襲治療を先行して行う施設もある。

● ガンマナイフ

　ガンマナイフは，ガンマ線を標的部位に集中的に集めることで，周囲脳組織を損傷することなく治療・コントロールする低侵襲な治療法として，脳腫瘍や不随意運動疾患などさまざまな治療に用いられている。てんかんにおいては，内側側頭葉てんかん(mesial temporal lobe epilepsy：MTLE)や視床下部過誤腫を対象に使用されることが多い。

内側側頭葉てんかん

　フランスのRégisらが，1995年に初めてMTLEに対するガンマナイフ治療を報告した。標的部位は，海馬傍回，海馬頭・前体部，扁桃体であり，50％辺縁線量25Gyで治療を行っている[1]。ガンマナイフ照射8～16カ月後よりてんかん発作の減少または消失が生じ，7名中6名において発作が消失し，1名も著明な発作頻度の減少が得られた（2～5年の経過観察期間）。MTLEに対しては，その後20名を対象に多施設前向き研究が行われ，治療前の発作頻度6.16回/月から治療2年後に0.33回/月まで減少した[2]。13名（65％）が発作の完全消失に至り，9名で視野欠損を後遺したが，それ以外の永続的後遺症は呈さなかった。また，神経心理学的検査上の悪化はなく，QOLの向上も明らかであった。一方，言語優位半球側の治療によって，言語・記憶の悪化がみられた報告もあり，認知・精神機能における合併症の可能性は否定できない。

　また，ガンマナイフによるてんかん発作抑制効果の出現には6カ月以上を要することが多く，なかには12カ月以上要することもある。MRIでの画像上変化においても同様に遅発性に生じてくる。てんかん発作の抑制効果遅延によって経過中に突然死の報告もあり，治療効果の出現に時間を要する点がガンマナイフの問題点となっている。また，いまだ最適な治療線量が定まっていない点も問題である。Hayashiらは，ガンマナイフによる治療効果の違いは，海馬傍回皮質や側副裂への十分な照射と20Gy照射エリアを十分につくることが重要であるとしている。また，標的部位は海馬傍回，海馬頭・前体部，扁桃体，嗅皮質前部まで広げて大きくすると，治療後早期からseizure freeが得られやすいと報告している（図1）。予測困難な放射線関連合併症に関してはいまだ不明確な点もあり，留意する必要がある。

視床下部過誤腫

　笑い発作や複雑部分発作などさまざまなてんかん発作を生じる視床下部過誤腫においては，病変の解剖学的位置から，外科的治療に伴うさまざまなリスクがあったため，低侵襲に病変にアプローチできる定位的治療はきわめて有効である。ガンマナイフによる視床下部過誤腫における報告は多数行われてきたが，近年初めて前向き研究の報告がされ，外科的手術に比べて高い安全性と治療効果が示唆された。

　Régisらは，48名の視床下部過誤腫に対してガンマナイフ治療を行い，3年以上の経過観察を行った[3]。辺縁線量は17Gyであった。照射前の発作回数は107.3回/月から，3年経過時点で16回/月，最終フォロー平均7カ月で7回/月まで減少した。照射から発作改善までの平均期間は，30カ月であった（最短4カ月，最長139カ月）。また，発作の種類によって治療効果出現までの期間が異なり，二次性全般化強直間代けいれんにおいて最も早く改善し，笑い発作が改善までに最も時間を要した。精神合併症において，28％が治癒，56％が改善と高い奏効率を呈した。認知合併症は認められず，IQにおいては照射3年後において改善傾向を示した。永続的神経脱落症状，内分泌的合併症も認めず，きわめて良好な結果であった。他の報告では，片麻痺（0～30％），肥満（0～59％），長期的な記憶障害（0～75％）など，さまざまな後遺症の報告が，さまざまな頻度で報告されている。治療方法や対象患者の選定などの標準化がされておらず，今後解決しなければならない課題である。

図1 側頭葉てんかんに対するガンマナイフプランニング

a：Amygdala section, b：Hipp head section, c：Hipp body section, d：Hipp tail section
e： ■ Archeocortex, ■ Parahippocampal gyrus cortex, ■ Collateral fissure cortex, ■ White matter

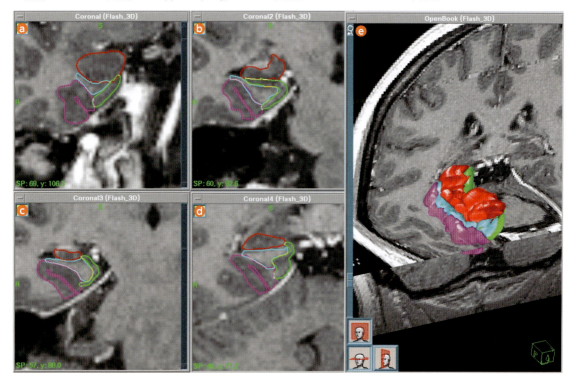

● レーザー誘発温熱療法（LITT）

　レーザー誘発温熱療法（Laser interstitial thermal therapy：LITT）は，レーザー光によって熱を発生させて治療を行う方法で，ガンマナイフなどと同様に定位脳手術用のフレームを装着し，定位的に標的部位にレーザー照射用のプローベを挿入する。その後，MRI室において，MRIを撮影し，リアルタイムに温度の変化やターゲットの確認を行いながら，レーザー照射による熱破壊を行う方法である。米国において，2007年に脳腫瘍に対して認可され，2012年よりてんかん治療に用いられるようになった。

　いまだてんかん領域における報告は少数に留まるが，21例のMTLEに対してLITTを行った報告がある[4]。扁桃体－海馬の長軸方向に照射プローベを挿入し，60～80℃で治療を行った。てんかん発作消失は，照射6カ月で53%（15名中8名），1年で36.4%（11名中4名），2年で60%（5名中3名）であった。言語記憶における悪化が6名中3名にみられ，いずれも優位半球側の治療であった。1名で4分の1盲を伴う出血（30×20mm）を，1名で一過性滑車神経麻痺を認めた。1名が照射4.4カ月後に自殺をしている。

　MTLE以外にも視床下部過誤腫への報告も散見され，今後さまざまなてんかん疾患への応用が期待されている。

　ガンマナイフと比べて，治療効果が直後より得られること，照射境界を鮮明に分

けられること，MRIによるリアルタイムに照射部位を確認できることなど，さまざまな利点がある。

◆ てんかんに対する電気刺激療法

てんかんに対する電気刺激療法には，迷走神経刺激療法（vagus nerve stimulation：VNS）と，脳深部刺激術（deep brain stimulation：DBS）がある。いずれも可逆的で低侵襲な治療方法である。脳深部刺激療法には，標的部位として，主に視床前核，視床中心核，海馬が用いられている。

● 迷走神経刺激療法（VNS）

VNSは，C5-6レベルの左頸部迷走神経を電気刺激して，大脳皮質の異常興奮抑制することでてんかん発作を減少させる。30秒刺激し5分間休止というサイクルの刺激を用いるのが一般的である。左頸部迷走神経を刺激するのは，動物実験において右頸部迷走神経刺激によって徐脈が誘発されやすいことから，左頸部迷走神経に留置することが推奨されている。頸部迷走神経に刺激電極を巻き付け，刺激装置を左前胸部に埋め込み，すべて体内にデバイスを留置する。嗄声，咽頭痛などの可逆的合併症が生じうるが，血圧・脈拍などの自律神経症状などは生じず，重篤な合併症の懸念はきわめて低い低侵襲な治療である。

VNSの適応は薬剤抵抗性てんかんで，主に開頭手術の適応外，または開頭手術の無効症例である。

VNSは，発作消失率が5%，治療開始から3カ月で30%程度の発作頻度減少と，発作抑制効果は他の治療法に比較すると弱い。経時的に発作頻度が減少していく。440名を対象に行われたスタディでは，発作頻度の50%以上減少率は，治療開始3カ月で23%，1年で37%，3年で43%であった[5]（図2）。

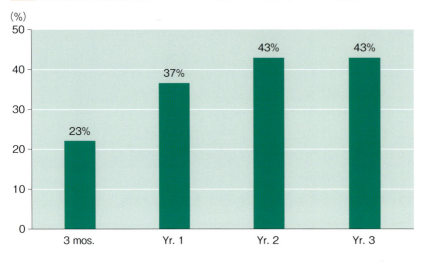

図2 迷走神経刺激療法後のてんかん発作50%改善率の経時的推移

Morris GL 3rd, et al. Neurology 1999; 53(8): 1731-5.[5]より引用

VNSは欧米で1990年代より行われてきたが，本邦でのVNS承認は2010年と著しい遅れをとることとなった。本邦ではVNS承認前に，河合らによって治療が開始され，14名にVNSが行われた。発作抑制効果は，50％以上発作減少が2名，50％以下発作減少が4名，4名で不変であり，欧米でのVNSの結果と同様であった。一方，認知機能や感情安定などのてんかん発作抑制以外の効果が8名で確認されている。VNSの抗てんかん効果以外の報告は，ほかにも覚醒度の向上，気分改善効果，QOLの改善などさまざまな報告がある。

● 視床前核（ANT）-DBS

　両側視床前核（anterior nucleus of the thalamus：ANT）-DBSは，てんかんにおけるDBS治療では最もエビデンスの高い（Level 1）治療である。ANTは，乳頭体からの投射を受け，帯状回，眼窩前頭皮質，内側側頭葉皮質へ投射する。Papez Circuitへの介入により，てんかん発作そのものを抑制するのではなく，てんかん発作の伝播を抑制していると考えられている。主に，前頭葉・側頭葉てんかんに特に効果が高い。両側のANTに電極を留置し，高頻度刺激（145Hz）を行う。経脳室アプローチと経脳実質アプローチがあるが，経脳室アプローチのほうが治療効果が高く望ましいが[6]，電極留置のずれが生じやすい点に注意する必要がある[6]。

　110名を対象に行われたSANTE studyでは，50％以上のてんかん発作減少率が，1年後で43％，5年後で68％と経時的に抑制効果が向上した[7]。また16％が発作の完全消失に至った。また，注意，遂行機能，抑うつ，不安，気分障害，認知機能などの改善が有意に認められた。刺激関連合併症は後の追加報告で異常感覚（22.7％）と記憶障害（6.4％）が出現した。これらさまざまな認知機能系への機能修飾は，ANTの刺激により辺縁系が直接的に賦活されることで生じていると推測されている。

　また注目すべき研究として，Sitnikovらによる，前頭葉側頭葉てんかんへの両側ANTへの高周波熱凝固の報告がある[8]。13名に両側ANTの熱凝固を行い，フォロー可能であった9名のうち，5名で発作消失，3名で50％以上改善，1名のみが不変という結果であった。また術後合併症は認めず，抗てんかん薬の内服量の減薬も得られている。より質の高いエビデンスによる研究が必要であるが，ANT-DBSの結果と比較しても突出した結果が得られており，今後大きな期待が寄せられる治療法である。

● 海馬（HP）-DBS

　海馬（hippocampus：HP）は，Papez回路・辺縁系における重要構造物であり，切除術のターゲットでもあることから，HP-DBSは抗てんかん効果を期待される治療である。電極は，海馬前方・海馬傍回をカバーするように後方から留置し，高頻度刺激（130Hz）を行う。40～60％程度の発作消失を認め，同様の高い効果が得られるとの報告が多い。懸念される記憶障害は，両側の電極留置であっても報告されておらず，むしろ言語記憶や非言語記憶での改善が得られている。その他の精神・認知合併症もなく，高い安全性が報告されている。側頭葉てんかんにおいては，ANT-DBSよりもHP-DBSのほうが，高い治療結果が出ている。

三叉神経痛に対するガンマナイフ治療

　三叉神経痛に対する治療は，カルバマゼピンなどの薬物療法と微小血管減圧術（microvascular decompression：MVD）が行われ，70〜90%近くに完全除痛効果が得られている。特にMVDは，三叉神経痛の発症機序から考えればきわめて根治的な治療であり，手術に伴うリスクも決して高くない。根治的治療としてのMVDが広く行われているなかで，術後の再発症例，外科手術・全身麻酔のリスクがあり手術を安全に行うことのできない症例において，ガンマナイフによる三叉神経痛の治療が行われている。

　標的部位は患側三叉神経であるが，主に①root entry zone（REZ）と②錐体骨三叉神経切痕部（retrogasserian region：RGR）のいずれかに最大線量70〜90Gyを照射する。林らは，以下の理由によりRGRを治療ターゲットとして推奨している。

1) 脳幹部から距離があるため，脳幹部への放射線障害を回避できる
2) 歪みのないCT画像を基に錐体骨三叉神経切痕を同定することができるため，正確なターゲット照射ができる
3) 椎骨動脈や脳底動脈による三叉神経への圧排が強い場合，MRI上で三叉神経REZの同定が困難な場合があるが，RGRでは確実に三叉神経をとらえることができる

　Régisらは，RGRをターゲットとした三叉神経痛100症例に対してガンマナイフ治療を行い，1年以上の経過観察において初期除痛が94%にみられたと報告している[9]。ガンマナイフ照射後約10日で除痛効果が得られており，テグレトールなどの内服不要となる完全除痛は48%に得られた。治療合併症としては，10%に顔面知覚低下などの三叉神経合併症が出現した。林らは，106例にRGRをターゲットとして治療を行い，98.1%に初期除痛効果が得られ，痛みの再発率は1.9%とさらに良好な成績を報告している。一方，合併症は23.6%であった。

　ガンマナイフ治療前に手術を受けている群では，除痛効果が劣る傾向にある。合併症は，脳幹への照射量が高いと出現しやすく，高線量（90Gy）での治療が痛み改善に有意に相関がある。

不随意運動疾患に対するガンマナイフ治療

　パーキンソン病による振戦，本態性振戦，ジストニアなどの不随意運動疾患は，元来定位脳凝固術や脳深部刺激術によって治療されてきた。視床の亜核へ凝固巣をつくることで，振戦やジストニアは劇的に改善される。てんかんや三叉神経痛へのガンマナイフ治療と同様に，低侵襲な不随意運動疾患の治療として用いられている。

　パーキンソン病による振戦，本態性振戦，ジストニアなどの不随意運動は，内服治療による効果が乏しい反面，外科的治療によって劇的に改善することが珍しくない。手術による高周波熱凝固，ガンマナイフ，後述する集束超音波治療など，視床の亜核を凝固する治療は，これら不随意運動疾患の治療に欠かせない治療となって

いる。とりわけ，ガンマナイフと集束超音波治療は，「切らずに脳を凝固できる」ため，低侵襲治療として重要な治療である（図3～5）。

　振戦の患者では，比較的高齢の患者が多い。高齢患者では，抗凝固・抗血小板薬内服や，脳の萎縮によって安全に外科的手術が施行できない患者が少なくない。ガン

図3　本態性振戦に対するガンマナイフ治療のプランニングMRI

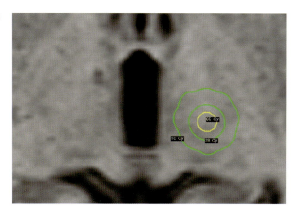

図4　本態性振戦に対するガンマナイフ治療後1, 3, 6, 12カ月後のMRI経過
照射6カ月後のMRIにて画像変化が出現している。
a：1カ月，b：3カ月，c：6カ月，d：12カ月。

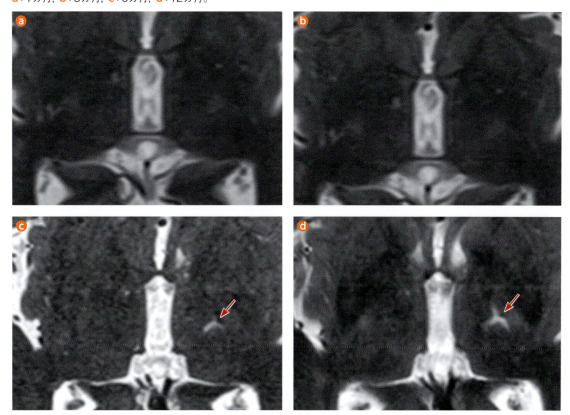

図5 振戦に対するガンマナイフ照射前後

ガンマナイフ照射前（a）の激しい振戦は，ガンマナイフ照射3カ月後（b）には顕著に改善している。

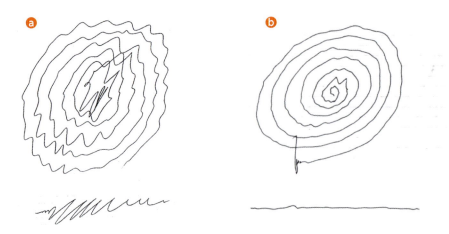

マナイフによる脳凝固術は，このような手術リスクの高い患者において支障なく行うことができる利点がある。そのため，上記のような手術リスクが高い患者において用いられることが多い。

ガンマナイフによる視床凝固術は，視床腹吻側核にも用いられ，手のジストニアの治療にも効果があることが報告されている。

◆ 本態性振戦に対する集束超音波治療

集束超音波治療は，超音波を一点に集束させて熱を発生させ，治療効果を得る非侵襲的な治療方法である。子宮筋腫への治療に先駆けて用いられた医療技術であるが，2013年より本態性振戦に対する治験が開始され，良好な成績が報告された[10]。本態性振戦やパーキンソン病などの不随意運動疾患は，1950年から1990年代にかけて，視床腹側中間核へ電極を挿入し熱凝固することで治療が行われていた。本態性振戦などの不随意運動疾患への集束超音波の治療は，切らずに，非侵襲的に超音波を視床へ集束させ，熱を発生させることで治療効果を得るものである。

集束超音波治療は，1,024個の超音波発生装置が取り付けられたヘルメットを装着し，MRI室の中で行う（図6）。MRIを撮影しながら，超音波照射部位の温度をリアルタイムに確認することができ，治療効果をみながら照射部位を適宜調節することが可能である。適宜神経症状の変化を確認しながら，最終的な治療部位を決定する。このような治療中に神経症状の変化を確認できるため，近接する内包への照射によって生じうる麻痺や構音障害などの合併症を避けることができ，手術によって生じる電極挿入に伴う出血のリスクも回避することができる（図7）。

超音波は，頭蓋骨を通過する際に吸収・偏向されて減衰することがある。頭蓋骨の骨密度（skull density ratio：SDR）が低い患者では，十分な超音波の集束が得られ

ず，脳凝固に必要な温度の上昇が得られないことがあるため，治療前に頭蓋骨CT画像を撮影し，SDRを測定する必要がある。一般的に，組織破壊には57℃1秒間，または54℃3秒間の熱が必要であると考えられている。SDRは0.45以上であれば十分な温度上昇が期待できる。SDRが0.45以下であっても治療不可能というわけではなく，あくまで指標である点に留意する必要がある。日本人は欧米人と比較してSDRが低い傾向にある。

　本態性振戦に対する集束超音波による視床Vim核凝固術は，ランダム化試験によってその有効性が確認された[10]。本邦において，近い将来保険適応となる見込みである。また，集束超音波治療は，不随意運動疾患以外にも，血液脳関門を開かせることで，薬剤の治療効果を高める目的に応用されることが見込まれている。

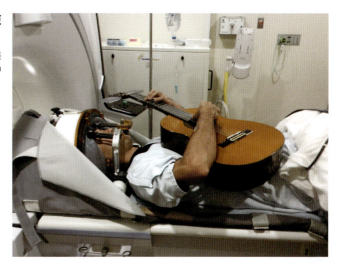

図6　手のジストニアに対する集束超音波治療の様子

集束超音波治療は，1,024個の超音波発生装置を装着したヘルメットを用い，MRI室の中で行う。

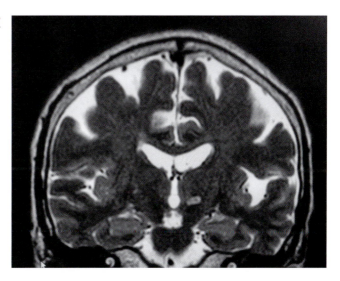

図7　視床腹吻側核への集束超音波視床凝固術直後のMRI画像

◇ 文献

1) Régis J, Bartolomei F, et al. Gamma knife surgery for mesial temporal lobe epilepsy. Epilepsia 1999; 40 (11): 1551-6.
2) Régis J, Rey M, et al. Gamma knife surgery in mesial temporal lobe epilepsy: a prospective multicenter study. Epilepsia 2004; 45 (5): 504-15.
3) Régis J, Lagmari M, et al. Safety and efficacy of Gamma Knife radiosurgery in hypothalamic hamartomas with severe epilepsies: A prospective trial in 48 patients and review of the literature. Epilepsia 2017; 58 Suppl 2: 60-71.
4) Kang JY, Wu C, et al. Laser interstitial thermal therapy for medically intractable mesial temporal lobe epilepsy. Epilepsia 2016; 57 (2): 325-34.
5) Morris GL 3rd, Mueller WM. Long-term treatment with vagus nerve stimulation in patients with refractory epilepsy. The Vagus Nerve Stimulation Study Group E01-E05. Neurology 1999; 53 (8): 1731-5.
6) Lee KJ, Shon YM, et al. Long-term outcome of anterior thalamic nucleus stimulation for intractable epilepsy. Stereotact Funct Neurosurg 2012; 90 (6): 379-85.
7) Fisher R, Salanova V, et al. Electrical stimulation of the anterior nucleus of thalamus for treatment of refractory epilepsy. Epilepsia 2010; 51 (5): 899-908.
8) Sitnikov AR, Grigoryan YA, et al. [Bilateral radiofrequency anterior thalamotomy in intractable epilepsy patients]. Zu Vopr Neirokhir Im N Burdenko 2016; 80 (3): 25-34.
9) Régis J, Metellus P, et al. Prospective controlled trial of gamma knife surgery for essential trigeminal neuralgia. J Neurosurg 2006; 104 (6): 913-24.
10) Elias WJ, Lipsman N, et al. A Randomized Trial of Focused Ultrasound Thalamotomy for Essential Tremor. New Engl J Med 2016; 375 (8): 730-9.

ニューロモデュレーション療法
―現状と展望―

大阪大学大学院医学系研究科脳神経外科　**貴島晴彦**

◆ はじめに

　ニューロモデュレーションは脳神経外科領域のなかでも歴史のある治療法であるが，患者のQOLを改善させることができるという点で最近大きく注目され，機能的脳神経外科の枠を超え発展しているといえる。そこには無数の手法があり，また治療対象も幅広い。最近では神経科学の進歩だけでなくコンピューター技術や数理学的な技術の発展がこれを後押しし，ニューロモデュレーションの分野の発展は目覚ましい。また，使用される機器開発も盛んに行われている。本項では，現在行われている治療法を紹介し，今後の展望について概説する。

◆ ニューロモデュレーションとは

　ニューロモデュレーションがカバーする範囲は広い。国際ニューロモデュレーション学会の定義によると，ニューロモデュレーションとは「直接神経に働きかけること。すなわち特定の神経部位へ電気刺激または薬剤などを用いて神経活動を変化させる技術」となる。対象となる神経は脳脊髄の中枢から末梢神経までを含む。利用される技術もさまざまであり，最近の医療工学の目覚ましい発展によりその技術改革も日進月歩であるといえる。脳神経外科領域では古くから，運動異常症に対する視床あるいは基底核の凝固術や頑痛症に対する脊髄破壊術に代表される破壊療法が行われており，戦後の脳神経外科の黎明期には数多くの報告がなされている。そのほか，最近よく知られているものとして，疼痛に対する脊髄刺激療法(spinal cord stimulation：SCS)やパーキンソン病やジストニア症に対する脳深部刺激療法(deep brain stimulation：DBS)など電気刺激療法が挙げられる。そのほかにも痙縮に対する髄腔内バクロフェン投与(intrathecal baclofen：ITB)療法のような薬剤を投与する治療法，難聴に対する人工内耳，脳を刺激する経頭蓋磁気刺激(transcranial magnetic stimulation：TMS)療法などもニューロモデュレーションの範疇に含まれる。また，排尿コントロールのための仙骨神経刺激療法，臨床応用が期待されるbrain machine interface(BMI)，光感受性遺伝子を導入し光刺激により神経活動を励起する手法であるオプトジェネティクスなども期待されている。

　対象疾患は，上述したような神経疾患から末梢血管障害，狭心症，麻痺，精神疾患なども含まれ幅広い。また，歴史のある鍼灸の領域もニューロモデュレーションととらえることもできる。神経科学の進歩，工学的技術の発展により，その領域はますます広がっていくものと考えられる。

◆ 脳破壊術

　脳破壊術の歴史は古いが，現在も輝きを放ち，今後の発展も期待される治療である。脳破壊術を行うために，さまざまな形状の定位手術装置が開発されている(図1)。MRIが臨床に導入される以前は，脳室造影や気脳写から前交連と後交連の位置を決定し，目的のターゲットの三次元的位置を決定していたが，MRIの時代になり，MRI上で決定されるようになり，その正確性と安全性が増大している。しかし，数多くの症例がDBSに取って代わられ，定位的な破壊術はあまり注目されなくなっていた時期もあった。しかし，focal dystoniaに対する視床の腹吻側(Vo)核の凝固術効果の報告などもあり[1]，改めて注目されているといえる。DBSと比較した場合の大きなメリットは機器の植え込みの必要がなく，うまくいけば一度の手術で治療を終了することができることである。

　また最近は，MRガイド下集束超音波治療機器が薬事承認された。超音波による脳破壊術の報告は50年以上前に松岡らによりすでになされているが，長い時を経てMRIで凝固巣の温度変化を観察しながらlesionを形成することができる機器，MRIガイド下集束超音波治療(MR guided focused ultrasound surgery：MRgFUS)が開発された(図2)。本態性振戦を対象としたMRgFUSの臨床研究ではその高い効果と有用性が報告されている[2](図3)。今後はその適応の広がりと，保険収載が期待される。

　将来的には，神経科学の展開により，脳内の神経線維連絡や脳機能結合の解析が進み，破壊術の有効性や安全性の担保が高まることが予想される。またDBSに比較し医療コストの面やフォローアップが簡便であることなどの有利さもあり，MRgFUSを含めた深部脳破壊術の適応範囲が広がることが予想される。

図1 定位脳手術装置
a：Leksell Stereotactic System(Elekta)を用いた定位脳手術。
b：Fisher stereotactic system。

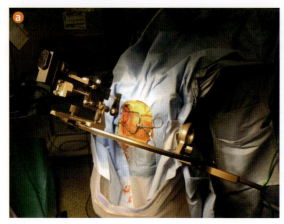
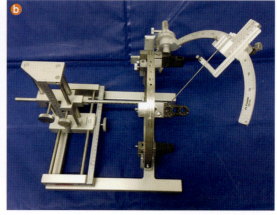

図2 MRgFUS装置と操作中のモニター

a：MRIガイド下集束超音波（MRgFUS）装置。
b：MRgFUSの捜査中のモニター。矢印はtarget部位。矢頭はtaegetでの温度変化曲線。

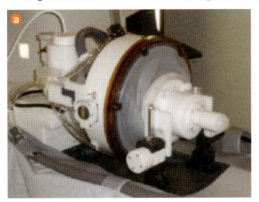
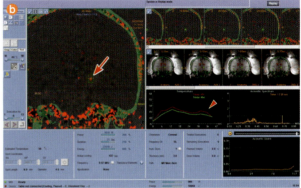

図3 MRgFUS治療前後

a：MRgFUS治療前の振戦を示す。
b：MRgFUS治療後の振戦の改善を示す。
c：MRgFUS治療で視床中間腹側核にできた凝固巣のMRI画像。

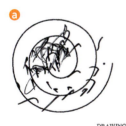

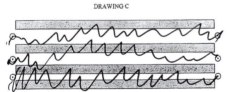
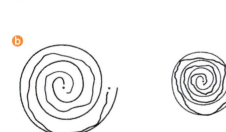
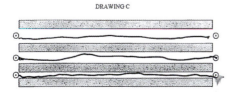
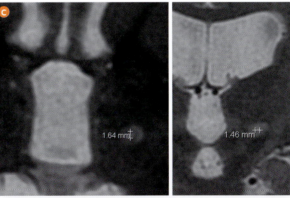
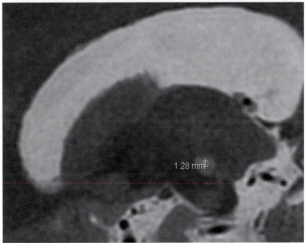

脳深部刺激療法

　植え込み型装置を用いた電気刺激は，1987年にフランスのグルノーブルのBenabiが本態性振戦の患者に対して初めて導入したことに遡る。その後の機器開発や上述した定位脳手術の技術の向上により急速に発展した。またはじめは振戦が対象であったが，その後ジストニア症やパーキンソン病などに広く適応されるようになっている。2000年からは日本でもDBSが医療保険適用となり，特にパーキンソン病に対してこれまでに数多くの患者がその恩恵を受けている（図4）。これまでの数多くの報告からは，DBSは高い有効性と安全性を兼ね備えた治療法であることには疑いの余地はない。

　DBSの神経核あるいは神経線維に対する作用機構についてはさまざまな報告がなされている。同じ電極を刺激しても刺激周波数によりその効果が異なったり，また期待されない効果（副作用）が生じたりすることはよく知られている。これらは単に刺激範囲の広がりの変化だけでは説明ができない。DBSの効果は，概念的には異常活動に陥っている神経活動を正常化（normalization）しているととらえることができる。

　最近のDBSをめぐる進歩は目覚ましい。電極留置術に関して代表的であるのは，ロボットを使ったフレームレスの定位脳手術の試みである。日本ではNeuromate®（Renishaw Inc.）がすでに薬事承認を受け，臨床データが蓄積され報告されている[3]。その特徴は，従来のマニュアルのフレームガイドでは最も注意すべき問題であるhuman errorが低減できること，穿刺トラクトの変更が容易であることなどが挙げられるが，フレームを用いて頭部を固定しなければならないことには変わりない。そのほかにもRosa®（Medtech）や頭部に直接機器を固定するNexframe®（Medtronic）などが新たな電極植え込みを目的とした機器として報告されている。これらは，正確性，簡便さ，機器のコストなどが今後の発展を左右すると考えられる。また，術中にMRIを使用するという報告もある。術中MRIの使用により，早期に出血などの合併症の発

図4　両側視床下核（STN）-DBSのシステム
本例では非充電式のIPGを両側の前胸部に留置している。

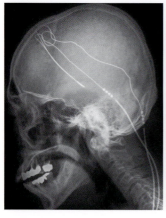
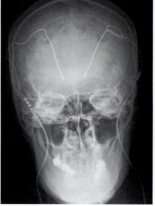
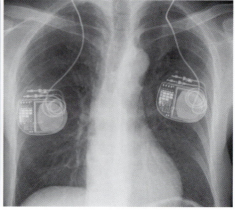

見や,ブレインシフトを把握し修正できることが可能となるが,手術手技は煩雑になることが予想される。

微小電極を用いた電位の測定(microelectrode recording：MER)は,MicroelectrodeやSemi-microelectrodeを用いて,単一神経活動あるいはlocal field potential(LFP)を計測する方法が用いられる。結果の解析は,従来は視覚的なもので判別されることが多かったが(図5),周波数解析を行い,任意の周波数帯域でのパワースペクトラムを解析し,β-oscillationなどから視床下核(STN)を見出す手法などが報告されている[4]。

DBSをはじめとする外科治療は,その手術適応,手術手技,治療ターゲット,プログラミング,刺激電極や植え込み型刺激装置(implantable pulse generato：IPG)などの機器の開発,さらに新たな技術などがそれぞれに変遷し発展している。

● 体内植え込み型刺激装置(IPG),刺激電極の進歩

DBSで使用する機器は長年Medtronicの一社のみがその責務を担っていたが,近年にはBoston ScientificとSt. Judo Medicalも参入し,選択の幅が大きく広がっている。それぞれの製品には特徴がある(表1)。刺激電極,IPGと合わせて,撮像条件は限られるがMRI対応している機器がすでに使用可能となっている。また,昨今は充電式が主流となりつつあるが,その充電方法や使用期間にもそれぞれに特徴がある。これまでの電圧依存の刺激から,電流依存あるいは電極ごとに電流設定が可能

図5 淡蒼球内節(GPi)-DBSのための電極留置を目的とした術中のMicroelectrode recordingデータ

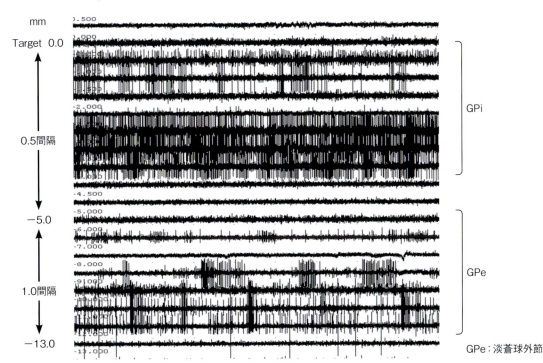

GPe：淡蒼球外節

表1 DBS機器の各社の特徴

メーカー	Medtronic	Boston Scientific	St. Jude Medical
IPG	Activaシリーズ	Verciseシリーズ	Brio, Infinityシリーズ
特徴	・全機種MRI対応が可能 ・定電圧, 定電流量モードともあり ・MER機器も取り扱う ・プログラマーが普及している	・電極ごとに独立した電流供給システム ・ワイヤレスリモートコントロール ・8コンタクトリード ・Directional lead あり	・細いエクステンションケーブル ・容易な充電システム ・Directional lead あり ・プログラマーにappleデバイスを使用

なIPGも開発されている。刺激電極では同心円上の電極ではなく, 刺激に方向性をもつdirectional leadも使用できる[5]。深部の脳波のsensingの可能なIPGの開発により, 近未来にはClosed loopのDBSが使用可能となることが期待されており, これはすでに研究段階では使用されている。

適応の拡大

うつ病, 強迫神経症, トゥレット(Tourette)症候群に対してDBSが効果を示すという臨床研究が報告されている。本邦でもトゥレット症候群は運動異常症のチックの治療を目的に施行されている。また, アルツハイマー病に対するDBSの適応についても検討されている[6]。さらに, 難治性てんかんに対して視床前核のDBSが有効であるという報告もなされている[7]。

脊髄刺激療法(SCS)

SCSは脊髄硬膜外に留置された電極から微小な電流を脊髄に流し, 慢性疼痛を緩和させる治療法である。日本では1992年から保険適用の治療となっている。また, SCSは脳神経外科だけでなく, 疼痛治療を専門とする麻酔科医によっても数多くの症例の蓄積がある。一般的には, まず試験刺激(トライアル)のための電極を留置し, 除痛効果が示された場合に体内にIPGを留置する方法がとられることが多い(**図6**)。

その作用機序としてGate control theoryがよく知られている。Gate control theoryとは, SCSによる太いAβ線維からのインパルスが脊髄後角膠様質ニューロンを活性化させ, これが痛みを伝える細胞に抑制的に働くことにより細いAδやC線維を通じて伝達される痛み感覚の伝播が減少するというものである。しかし, この理論だけではなく, 脳からの下行性の制御や情動に作用するという報告もあり[8], その作用機序は明らかになっていない部分も多い。

適応疾患は, 帯状疱疹後疼痛や糖尿病性神経障害などの末梢神経障害によるもの, 脊髄手術後や脊髄損傷後のような脊髄由来のもの, そのほか複合性局所疼痛症候群(complex regional pain syndrome：CRPS)などの疼痛に有効である。また, 最近では数多い脳卒中後疼痛にも有効な例があることが報告されている[9]。さらに, 末梢血管障害〔閉塞性動脈硬化症やバージャー(Buerger)病など〕や狭心症にも効果がある。また, 頸髄レベルでの刺激は, 慢性の神経障害の意識の改善をもたらす

可能性があることも報告されている。

　SCSの機器もDBSの機器と同様に国内では3社が提供しており，それぞれに特徴があり，これらも日進月歩の進化を遂げている。それぞれのメーカーが，刺激電極，刺激条件の工夫，患者のインターフェースの改良に取り組んでいる（**表2**）。

図6 SCSのシステム

本症例では片側上下肢の痛みを認めるため，頚髄および胸髄レベルに電極を留置し，それらを1つのIPGでコントロールしている。

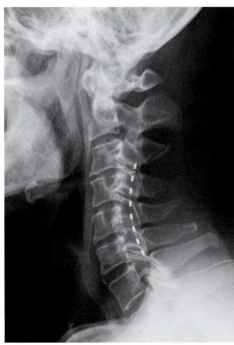
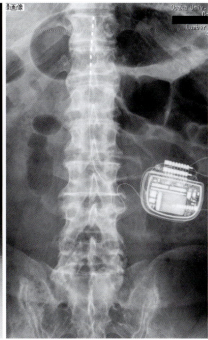

表2 SCS機器の各社の特徴

メーカー	Medtronic	Boston Scientific	St. Jude Medical
IPG	RestoreSensor, PrimeAdovance	Precisionシリーズ	Eon Mini, Proclaim, Progidy
特徴	・条件つきMRI対応が可能 ・体位姿勢による刺激条件の変更が可能 ・高速充電ができる	・電極ごとに独立した電流供給システム ・32極パドルリードあり ・32極のIPGあり	・経皮パドルリードあり ・横3列のパドルリードあり ・プログラマーにappleデバイスを使用

◇ ITB療法

　体内植え込みポンプを用いて髄腔内に薬剤を投与するという治療法は，日本では唯一バクロフェンの投与のみが施行されている．米国では1992年にアメリカ食品医薬品局（Food and Drug Administration：FDA）で認証され，本邦では2006年に保険適用された治療法である．バクロフェンはγ-aminobutyric acid（GABA）-B受容体のアナログであり，髄腔内に投与すると脊髄後角に分布する抑制系の介在ニューロンに作用することにより脊髄反射経路を抑制し，痙縮を緩和させる．脊髄本治療法も，トライアルとして，腰椎穿刺でバクロフェンを少量髄腔内に投与し，効果が認められるもののみにポンプ植え込み術を施行する（図7）．

　本治療は，微量のバクロフェンを持続的に髄腔内に投与することにより，経口投与で起こりやすい眠気などの副作用を最小限にし，患者に適した最大限の痙縮緩和を得ることができる点に特色がある．また，適応となる患者は痙縮があればその原因となる疾患は基本的には問わない．代表的な原疾患は国内では痙性対麻痺（遺伝性，孤発生のものがある），脊髄損傷，脳卒中後の麻痺，脳性麻痺などが挙げられるが，そのほかにも脳脊髄に関連する希少な疾患に対しても痙縮が主症状であれば適応が検討される．

　本治療法も，導入されてから10年間に植え込みポンプの進歩や脊髄腔内のカテーテルの改良がなされた．これにより，初期の頃にはよくみられたカテーテルの離断や逸脱が激減し，より安全性が高まった．今後は，ポンプの小型化や投与プログラムの向上が期待される．

図7　ITB療法のシステム
髄腔内カテーテルの先端は第8胸椎椎体の上縁のレベルにある（矢頭）．

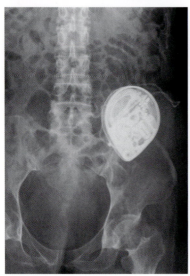
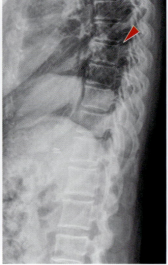
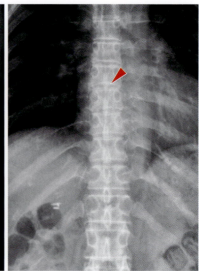

◆ 経頭蓋磁気刺激

経頭蓋磁気刺激はその侵襲性の低さもあり，大きな注目を浴びている治療法である。神経障害性疼痛に対する，除痛効果についてはエビデンスも高く，本邦では今後の保険適用が期待されている。そのほかにもうつ病の改善効果や麻痺に対するリハビリテーションの効果を増強させるという報告もなされている[10]。

◆ その他のニューロモデュレーション

てんかんに対する迷走神経刺激療法は，すでに本邦にも導入されており，多くの患者が恩恵を受けている。最近では心拍数を感知し，一定レベル以上に上昇した場合に刺激が開始されるシステムも導入されている(図8)。また外国ではてんかん発作を感知し，それをトリガーに電気刺激を与えて発作抑制を図るという手法であるRNS®(NeuroPace)がすでに導入され，症例を重ねている。また，視床前角に電極を留置しDBSを行うことにより，てんかん発作が軽減するという報告もなされている[7]。

運動機能や認知機能の改善を目的とする経頭蓋直流電流刺激(transcranial direct current stimulation：tDCS)，精神疾患に対する電気けいれん療法などもニューロモデュレーションといえる。また最近では骨盤神経電気刺激による排便コントロールも行うことができる。

◆ ニューロモデュレーションの未来

これまで，ニューロモデュレーションは経験的な側面が発展に大きく貢献してき

図8 迷走神経刺激装置のシステム
a：頸部に留置された刺激電極。b：赤枠内の拡大。

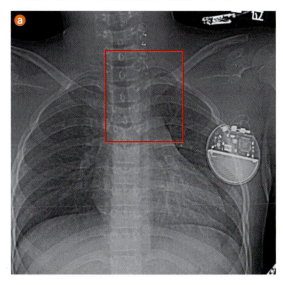
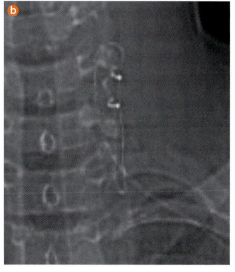

たともいえる。将来は，疾患，健康人とも含めた脳神経機能解析，機器の開発に貢献する工学的技術，そしてわれわれ治療者側の熱意と卓越した技術が今後のニューロモデュレーションの発展には欠かせないものと考える。

まず，機器の開発により期待されるものとして，BMIや人工視覚の臨床への応用が考えられる。BMIは優れた脳情報の収集技術とその解析を，人工視覚は画像情報解析と情報伝達の技術を必要とする。失われた機能を補完するこれらの技術は汎用性も高いと予想され，また社会の期待も大きい。

機械技術の発展に関しては，DBSやSCSのIPGが一層進歩することが予想される。特に刺激については，on demand型の刺激，あるいはclosed loopによる刺激技術が待たれる。Closed loopのシステムは，情報収集とその解析力が必要となる。そのためには，対象疾患の生理学的特徴を解析し，情報を整理して患者に返す必要がある。このような疾患による生理学的特徴の解析は，人工知能を用いてさらに発展すると予想される。これらは，てんかんのニューロモデュレーション治療にも応用されると考えられる。

新たな治療技術としては，MRgFUSのさらなる発展が見据えられるが，レーザーによる海馬の凝固なども報告されている。これらの技術は，破壊術によるニューロモデュレーションの幅を拡大するものである。

また，細胞生物学的な手法を用い，またこれらを融合したニューロモデュレーションの発達も期待される。特に，光感受性遺伝子を導入し神経活動を光でコントロールするオプトジェネティックスの手法は，現時点では困難も予想されるが，今後の発展の可能性を秘めている。そのほかにも，細胞移植や神経再生を促す分子生物学的な治療とニューロモデュレーションを融合し，治療効果を高める方法も考えられる。加えて，ニューロフィードバックなど，脳の可塑性を促し，神経活動の変調からADLの改善を図る方法も研究されている。

ニューロモデュレーションの対象疾患も，これまでは運動異常，精神疾患，疼痛，神経機能障害が主たる対象となっていたが，今後は老化，認知症などはもとより，機能の向上を目指すという概念では健常人も対象となるのかもしれない。

文献

1) Horisawa S, Taira T, et al. Long-term improvement of musician's dystonia after stereotactic ventro-oral thalamotomy. Ann Neurol 2013; 74: 648-54.
2) Elias WJ, Lipsman N, et al. A Randomized Trial of Focused Ultrasound Thalamotomy for Essential Tremor. N Engl J Med 2016; 375: 730-9.
3) Kajita Y, Nakatsubo D, et al. Installation of a Neuromate Robot for Stereotactic Surgery: Efforts to Conform to Japanese Specifications and an Approach for Clinical Use-Technical Notes. Neurol Med Chir (Tokyo) 2015; 55: 907-14.
4) Telkes I, Ince NF, et al. Spatio-spectral characterization of local field potentials in the subthalamic nucleus via multitrack microelectrode recordings. Conf Proc IEEE Eng Med Biol Soc 2015; 2015: 5561-4.
5) Fasano A, Lozano AM. Deep brain stimulation for movement disorders: 2015 and beyond. Curr Opin Neurol 2015; 28: 423-36.
6) Mirsaeedi-Farahani K, Halpern CH, et al. Deep brain stimulation for Alzheimer disease: a decision and cost-effectiveness analysis. J Neurol 2015; 262: 1191-7.
7) Fisher R, Salanova V, et al. Electrical stimulation of the anterior nucleus of thalamus for treatment of refractory epilepsy. Epilepsia 2010; 51: 899-908.
8) Kishima H, Saitoh Y, et al. Modulation of neuronal activity after spinal cord stimulation for neuropathic pain; H(2)15O PET study. Neuroimage 2010; 49: 2564-9.
9) Aly MM, Saitoh Y, et al. Spinal cord stimulation for central poststroke pain. Neurosurgery 2010; 67: ons206-12; discussion ons212.
10) Hosomi K, Morris S, et al. Daily Repetitive Transcranial Magnetic Stimulation for Poststroke Upper Limb Paresis in the Subacute Period. J Stroke Cerebrovasc Dis 2016; 25: 1655-64.

II 各論

- てんかん
- 不随意運動
- パーキンソン病
- 三叉神経痛, 顔面けいれん, 舌咽神経痛
- 難治性疼痛
- 覚醒下手術と脳機能
- 神経機能のモニタリング
- 精神疾患

てんかん

京都大学大学院医学研究科脳神経外科　菊池隆幸
愛媛大学大学院医学系研究科脳神経外科　國枝武治

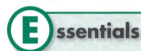ssentials

疫学，用語説明，分類

てんかんは乳児から高齢者まで，すべての年齢層において発症する可能性のある疾患であり，約1%の罹患率といわれる。

てんかんの定義は時代に伴い変遷してきているが，現時点での実用的定義として2014年に国際抗てんかん連盟（International League Against Epilepsy：ILAE）が発表した以下のものが存在する。この定義により，従来遅れがちであった治療介入が早期から可能となった。

1. 24時間以上の間隔で2回以上の非誘発性発作が生じる
2. 2回の非誘発性もしくは反射性発作が生じ，その後10年間の発作再発率が1.と同等（60%）と推測される
3. てんかん症候群と診断される

分類

てんかんは罹患患者も多く，多くの観点，階層からみたさまざまな分類が存在する。てんかん発作について頻用されるのは，1981年にILAEで示されたものである（表1）。部分発作か全般発作かの分類は，その後の薬剤治療や難治の経過をたどった場合の外科治療適応を検討する際に非常に重要となる。

診断法

病歴聴取

発作時症候は，個々の患者の病態を把握するうえで非常に重要な情報を提供する。発作時症候を把握するには，病歴聴取が重要であるが，いくつかの注意点がある。例えば前兆を本人が発作ととらえていなければ，単に発作があったか聴取するだけでは重要な発作徴候を聞き逃してしまう可能性がある。内側側頭葉てんかんが疑わしい症例であれば，典型的な症候といわれる上腹部不快感や既視感などがなかったかを，逐一聴取することが必要である。複雑部分発作は本人が記憶していないことも多く，本人より家族のほうが詳細を把握している可能性がある。

表1　てんかんの分類

部分発作
・単純部分発作 ・複雑部分発作 ・部分発作からの二次性全般化
全般発作
・欠神発作 ・ミオクロニー発作 ・間代発作 ・強直発作 ・強直間代発作 ・脱力発作
上記分類に含まれないてんかん発作

● 頭皮上脳波記録

　病歴聴取からてんかん発作が疑われれば，非侵襲的な検査で診断を行う．頭皮上脳波記録は，そのほとんどが発作間欠期の記録となるため，特徴的な所見を示すてんかんを除いては，てんかんの確定診断という観点からは記録する意義は若干低下する．しかしながら，発作間欠期の脳波異常を治療効果のバイオマーカーとして用いるなど，てんかん診療における有用性は高い．器質的病変に起因する発作なのかを確認するのは非常に重要である．てんかん外科手術の適応を含め治療方針が大きく変わる可能性があるため，MRIなどで器質病変の検索は必須である．

● 長時間ビデオ脳波モニタリング

　後に述べるとおり，てんかん発作抑制には薬剤治療が第一選択となる．薬剤抵抗性てんかん（難治てんかん）は，「そのてんかん症候群または発作型に対し適切とされている主な抗てんかん薬2～3種類以上の単剤あるいは多剤併用で，かつ十分量で，2年以上治療しても，発作が1年以上抑制されず日常生活に支障をきたす状態」と定義されており〔日本神経学会（http://www.neurology-jp.org/guidelinem/tenkan.html）〕，てんかん患者の20～30%程度に存在するといわれている．薬剤抵抗性の場合に，てんかん外科手術を検討することになる．

　長時間ビデオ脳波モニタリングは，詳細な評価が必要な症例に対して行われる．空間分解能は脳磁図や侵襲的頭蓋内脳波記録には劣るが，発作時症候と関連した脳波変化をとらえることができるのが最大の利点である．より詳細な位置情報を得るためには侵襲的頭蓋内脳波記録が必要になることが多いが，動画により記録された発作時症候と発作時の頭皮上脳波変化を照らし合わせることで，てんかん発作にかかわる脳内ネットワークについての詳細な仮説を立てることが可能となる．このような仮説は頭蓋内電極留置位置などを計画する際に，非常に重要な情報の1つとなる．

● FDG-PET，発作時SPEC

　そのほか，FDG(^{18}F-2-fluoro-2-deoxy-D-glucose)-PETの代謝低下領域の検索や，Subtraction Ictal SPECT Co-registered to MRI(SISCOM)などの解析を用いた発作時SPECTも焦点検索に有用である．

● 和田テスト，fMRI，神経心理検査

　和田テストや機能的MRI(fMRI)による言語・記憶の側方性評価，神経心理検査は，てんかん外科術後の機能予後予測を行う場合の判断材料となる．長期間のてんかん罹患により，焦点周囲の領野は機能低下をきたすため，焦点の側方性評価の一助ともなる．

● 頭蓋内脳波記録

　頭蓋内脳波記録は，時間分解能・空間分解能に優れ，現時点ではてんかん原性領域を最も詳細に評価できる手法であり，ゴールドスタンダードとされる．高頻度電気刺激や誘発電位記録などによる皮質機能マッピングを行えるという利点もある．注意点としては侵襲性が高いこと，電極を敷き込んだ限局した脳領域の評価しかできないことである．

　硬膜下電極が主に用いられているが，近年欧米では定位的に深部電極を複数本刺入する定位頭蓋内脳波記録(SEEG)が広まっている．硬膜下電極と異なり開頭を要しないこと，半球間裂や弁蓋部，島皮質など深部を含めより広範囲の領域をカバーできることが利点である一方で，硬膜下電極と比較して電極の密度が疎になること，機能マッピングが困難であることが挙げられる．日本ではまだ使用が

認められておらず，いくつかのてんかんセンターで所定の手続きを経たうえで行われているのみであるが，複数の手法が使用可能となることでてんかん外科の応用範囲は広まると考えられ，日本にも正式導入が待たれる手法である。

治療法

● 薬剤治療

薬剤治療が第一選択である。単剤から開始し，発作コントロールに応じて適宜増量，追加などを行う（CQ「薬剤治療の進め方」p.75参照）。薬剤抵抗性と考えられる場合には，手術適応を探るための精査に進む。手術には大きく分けて根治的手術と緩和的手術の2つがある。これらの適応を精査の結果から判断し，適切な手術に進む。

● 根治的手術

発作焦点を切除することにより発作の消失を目指す手術をいう。

● 緩和的手術

発作消失は見込めないが，発作の程度や頻度を軽減することによりてんかん発作に伴う症状の緩和を目指す手術をいう。迷走神経刺激療法，脳梁離断などが含まれる。

予後に関するデータ

疫学や薬剤治療については成書を参照されたい。ここでは，手術に関係するデータのみ提示する。

● 薬剤抵抗性の内側側頭葉てんかんに対する手術の有効性についてのRCT[1]

80症例を手術群と薬剤治療群に分け，術後1年間での発作頻度について評価している。手術群の58%が意識減損を伴う発作が消失したのに対し，薬剤治療群では8%のみしか同等の結果に到達せず，有意差が認められた（$p<0.001$）。また，生活の質についても薬剤治療群と比較して有意な改善が認められた。

● 内側側頭葉てんかんに対し，早期の手術が有用であることを示した報告[2]

薬剤抵抗性と判断されてから2年以内の内側側頭葉てんかん症例を，23例の薬剤治療群と15例の手術群に分けて2年間経過観察したところ，2年間発作がみられなかった症例は薬剤治療群23例中0に対し手術群では15例中11例であった（$p<0.01$）。

● 迷走神経刺激療法の有効性についての報告[3]

薬剤抵抗性の部分てんかんで迷走神経刺激装置（vagus nerve stimulation：VNS）を埋め込んだ114症例を無作為に高頻度刺激群（20〜50Hz）と低頻度刺激群（1〜2Hz，コントロール群として扱われた）に分け，14週間経過観察を行った。高頻度刺激群では平均24.5%の発作頻度減少がみられたのに対し，低頻度刺激群では6.1%のみであった（$p=0.01$）。

代表的画像（図1）

図1　内側側頭葉てんかんの典型画像

FLAIR画像冠状断。向かって左が右側。右側海馬に萎縮と硬化像を認める。

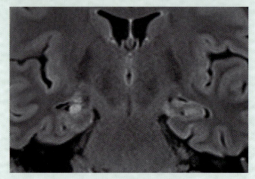

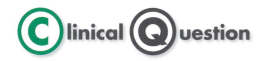

CQ 薬剤治療の進め方

　てんかんに対して治療を開始すると，非常に長期間治療が行われることが多い。また，てんかんと診断され治療が開始となることによる本人の社会的影響は非常に大きい。一方で初回の非誘発発作がみられた場合，発作の再発は5年間で35％といわれている[4]。このため，初回の発作でほかに再発リスクを上昇させるような因子がない場合には，治療開始は慎重に検討する必要がある。

　てんかん治療の第一選択は薬剤治療である。まずは単剤で効果を判断する。部分発作に対してはカルバマゼピン，全般発作に対してはバルプロ酸が第一選択とされるのは，現在でも変わりはない。まず発作型から適切と考えられる抗てんかん薬を1つ選択し，副作用に注意しながら十分な量まで増量していく。この場合の十分量とは，発作が抑制されるか，副作用がみられない最大投与量ということになる。十分量の単剤治療が無効であったり，副作用などで選択した薬剤の投与継続が困難な場合には，別の薬剤を選択することになる。この場合，1剤目に追加する形で2剤目の投与を開始し，やはり漸増していく。2剤目が十分投与量となったところで，1剤目を漸減終了する。一時的に2剤併用となるため，ふらつきや眠気などの副作用が現れ，2剤目を十分量まで上げられない状態で1剤目を減量せざるをえない場合もある。

　新規抗てんかん薬の発作抑制効果については，併用療法については多くの薬剤で有効性が報告されている。単剤療法についてもいくつかの薬剤で有効性の報告がなされているが，単剤での使用が認められている薬剤は少ないため，注意が必要である。新規抗てんかん薬もそれぞれにさまざまな特徴があり，副作用の少なさ，併用薬剤についての注意点が少ない，新たな作用機序により薬効が期待されること，などが挙げられる。

　1剤で十分な効果が得られない場合には，多剤併用療法を行うことがある。新規抗てんかん薬が導入され多くの抗てんかん薬が選択できるようになったという現状から，近年では合理的多剤治療という言葉が用いられるようになりつつある。これが意図するところは，作用機序の異なる薬剤を組み合わせることで，より高い治療効果を目指すことにある。併用療法の場合に留意すべき点は，薬剤相互作用と副作用である。バルプロ酸とラモトリギンのように，互いの代謝が競合することで双方の血中濃度が上昇することがあり，逆に薬剤による代謝酵素の誘導などにより，併用薬剤の薬効を減弱させる組み合わせがあるので注意を要する。薬物血中濃度の経時変化をみるなどして対応を検討する（表2）。

　既存薬と新規抗てんかん薬の特徴を考慮して個々の患者に適切と思われる薬剤を投与し，十分な容量まで増量したうえで効果を判断し，発作コントロールが不十分であれば薬剤の変更や追加を検討していく。外科的治療が奏功する患者の拾い上げが遅れることがないよう，薬剤抵抗性の判断は適宜行う（CQ「手術のタイミングと説明のポイント」p.76参照）。

表2 抗てんかん薬

作用機序	作用点	薬剤	備考
シナプス後膜興奮経路阻害	Naチャネル阻害	カルバマゼピン フェニトイン トピラマート ラモトリギン ラコサミド*	*ラコサミドは，その他の薬剤と別の作用点をもち，緩徐な不活性化を誘導するとされる
	Caチャネル阻害	バルプロ酸 エトサクシミド ゾニサミド	
	AMPA受容体阻害	ペランパネル	
シナプス後膜抑制経路増強	GABA効果増強	ベンゾジアゼピン系 バルビタール系 トピラマート ビガバトリン	
シナプス前膜興奮経路阻害	Caチャネル阻害	ガバペンチン	
シナプス前膜抑制経路増強	GABA効果増強	バルプロ酸？	
シナプス前膜？	SV2Aと結合	レベチラセタム	

CQ 手術のタイミングと説明のポイント

　てんかんに対する手術は機能外科である。発作抑制によりADLおよびQOLを改善させるのが目的である。発作によりどれほど患者および家族が困っているのか，どのようなことを手術に対して期待しているのかを明確にしておく必要がある。さらに，種々の検査の結果を参考にして，手術によりどのような効果が提供できる可能性があり，そのためのリスクはどのようなものかを十分に検討する。そのうえで，手術を行うかどうか，手術の目的をどのように設定するのかを決定する必要がある。

　まず前記したとおり，薬剤抵抗性であることが手術を考慮する大前提である。しかしながら，内側側頭葉てんかんについては，薬物治療に加え，なるべく早期のてんかん外科手術を行うことが発作コントロールに寄与することが知られている（Essentials「予後に関するデータ」p.74参照）。内側側頭葉てんかんに限らず，二次性てんかん原性獲得や，長年発作を繰り返すことにより持続的な機能障害が生じることなども考慮すると，薬剤抵抗性と判断された時点で，手術について一度検討を行うことが望まれる。一方で小児症例においては，繰り返す発作により著しく発達が妨げられることがあるため，早期に外科的介入を検討すべきとの意見が多い[5,6]。

　優位半球の内側側頭葉てんかんの手術における言語性記憶など，術後に低下する可能性のある機能には留意すべきである。侵襲的検査などで機能領域とてんかん原性が強いと考えられる領域にオーバーラップがみられる場合は，発作の重症度やオーバーラップしている領域の機能がどのようなものかを鑑み，切除範囲により想

定される発作コントロールや，術後想定される永続的な機能低下などを患者および患者家族に提示する必要がある。顔面の運動野，補足運動野や側頭葉底面に存在する言語野など，切除により症状が生じるものの，その多くは一時的なもので改善する領域もある。こうした領域がてんかん原性領域と重複する場合には切除可能と考えられるが，術後一過性の症状や，巧緻運動や記憶・認知機能の低下など，高次の症状が残存する可能性については事前に説明しておく必要がある。

CQ 手術をしない（してはいけない）てんかんとは？（予後，治療含む）

　多焦点や全般性のてんかんと考えられる症例に対する根治的手術は困難である。内側側頭葉てんかんでも，両側性と考えられる場合には根治的手術は考えにくい。
　MRI上病変を認めないてんかんも注意を要する。根治的手術が奏功する症例もあるが，発作時症候や脳波所見など，非侵襲的な検査によりある程度の確実性をもっててんかん原性領域を絞ることができる症例を対象にすべきであると考えられる。
　てんかん原性領域についての仮説がないまま盲目的に侵襲的記録を行うことは避けるべきである。侵襲的記録は多くの情報が得られるが，全脳のうちごく一部しか評価できない。もし仮に電極でカバーできていない領域に真のてんかん原性領域が存在していた場合，侵襲的記録の結果は判別のつかないものとなってしまう。侵襲的記録は，探索的ではなく，どこにてんかん原性が疑われ，どのように活動が波及していくのかという仮説をあらかじめ立て，その検証を目的とすべきである。そして得られた結果を切除術に有効に活用できるよう侵襲記録を計画，実施すべきである。
　一方，緩和的手術の適応範囲は広い。例えば，迷走神経刺激は，薬剤抵抗性てんかんでかつ開頭手術が適応とならない患者すべてに対して適応となるため，根治的手術が困難と判断された症例に対しても検討可能である。埋め込み後はMRIが併用禁忌となることには注意が必要である。

CQ 側頭葉病変によるてんかんで海馬切除は必要か？

　外側側頭葉てんかんでは，聴覚性や視覚性の前兆が多い。また，自動症ではなく顔面・上肢の間代発作が多くなる。こうした発作時徴候がみられ，侵襲的皮質脳波記録も含む検査で比較的限局した外側側頭葉てんかん焦点が疑われる場合，器質的病変の有無に限らず外側構造物のみを切除するという選択肢も候補となる。この際に海馬を含む内側構造物の切除も行うかどうかについて，現時点で一定の見解はない。海馬硬化像や萎縮像などの構造的変化がみられるか，術前の記憶機能がどの程度か，また言語，記憶の側方性がどのようになっているか，侵襲的記録を行い外側起始の発作時皮質脳波変化の内側構造物への波及の有無，もし波及があるならどれほど早期の波及を示すか，などの所見を総合的に判断せざるをえないと考えられる。

II 各論

海馬切除を追加するにあたり術後の記憶機能が保たれるかどうかが最も大きな問題となる。海馬萎縮やPETでの代謝低下所見がみられる場合，すでに長年の機能低下が生じており，他で機能が代償されているものと考えられ，切除を行っても著しい記憶機能障害は生じにくいと想定される。一方で，外側側頭葉皮質と海馬とは密接な関連があり，てんかん性放電も早期に波及しやすいため，可能な場合は海馬も含めて切除が行われることが多いようである[7]。外側病変切除後の術中脳波記録が有用な可能性がある(CQ「術中脳波はどんなときに有効か？ 必要か？」参照)。

CQ 術中脳波はどんなときに有効か？ 必要か？

てんかんの外科治療は画像診断の発展に伴って適応を広げ，側頭葉てんかんで60〜90%，側頭葉外てんかんで40〜60%の症例で良好な発作コントロールが得られている[8]。根治を目指すてんかん外科治療においては，発作を引き起こしうる領域を同定・切除して，発作を抑制することが目標となる。この領域はてんかん原性領域(epileptogenic zone)とよばれるが，これは概念的な定義である。現実的に発作を引き起こしている部分だけでなく，切除せずに残した場合に発作を引き起こしうる部分も含めてとらえる必要があるからである。この領域を単独でとらえることが可能な検査手法は現存しない。古典的にてんかん焦点の検索に用いられている頭皮上脳波(electroencephalogram：EEG)は，優れた時間分解能を有しているが，記録および評価は大脳皮質に限定され，空間分解能も優れていない。最終的には，高い時間分解能を有する頭蓋内電極によって脳の活動を直接記録できる慢性頭蓋内電極を用いたモニタリングが，最も有用と考えられている。しかし，留置した範囲外の情報は欠き，全脳の活動をとらえることができない点に限界があり，より詳細に病態を把握する目的と記録する範囲に離齬を生じないために，電極留置に関して一層の工夫が必要である(図2)。

頭蓋内電極による脳波記録においても，客観的に発作が始まることを示すことができるictal onset zoneの同定には，発作時の脳波記録が必要である。一方で，発作間欠期の脳波記録が示すものは，発作間欠期にてんかん性放電を引き起こすirritative zoneで，てんかんの診断を強く指示するもので，発作が起こる部位のよい指標となるにとどまる。その点からも，術中脳波記録には利点とともに限界があり，その臨床応用に関しては確立していない。

術中脳波の利点としては，慢性頭蓋内脳波に比べて侵襲が少ないこと，記録したい部分を術中の記録に基づいて変更することができること，切除手技を進めることによる変化や切除後の電気生理学的検査が行えることである。

その限界は，短時間記録にとどまること，記録部位は開頭範囲に制限され，記録されるものは発作間欠期脳波が中心であり，発作時脳波は記録できないこと，麻酔薬やその他の薬剤の影響下にあることである。

以上のことから，慢性頭蓋内電極での記録範囲を逸脱している場合に，情報を補完する目的では臨床上の有効性があると考えられるが，その質的・量的な評価は定

まっておらず，これだけを基に手技の追加を行う根拠には乏しいのが現状である。一方，皮質異形成の症例で，持続的な棘波を指標とした切除術を行う報告がある[9]。欠点を補うため，単発の電気刺激で周辺皮質の反応をみる手法で全身麻酔下でもてんかん関連部位を探る試みなどがなされている[10]。

図2 頭蓋内電極のよる脳波検査

a：頭蓋内電極留置の術中写真。
b：われわれの施設で使用しているAD TECH社製20極電極の模式図。
c, d：埋め込み後の電極位置を重畳した三次元画像。

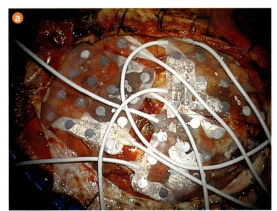
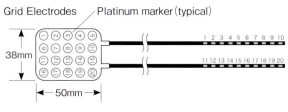
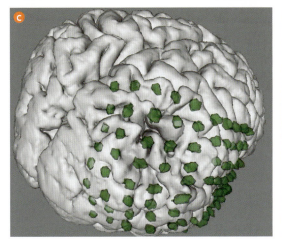
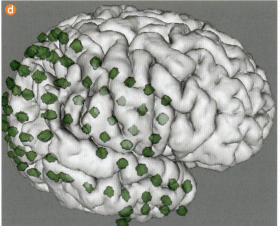

CQ 脳神経外科領域で重要な脳波判読のポイント

脳波判読の基本として，検査時アーチファクトと脳活動の区別を行うことが必要である。次に，てんかん脳波に関して重要な点として，発作間欠期と発作時の脳波に分けられることがある。前者は発作に直接関係がない状態での脳波所見であり，後者が発作の起始を直接示すものとして重視されている。しかし，後者を得るには，ハード・ソフト両面での準備が必要で，別項にて詳述する（CQ「長時間ビデオ脳波同時記録の実際と注意点」p.84参照）。

● 発作間欠期の脳波

発作間欠期脳波は，てんかん治療の効果や予後の判定に有用で外来でも簡便に行える[11]。自然脳波とともに光刺激や過換気といった誘発や，睡眠など条件の異なる脳波も参考にする。通常，時定数0.3秒（低周波遮断フィルタ約0.5Hzに相当），高周波遮断フィルタ60〜70Hzで記録を行う。基線の揺れが著しい場合には，脳波再生時に時定数を0.1秒などに変更するとわかりやすい。逆に，高周波フィルタを下げた場合には，筋放電自体を棘波と見間違える危険性に注意して，脳波の判読と解析を行うことが肝要である。

てんかん性放電として典型的なものに，棘波と鋭波がある。定義としては，背景活動から明らかに区別される突発波で，数ミリ秒で立ち上がる急激な極性の変化が複数電極にわたる電位勾配を示す。典型的には陰性への変動で，徐波を伴うことが多い。棘波は20〜70ms，鋭波は70〜200msのものを区別してよぶ[12]。形状から棘波・鋭波と判断されるものには，正常者でも出現する病的意義のないものがあることにも注意が必要である。例として，14 & 6Hz陽性棘波や6Hz棘徐波結合が有名である。局在判断は表示しているモンタージュによって異なり，基準電極（単極）導出では，最大の振幅を示す電極がこれにあたる（図3）。一方，双極導出は，各電極間の電位差をみるものであり，位相反転により局在を見出すことができる。

● 発作時の脳波

発作時脳波とは「臨床上の発作に関連した脳波変化」をとらえること，といえるが，心因性発作とてんかん発作の鑑別には欠かすことができないものである[13]。実臨床ではさまざまなパターンを経験する。律動的活動の急な立ち上がりで始まるものだけでなく，反復する棘波や鋭波で始まるものもある。

全般性の強直発作では，20〜25Hzの低振幅速波で始まり，徐々に高振幅化して律動的になって脳活動が減衰する。欠神発作では突発的に3Hzの棘徐波複合がみられ，非定型欠神発作では2〜2.5Hzの棘徐波複合になる。脱力発作では脳活動の減衰から全般的な徐波化につながる。ミオクロニー発作では高振幅の10〜15Hzの多棘波がみられる。部分発作では$\theta〜\beta$帯域の律動性放電ないしは反復する棘波・鋭波で始まり，周波数・振幅・領域に進展がみられる形が特徴的である。外科治療の最もよい適応となる内側側頭葉てんかんでは，θ帯域の律動性放電が前側頭部の電極F7/T1/Sp1（右の場合であれば，F8/T2/Sp2）に限局して始まることが多い[14,15]。

図3 規準電極（単極）導出の電極位置

a：単極誘導，b：双極誘導（前後方向），c：双極誘導（左右方向），d：蝶形骨誘導の代替として使用するT1/T2電極の装着部位。e：dの場合のモンタージュ。

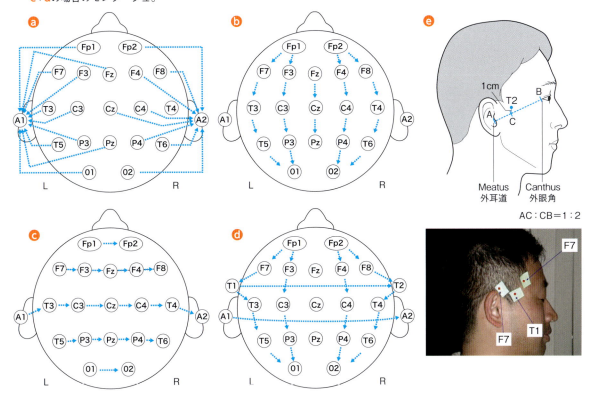

CQ てんかんの実用性定義の解釈

　てんかんは，人口の0.4〜0.9%に起こる比較的頻度の高い病態である。従来，1歳未満に多く発症し，以降の年齢では発症率が低いと考えられてきたが，高齢化社会では，65歳以上で新たに発症する「てんかん」が増加している[16, 17]。世界保健機関（WHO）は「種々の病因によってもたらされる慢性の脳疾患であって，大脳ニューロンの過剰な放電から由来する反復性の発作を主徴とし，それに変異に富んだ臨床並びに検査所見の表出が伴う。」と定義している。つまり，脳が直接引き起こすもので，その原因はさまざまであり，発作を繰り返す慢性の病態を指すが，逆に，一過性に発作を認める病態で原因疾患があるものは「急性症候性発作」として区別されている。全身性疾患，髄膜炎・脳炎といった感染性疾患，脳血管疾患，糖尿病をはじめとする代謝性疾患，薬物の曝露・離脱，外傷といった疾患の急性期に伴って発作がみられ，原因疾患が安定したうえでは発作再発はみないことになる。しかし，この定義に基づくと，2回の非誘発性発作を待ってから治療介入することになり，実臨床には向かないという指摘があり，国際抗てんかん連盟（ILAE）は，実用的な臨床定義を提案している。①24時間以上の間隔で2回以上の非誘発性発作が生じる，②1回の非誘発性発作が生じ，その後10年間にわたる発作再発率が2回の非誘発発作後の一般的な再発リスク（60%以上）と同程度である，③てんかん症候群と診断されている，のいず

れかと定義するものである[18]。これによって，実臨床においても早期の治療介入が可能となる。初めての非誘発性発作を起こした症例においては，既往歴を含めた病歴聴取，特に発作時の症状やその変化，神経学的な脱落症状，脳波とともに，頭蓋内病変検索のためにMRIをはじめとする画像診断を行うことが推奨されている[19]。

初回の非誘発性発作から2年以内に40〜50%の症例に発作再発があり，てんかん性の脳波異常所見と症候学的な病因が危険因子として総説されており[20]，小児においては，部分発作，脳波上のてんかん性放電や神経学的異常所見が認められることが，初回の非誘発性発作後の再発リスク要因として報告されている[21]。

従って，実臨床において，既往歴では症候学的な病因の有無を，現病歴では発作型が部分発作であるかどうかを，診察では神経学的な異常所見を，検査においてはMRIをはじめとする画像と脳波の異常所見を判断することが重要になる。また，初回発作であっても，画像や脳波での異常所見があって再発リスクが高い場合，治療のベネフィットがリスクを上回る場合，初回発作が重積発作であった場合には，治療を考慮することが推奨されると考えられる[22]。

CQ 非けいれん性てんかん重積の診断と治療

てんかんの重積状態とは，発作がある程度の長さ以上に続くか，短い発作でも反復して，その間の完全な意識の回復がないものとされていたが，明確な定義はない。発作停止機構の破綻，あるいは発作を引き起こす状態が異常に遷延しているものと理解するのが一般的であろう。

けいれん性のものは症状が明瞭で病態に気付かれやすく，治療の効果も判定が容易だが，非けいれん性てんかん重積(non-convulsive status epilepticus：NCSE)は，複雑部分発作(complex partial seizure：CPS)や欠神発作が繰り返し起こっている状態と考えられる。

実臨床で困難を伴うのは，疑う症状が多彩であることである。まず，CPSにみられるような症状，例えば凝視，自動症，認知障害，高次脳機能障害，異常行動などを呈する場合に疑うことになる。成人から高齢の症例では，炎症や薬物・代謝障害，脳血管障害，頭部外傷，脳腫瘍，およびこれらの後遺症などが原因となりうる[23]。

実際の診断には，症状を呈しているときの脳波をとらえることが求められ，長時間ビデオ脳波モニタリングを行うことが望ましい。しかし，明確に診断基準は定まっていない。棘波や鋭波といった異常波が連続している，抗てんかん薬の投与で脳波が改善する，律動的・周期的発射が広がりや振幅が進展形式をとる，といったことが診断の糸口になる。

意識障害があり，全身状態の悪い重篤な症例では，脳波で診断のうえで治療フローチャートに従って，早期に薬剤治療を始めることが求められる点では，他のてんかん重積状態と変わりない[24]。重篤でない場合にも，ジアゼパムの単回投与での脳波や症状の改善をみることに始まり，フェニトインの静脈投与で重積状態から脱するようにすることが重要である。再発を抑制するために，経口の抗てんかん薬を

投与開始することも考慮し，治療介入することで診断につながる場合も経験する。

てんかん重積状態では，脳波モニターが必要であることはガイドラインにも挙げられている。治療効果が十分であるかを判断するにも有用である。もし，十分な設備と体制がない場合でも，効果を確認するためには頭皮上脳波を繰り返すことが必要となる。

具体的な1症例を挙げる（図4）。症例は77歳男性で，突然起こった一過性の左片麻痺の症状で近医を受診された。画像上，右後頭葉に異常所見があり，当科に紹介となった。抗てんかん薬単剤で症状は消失しており，頭皮上脳波検査でも明らかなてんかん性放電を認めなかった。保存的治療を継続しながら，精査を進めた。しかし，経過中に意識減損と左不全片麻痺を呈するようになり緊急入院となった。病変の拡大とともに，頭皮上脳波検査で右前頭中心部F4-C4に最大の鋭波を1Hz程度の持続的，ないしは間欠的に認めており，症状からも非けいれん性てんかん重積と判断して治療を強化して介入した。それによって症状も消退して，脳波上も改善を認めた。

図4 非けいれん性てんかん重積例

治療前
呼びかけに反応あり
けいれん発作はない
不穏な状態
軽度の左不全片麻痺

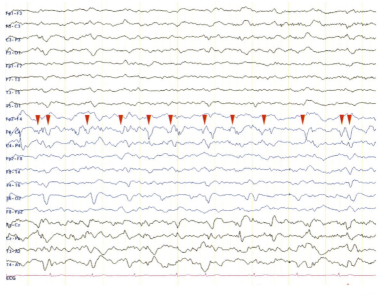

治療後
ホスフェニトインの急速飽和
経口剤　ラコサミド
　　　　レベチラセタム

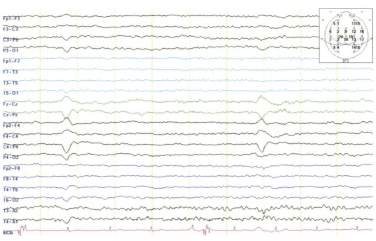

CQ 長時間ビデオ脳波同時記録の実際と注意点

　てんかんの診断には，詳細な病歴聴取，発作時の症候とともに，外来で実施可能な検査として頭皮上脳波，脳解剖画像（高磁場MRI），脳機能画像（SPECT, PET），脳磁図，神経心理学テストなどが知られている。さらに，治療方針決定のためにてんかん症候群の確定診断が必要な症例，難治てんかん症例で外科治療の術前評価が必要な症例など，必要に応じて長時間ビデオ脳波モニタリングを入院検査として追加する。記録されたデータ解析には，発作時記録動画の分析と発作時脳波記録の解析の二面があり，それぞれに，てんかんの病型診断，焦点検索に関する評価が可能と考えられる。

　以下のような準備が必要と考えられる。
①長時間のモニタリングが可能な病室
②脳波計（可能であれば，デジタル脳波計）
③動画記録装置（脳波計と同時に長時間持続記録が可能であるもの）
④頭皮上皿電極，蝶形骨電極，頭蓋内電極（硬膜下・深部）
⑤複数の医師，看護師，技師，サポートする家族による体制の整備
⑥発作時の安全確保への配慮（転倒・転落の防止など）

　ハード面の整備が整えば次にソフト面だが，推奨される体制として，十分な経験のあるモニタリング管理医師，脳波解析を行う医師・経験者，デジタル脳波計の管理を行う脳波技師，発作時の対応を行う看護師・技師らから構成されるチームで行うことが報告されている[25]。脳波記録は，一般的に国際10-20法に基づいて，脳波電極と心電図を装着して行う。ビデオ脳波同時記録は長期に及ぶため，安定した電極の装着が望まれる。通常のルーチン脳波で使用するような電解質ペーストで装着して行うことも可能だが，京都大学では，銀-塩化銀の皿電極を約2cm四方の綿布で覆って，その上から電極およびケーブル基部に重点的にコロジオンをつけて，圧縮空気で即時乾燥させて装着している（図5）。皿状電極中心の穴から電解質ゼリーを充填して電極抵抗を下げ，また乾燥などによる電気抵抗の上昇には，一日1〜2回の補充で対応して管理していく。コロジオン使用による電極装着は，ペーストに比べて発作などの体動時に外れることは少ないと考えている。デジタル技術の進歩によって，デジタル脳波をデジタル動画情報と同時に長時間記録することが可能となった。モニタリング用個室において，1〜2週間連続して患者の行動と脳波を同時記録して解析するのが一般的である。

　モニタリング中に発作をとらえられない場合には，通常内服している抗てんかん薬を減量して複数回の発作記録を試みる。ただし，二次性全般化や発作重積の既往がある患者さんについては，薬の減量に注意が必要である。複雑部分発作は一日に2回まで，全般発作は一日に1回までの範囲でモニターするのが望ましい。モニタリング中の転倒防止でも大掛かりな設備を用意した報告もあるが[26]，少なくとも，発作による外傷予防のためにベッド柵にはカバーを取り付けたりして安全を確保する必要がある。また，過運動発作などで発作時の動きが大きい症例では，抑制ベス

トを装着してモニタリングを行うなど，安全に配慮する．薬剤を減量しても自発発作がとらえられない場合，過呼吸や睡眠時間短縮（例えば，わざと入眠時間を遅くするように指導する）により発作の誘発を試みる．特発性全般てんかん（特に小児欠神てんかん）では過呼吸が発作間欠期てんかん性放電を誘発することが多いが，部分てんかんでは睡眠不足により発作間欠期てんかん性放電と発作が増加することが知られている[27]．

図5 長時間ビデオ脳波同時記録の準備

a：われわれの施設では、コロジオンを用いた頭皮上電極の装着を行っている．
b：装着した皿電極に電解質ゲルを鈍針で注入して電気抵抗を低下させる．
c：部屋に備え付けられたデジタル脳波装置．
d：デジタル脳波と患者の様子をとらえた動画を同時に記録できる装置．
e, f：ビデオ脳波同時記録装置が収納できるか，備え付けられた部屋が望ましい．われわれの施設では、記録用カメラの装備された部屋を使用している．

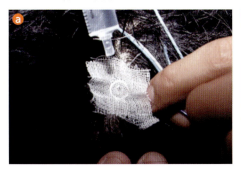
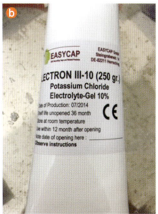
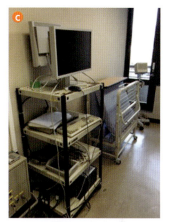
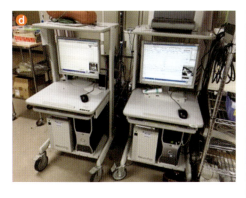
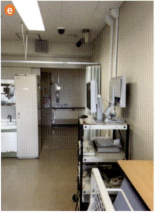
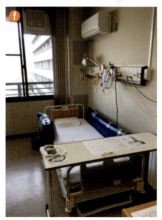

◇ 文献

1) Wiebe S, Blume WT, et al. A Randomized, Controlled Trial of Surgery for Temporal-Lobe Epilepsy. N Engl J Med 2001; 345: 311-8.
2) Engel J. Early Surgical Therapy for Drug-Resistant Temporal Lobe Epilepsy. JAMA 2012; 307: 922.
3) The Vagus Nerve Stimulation Study Group. A randomized controlled trial of chronic vagus nerve stimulation for treatment of medically intractable seizures. Neurology 1995; 45: 224-30.
4) Hauser WA, Rich SS, et al. Seizure recurrence after a 1st unprovoked seizure: An extended follow-up. Neurology 1990; 40: 1163-70.
5) Holthausen H, Pieper T, et al. Towards early diagnosis and treatment to save children from catastrophic epilepsy - Focus on epilepsy surgery. Brain Dev 2013; 35: 730-41.
6) Ryvlin P, Cross JH, Rheims S. Epilepsy surgery in children and adults. Lancet Neurol 2014; 13: 1114-26.
7) Hashiguchi K, Morioka T, et al. Long-term seizure outcome after resection surgery for temporal lobe epilepsy: Comparison between postoperative 2 and 7 years. J Japan Epilepsy Soc 2007; 25: 65-73.
8) Tellez-Zenteno JF, Dhar R, et al. Long-term seizure outcomes following epilepsy surgery: a systematic review and meta-analysis. Brain 2005; 128 (Pt 5): 1188-98.
9) Ferrier CH, Aronica E, et al. Electrocorticographic discharge patterns in glioneuronal tumors and focal cortical dysplasia. Epilepsia 2006; 47 (9): 1477-86.
10) Kokkinos V, Alarcon G, et al. Role of single pulse electrical stimulation (SPES) to guide electrode implantation under general anaesthesia in presurgical assessment of epilepsy. Seizure 2013; 22 (3): 198-204.
11)「てんかん治療ガイドライン」作成委員会. てんかん治療ガイドライン, 東京, 医学書院, 2010, p19-20.
12) Pillai J, et al. Interictal EEG and the diagnosis of epilepsy. Epilepsia 2006; 47 (Suppl 1): 14-22.
13)「てんかん治療ガイドライン」作成委員会. てんかん治療ガイドライン, 東京, 医学書院, 2010, p126-7.
14) Ebersole JS, Pacia SV. Localization of temporal lobe foci by ictal EEG patterns. Epilepsia 1996; 37 (4): 386-99.
15) Risinger MW, Engel J Jr, et al. Ictal localization of temporal lobe seizures with scalp/sphenoidal recordings. Neurology 1989; 39 (10): 1288-93.
16) Haut SR, Bigal ME, et al. Chronic disorders with episodic manifestations: focus on epilepsy and migraine. Lancet Neurol 2006; 5 (2): 148-57.
17) Olafsson E, Ludvigsson P, et al. Incidence of unprovoked seizures and epilepsy in Iceland and assessment of the epilepsy syndrome classification: a prospective study. Lancet Neurol 2005; 4(10): 627-34.
18) Fisher RS, van Emde Boas W, et al. Epileptic seizures and epilepsy: definitions proposed by the International League Against Epilepsy (ILAE) and the International Bureau for Epilepsy (IBE). Epilepsia 2005; 46 (4): 470-2.
19)「てんかん治療ガイドライン」作成委員会. てんかん治療ガイドライン, 東京, 医学書院, 2010, p20-1.
20) Berg AT. Risk of recurrence after a first unprovoked seizure. Epilepsia 2008; 49 (Suppl 1): 13-8.
21) Camfield P, Camfield C. Special considerations for a first seizure in childhood and adolescence. Epilepsia 2008; 49 (Suppl 1): 40-4.
22) Beghi E. Management of a first seizure. General conclusions and recommendations. Epilepsia 2008; 49 (Suppl 1): 58-61.
23) 吉村 元, 高野 真, ほか. 救急現場におけるてんかん重積状態の臨床的特徴～非痙攣性てんかん重積状態nonconvulsive status epilepticusの重要性について～. 臨床神経生理学 2008; 48: 242-8.
24)「てんかん治療ガイドライン」作成委員会. てんかん治療ガイドライン, 東京, 医学書院, 2010, p72-4.
25) Guideline twelve. guidelines for long-term monitoring for epilepsy. American Electroencephalographic Society. J Clin Neurophysiol 1994; 11 (1): 88-110.
26) Spritzer SD, Riordan KC, et al. Fall prevention and bathroom safety in the epilepsy monitoring unit. Epilepsy Behav 2015; 48: 75-8.
27) Pratt KL, Mattson RH, et al. EEG activation of epileptics following sleep deprivation: a prospective study of 114 cases. Electroencephalogr Clin Neurophysiol 1968; 24 (1): 11-5.

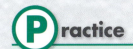

1. **次のうち，てんかんと診断して，抗てんかん薬治療を始めることが妥当と考えられるものを選べ**
   (a) 低血糖時に，けいれん発作を起こしたことが2回ある。
   (b) 特に誘因なく，初めてのけいれん発作を起こし，MRI画像と脳波で異常を指摘された。
   (c) 一度もけいれん発作はないが，脳波で異常を指摘された。
   (d) 幼少期の既往に，複数の熱性けいれんがある。
   (e) 特に誘因なく，2回目のけいれん発作を起こしたが，精査はこれから行っていく。

正解 (b)，(e)
解説 (a) 急性症候性発作と考えられる病態であり，てんかんと診断できない。
(b) てんかんの実用的定義として，新たに提唱された定義から診断される。
(c) 臨床症状もなく，てんかんとは診断できない。
(d) 熱性けいれんは，発熱という誘因がある発作と考えられる。
(e) 旧来のてんかんの定義により，てんかんと診断できる。

2. **薬物治療でコントロール不良なてんかん症例に対する外科治療で，正しい組み合わせを選べ**
   (a) 全般てんかん ― 迷走神経刺激療法
   (b) Rasmussen脳炎 ― 皮質焦点切除術
   (c) 視床下部過誤腫 ― 大脳半球離断術
   (d) 前頭葉てんかん ― 定位温熱凝固術
   (e) 内側側頭葉てんかん ― 選択的海馬・扁桃体切除術

正解 (a)，(e)
解説 (a) 迷走神経刺激療法の適応は，開頭手術を行っても発作が消失する可能性が低いと予想される場合，または術後にも発作が残存している場合になる。
(b) Rasmussen脳炎では大脳半球が広範囲に障害されるため，大脳半球離断術の適応症例の可能性がある。
(c) 視床下部過誤腫は，過誤腫自体がてんかん原性をもつと考えられ，切除術や外科的離断のほか，近年では定位的に温熱凝固を行うことで良好な成績をあげている。
(d) 前頭葉てんかんでは，焦点検索が困難なことも多くみられるが，てんかん焦点を同定したうえでの切除術が最も発作コントロールが期待できる。
(e) 側頭葉てんかん，特に内側にある海馬と扁桃体がてんかん原性領域であれば，選択的な切除術で良好な成績が期待できる。特に言語優位側で治療選択されることが多い。

不随意運動

千葉大学大学院医学研究院脳神経外科　樋口佳則

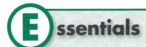ssentials

疫学，用語説明，分類

不随意運動(involuntary movement)として，最も臨床上遭遇する機会が多いものは，本態性振戦である。有病率はおおよそ2.5〜10％とされており，高齢になるほど頻度は高くなる。他の不随意運動症の頻度は比較的低く，一般の脳神経外科医にとっては不慣れな領域と考えられる。しかし，外科的治療の適応となる疾患などもあり，包括的に神経系疾患を診療する脳神経外科医として必須の知識でもある。

不随意運動は，最近では運動障害疾患(movement disorders)としてまとめられることが多く，運動過多(hyperkinesia)と運動過少(bradykinesia)に分けられる(図1)。日常臨床で遭遇することの多い振戦や，パーキンソン病の運動合併症としてみられるジスキネジアは運動過多の症状である。一方，パーキンソン病でみられる無動・寡動は，運動が少なくなる症状であるため運動過少の症状である。

不随意運動は，意図的，自発的ではなく生じる運動の総称である。運動過多を症状とすることが多く，不随意運動を自分の意思では完全に抑制することは難しい。主な不随意運動と

図1 運動障害疾患

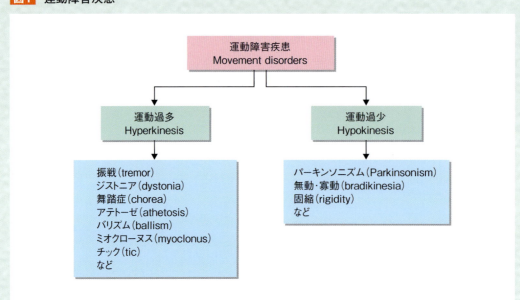

しては，振戦（tremor），ジストニア（dystonia），舞踏症（chorea），アテトーゼ（athetosis），バリズム（ballism），ミオクローヌス（myoclonus），チック（tic）などが挙げられる．

痙縮は，医学的には反射の一種である伸張反射の亢進である．脊髄，脳の異常に伴い脊髄反射が亢進し，運動が制限される状態である．下肢では足関節クローヌスが生じ障害となる．脊髄損傷や遺伝性痙性対麻痺などの疾患でみられる症状である．

診断法

不随意運動を診断する場合，罹患部位，律動性，大きさと速さ，出現するタイミングを明らかにして診断を進める．その不随意運動が上記のどの不随意運動に分類されるかを考える．ただ，単一の不随意運動のみでなく複数の不随意運動が存在する場合もある．患者の訴えとしては，必ずしも不随意運動を主訴として来院するわけではない．「字がうまくかけない」，「箸がうまく持てない」などの障害を主訴として来院する場合もある．振戦などは歩行時にもみられ，診察室に入るときの様子をみるところから不随意運動の診察は始まっている．

治療法

不随意運動症の種類により治療法は異なる．頻度が比較的高いと考えられる振戦とジストニア，痙縮の治療法を挙げる．

● 本態性振戦

薬物治療としてはエビデンスレベルも高いβ遮断薬が中心となる．薬物治療では十分な効果の得られない振戦に対しては，外科的治療の適応となる．脳深部刺激療法（deep brain stimulation：DBS）と凝固術（radiofrequency ablation）がある．ターゲットとしては，視床腹側中間核（Vim）が一般的であるが，DBSのターゲットとしてposterior subthalamic areaが注目されている．外科治療の適応が難しい症例などでは，ガンマナイフ治療，MRガイド下集束超音波治療の治療も可能になりつつある．

● ジストニア

薬物治療の奏功率は比較的不良である．ボツリヌス毒素の筋肉内注射は，斜頸などの局所ジストニアに行われるが，罹患筋の範囲が大きくなると十分な効果は期待できない．また，約3カ月に1回の局所注射を繰り返す必要がある．

ジストニアに関しては外科治療が果たす役割は大きい．*TOR1A*遺伝子異常を伴うジストニアは全身性ジストニアの典型であり，淡蒼球内節（GPi）をターゲットとするDBSが奏効する．一方，書痙などの動作特異性を伴う局所性ジストニアには，視床VL（ventrolateral）核，VL/Vim核のDBSもしくは凝固術が有効である．頸部ジストニアに対しては，選択的末梢神経遮断術も考慮する治療法である．

● 痙縮

痙縮に対する治療は，リハビリテーション，内服治療，神経ブロックやボツリヌス毒素の局所注射，脳神経外科や整形外科的な外科治療などが挙げられる．内服治療では，ダントレンナトリウム，バクロフェンなどが初期治療として選択されることが多い．局所の痙縮に対してはボツリヌス毒素局所注射，広範囲な痙縮に関してはバクロフェン髄注療法が有効である．脳卒中に伴う痙縮治療においては，『脳卒中治療ガイドライン2015』で，上下肢の痙縮に対するボツリヌス療法，顕著な痙縮に対するバクロフェン髄注療法が勧められている．

予後に関するデータ

● 振戦

振戦に対する外科的介入の成績は，振戦消失率ではVimに対するDBSで，YamamotoやSchuurmanらによれば67～96%，Vimに対する凝固術では65～89%であり，両者とも良好な奏功率といえる。ガンマナイフ治療では，振戦消失率は約80%程度である。術中神経生理学的な確認ができないため，DBSや凝固術などの手術法と比較しやや低い印象である。MRガイド下集束超音波治療での治療成績は，低い合併症率で高い振戦への効果が期待でき，今後の長期成績のデータが注目される。

● ジストニア

Meoniらによれば，平均約8年の長期経過観察で淡蒼球内節DBSの長期的に良好な効果を報告している。Fukayaらは，書痙に対する視床腹側吻側核(Vo)/Vim DBSにより症状は軽快し，2年間の経過観察でも効果は持続している。Horisawaらによれば，Musician's crampに対するVo凝固術では，93%で長期的にも改善を認めている。

● 定位脳手術の合併症

定位脳手術の合併症に関しては，深谷らのレビューによれば症候性出血が凝固術で1.8%，DBSで2.2%と両者には大きな差は認めていない。DBSでの感染性合併症は4.0%とされている。

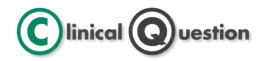

CQ 振戦を診察した際の診断のポイントは？

　振戦とは、律動的な運動で、四肢、頸部、舌、顎、声帯などで生じる不随意運動である。日常臨床で遭遇する頻度は高い。筋電図では、主動筋と拮抗筋の交互の筋収縮を認める（相反抑制）。振戦の分類で重要なものは、出現するタイミング、その振戦の頻度（周波数）、ならびに部位である。これらをもとに診断を進めていく。

　振戦は出現する時期により、安静時、姿勢時、運動時に分類される。安静時振戦は、安静時に最も顕著に現れ、動作時には減弱ないし消失する。姿勢時振戦は、重力に抗して肢位を保つときに生じる振戦であるが、運動時振戦は随意運動中に生じものである。

　振戦を生じる疾患は、パーキンソン病、本態性振戦、脳卒中後、多発性硬化症、腫瘍、甲状腺機能亢進症、慢性アルコール中毒などさまざまである。疾患により振戦が出現する時期とその周波数は異なり診断の手がかりとなる。パーキンソン病の振戦は安静時が主である一方、本態性振戦では姿勢時が主である。Holmes振戦は、他の振戦と異なり、近位筋で3～5Hzのゆっくりとした振戦である。代表的な疾患の振戦の特徴を示す。

● パーキンソン病

　代表的な症状の1つである振戦は、3～6Hzの安静時振戦である。症状は、歩行時、暗算負荷時に増強する。パーキンソン病の診断では、症状の重症度に片側性があり、症状の左右差は重要である。姿勢保持で生じるre-emergent tremorも特徴的な症状である。

● 本態性振戦

　姿勢時振戦が主な症状であり、他の神経症状を伴わない、両側性の振戦とされている。家族歴がある、アルコール飲用で振戦が軽減することは診断上重要な特徴である。

● Holmes振戦

　Holmes振戦は、脳幹・小脳・視床に脳内出血や頭部外傷による病変が生じた後に、二次性に生じる振戦である。周波数の低い振戦であり、中脳振戦・赤核振戦もこの振戦に含まれる。原疾患発症直後に出現することはなく、4週から2年を経過して発症する（図2）。

図2 Holmes振戦

中脳出血をきたした脳動静脈奇形。発症後10カ月で右上肢の振戦が出現した。
a：発症時CT。中脳出血ならびに脳室穿破を認める。
b：表面筋電図。3.3Hzの比較的ゆっくりした振戦を認め，筋電図上，振戦に特徴的な相反抑制も認められる。

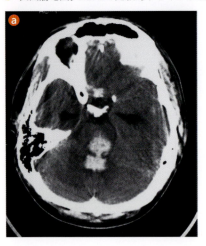 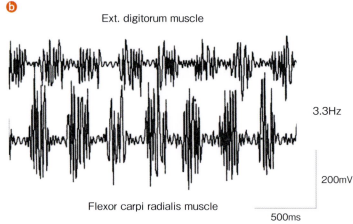

● 薬剤性振戦

病歴聴取から薬剤を確認し，振戦をきたす可能性のある薬剤の使用があれば，薬剤性振戦を疑わなければならない。原因となる薬剤は，抗不整脈薬（アミオダロン，メキシレチン，プロカインアミド），気管支拡張薬などの交感神経刺激薬，バルプロ酸，向精神病薬のハロペリドール，リチウムなどの薬剤服用があれば，中止ないしは変更を行い鑑別が必要である。

CQ ジストニアを診察した際の診断のポイントは？

● ジストニアの症状の特徴

ジストニアは，四肢，頚部，体幹に持続性・反復性の筋緊張による姿勢異常や不随意運動をきたす症状である。不随意運動が持続することが，他の舞踏病やミオクローヌスとは異なっている。症状は，捻れるような動き（dystonic movement）と異常姿勢（dystonic posture）に大きく分けられる。ジストニアには以下の特徴がある。

①常同性筋収縮パターン
異常姿勢・運動は同一患者であればほぼ一定である。

②動作特異性
特定の動作・環境により症状が出現・増悪する。書字の際に認められる書痙は動作特異性を表すものである。音楽家やスポーツ選手などの特定の動作に伴って生じることがある（動作性ジストニア：action dystonia）。

③共収縮
筋電図では，主働筋と拮抗筋が同時に収縮する現象を共収縮（cocontraction）といい，ジストニアでとらえられる所見である。

④感覚トリック

ジストニアの独特な徴候として，触覚または固有知覚によって不随意運動が抑制される現象があり，これを感覚トリック（sensory trick, gestes antagonists）という。特定の感覚刺激により症状が軽快する。

⑤オーバーフロー現象

ジストニアが生じている筋群以外の周囲の筋にまでに筋収縮が生じる現象である。

● ジストニアの分類

ジストニアは原因により一次性，二次性に分類されていたが，最近では臨床的特徴（clinical characteristics）と病因（etiology）の2軸により分類される。

①**臨床的特徴**

臨床的特徴には，年齢，罹患部位，症状の持続期間や経時的変化，他の随伴する症状などにより表される。罹患部位，すなわちジストニアが生じている部位とその広がりも診断を進めるうえで重要である。罹患部位の数と分布により，局所性，分節性，多巣性，全身性，片側性に分類される（表1, 2）。

全身性ジストニア（generalized dystonia）は，体幹と他の2部位以上の罹患部位をもつジストニアであり，必ずしも定義上は四肢全域に症状がなくてもよい。*DYT1*遺伝子異常を有する全身性ジストニアはこの分類となる。小児期に発症するジストニアは局所であっても全身に症状が進行する傾向がある。局所性ジストニア（focal dystonia）とは，罹患部位が1カ所のジストニアであり，斜頸，書痙，眼瞼攣縮などがこの分類に入る。分節性ジストニア（segmental dystonia）は，隣り合う複数の罹患部位に生じるジストニアであり，Meige症候群はこの分類に入る。多巣性ジストニア（multifocal dystonia）は，隣り合わない複数の罹患部位に生じるジストニアである。

表1 罹患部位によるジストニア分類

罹患部位の範囲による分類	
局所性ジストニア	罹患部位が1カ所
分節性ジストニア	隣り合う複数の罹患部位
多巣性ジストニア	隣り合わない複数の罹患部位
全身性ジストニア	体幹と他の2部位以上の罹患部位
片側性ジストニア	複数の罹患部位が片側のみに限局

表2 罹患部位の分類

罹患部位
頭部（眼部と上部顔面，下部顔面，下顎と舌，喉頭）
頸部
体幹
上肢（腕部）
下肢（脚部）

片側性ジストニア（hemidystonia）は，複数の罹患部位が片側のみに限局するジストニアで，いわゆる側方性のある症状であり，症状と対側の脳病変が疑われる。

②病因

中枢神経系の病変の有無，遺伝性もしくは後天的などにより分類される。遺伝性ジストニアは，現在では遺伝子分類が進み，遺伝子異常によるジストニアの分類が示されている。*TOR1A*は早期発症捻転ジストニア（early-onset generalized primary torsion dystonia, DYT1）の原因遺伝子で，第9染色体9q34上に存在し，CAGの欠失がみられる。次世代シーケンサーにより加速的に原因遺伝子の同定が進んでいる。遺伝子異常を伴うジストニアは，運動症状としてジストニアのみを生じる群，パーキンソニズムやミオクローヌスを呈する群，発作性ジスキネジアを呈する群があり，必ずしも1つの遺伝子異常が1つの臨床症状と連動してしない点に注意を要する。遺伝性ジストニアの表記法に関しては，今後番号ではなく，主症状と原因遺伝子の組み合わせ，例えばDYT1ではDYT-TOR1Aのような表記に移行しつつある。

後天的なジストニアは，脳の器質的障害あるいは薬剤などにより続発的に生じるジストニアであり，原因として，周産期脳損傷，感染，薬剤，中毒性，血管障害，脳腫瘍，頭部外傷，心因性がある。薬剤性では，抗パーキンソン病薬であるレボドパやドパミン受容体作動薬，抗精神病薬，抗てんかん薬などが原因となる場合がある。

CQ 振戦・ジストニア以外の不随意運動を診察した際の診断のポイントは？

● 舞踏運動（choreic movement）

舞踏運動とは，四肢遠位部優位に出現する不随意で規則性のない比較的速い動きである。筋緊張は低下していることが多い。後述するバリズムと異なり，四肢の不随意運動だけではなく，頸部，顔面，舌などにもみられる。患者は，不随意運動を随意運動でカムフラージュすることがみられ，患者を一見すると，落ち着きのない人のようにみえる。遺伝性疾患であるHuntington病もその1つである。常染色体優性遺伝の変性疾患であり，第4染色体上にあるHuntingtin蛋白をコードする*HTT*遺伝子上での過剰なCAGリピートが原因と考えられている。舞踏運動を呈する疾患は，神経変性疾患，代謝性疾患に伴うもの，薬剤性，炎症性，血管障害に伴うものなど多様である。A群溶血性連鎖球菌感染症（リウマチ熱）に伴うSydenham舞踏病，かつてHallervorden-Spatz病といわれたPantothenate kinase-associated neurodegeneration（PKAN）もしくはNeurodegeneration of the brain with iron accumulation（NBIA）I型，末梢血での有棘赤血球の存在やCPK高値を伴う有棘赤血球舞踏病（chorea-acantocytosis）も舞踏運動を呈する。糖尿病既往がある舞踏病症状は糖尿病性舞踏病も鑑別の1つとなる。

● アテトーゼ（athetosis）

　アテトーゼとは四肢，顔面，頸部にみられる，ゆっくりとした持続的な運動である。筋緊張は亢進している。典型的なアテトーゼを示す疾患として脳性麻痺（cerebral palsy）がある。脳性麻痺とは，「受胎から新生児期（生後4週以内）までの間に生じた脳の非進行性病変に基づく，永続的なしかし変化しうる運動および姿勢の異常である」（1968年厚生労働省脳性麻痺研究班）と定義されており，核黄疸や低酸素脳症により生じた脳損傷などにより生じる。アテトーゼのみを主徴とする疾患は少なく，choreoathetosisという言葉からも舞踏運動とともに呈することが多い。

　偽性アテトーゼ（pseudoathetosis）は，深部知覚障害に伴う症状であり，いわゆる中枢神経系の障害で生じるアテトーゼとは異なる。上肢を前方に挙上させ閉眼を命ずると，ピアノを弾くように指が不規則に運動するpiano-playing fingerは偽性アテトーゼである。

● バリズム（ballism）

　バリズムとは，四肢近位筋部の振幅の大きな不随意運動で，多くの原因は血管障害である。視床下核もしくは視床下核－淡蒼球路の病変により，対側の上下肢に症状をきたす（図3）。

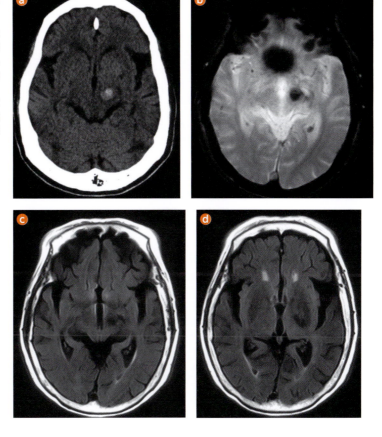

図3　バリズムを呈した中脳出血
90歳代女性。発症時呂律障害，右顔面，上下肢の軽度麻痺（NIHSS 6/42）を呈していたが，症状は軽快した。右上下肢を中心としたバリズムを伴っていた。発症時CT（a）では，左視床下核に一致して血腫が認められる。出血発症6カ月後のMRI T2*画像（b）では視床下核に一致しhemosiderin沈着を認め，FLAIR画像（c, d）では，視床下核から淡蒼球にかけて低信号域を認める。

II 各論

● ミオクローヌス(myoclonus)

　ミオクローヌスは，中枢神経系の機能異常により，四肢，顔面，体幹などに生じる突然の電撃的な不随意運動とされる．責任病巣から皮質性，皮質下性，脊髄性に分類される．脳の器質的変化に伴い生じるミオクローヌスとして，低酸素脳症後に生じるLance-Adams症候群，Guillan-Mollaret triangle(図4)の障害より生じると考えられる口蓋ミオクローヌス(palatal myoclonus)などがある．口蓋ミオクローヌスは，律動性不随意運動であるため，臨床的には振戦と考えられる．Guillan-Mollaret triangleに存在する病変によりtrans-synaptic degenerationが下オリーブ核に認められることがある．Hypertrophic olivary degenerationもしくはolivary pseudohypertrophyといわれ，MRI T2強調画像で高信号域として示される(図5)．

図4 Guillan Mollaret triangle

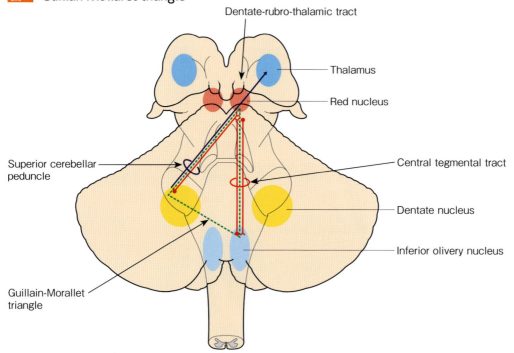

図5 Hypertrophic olivary degeneration

中脳出血後hypertrophic olivary degenerationをきたした症例．発症2カ月後のMRI T2強調画像(a)にははっきりとした所見は認められないが，発症8カ月後のMRI T2強調画像(b)，FLAIR画像(c)で下オリーブ核にhigh intensity areaを認める．

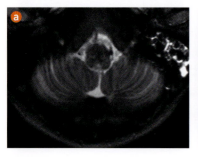
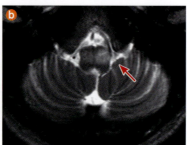
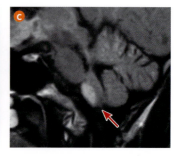

● ジスキネジア(dyskinesia)

　ジスキネジアは，特定の不随意運動を示すものではなく舞踏運動，ジストニアなどのさまざまな不随意運動が組み合わされて生じる運動症状とされている。パーキンソン病のレボドパ治療の運動合併症として生じる不随意運動や向精神病薬の長期投与に生じる不随意運動症(遅発性ジスキネジア：tardive dyskinesia)などがある。パーキンソン病でみられるジスキネジアは，peak-dose dyskinesiaとdiphasic dyskinesiaがある。Peak-dose dyskinesiaは最も薬効を得られた時期に生じ，diphasic dyskinesiaは薬の効き始めと切れ際に生じるジスキネジアである。薬物治療の調整でコントロールが困難なジスキネジアで，disabling dyskinesiaと称されるような日常生活に支障をきたすジスキネジアは定位脳手術の適応となる。

CQ 振戦に対する薬物治療をどのように進めていくか？

　振戦は，本態性振戦やパーキンソン病に代表される疾患の主要な症状であり，身体的のみでなく社会的にも障害となる不随意運動の1つである。パーキンソン病での安静時振戦は，基本的にはパーキンソン病の治療が第一となる。振戦の治療として，はじめに試みる治療は薬物療法である。ただし，薬剤性により生じた二次性の不随意運動は，原因薬剤の中止，もしくは他剤への変更が必要である。

　本態性振戦では，軽度のものであれば，交感神経遮断薬，抗不安薬などの機会服薬から始めるが，中程度以上で日常生活，社会生活に支障をきたす状況となる場合には，継続的な服用が必要となる。日本で本態性振戦に対して保険適応がある薬剤はβ遮断薬のアロチノロールのみである。高齢者が多い本疾患では，β遮断薬は，徐脈，房室ブロックなどの副作用に注意しなければならない。世界的にはβ遮断薬であるプロプラノロールとフェノバルビタールのprodrugであるプリミドンのエビデンスレベルが高い。プリミドンは体内でフェノバルビタールとphenylethylmalonamideに代謝され，両者が効果をもたらすとされている。比較的使用頻度の高いクロナゼパムは，エビデンスレベルとしては低くなっている。薬物療法が奏効しない局所に限局した振戦に対しては，ボツリヌス毒素療法の適応になる場合がある。

CQ 不随意運動に対するターゲット選択はどのように進めるか？

　不随意運動の多くが大脳基底核–視床–皮質ループにかかわると考えると，淡蒼球内節は最も理にかなったターゲットとなるが，各々の不随意運動の分類に従い，その不随意運動に適したターゲットを選択する必要がある(表3)。DBS，凝固術，穿頭を必要としないガンマナイフ治療やMRガイド下集束超音波治療では，tentative targetの決定法など異なってくる。DBSや凝固術の場合，微小電極記録や試験刺激により神経生理学的な確認が可能である。MRガイド下集束超音波では，凝固巣での温度の調節により試験的な効果の確認が可能である。

II 各論

表3 不随意運動症に対する脳深部刺激療法もしくは凝固術のターゲット

不随意運動	Target
振戦	Ventralis intermediate nucleus (Vim) Posterior subthalamic area (PSA)
ジストニア	全身性・分節性：Globus pallidum intermedius 局所性：Ventralis oralis nucleus, Vo/Vim
舞踏運動	Globus pallidum intermedius

● 振戦に対するターゲット

振戦に対しては，視床腹側中間核(Vim)や最近ではposterior subthalamic area (PSA)がターゲットとして選択されることがある．Vimは，tentative targetとしてanterior commissure-posterior commissure (ACPC) line上，PCより前方に(ACPC)/4で，外側に12〜15mmとするが，高齢者では第三脳室の拡大などにより，外側方向へ位置を調節する必要がある．解剖学的には小脳からの入力と一次運動野への出力があり(図6)，電極留置もしくは凝固する場合には，方向に位置する感覚領域である視床腹尾側核(Vc)への影響を最小限にしなければならない．術中微小電極記録による振戦と同期したニューロン群の同定，試験刺激による振戦の抑制効果を参考に最終決定する(図7)．

PSAは，前方は視床下核の後縁，後方は内側毛帯，後内側に赤核の前外側縁，外側は内包後脚に囲まれた領域であり，小脳から視床への線維束が密集した領域で，Vimでも困難な近位筋，体幹の振戦にも効果が報告されている．

図6 視床の入出力

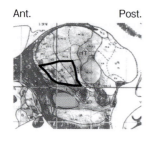
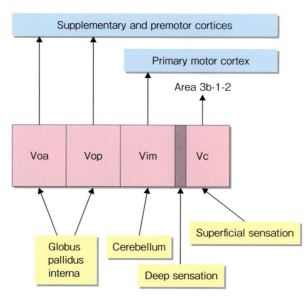

不随意運動

図7 振戦に対するVim DBS

70歳代男性。右姿勢時ならびに動作時振戦で受診。薬物療法に抵抗性で日常生活にも支障をきたしているため、Vimに対するDBSを行った。治療計画では、trajectory上での血管の有無、脳室の位置などに注意してtractを設定する(a)。術中試験刺激により振戦抑制効果や刺激による症状の確認を行い、電極留置(b)。

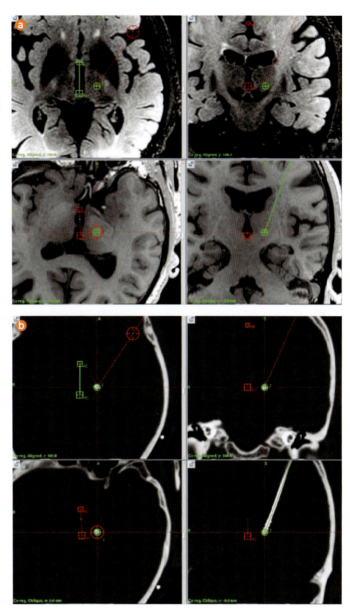

ジストニアに対するターゲット

　ジストニアは薬物療法が奏効しない場合が多く、局所性、分節性であればボツリヌス毒素の筋肉内注射は、治療選択肢の1つとなる。しかし、ジストニアの罹患部位が広範囲にわたる場合や、若年者では外科的治療を考慮する必要がある。全身性ジストニアである早期発症捻転ジストニア(early-onset generalized primary torsion dystonia)では、淡蒼球内節(GPi)DBSが著効を示すことが報告されている。二次性ジストニアへの効果は一次性に比べ劣ると考えられているが、遅発性ジストニア・ジスキネジアに対するGPi DBSの効果は比較的良好である。ただし、原疾患の治療経過にも鑑み手術適応を決定する必要ある。

一方，局所ジストニアでは，動作特異性ジストニアであるwriter's cramp, musician's crampでは，視床Voをターゲットにした治療が行われる．

● 舞踏運動などの他の不随意運動に対するターゲット

Hyperkinetic movement disorderに対してはGPiをターゲットとして選択された報告が多く，Huntington舞踏病ではGPi DBSによる舞踏運動の抑制が報告されている．

CQ 手術の適応と合併症は？

不随意運動に対する定位脳手術の適応は，不随意運動に対する薬物治療の反応性，不随意運動による日常生活，社会生活への障害，および手技に伴う合併症，患者の希望などを考慮して決めなければならない．本態性振戦，ジストニア，musician's crampなどDBS，凝固術の長期効果が報告されている．

定位脳手術における合併症として，最も懸念されるものは出血性合併症である．その頻度は深谷らのレビューによれば，症候性出血が凝固術で1.8%，DBSで2.2%と両者には大きな差は認めていない．DBSでは，デバイスに伴う合併症も考慮する必要がある．DBSでの感染性合併症は4.0%とされている．電極留置・刺激装置埋め込みを行った後も，電池消耗による埋め込み型神経刺激装置の交換が必要となる．感染や断線などのデバイス関連の合併症の可能性があり，特に若年の不随意運動の患者では問題となる．最近では，充電式埋め込み型神経刺激装置により一部問題は改善されつつある．凝固術は，神経刺激装置埋め込みも必要ないためデバイス関連合併症はなく，局所ジストニアや振戦などでは治療法の選択肢となる．機能的外科手術であり，慎重な手術適応を考えなければならないが，手術による効果と合併症を十分検討したうえで，手術適応を決定する必要がある．

CQ 痙縮に対するバクロフェン髄腔内投与治療の適応は？

痙縮とは，脊髄，脳の異常に伴い脊髄反射が亢進し，運動が制限される状態である．脊髄損傷，変性疾患，脳卒中などさまざまな疾患で生じる可能性のある病態である．

痙縮に対する治療は，リハビリテーション，内服治療，神経ブロックやボツリヌス毒素の局所注射，脳神経外科や整形外科的な外科治療などが挙げられる．脳卒中に伴う顕著な痙縮に対しては，バクロフェン髄腔内投与治療(intrathecal baclofen therapy：ITB)がGrade Bで進められており，痙縮治療に対する理解が必要である．

痙縮の治療は，罹患部位の範囲と可逆性・破壊性の観点から分類されることが多く，作用部位と治療法を図8に示す．ITBは，脊髄髄液腔に抑制性神経伝達物質であるγ-aminobutyric acid B(GABA-B)受容体のアゴニストであるバクロフェンを投与することで，広範囲の痙縮の改善をもたらすことが可能である．さらに，経口で投与する場合に比べ，薬剤を少量投与することで効果を得ることができ，投与量の調節も可能である．ボトックス局所注射に比べより広範囲の治療が可能である．手術

は，全身麻酔下および透視下で行い，脊髄カテーテルを脊髄腔に留置し，接続チューブにより腹部皮下もしくは腹直筋膜下に留置したポンプに接続する（図9）。カテーテルの先端の留置部位は，痙縮の広がりにより異なり，下肢を中心とした場合には

図8 痙縮に対する治療

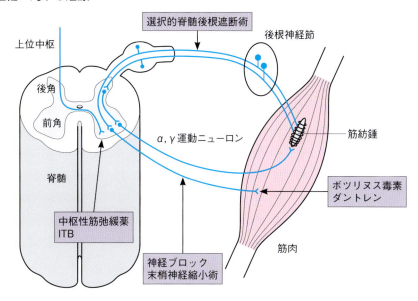

図9 脊髄カテーテル，バクロフェンポンプ留置後X線写真

右下腹部にポンプを留置している。カテーテル造影時の画像で，カテーテルの走行を示す（矢頭）。通常，カテーテルは，先端のマーカー（矢印）のみしか確認できない。

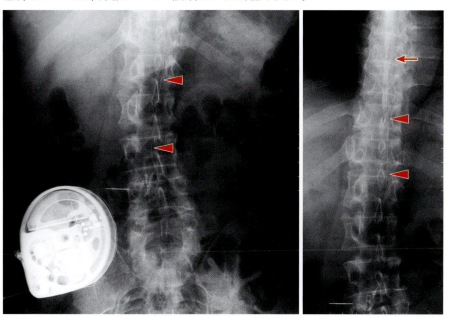

第10～12胸椎レベル，四肢であれば第5頸椎～第2胸椎レベルに留置する。バクロフェンの投与量は，体外より調節が可能である。ポンプ内の薬液を3カ月に1回，経皮的に交換（refill）する必要がある。

ITBの適応疾患は，脊髄損傷による痙性対麻痺が多かったものの，最近では脳卒中による痙性対麻痺，歩行障害を呈する痙性対麻痺にも行われることが多くなった。脳性麻痺，脊髄損傷などの完全な麻痺に伴う痙縮治療では，下肢の痙縮軽減による移動・介護量の改善，股関節外転制限による排泄ケアの改善が目的となる。痙性麻痺による歩行障害では，歩容の改善などより機能的な改善が目的となる。他の外科的治療と異なり，バクロフェンを髄腔内投与し効果を確認するトライアルが可能であり，バクロフェンによる効果を事前に確認でき，手術適応を決定する重要な所見となる。

CQ 頭蓋内病変による不随意運動症はどのようなものがあるか？

神経変性疾患などに伴う不随意運動症のみならず，脳腫瘍，脳卒中などによる頭蓋内病変に関連した不随意運動が出現する場合がある。罹患率から脳卒中に伴う不随意運動が多く，臨床的にも遭遇する機会はある。脳卒中関連の不随意運動症の頻度は1～4％といわれ，決して低いものではない。舞踏症状が多く，ジストニア，振戦などがみられる。原因となる責任病巣は，大脳基底核や中脳などを中心とした部位にみられる。舞踏運動，ジストニアの責任病巣としては基底核などが，振戦では視床後部，歯状核－赤核－視床路，小脳視床路，黒質線条体路などが，ミオクローヌスでは中脳，橋，視床が挙げられる。

不随意運動発症は，舞踏症状，hemiballismなどでは比較的急性期からみられることが多いものの，ジストニアや振戦は，脳卒中発症から不随意運動発症までには数週から数カ月の潜時が存在する。治療としては，舞踏症状に対してはハロペリドールなどのドパミン受容体拮抗薬が投与されるが，難治性の場合にはDBSや凝固術などによる治療も検討される。ジストニアに対しては抗コリン薬，バクロフェン，ドパミン拮抗薬投与や，ボツリヌス毒素局所注射を罹患部位が限られた場合に行うことがある。難治例では，淡蒼球内節や視床に対するDBSや凝固術が検討される。振戦に対しては，本態性振戦に準じた薬剤が用いられるが，難治例ではVim，後吻側腹側核（Vop）やsubthalamic areaに対するDBSが検討される。

CQ 不随意運動に対する外科的介入として適切な手技は刺激術？ 凝固術？

1992年のLatinenらによりposteroventral pallidotomyが報告されたことにより，不随意運動症に対する外科治療は再注目され，現在，脳深部刺激による不随意運動症の治療が多くを占めている。しかし，若年者が比較的多い不随意運動症では，長期留置によるデバイス関連の合併症，頻回の刺激装置の交換などによる電極・刺激装置にかかわる合併症も考慮する必要がある。長期使用可能な充電式による刺激装

置により,刺激装置交換の頻度は減少させることが可能となっている。しかし,長期間刺激装置を体内に留置する患者の負担の継続は避けられない。近年,片側の振戦,局所ジストニアに対する視床凝固術,ガンマナイフ,MRガイド下集束超音波による視床凝固術などに注目が集まっている。

文献

1) Yamamoto T, Katayama Y, et al. Deep brain stimulation for the treatment of parkinsonian, essential, and poststroke tremor: a suitable stimulation method and changes in effective stimulation intensity. J Neurosurg 2004; 101: 201-9.
2) Schuurman PR, Bosch DA, et al. A comparison of continuous thalamic stimulation and thalamotomy for suppression of severe tremor. N Engl J Med 2000; 342: 461-8.
3) Zaaroor M, Sinai A, et al. Magnetic resonance-guided focused ultrasound thalamotomy for tremor: a report of 30 Parkinson's disease and essential tremor cases. J Neurosurg 2018; 128: 202-10.
4) Zesiewicz TA, Elble RJ, et al. Evidence-based guideline update: treatment of essential tremor: report of the Quality Standards subcommittee of the American Academy of Neurology. Neurology 2011; 77: 1752-5.
5) Meoni S, Fraix V, et al. Pallidal deep brain stimulation for dystonia: a long term study. J Neurol Neurosurg Psychiatry 2017; 88: 960-7.
6) Fukaya C, Katayama Y, et al. Thalamic deep brain stimulation for writer's cramp. J Neurosurg 2007; 107: 977-82.
7) Horisawa S, Taira T, et al. Long-term improvement of musician's dystonia after stereotactic ventro-oral thalamotomy. Ann Neurol 2013; 74: 648-54.
8) Gonzalez V, Cif L, et al. Deep brain stimulation for Huntington's disease: long-term results of a prospective open-label study. J Neurosurg 2014; 121: 114-22.
9) Higuchi Y, Matsuda S, et al. Gamma knife radiosurgery in movement disorders: Indications and limitations. Mov Disord 2017; 32: 28-35.
10) Albanese A, Bhatia K, et al. Phenomenology and classification of dystonia: a consensus update. Mov Disord 2013; 28: 863-73.
11) Moghimi N, Jabbari B, et al. Primary dystonias and genetic disorders with dystonia as clinical feature of the disease. Eur J Paediatr Neurol 2014; 18: 79-105.

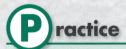ractice

1. 不随意運動症の特徴について正しいものを選べ
（a）本態性振戦の筋電図上の特徴は相反抑制である
（b）ジストニアの筋電図上の特徴は共収縮である
（c）Holmes振戦は，原疾患発症後数週から数カ月経過した後に生じることが多い
（d）本態性振戦は，発症時片側の振戦であっても，経過とともに両側に広がる
（e）ジストニアは，触覚，固有知覚の刺激により症状が軽快することがある

正解 （a），（b），（c），（d）
解説 （a），（b）は筋電図での特徴的な所見である。Holmes振戦は，症候性振戦であり，原疾患発症より遅れて不随意運動が出現する。
（d）本態性振戦は，一側性に発症したとしても，経過とともに両側性になる。

2. 不随意運動症の治療に対し正しいものを選べ
（a）パーキンソン病の薬物治療中にpeak-dose dyskinesiaが生じた場合，レボドパの1回投与量を減量し，総量を変えずに服薬回数を増やす
（b）バルプロ酸は薬剤性振戦の原因となりうる
（c）淡蒼球内節に対する定位手術では，ターゲットの内側には内包，尾側には視索が存在する
（d）本態性振戦に対するVim DBSでは，刺激をoffとしても振戦が再燃するまでには数日を要する
（e）局所性ジストニアの外科的治療として，視床下核手術が奏効する

正解 （a），（b），（c）
解説 （c）淡蒼球内節での刺激電極留置，凝固術では試験刺激により内包，視索への刺激の反応を確認する必要がある。
（d）振戦に対する定位手術は，電気刺激，凝固により症状改善が速やかに現れる。電気刺激の場合，刺激をoffとすれば症状はまもなく再燃する。
（e）局所性ジストニアに対しては，Vo, Vo/Vimなどの視床手術が奏効する。

パーキンソン病

福井赤十字病院脳神経外科　戸田弘紀

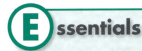ssentials

疫学，用語説明，分類

● 疫学
　パーキンソン病の発症年齢は50〜65歳が多く，有病率はおよそ1,000人に1人である。高齢者では有病率がさらに上昇する[1]。40歳以下の発症は若年性パーキンソン病とよばれ，家族歴を有する割合が高く，遺伝子異常の関与が示唆される。

● 用語解説
α-シヌクレイン
　ニューロン特異的蛋白である*α*-シヌクレインの病的な凝集体が，パーキンソン病の病理学的特徴であるレビー小体の主成分となる。*α*-シヌクレインの遺伝子変異は家族性パーキンソン病の原因となる。

ドパミン受容体と大脳基底核回路
　黒質緻密部のドパミン神経はドパミン受容体を介して線条体の神経細胞に投射する（図1a）。ドパミン受容体には興奮性のD1受容体と抑制性のD2受容体がある。D1受容体を介して線条体から淡蒼球内節にGABA性抑制ニューロンを直接投射する回路（直接路）と，D2受容体から淡蒼球外節と視床下核を経由して，淡蒼球内節に至る回路（間接路）が大脳基底核回路を構成する。パーキンソン病ではドパミン神経の変性・脱落によりこの回路の均衡が崩れ（図1b），パーキンソニズムが現れると考えられている。

運動合併症
　L-ドパの長期服用例にみられるウェアリング・オフやジスキネジアを運動合併症とよぶ。L-ドパの有効時間が短縮し薬効のきれたオフ状態の出現がウェアリング・オフである。さらに進むと服薬時間に無関係に症状が良くなったり悪くなるオン・オフ現象となる。ジスキネジアにはドパミン血中濃度が高い時期に現れるpeak-doseジスキネジアと，血中濃度の上昇時と下降時に現れる二相性ジスキネジアがある。また早朝など血中濃度が低い時期に現れるoff-periodジストニアも運動合併症である。

Continuous dopaminergic stimulation(CDS)
　間欠的L-ドパ投与によるドパミン血中濃度の急激な変化を避け，ドパミン受容体を持続的に刺激する治療戦略をCDSとよぶ。具体的にはドパミン代謝酵素を阻害するモノアミン酸化酵素(monoamine oxidase B：MAO-B)阻害薬やカテコール-*o*-メチル基転移酵素(catechol-*o*-methyltransferase：COMT)阻害薬またドパミンアゴニスト徐放製剤の使用，持続的L-ドパの注入療法(デュオドーパ®)がある。

● 分類
　重症度分類にはHoehn-Yahr(ホーン-ヤール)の分類と生活機能障害度を用いる（表1）。進行期では日内変動のためオン時とオフ時の障害度を評価する。

図1 大脳基底核回路

a：黒質緻密部から線条体，大脳基底核，視床，皮質に至る回路を示す。
　実線：興奮性入力，点線：抑制性入力，青：直接路，赤：間接路
b：パーキンソン病で黒質ドパミン神経からの入力低下により淡蒼球内節や視床下核は過剰活動（赤）となり，脳深部刺激療法の目標点となる．脚橋被蓋核，視床，皮質の活動抑制（青）はパーキンソニズムの原因になると考えられている．

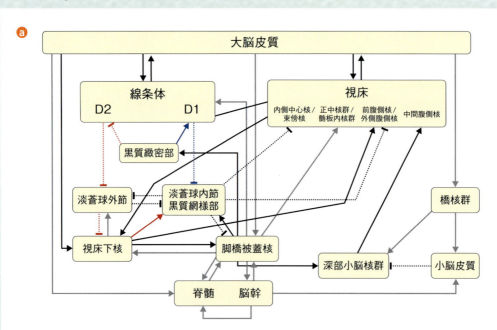

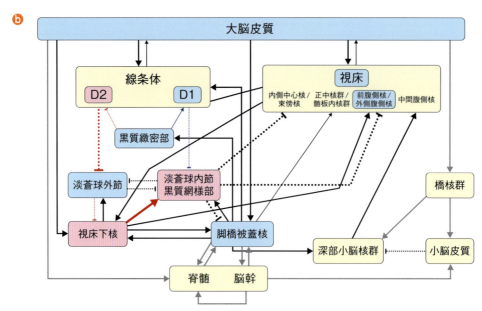

表1 重症度分類

Hoehn-Yahr重症度分類[a]		生活機能障害度[b]	
Ⅰ度*	一側性パーキンソニズム	1度	日常生活，通院にほとんど介助を要しない
Ⅱ度**	両側パーキンソニズム 平衡障害なし		
Ⅲ度	軽度-中等度両側性パーキンソニズムおよび 平衡障害 介助不要	2度	日常生活，通院に介助を要する
Ⅳ度	高度パーキンソニズムおよび平衡障害 歩行は介助なしでなんとか可能		
Ⅴ度	介助なしでは車いすまたはベッドに寝たきり 介助でも歩行困難	3度	日常生活，通院に全面的な介助を要し，歩行および起立不能

* 1.5度：一側性パーキンソニズムおよび体幹障害
** 2.5度：軽度両側性パーキンソニズムおよび後方突進あるが自分で立ち直れる

a) Hoehn and Yahr, Neurology 1967; 17: 327. より引用改変，b) 厚生省特定疾患神経変性疾患調査研究班 研究報告書 1982. より引用改変

診断法

パーキンソン病の診断には問診と診察が重要で，鑑別診断には補助検査も用いる。診断が難しい例もあり神経内科専門医でも初期診断の精度は80〜90%といわれている[2]。診断には英国パーキンソン病財団の診断基準がよく用いられる（表2）。パーキンソニズムの確認の後，除外診断，最後に診断を支持する所見を確認する。補助検査には12種類のにおいを識別するOSIT-J（The Odor Stick Identification Test for the Japanese）という嗅覚検査や，[^{123}I]MIBG（^{123}I-meta-iodobenzylguanidine）心筋シンチグラフィとドパミントランスポーターシンチグラフィ（DAT scan）の核医学検査などがある（CQ「画像診断のポイントは？」p.110参照）。

治療法

パーキンソン病の発症初期には薬物療法が著効し，70〜75歳以上の高齢者にはドパ脱炭酸酵素阻害薬（DCI）を配合したL-ドパ/DCIを用いる。非高齢者は，L-ドパ/DCI長期服用による運動合併症を考慮して，ドパミンアゴニストで治療を開始する（CQ「薬剤治療はどのように進める？」p.111参照）。発症後5〜7年以降の進行期には運動症状の悪化に加えて，ウェアリング・オフやジスキネジアが問題となり薬剤調整が複雑になる。薬剤調整での治療が困難になれば脳深部刺激療法（図2）を検討する（CQ「手術の適応について，どのタイミングで手術を考慮し，また刺激部位（視床下核，淡蒼球内節）はどのように選択する？」p.114参照）。

予後に関するデータ

パーキンソン病発症後3〜7年で日常生活に支障をきたし，自力での生活に困難が生じるようになり，10年で70〜80%の患者に認知症や姿勢反射障害が現れるという報告がある[3]。パーキンソン病患者の死亡率は同等年齢の比較群よりやや高い程度で生命予後は6〜22年である[4]。誤嚥性肺炎，尿路感染症，骨折などの合併症が多く，認知症や高齢が予後悪化因子である。

表2 UK Parkinson's Disease Society Brain Bank clinical diagnostic criteria

Step 1　パーキンソニズムの存在

1. 動作緩慢
   上記に加えて次の2〜4のいずれか1つ
2. 筋強剛
3. 4〜6Hzの静止時振戦
4. 姿勢保持不安定（視覚障害，平衡機能障害，小脳失調，位置覚障害に伴う症状ではない）

Step 2　除外基準

1. 繰り返す脳卒中により段階的に悪化するパーキンソニズム
2. 繰り返す頭部外傷
3. 明らかな脳炎の既往
4. Oculogyric crisisの合併
5. 発症時に抗精神病薬を内服
6. 2名以上の家族内発症*
7. 長期にわたる症状改善
8. 3年以上経過しても症状が片側にとどまる
9. 核上性注視麻痺
10. 小脳症状の存在
11. 初期からはじまる重篤な自律神経障害
12. 初期より記銘力障害，失語症，失行症を伴う重度の認知症の存在
13. Babinski徴候
14. 頭部CTで脳腫瘍や交通性水頭症の存在
15. 吸収障害がないにもかかわらず高容量のL-ドパへの反応不良
16. MPTP曝露歴

Step 3　パーキンソン病と診断することを支持する所見（3つ以上でdefinite PDと診断する）

1. 発症が片側
2. 静止時振戦の存在
3. 進行性の経過
4. 発症時の症状の左右差が持続している
5. L-ドパに対する良好な反応性（70〜100%）
6. 5年以上にわたるL-ドパの効果持続
7. 発症から10年以上の経過

*Step2の項目6は家族性パーキンソン病を除外するため注意が必要である。

Hughes AJ, Daniel SE, et al. Accuracy of clinical diagnosis of idiopathic Parkinson's disease. A clinico-pathological study of 100 cases. JNNP 1992; 55: 181-4.より引用改変

図2
脳深部刺激療法
a：両側視床下核の電極挿入
b：両側胸部の刺激装置

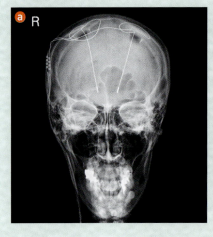
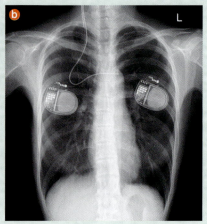

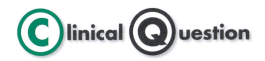

CQ 神経学的診断のポイントは？

　パーキンソン病の四徴である振戦，無動・寡動，筋強剛・筋固縮，姿勢反射障害を中心に，パーキンソニズムについて問診と診察を十分に行い，パーキンソン病と類縁疾患を鑑別する。非運動症状にも注意を払い，病状評価にはMovement Disorder Society-sponsored revision of the Unified Parkinson's Disease Rating Scale（MDS-UPDRS）などのスケールを用いる。

　初発症状は振戦，次いで筋固縮や寡動が多いことを念頭において問診する。左右どちらから症状が現れたか聴取することも重要である。なお経時的変化は，発症後数年以内に姿勢反射障害や歩行障害を発症する多系統萎縮症（multiple system atrophy：MSA）や進行性核上性麻痺（progressive supranuclear palsy：PSP）との鑑別に役立つ。進行期にはウェアリング・オフ，オン・オフやジスキネジア，ジストニアの日内変動を記録する。

　診察では運動症状の特徴に注意する。パーキンソン病の振戦は安静時振戦に加えて，re-emergent tremor（姿勢保持により一時消失した振戦が再度出現する）が特徴的で本態性振戦と鑑別される[5]。また固縮の所見は緊張していると取りにくいので，注意をそらしたり四肢末梢から検査を始めるなど工夫する。Peak-doseジスキネジアは舞踏運動やジストニアを伴い，オフ時のジストニアは下肢にみられ舞踏運動も伴わない。

> ▶**Pitfall**　初発症状が一側の肩の痛みであることもまれではない。嗅覚低下はパーキンソン病初期の患者の70～80％に現れるが，自覚されていないことも多い。起立性低血圧の確認にはシェロング試験や頭位挙上試験が有用である。

> ▶**Pitfall**　MSA，PSPには定位脳手術の効果がないことからも類縁疾患の鑑別は重要である。

● 使用する評価スケールと評価法

　パーキンソン病の評価スケールにはUnified Parkinson's disease rating scale（UPDRS）が用いられてきた。最近では国際不随意運動学会が改定したMDS-UPDRSが用いられる。QOL評価にはParkinson's Disease Questionnaire（PDQ-39）を用いる。進行期患者では日内変動があるので症状ダイアリーなどを参照しながら，オン・オフの状態や服薬スケジュールを踏まえて評価する。

MDS-UPDRS日本語版ウェブサイトhttp://www.movementdisorders.org/MDS-Files1/PDFs/MDS-UPDRS_Japanese_Official_Translation_FINAL.pdf

● 認知機能など評価すべきポイント

　パーキンソン病患者の40〜80%は認知症を発症する。Mini-mental status examination 26点未満はパーキンソン病認知症(Parkinson's disease with dementia：PDD)を考える。最近は視空間，遂行機能への配点が多い。Montreal Cognitive Assessment(MoCA, 30点満点)[6]を用いて，MoCA 21点未満をPDDの指標とする意見がある[7]。なお，パーキンソニズムを呈して1年以内の認知症はレビー小体型認知症(dementia with Lewy bodies：DLB)を考慮する。

　認知症以外の精神症状も重要である。不安，抑うつは約半数，幻覚・妄想は25〜40%に現れ，衝動制御障害(impulse control disorder：ICD)は病的賭博，性行動亢進，買い物依存，過食症などを含みそれぞれ数%の頻度報告がある。不眠やREM睡眠行動障害，むずむず脚症候群，日中の過度の眠気，突発的睡眠もパーキンソン病患者に多い問題である。

> ▶**Pitfall** 非運動症状は脳深部刺激療法で悪化することもある。従って，手術症例では術前に非運動症状の存在とその程度を確認しておく。手術により運動症状が改善しても，うつやICDの悪化によってかえってADLやQOLが低下する例がある。

CQ 画像診断のポイントは？

　[123I]MIBG心筋シンチグラフィの心筋MIBG取り込み低下と心臓/縦隔の集積比低下および洗出し亢進，またDAT scanの線条体取り込み低下が画像診断のポイントである。MRIや脳血流検査にはパーキンソン病に特異的な所見はない。

　[123I]MIBG心筋シンチグラフィはノルアドレナリンアナログのMIBGが交感神経終末に取り込まれる性質を利用し心臓交感神経機能を評価する検査である。取り込みの程度は心臓(H)と縦隔(M)へのMIBG集積比(H/M比)を計算して検討する。パーキンソン病では心臓交感神経終末へのMIBG取り込みが低下し，H/M比が早期から低下する(図3a)。また洗出しも亢進している(図3b)。病初期で正常との判別が難しい場合は数年後に再検査する。なおαシヌクレオパチーであるDLB，多系統萎縮症(multiple system atrophy：MSA)でもH/M比は低下する。一方，タウオパチーである進行性核上性麻痺(progressive supranuclear palsy：PSP)や大脳皮質基底核変性症，あるいは脳血管性・薬剤性パーキンソニズムではH/M比は低下しない。

　DAT scanは，黒質線条体ドパミン神経終末部に発現しているドパミントランスポーター(DAT)の画像評価を通じてパーキンソン病によるドパミン神経の変性脱落を評価する。線条体内のDAT発現程度は[123]I-ioflupaneの集積で評価する。定量指

標は線条体とバックグラウンドのシグナル比であるspecific binding ratioを用いる。^{123}I-iofulupaneの線条体への集積がパーキンソン病では低下し，本来高シグナルとなる線条体部分のシグナルが低下し，その形状も変化する(図3c)。なおDLB, MSA, PSP, 大脳皮質基底核変性症でも集積が低下する。脳血管性・薬剤性パーキンソニズムでは集積は低下しない。

　MRIや脳血流シンチグラフィにパーキンソン病特異的な所見はないが，類縁疾患との鑑別診断に有用である。MRIではMSAで橋の十字サインと被殻外側のスリットサイン，PSPで中脳被蓋のハチドリサインがみられる。また脳血流シンチグラフィではMSAで小脳と被殻，DLBで後頭葉と皮質連合野，PSPで前頭葉から頭頂葉と線条体にそれぞれ血流低下を認める。

> ▶**Pitfall**　臨床的にパーキンソン病と考えられる症例の5〜15%に^{123}I-ioflupaneの集積低下を認めない例があり，SWEDDs (scan without evidence of dopaminergic deficits) とよばれている。

CQ 薬剤治療はどのように進めるか？

　初期治療はドパミン系薬剤で開始する。非高齢者で精神症状や認知機能障害がなければ，ドパミンアゴニストで治療を開始し，不十分であればL-ドパを併用する。またMAO-B阻害薬を初期治療から用いてもよい。高齢者や精神症状・認知機能障害のある例ではL-ドパで治療を開始する。

　進行期治療ではL-ドパ，ドパミンアゴニスト，MAO-B阻害薬，COMT阻害薬を組み合わせる。最近では持続性ドパミン刺激 (continuous dopaminergic stimulation：CDS) を実現する薬剤としてドパミンアゴニストの徐放剤や貼付剤が選択できる。

図3　核医学補助検査
a, b：[^{123}I] MIBG心筋シンチグラフィ。MIBGの心筋(半円)への取り込みを縦隔(四角)との比で計算する。パーキンソン病患者ではMIBGの心臓での集積は低下し(a)，洗出しも亢進する(b)。
c：DAT scan。線条体での集積は，被殻では優位に低下し若干の左右差を認める。

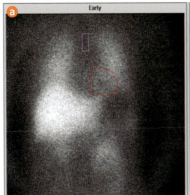
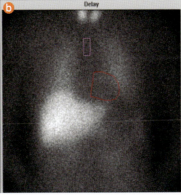
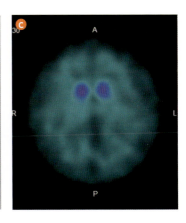

またL-ドパを小腸近位部に持続注入するデュオドーパ®も選択肢に加わった。なお振戦にはゾニサミド，ウェアリング・オフにはイストラデフィリン，ジスキネジアにはアマンタジンなどの非ドパミン系薬剤も併用できる。

● ドパミン系薬剤の種類と副作用

ドパミン系薬剤にはL-ドパやドパミンアゴニストにドパミン代謝酵素を阻害するMAO-B阻害薬およびCOMT阻害薬がある。L-ドパは運動症状に対する治療効果が高く，初期，進行期いずれにおいても最も優れた運動症状改善効果をもつ。L-ドパとドパミンアゴニストの作用は力価で比較できる（表3）が，同力価のドパミンアゴニストに比べL-ドパは幻覚副作用が少なく，高齢者で用いやすい。副作用には導入時の嘔気，眠気，だるさがある。また長期使用例では運動合併症を併発する。この運動合併症の危険性を考慮して，非高齢者ではドパミンアゴニスト（表4）やMAO-B阻害薬で治療を始める。ただし非麦角系ドパミンアゴニストを用いると，日中の眠気で自動車運転に支障をきたしたり，衝動制御障害などの合併症で使用が制限されることがある。このような場合には麦角系ドパミンアゴニストを用いたり，非高齢者でもL-ドパを使用する。麦角系ドパミンアゴニストでは，カベルゴリンは半減期が長いので夜間オフ症状が強い症例に適応がある。またブロモクリプチンは悪性症候群の治療薬でもある。

なおCDSを実現する薬剤として，ドパミンアゴニスト徐放薬（レキップCR®，ミラペックスLA®）やロチゴチン貼付薬（ニュープロパッチ®）がある。またデュオドーパ®は胃瘻を介してアミノ酸を吸収する小腸近位部へL-ドパ懸濁液を注入することで，ドパミン血中濃度の大きな変動を避け，ウェアリング・オフやジスキネジアの軽減に効果がある。

表3 L-ドパ用量換算表（L-dopa equivalent dose：LED）

薬剤（製品名）	LED（mg/100mg L-dopa）
L-ドパ/DCI（カルビドパ/ベンセラジド）	100
L-ドパ/カルビドパ懸濁液（Duodopa®）	90
ロピニロール（レキップCR®，レキップIR®）	5
プラミペキソール（ミラペックスLA®，ビ・シフロール®）	1
ロチゴチン（ニュープロパッチ®貼付剤）	7.5
ペルゴリド（ペルマックス®）	1
カベルゴリン（カバサール®）	1.5
ブロモクリプチン（パーロデル®）	10
セレギリン（エフピー®）	10
エンタカポン（コムタン®）	L-ドパ使用量×0.33

Tomlinson CL, et al. Systematic review of levodopa dose equivalency reporting in Parkinson's disease. Mov Disord 2010; 25 (15): 2649-53.より引用改変

表4 ドパミンアゴニスト：効果と副作用

	薬剤	D1結合	徐放錠	運動症状改善効果	運動合併症予防効果	運動合併症治療効果	心臓弁膜症リスク	副作用
非麦角系	ロピニロール（レキップCR®，レキップIR®）	−	レキップCR®	++	有効	有効	−	日中傾眠 衝動制御障害
	プラミペキソール（ミラペックスLA®，ビシフロール®）	−	ミラペックスLA®	++, RLSにも有効	有効	有効	−	幻覚 せん妄 突発的睡眠 日中傾眠 衝動制御障害
	ロチゴチン（ニュープロパッチ®貼付剤）	+	貼付剤のみ	++, RLSにも有効	不明	有効	−	皮膚反応
	アポモルヒネ（アポカイン®）	++	注射薬のみ	++, レスキュー療法	不明	有効	−	突発的睡眠 傾眠 QT延長 失神
麦角系	ペルゴリド（ペルマックス®）	+		++	有効	有効	++	心臓弁膜症 間質性肺炎 各種の線維症
	カベルゴリン（カバサール®）	+/−		++	有効	有効	+++	心臓弁膜症 間質性肺炎 各種の線維症
	ブロモクロプチン（パーロデル®）	−		+	有効？	有効？	+	後腹膜線維症 肺線維症

　MAO-B阻害薬であるセレギリン（エフピー®）は単独使用でオフ時の症状改善効果，L-ドパの節減効果がある。副作用には幻覚，せん妄，ジスキネジアの増悪，セロトニン症候群がある。従って認知機能低下例では使用を避け，抗うつ薬などとの併用は禁忌である。

　COMT阻害薬のエンタカポン（コムタン®）はL-ドパとの併用薬でオフ時の短縮効果がある。L-ドパ/末梢性脱炭酸酵素阻害薬（DCI）との合剤（スタレボ®）はアドヒアランス改善に有効である。副作用には幻覚やジスキネジアの増悪がある。

● **非ドパミン系薬剤の種類と副作用**

　非ドパミン系薬剤は，ドパミン系薬剤で改善が不十分な症状に対して用いられる（表5）。振戦にはゾニサミド（トレリーフ®）を用いる。振戦に効果のある抗コリン薬は認知機能への影響が懸念されることから使用機会は減っている。ウェアリング・オフにはイストラデフィリン（ノウリアスト®）が有効で，オフ症状を改善し，オフ時間を短縮する。ジスキネジアには塩酸アマンタジン（シンメトレル®）が有効である。

表5 非ドパミン系薬剤：効果と副作用

薬剤	運動症状改善効果	運動合併症治療効果	合併症
ゾニサミド（トレリーフ®）	振戦に効果高い 無動　固縮にも効果あり L-ドパ服用中のさらなる運動障害改善効果 ジスキネジア　幻覚が少ない		眠気　口渇　嘔気　悪心　幻覚 発汗減少による熱中症
抗コリン薬	認知機能保持の非高齢者で他の薬剤では振戦がコントロールできない症例		認知症や姿勢反射障害の増悪の危険性 禁忌：前立腺肥大（尿閉誘発），閉塞隅角緑内障（急性緑内障発作誘発），重症筋無力症
アデノシンA2a受容体拮抗薬 イストラデフィリン（ノウリアスト®）		オフ時の症状軽減とオフ時間短縮	悪心　めまい　ジスキネジアの増悪 禁忌：重度の肝障害
塩酸アマンタジン（シンメトレル®）		ジスキネジア改善	慎重投与　腎機能障害例 めまい　焦燥感　不眠　不安　悪心　嘔吐　下腿浮腫　網状皮斑
ドロキシドパ（ドプス®）	すくみ足 起立性低血圧時のふらつき		悪心　嘔吐　頭痛　血圧上昇 禁忌：閉塞隅角緑内障

CQ 手術の適応について，どのタイミングで手術を考慮し，また刺激部位（視床下核，淡蒼球内節）はどのように選択するか？

　パーキンソン病の主要運動症状や運動合併症が薬物治療で改善不十分となれば，手術を考慮する。刺激部位については，顕著なオフ時運動障害の改善や薬剤の減量を目的とする場合は視床下核刺激術を選び，ジスキネジアの抑制を目的とする場合や高齢者や認知機能低下例では淡蒼球内節刺激術を選ぶ。振戦の抑制のみを手術の目的とする場合には，視床刺激術・破壊術も選択肢に含める。

　発症から5年前後の早期と10～15年の進行期に，手術を検討する時期が訪れる（図4）。欧州のEARLYSTIM研究では，発症から4年以降で平均罹病期間7.5年の早期症例でもDBSと薬物の併用療法が薬物単独療法よりも治療効果が高い[8]という報告がなされた。ただし発症後数年の時期に手術を検討すると，パーキンソニズムの進行が早いMSAやPSPを鑑別できない可能性があるので注意が必要である。一般的な手術検討のタイミングとしては，ウェアリング・オフやオン・オフなど日内変動悪化により内服回数が増加したり，ジスキネジアが悪化する時期が挙げられる。なお認知症や著しい精神症状（幻覚やうつ病など）は手術適応外の要因となる。特に高齢者では術後の認知機能低下によりADLやQOLが低下する危険性があるので，70～75歳以上では高次脳機能評価や心理検査を踏まえて安全性を十分に検討する。また心臓

疾患など外科手術の危険を高める併存症がある場合も手術適応を慎重に判断する。

手術の効果予測にはL-ドパ投与後の症状改善度が参考になる。L-ドパの薬効が現れないほど進行した症例では、手術で得られる効果は乏しい。L-ドパチャレンジテストあるいはインフュージョンテストを行い、症状の改善度を確かめると術後の症状改善の目安になる。

パーキンソン病に対する脳深部刺激療法(DBS)の刺激部位は視床下核(STN)か淡蒼球内節(GPi)である。STNとGPiいずれのDBSも運動症状に対する効果は同等である[9]。ただしオフ時の運動症状改善および薬剤減量効果はSTNが優れている[10]。一方、ジスキネジアに対する効果はGPiのほうが高い。また非運動症状について、STNは術後の高次脳機能低下や精神症状の危険性がある。従って、オフ時の運動障害が顕著であったり、薬剤量減量を主目的とする症例ではSTNを選択し、ジスキネジアが顕著であったり、高齢者や軽度の認知機能低下例ではGPiを選択する。GPi-DBSのジスキネジア抑制効果は直接的で、STN-DBSの場合は薬剤減量により間接的にジスキネジアが抑制される。

なお、振戦の抑制を目的として視床腹側中間核のDBSが行われることもある。視床破壊術は行われることが少なくなったが、近年MRIガイド下超音波集束療法が本態性振戦に対して用いられており、今後パーキンソン病に対しても用いられる可能性がある。

● 説明の要点

手術の説明に際しては、術前に行うL-ドパチャレンジ(インフュージョン)テストの結果を参考に症状の改善度をある程度示せると、本人や介護者の理解を得やすい。またbest-onを上回る症状の改善効果をDBSに期待することが難しいことや、パーキンソン病の進行をDBSで止められないことも説明する。出血や感染、認知機能の低下やうつ、衝動制御障害の危険性について本人、家族に話しておくことも大切である。

図4 手術のタイミング

50歳を発症年齢とすると、5年経過した50歳代後半は早期手術、10〜15年ほど経過してからは進行期手術のタイミングとなる。また最近は70〜75歳の高齢者で手術を検討する機会も増えている(矢印)。

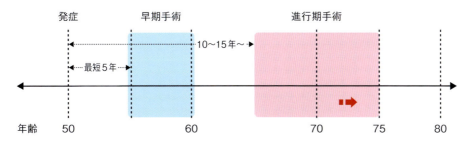

CQ 深部刺激ターゲットはどのように計画し決定するか？

DBSの目標点はT1強調MRI画像で前交連と後交連を同定し（図5），2点の中間点（mid-commissural point：MCP）を指標に決定する．STNの目標点はMCPの外側10～13mm，後方2～4mm，下方4～5mm，GPiの目標点はMCPの外側19～21mm，前方2～3mm，下方3～4mmに位置する．またSTNには赤核，GPiには視索の位置も参照して目標点を決定する．

STNの目標点決定に赤核を参照する場合には，T2強調画像や磁化率強調画像を用いて描出した赤核の外側縁から3mm外側，前縁，上縁から2mm下方の点を標的とする（図6）．GPiでは視索の直上に電極先端が到達するよう目標点を設定する（図7）．

目標点が決まれば，進入経路をナビゲーションアプリケーションで計画する．出血合併症を防ぐため，造影T1強調画像を参照して脳室と視床線条体静脈，脳溝，皮質静脈を避ける（図8）．

術中のSTN確認には，微小電極記録による神経活動のパターン認識とマクロ電極による試験刺激の効果から電極留置点を決定する．微小電極記録を行うと，STNに至る前に視床腹側核の神経活動を確認し，その後バックグラウンドノイズの上昇とともに30～50Hzで不規則に発火する複数の神経細胞が現れて視床下核に進入したことがわかる（図9）．さらに1～2mm進み黒質網様部（substantia nigra pars reticulata：SNr）に入ると規則的な50～100Hzの神経細胞の活動が記録される．もし視床腹側核の神経活動が確認できなければ，視床下核の前方に進入している可能性が高く後方に電極を移動する．また試験刺激を行い錐体路徴候が現れれば，視床下核の外側および前方に進入しており，目標点を内側あるいは後方へ動かす．また眼球運動の障

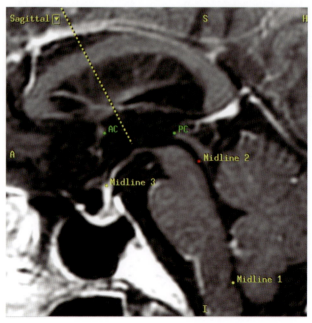

図5 前交連，後交連と正中構造
T1画像を用いて前交連，後交連の中点を計算し，また正中構造で画像のレジストレーションを行う．

AC：前交連
PC：後交連
Midline 1：第四脳室門
Midline 2：中脳水道
Midline 3：下垂体茎

戸田弘紀，他．脳神経外科速報 2014．より改変

図6 視床下核（STN）と赤核（RN）の模式図とMRI画像
a：冠状断，**b**：水平断，**c**：T2強調画像冠状断，**d**：T2強調画像水平断，**e**：磁化率強調画像水平断。

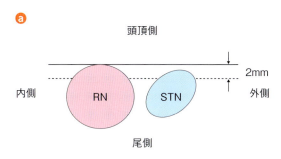
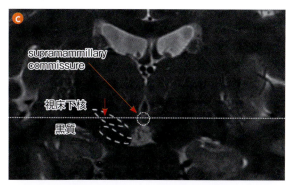
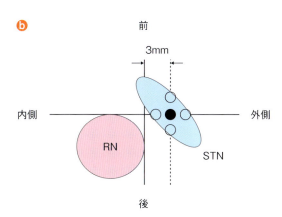
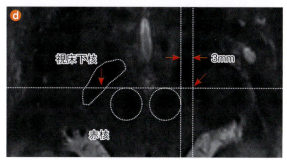
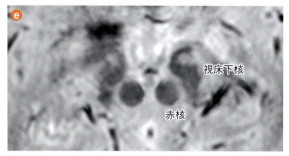

戸田弘紀, 他. 脳神経外科速報 2014. より改変

図7 淡蒼球内節のMRI画像
STIR画像（**a**：水平断，**c**：冠状断），磁化率強調画像（**b**）。

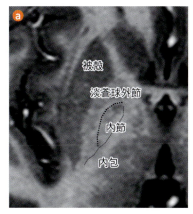
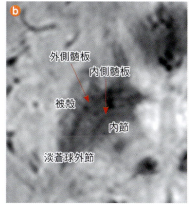
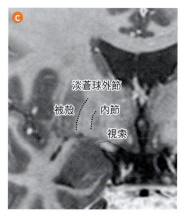

戸田弘紀, 他. 脳神経外科速報 2014. より改変

II 各論

害が現れた場合には，内側に入っており目標点を外側へ移動させる（図10）。

　GPiでも同様に微小電極記録と試験刺激の結果で電極留置点を決定する。GPiの微小電極記録では，線条体と淡蒼球外節（external segment of the globus pallidus：Gpe）を経てGPiの腹側境界を越えるまで，それぞれの神経活動パターンを確認することができる（図11）。線条体の発火頻度は1Hz以下であり，GPeに入るとslow frequency discharges with pause（SFD-P）とlow frequency discharges with burst（LFD-B）が現れる。GPeで記録される神経活動の80～90％は40～60Hz前後のSFD-Pで，10～20％が20Hz前後で不規則なburstを伴うLFD-Bである。GPeを越えてGPiに入る前に60～80Hzのborder cellsが記録できればGPeとGPiの境界層である。GPiに

図8　電極進入経路
電極進入経路（白点）は皮質静脈（a），脳溝（b），側脳室（c）を避ける。

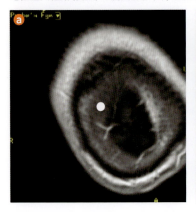
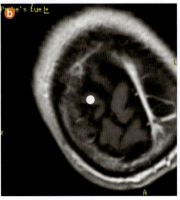
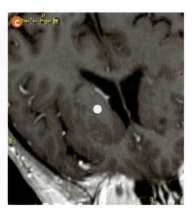

戸田弘紀, 他. 脳神経外科速報 2014.より改変

図9　視床下核（STN）と黒質網様体（SNr）の微小電極記録

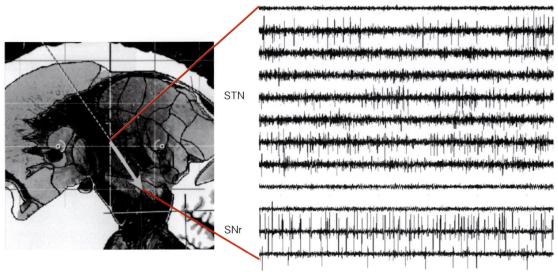

戸田弘紀, 他. 脳神経外科 2011.より転載

入ると特徴的なhigh frequency discharge(HFD)が現れる。HFDは70〜120Hz前後で時折不規則なpauseが挿入される。約50%の神経は受動・自発運動に反応するため，GPi内部に体部位局在を確認することができる。淡蒼球内では上肢は下肢の外側に位置する。なおGPiの記録中に30〜40Hzのborder cellが確認できれば，GPiをさらにGPieとGPiiに区分できる。また振戦例ではGPiにtremor cellを認める。GPiの腹側境界を越えると視索が近づき，フラッシュライト刺激によるMER記録の変化や試験刺激による閃光や視野異常の出現で視索の位置を推定できる。もし電極が至適部位

図10 視床下核(STN)と周囲の刺激に伴う効果と副作用

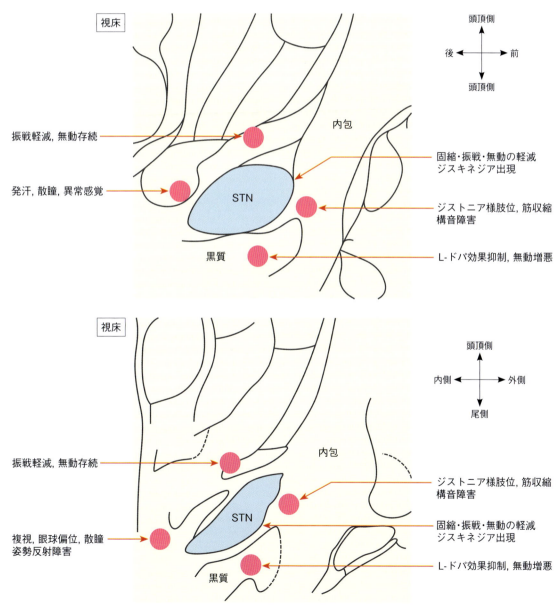

Volkmann, et al. Stimulation of the subthalamic nucleus for Parkinson's disease. Medtronic 2001. より改変

II 各論

より内側あるいは後方に入っていれば，試験刺激で内包が刺激され，筋収縮を起こす．外側に入っているとGPeが長くGPiは短く記録され，またGPe-GPi間の境界層も長くなる．GPiが4〜6mmにわたって記録され，電極先端が視索の2〜3mm直上にあり，視覚異常および錐体路刺激徴候を誘発する刺激閾値が4V前後であればよい電極留置点である．

図11 線条体から淡蒼球外節，内節までの微小電極記録

SFD-P：slow frequency discharges with pause
LFD-B：low frequency discharges with burst
HFD：high frequency discharges

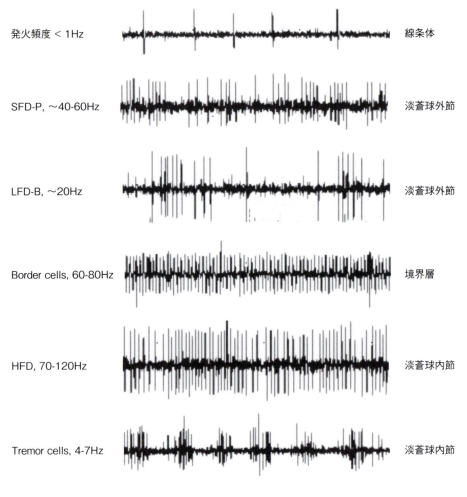

戸田弘紀, 他. 脳神経外科 2011. より改変

CQ 術後の刺激をどのように設定するか？

　刺激条件は60〜90μsecのパルス幅と130Hzの刺激頻度が一般的である。目標点に留置した電極を1〜3.5V前後で刺激し，治療効果と副作用の発現を確認する。有効な電極を陰極，刺激装置を陽極に選び，単極（モノポーラー）刺激を設定する。刺激領域を限定したい場合は，隣接する電極を陰極と陽極にした双極（バイポーラー）刺激を用いる。さらに複数の刺激プログラムを組み合わせるinterleaved pulse刺激の方法もある。

　手術後には電極挿入により破壊術と同様の効果が一時的にみられる。これをmicro-lesion効果とよぶ。このmicro-lesion効果の消失を待って刺激条件を設定する。STNの内部では不随意運動に関係する運動系ニューロンが背外側に位置し，高次脳機能に関係する連合系ニューロンが腹側，情動に関係する辺縁系ニューロンが内腹側に位置する。従ってSTNの背外側を刺激する。実際には視床下核の背側にある不確帯刺激まで刺激範囲を広げる場合もある。またGPiでは後腹側の刺激がパーキンソン病の運動症状やジスキネジアに対して有効であるため，できるだけ腹側の電極を使用する。一般にGPi-DBSに比べてSTN-DBSのほうが低い刺激強度で効果が得られる。

　刺激条件設定の際に，STN刺激では錐体路や脊髄視床路，また動眼神経線維への刺激波及を回避し，またGPi刺激では内包後脚や視索への刺激波及を避ける。STN-DBSでは刺激開始後に薬物減量が可能となる。一方GPi-DBSでは薬物は減量されない。なお高次脳機能や精神症状への影響は時間が経ってから現れることも考慮して経過観察する。STN-DBSでは高次脳機能低下やうつ，衝動制御障害などの精神症状への影響が懸念されるが，GPi-DBSでも注意が必要である。

　さて単極刺激には通常1つの電極を用いるが，刺激範囲を広げたいときには複数の電極を陰極とする。また逆に範囲を限定したいときは双極刺激を用いる。さらに最近は従来の円筒型電極に代わり，ディレクショナル電極を用いて刺激部位に方向性をもたせることもできるようになった（カレント・ステアリング，図12a）。

　また刺激装置の進歩によりマルチプログラミング機能（interleaved pulse stimulation, 図12b）を用いて複雑な刺激領域を形成することもできる。さらにこれまでは定電圧刺激の設定のみで実際の刺激電流量は変動している可能性があったが，最近の刺激装置は定電流刺激設定も可能である。充電式の刺激装置も使用できる。

　刺激条件が一度定まると，その後大きく条件を変更する必要性は低くなる。ただし年単位の病状進行に応じて刺激条件の見直しは必要である。DBS術後も病状は進行するが，STN-DBSのオフ症状に対する効果は5年以上期待できる。

> ▶**Pitfall** 薬物の減量はSTN-DBSの利点だが，刺激調整中にドパミン調節異常症候群を併発したり，ドパミンアゴニストの減量中断でドパミンアゴニスト離脱症候群を発症することもある。刺激導入後も急な薬物の減量や中断は行わず，数週間かけて刺激の調整と薬物の減量を行う。

図12 カレントステアリング(a)とInterleaved pulse stimulation(b)

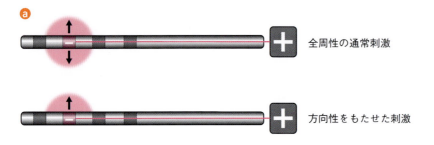

全周性の通常刺激

方向性をもたせた刺激

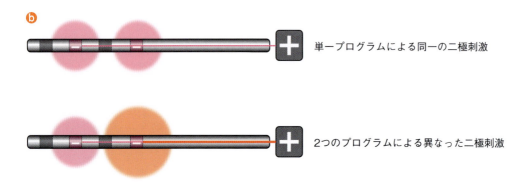

単一プログラムによる同一の二極刺激

2つのプログラムによる異なった二極刺激

◆ 文献

1) Yamawaki M, Kusumi M, et al. Changes in prevalence and incidence of Parkinson's disease in Japan during a quarter of a century. Neuroepidemiology 2009; 32 (4): 263-9.
2) Rizzo G, Copetti M, et al. Accuracy of clinical diagnosis of Parkinson disease: A systematic review and meta-analysis. Neurology 2016; 86 (6): 566-76.
3) Forsaa EB, Larsen JP, et al. What predicts mortality in Parkinson disease?: a prospective population-based long-term study. Neurology 2010; 75 (14): 1270-6.
4) Macleod AD, Taylor KS, et al. Mortality in Parkinson's disease: a systematic review and meta-analysis. Mov Disord 2014; 29 (13): 1615-22.
5) Jankovic J, Schwartz KS, et al. Re-emergent tremor of Parkinson's disease. J Neurol Neurosurg Psychiatry 1999; 67 (5): 646-50.
6) Fujiwara Y, Suzuki H, et al. Brief screening tool for mild cognitive impairment in older Japanese: validation of the Japanese version of the Montreal Cognitive Assessment. Geriatr Gerontol Int 2010; 10 (3): 225-32.
7) Dalrymple-Alford JC, MacAskill MR, et al. The MoCA: well-suited screen for cognitive impairment in Parkinson disease. Neurology 2010; 75 (19): 1717-25.
8) Schuepbach WM, Rau J, et al. Neurostimulation for Parkinson's disease with early motor complications. New Engl J Med 2013; 368 (7): 610-22.
9) Weaver FM, Follett KA, et al. Randomized trial of deep brain stimulation for Parkinson disease: thirty-six-month outcomes. Neurology 2012; 79 (1): 55-65.
10) Odekerken VJ, Boel JA, et al. GPi vs STN deep brain stimulation for Parkinson disease: Three-year follow-up. Neurology 2016; 86 (8): 755-61.

参考図書

日本神経学会. パーキンソン病治療ガイドライン2011. 医学書院, 2011.
日本定位機能脳神経外科学会. 定位機能外科治療ガイドライン 第2版. 協和企画, 東京, 2012.
武田 篤. パーキンソン病実践診療マニュアル. 中外医学社, 東京, 2016.

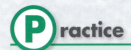

1. パーキンソン病に対する脳深部刺激療法（DBS）で正しいものを選べ

（a）発症から5〜10年の早期症例でもDBS薬物併用療法が薬物単独療法よりも治療効果が高い
（b）DBS治療開始5年後もオフ時の運動症状に対する視床下核（STN）DBSの効果は持続している
（c）ジスキネジアに対して，淡蒼球内節（GPi）DBSは間接，STN-DBSは直接の抑制効果がある
（d）薬物減量はGPi-DBSで期待できるが，STN-DBSでは期待できない
（e）DBSの運動症状改善効果はSTNとGPiいずれの刺激点でも大きな差はない

正解 （a），（b），（e）
解説 （a）EARLYSTIMというドイツ・フランスの臨床研究でDBSの早期導入の有効性が示唆された。
（b）多くの長期報告でオフ時の運動症状に対するSTN-DBSの有効性が報告されている。
（c）GPi-DBSは直接ジスキネジアを抑制し，STN-DBSは薬物減量を介して間接的に抑制する。
（d）薬物減量はSTN-DBSで期待できる。
（e）運動症状の改善はSTN-DBSがGPi-DBSに比べてわずかに優れているかほぼ同等である。

2. 定位機能神経外科で用いられる解剖学的指標と刺激効果について正しいものを選べ

（a）赤核はSTNの目標点決定に重要な構造である
（b）前交連，後交連は位置決定に重要ではない
（c）GPiの刺激が強くなると眼球運動障害を生じる
（d）STN-DBSはGPi-DBSに比べて低い刺激強度で効果が得られる
（e）STN-DBS後にうつや衝動制御障害など精神症状が悪化することはない

正解 （a），（d）
解説 （a）赤核の外側縁，前縁，上縁を用いてSTNの目標点を決定することができる。
（b）前交連，後交連の中点が，STN，GPiの目標点を決定する基準点となる。
（c）GPiの刺激が視索に及ぶと視野・視覚異常を誘発する。STN刺激が内側に及ぶと動眼神経に影響を及ぼし眼球運動障害をきたす。
（d）STN-DBSはGPi-DBSに比べて低い刺激強度で効果が得られる。
（e）STN-DBS後にうつや衝動制御障害が悪化することがあり，調整には注意を要する。

三叉神経痛，顔面けいれん，舌咽神経痛

札幌医科大学医学部脳神経外科　三上　毅

ssentials

疫学，特徴，用語解説，分類

　神経血管圧迫症候群とは，脳幹部からの運動神経根出口部(root exit zone)や知覚神経根進入部(root entry zone)が脳血管に圧迫されることにより種々の神経刺激状態を呈する疾患の総称である。この部は，Obersteiner-Redlich帯とよばれ，乏突起細胞のつくるミエリンとSchwann細胞がつくるミエリンの移行帯となっており，髄鞘が一部欠損し，軸索が直接露出していたり，髄鞘が薄く抵抗減弱部であり障害を受けやすい状態となっている。外科的に神経と血管を離して圧迫を解除すると，症状が消失する。

　神経圧迫症候群には，三叉神経痛，顔面けいれん，舌咽神経痛などがある。大部分が血管による圧迫であるが，まれには腫瘍や血管奇形による圧迫もあるため，診断にはMRIなどによる評価が必要である。

● 三叉神経痛

　三叉神経の各分枝，または複数の枝領域に突発的な激痛や電撃痛が起こり，数秒持続し消失する。典型的三叉神経痛は三叉神経の刺激によって生じるもので，帯状疱疹や外傷に由来する三叉神経痛と区別される。年間発生率は，10万人あたり4〜5人である。比較的高齢者に多い。

　典型的な圧迫は，上小脳動脈が三叉神経知覚根進入部を上内側から圧迫している。動脈以外の圧迫や肥厚したくも膜も原因になる。圧迫部位は，三叉神経知覚根進入部のみならず，脳槽内三叉神経のどの部位でも原因になりうる。

● 顔面けいれん

　顔面けいれんとは，一側の顔面表情筋の発作性，反復性の不随意収縮である。年間発生率は，10万人あたり約1人である。やや左側に多い。

　原因は，ほとんどが動脈による圧迫であるが，まれに静脈，動脈瘤や腫瘍が原因となることもある。顔面神経に対する圧迫部位は，運動神経根出口部であり，末梢性圧迫はまれである。圧迫血管は，後下小脳動脈，前下小脳動脈，あるいはこれらの共通幹が多くを占め，次いで椎骨動脈である。椎骨動脈は，他の血管を介して間接的な圧迫を及ぼすこともある。

● 舌咽神経痛

　扁桃，咽頭部，舌部および耳部に生じる突発的な激痛や電撃痛であり，数秒から数分持続し消失する。舌咽神経痛の発症には，舌咽神経と迷走神経の両方が関与している。年間発生率は三叉神経痛の1/100で，やや左側に多い。圧迫血管は，後下小脳動脈が多い。

診断法

　神経圧迫症候群は，いずれも特徴的な臨床症状に基づいて診断するため，問診が重要である。また，MRIによる圧迫血管の同定は必須である。CISS（constructive interference in steady state），FIESTA（fast imaging employing steady-state acquisition），balanced steady-state free precessionなどのheavily T2強調画像により神経血管を描出させ，FLASH（fast low-angle shot），SPGR（spoiled gradient recalled acquisition in the steady state），T2-FFE（T2-weighted fast field echo）などのMR angiographyと組み合わせて血管の圧迫を評価する[1]。近年では，これらのフュージョン画像により，脳幹部からの運動神経根出口部や知覚神経根進入部に対する血管の圧迫状態が評価可能である。また，動脈瘤，血管奇形や腫瘍性疾患なども原因となるため，血管以外の原因を除外するためにも必要である。多発性硬化症による三叉神経痛は，神経血管減圧術が無効であり，MRIで診断しなければばらない。

　顔面けいれんでは，電気生理学的検査も有用な診断方法である。通常では，眼窩上神経を電気刺激すると，両側眼輪筋が収縮するが，顔面けいれんでは顔面神経支配の他の筋肉（口輪筋，広頸筋，オトガイ筋など）も共収縮する。

　舌咽神経痛において，診断が困難な例ではコカイン試験とよばれる補助診断法が有用なことがある。咽頭にコカイン塗布，リドカイン塗布，リドカイン局所注射などの局所麻酔を行い，疼痛の改善を評価する方法である。舌咽神経痛では，これらの局所麻酔により疼痛が改善する。

治療法

● 三叉神経痛

①薬物療法

　カルバマゼピン，プレガバリン，トラマドール/アセトアミノフェン配合錠が使用される。そのほかフェニトイン，バルプロ酸ナトリウム，クロナゼパム，ガバペンチン，トピラマート，ラモトリギン，バクロフェンなどの有効性が報告されているが，保険適応外使用となる。

②神経ブロック療法

　薬物療法でコントロール困難な症例には，考慮すべき治療の1つである。神経ブロックは，末梢の感覚線維の神経伝導をブロックし，トリガーポイントからの刺激を減少させることで三叉神経痛を軽減させる。局所麻酔薬による神経ブロックと神経破壊術や高周波熱凝固によるブロックがある。前者は可逆的であるが，後者は1年以上効果が期待できる。

③神経血管減圧術

　典型的三叉神経痛では，唯一の根治的治療方法であり，治療の選択肢として提示するべきである。効果の期待値は，圧迫血管の有無で異なってくるので，術前のMRIによる評価が重要である。手術による三叉神経痛の消失率は，顔面けいれんより若干低い傾向であるが，神経ブロックによる神経破壊術や高周波熱凝固よりも疼痛の長期的コントロールに優れるため，医療経済学的な観点からも考慮されるべき治療である。

④ガンマナイフ

　2015年から「薬物治療で十分な効果が得られなかった三叉神経痛」に対してガンマナイフ治療が保険適応されるようになった。ガンマナイフは，高線量一括照射により三神経障害を併発させずに痛みを取る治療法であ

る。治療のターゲットは，知覚神経根進入部上に定める方法と三叉神経節後方部（retrogasserian region）に定める方法の2つがある。治療成績は，70%で完全除痛が得られることから，高齢者などの全身麻酔下での手術が困難となる症例では，外科的治療よりも優先される治療となりうる。一方で，ガンマナイフの適応となるのは，あくまで典型的三叉神経痛であり，診断が重要であることを念頭においておかなければならない。

顔面けいれん

● 薬物療法
カルバマゼピン，クロナゼパム，バクロフェンなどが効果を示す。

● ボツリヌス毒素療法
有効率の高いボツリヌス毒素療法は，発症初期から対象としてもよいという意見もある。投与には資格が必要であり，規定の講習と実技セミナーの受講などが必要となっている。手技的に困難なものではないが，投与量が多すぎると顔面神経麻痺をきたすので，少なめの量から開始する。効果持続時間は平均4カ月程度で，効果が減弱したら，反復投与する。根治的治療でないことをあらかじめ患者に話しておく必要がある。

● 神経血管減圧術
根治的治療は神経血管減圧術であることを話しておく。三叉神経痛に比較して，顔面けいれんに対する神経血管減圧術の有効性は高く，合併症も低い。手術も錐体静脈の処理が不要なことが多く，血管による圧迫が単純な場合は，推奨されるべき治療である。しかしながら，治療の必要性は患者によって異なり，患者の希望と社会的背景を鑑みながら決定していくべきである。

舌咽神経痛

● 薬物療法
三叉神経痛と同様に，カルバマゼピンやバクロフェンの効果が報告されている。

● 神経血管減圧術
有効な治療法であり効果も比較的高い。手術方法も確立してきたが，長期的な成績が少ないのが現状である。

予後に関するデータ

● 三叉神経痛
自然寛解することもあり，数カ月から数年間痛みが消失することもある。一方で，その後に出現する痛みは，頻回で持続するともいわれている[2]。

● 顔面けいれん
顔面けいれんは，寛解しないという意見が多かった。しかしながら，ボツリヌス毒素療法や神経血管減圧術を行わずに薬物療法のみで行った観察研究によると，平均12年の経過観察期間において約40%で寛解が得られている。増悪例は，約10%であった[3]。長期の顔面けいれんによりtonus phenomenonといわれる硬直性攣縮発作のために眼瞼を強制的に閉じる状態に至ることがある。また，けいれん側表情筋の筋力低下による顔面神経麻痺を認めることもある。

● 舌咽神経痛
約70%で自然寛解が得られるという報告もある[4]。

代表的画像（図1, 2）

図1　右三叉神経痛の典型例

a：SPGR
b：FIESTA
c：FIESTA-SPGR-CTフュージョン画像
d：術中所見

上小脳動脈（SCA）が上方から三叉神経の内側へ嵌まり込むように圧迫している。

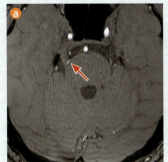
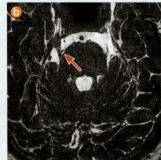
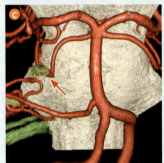
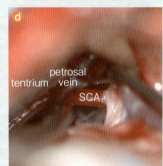

図2　左顔面けいれんの典型例

a：SPGR
b：FIESTA
c：FIESTA-SPGR-CTフュージョン画像
d：術中所見

後下小脳動脈（PICA）が下方からsupraolivary fossetteを圧迫している。

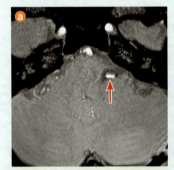
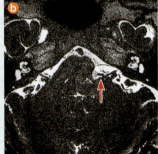
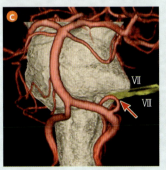
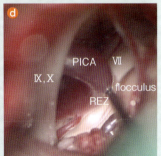

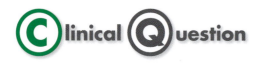

CQ 診断のポイントは？

　手術が有効であるかどうかは，典型的症状の理解と鑑別すべき疾患を確実に除外することである．

● 三叉神経痛

　典型的三叉神経痛の痛みは三叉神経に限られ，感覚障害を伴わない．睡眠中は消失する．痛みは主に第2，3枝領域に起こることが多く，第1枝領域が単独に傷害されることは少ない．通常，疼痛誘発帯（トリガーゾーン）があり，この部の機械的刺激により疼痛が誘発される．具体的には，あくびや咀嚼などの顔を動かす行為や歯磨き，ひげそり，洗顔などの顔面に接触する行為により誘発される．

　鑑別すべき疾患は，帯状疱疹に伴う三叉神経痛や外傷，多発性硬化症に伴う三叉神経痛である．既往に帯状疱疹，外傷，多発性硬化症などがないかを問診する．帯状疱疹が発生すると，ヘルペスが消失した後も神経痛を生じる．神経痛が3カ月以内に消失するものを帯状疱疹による三叉神経痛とよび，3カ月以上持続する痛みを帯状疱疹後神経痛とよぶ．痛みの性状は，焼け付くような，突き刺すような，またはズキンとするような，びりびりするようなあるいは疼くような痛みで，皮膚のアロディニアを伴うことが多い．ほかには，多発性硬化症に伴う三叉神経痛がある．多発性硬化症プラークによる三叉神経根の障害で起こり，多発性硬化の臨床症候を伴う．痛みの性状は，典型的三叉神経痛の特徴をもつ．

● 顔面けいれん

　顔面けいれんの典型例は，下眼瞼の周囲から始まり，眼輪筋の小さい単収縮から徐々に頬部や口角へと広がる．前頭筋のみにみられることはまれであり，睡眠中にもみられる．精神的緊張により誘発される．異常連合運動（abnormal synkinesis）がみられる．具体的には，眼輪筋の随意収縮により口輪筋が収縮し，逆に口輪筋の随意収縮により眼輪筋が収縮する．また，顔面けいれんや随意的な表情筋運動の際に，けいれん側で低音性の雑音を自覚する．

　顔面けいれんと鑑別を要する運動障害は，眼瞼けいれん，顔面神経チック，顔面神経麻痺後の病的共同運動などがある．眼瞼けいれんはジストニアに分類され，両側対称性に眼瞼上部の眼輪筋の同期的な筋収縮を認め，感覚トリックを認めることが多い．感覚トリックとは，感覚的刺激により症状が軽くなることで，顔を触るなどの刺激により眼瞼けいれんが改善する現象である．顔全体に広がる場合はメージュ（Meige）症候群といわれる．顔面神経チックは，随意的に抑制することができる．最も鑑別が困難であるのは，顔面神経麻痺後の共同運動障害である．症状は，顔面けいれんと酷似しており，顔面神経麻痺の既往がないかを問診する必要がある．

● 舌咽神経痛

　三叉神経痛と同様に突発的な激痛や電撃痛であり，数秒から数分持続し消失する。睡眠中も症状がある。痛みは，扁桃，咽頭部，舌部および耳部に生じる。冷たいものを嚥下したり，あくび，咳や会話などで誘発される。まれに失神や徐脈を伴う。

CQ 三叉神経痛と舌咽神経痛との鑑別は？

　三叉神経痛と舌咽神経痛は，症状が酷似している場合もあり，鑑別が困難なことがある。鑑別点としては，いくつか挙げられるが，口腔内疼痛部位の正確な把握は難しいので注意を要する。痛みの出現部位は，三叉神経痛は歯肉部や頬粘膜で，舌咽神経痛は扁桃や軟口蓋である。疼痛が誘発される部位は，三叉神経痛は口唇，鼻翼や頬であるが，舌咽神経痛は耳介近傍である。局所麻酔薬による塗布テストによると，舌咽神経痛では扁頭や咽頭にリドカインを塗布すると痛みが寛解するが，三叉神経痛では寛解しない。

CQ 画像診断のポイントは？

　撮像方法は前述したようにheavily T2強調画像とMR angiographyと組み合わせて血管の圧迫を評価する[1]。臨床的には，これらのフュージョン画像を作成するとより認識が容易になる。各疾患における特徴的な所見は以下のとおりである。

● 三叉神経痛

　典型的には，上小脳動脈が上方から圧迫，もしくは前下小脳動脈が下方から圧迫している。まれに，脳底動脈や椎骨動脈による圧迫例がある。三叉神経の圧迫は70～80％において中枢側で起こっており，末梢側の頻度は低い。また，患側の脳槽内三叉神経の変形や萎縮などもよくみられる所見である。静脈による圧迫は10％程度といわれ（図3），圧迫血管の認めない症例も約5％存在する。

● 顔面けいれん

　典型的には，前下小脳動脈，後下小脳動脈もしくはそれらの共通幹により圧迫されている。前下小脳動脈は，穿通枝が短く移動方向が限られているため，どの血管による圧迫なのかを認識しておく必要がある。基本的には，顔面神経は橋延髄移行部から出ており，root entry zone（REZ）は橋延髄外側溝と延髄オリーブ外側溝が合流してできる上オリーブ小窩（supraolivary fossette）に存在する。従って，血管のループがsupraolivary fossetteに入り込んだ形状となっていることが多い。まれにcisternal segmentでの末梢性圧迫病変も存在する。

● 舌咽神経痛

　典型的には，後下小脳動脈による圧迫で，まれに前下小脳動脈による圧迫例が存

II 各論

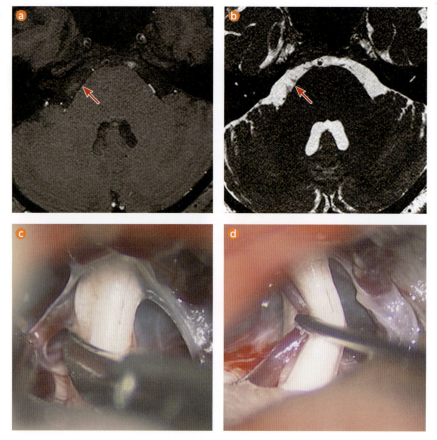

図3 静脈圧迫による右三叉神経痛
a：SPGR
b：FIESTA
c：術中所見
d：術中所見

在する．圧迫は，ほとんどが中枢側のREZ近傍で起こり，腹側から神経を圧迫していることが多い．

CQ 薬物治療の進め方は？

● 三叉神経痛

　第一選択としては，カルバマゼピンが用いられる．有効率は60～90％であり，典型的三叉神経痛ではなんらかの効果が得られることが多い．カルバマゼピンによる疼痛抑制効果を判定して，治療的診断に用いることもできる．効果がなければ，徐々に増加していく．最大投与量は1日1,200mgであるが，容量増加により眠気，ふらつき，複視，精神機能低下などの副作用も増加する．第二にプレガバリンが挙げられる．発売当初の適応は，帯状疱疹後疼痛に限られていたが，2010年から三叉神経痛でも使用可能になった．効果は，カルバマゼピンと同等であり，劇症肝炎や薬剤性湿疹などの副作用発生頻度が低い．また，めまい，眠気，意識消失などもカルバマゼピンより頻度が低いが，自動車の運転などの危険を伴う操作は避けるように指導する．

　これらが無効の際には，トラマドール/アセトアミノフェン配合錠を試みる．非麻薬のオピオイド鎮痛薬と解熱鎮痛薬を配合した鎮痛薬であり，相乗効果が期待で

きる．侵害受容性疼痛から神経障害性疼痛まで，幅広いさまざまな痛みに対して強い鎮痛効果を発揮できる薬である．しかしながら，長期使用では肝機能障害やオピオイド鎮痛薬と同様の依存性のリスクもあるため，注意を要する．

● 顔面けいれん

三叉神経痛同様に．しかしながら，これらの薬剤の効果は短期間で，ボツリヌス毒素療法や手術療法に比べて効果が低い．カルバマゼピンは，1日600～1,200mgの高用量で効果を示すが，副作用も考慮しなければならない．バクロフェンは，1日37.5mgの分3で処方する．

CQ 手術シミュレーション画像のポイントは？

手術の難易度を決定する要素として開頭，脳槽内操作，血管操作の3つがある．この3つの要素を術前に認識しておくと，手術操作がよりスムーズになる．シミュレーション画像は，CTとMRIを使い三次元画像を作成する（図4）．以前はCT angiographyとFIESTAのフュージョン画像を作成していたが，撮像技術と画像作成技術の向上に伴って，MR angiographyを使用すると造影剤なしでも画像作成可能になった．

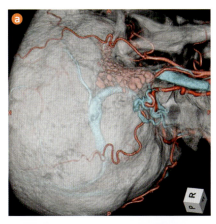
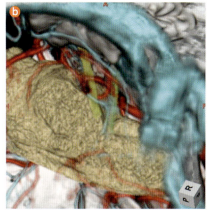
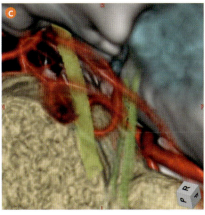
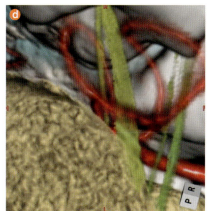

図4 右顔面けいれんのシミュレーション画像

a：頭蓋骨上の骨透過性画像．
b：開頭後のシミュレーション画像．
c：神経周囲の画像：下位脳神経方向から観察するイメージ．
d：神経周囲の画像：顔面神経を頭側から観察するイメージ．

Ⅱ 各論

● 開頭

頭蓋骨の情報から，乳突蜂巣の発達，S状静脈洞の形状と発達度，乳突導出静脈の位置，錐体骨の形状を認識する．骨透過性画像を用いて，後頭乳突縫合と乳突蜂巣の含気の位置関係やS状静脈洞の後縁との位置関係を認識して開頭に備える．

● 脳槽内操作

脳槽の広さを認識しておく．脳槽が狭くなおかつ椎骨動脈の移動が必要な場合は，スペースがないことを十分に認識しておく．また，どの方向から神経をみるべきかを術前に認識しておく．三叉神経痛では，移動すべき血管がわかっていても，小脳テント側と錐体骨側の両方から観察するべきであり，どのような見え方になるかをシミュレーションしておく．また，顔面けいれんでは，通常は下位脳神経側から見ていくため，下側からのイメージが必要である．末梢性圧迫などの顔面神経の頭側を見る必要がある場合は，小脳片葉と聴神経との間を剥離しなければならないため，若干頭側からの視野角もイメージしておく．

● 血管操作

どの血管が圧迫に関与しているかと，どの方向にずらせそうかを認識しておく．

CQ 手術のタイミングと説明のポイントは？

定型的な手術であるが，合併症も一定の割合で存在する．従って，第一に考慮されるのは薬物療法である．手術のタイミングは，薬物療法の継続が困難であったり，日常生活に支障をきたすなどの相対的基準のもとに決定される．少なくとも1年は内服治療を行うか，経過観察する．しかしながら，血管による圧迫が確認された場合，根治的治療は神経血管減圧術であることを話しておくべきである．三叉神経痛に比べて，顔面けいれんに対する神経血管減圧術の有効性は比較的高く，手術の技術的難易度からみても推奨しやすいが，症例の難易度は各症例で異なることを認識する．手術の難易度と患者の希望と社会的背景を鑑みながら手術を決定するべきである．また，近年では高齢者の手術希望者も増えている．高齢者においても，同等の効果を示している報告もあるが，術前の日常生活動作や認知機能などを考慮すべきである．各疾患における，一般的な効果と合併症を以下に示す．

● 三叉神経痛

三叉神経痛に対する神経血管減圧術後の疼痛消失率は約70～90％であり，再発率は5～30％である[5]．手術による死亡率は多くの施設において1％以下である．最大の合併症は髄液漏であり，脳神経障害の多くは一過性である．三叉神経領域の感覚障害は若干高い報告もあるが，永続的な障害としての滑車神経麻痺，顔面神経麻痺，聴力障害の頻度はおおむね2％以下である．

● 顔面けいれん

神経血管減圧術後の顔面けいれん消失率は約85〜95%であり，再発率は5〜10%である。三叉神経痛よりも効果が高く，再発率も低い。最大の合併症は，三叉神経痛と同様に髄液漏に関連する合併症であり，約5%と報告されている。脳神経障害の多くは一過性である。永続的な障害としては，顔面神経麻痺，聴力障害，下位脳神経麻痺があり，頻度は2%以下である。

● 舌咽神経痛

神経血管減圧術後の疼痛消失率は約75〜95%である。合併症は，上記の三叉神経痛や顔面けいれんと同様で，髄液漏や脳神経障害がある。永続的な障害としての下位脳神経障害は，10%を超える報告があり，上記と比較して高い。また，近年の報告では比較的成績がよいが，過去のレビューでは，死亡率が1.1〜5%と報告されている。原因としては，血圧の急激な変動や不整脈，失神などの循環器系の不安定性とされており，周術期の管理についてあらかじめ麻酔科と協議しておくことが必要である。

CQ 手術のモニタリングは？

● 聴性脳幹反応（ABR）

神経血管減圧術では，蝸牛神経が術野に現れるため，手術侵襲により聴力障害をきたす可能性がある（図5）。術中に聴性脳幹反応（auditory brainstem response：

図5 ABRによるモニタリング
硬膜切開後に髄液排出するとVが延長しているが，その後は著変なく経過した。

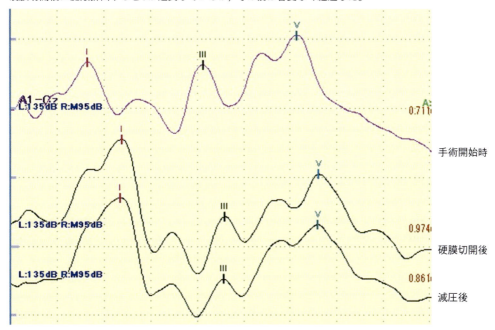

手術開始時
硬膜切開後
減圧後

ABR)をモニタリングすることにより，聴力の温存に最大限の配慮を行う．V波の潜時に注目してモニタリングを行い，1.5msec以上延長がみられたら，操作を休止し回復を待つ．1.0msec程度であれば，髄液排出や麻酔深度でも影響を受けるという意見もあるが，軽度聴力障害を受けることもあり警告は必要であろう[6]．

● 異常筋反応（AMR）

顔面けいれんの神経血管減圧術において，REZから血管の圧迫が解除されると，異常筋反応（abnormal muscle response：AMR）が消失あるいは著明に振幅が低下する．AMRの消失に伴って，顔面けいれんが消失すると考えてよいが，必ずしも消失せずに減弱のみの場合もある（図6）．しかしながら，消失しない場合は圧迫が解除されていない可能性があるか再度確認する必要がある．

CQ 三叉神経の手術のピットフォールは？

錐体静脈を温存しながら，くも膜を可及的に剥離することにより，展開がよくなる．後頭蓋窩が狭い場合は，superior semilunar lobuleとinferior semilunar lobuleとの間のhorizontal fissureを開けることにより，三叉神経のREZ周囲を十分に観察することが可能である（図7）．また，圧迫は上小脳動脈が上方から圧迫していることが多く，テント面から上小脳動脈を広く剥離することで，三叉神経の腹側の観察も可能になり，血管のREZからの移動も容易になる．また，三叉神経周囲の癒着や屈曲が影響を及ぼしているという意見もあり，少なくともREZ周囲の圧迫の強い部分のくも膜柱を十分に切って，三叉神経にかかる牽引を軽減させる．

明らかな動脈による圧迫が認めない場合は，静脈が責任血管である可能性がある．静脈による圧痕が三叉神経にみられる場合は，静脈の処置を行う．Transvers pontine veinは，凝固切断が可能であるとの意見もあるが，移動が可能であれば移動するのが望ましい．

図6 術中のAMR
減圧後（b）にオトガイ筋からの異常筋電図反応が減弱した．

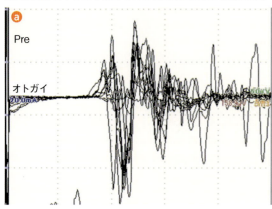 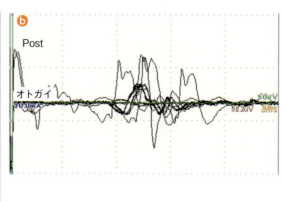

図7 右三叉神経痛の神経周囲の展開

a：petrosal veinの剥離。
b：horizontal fissureのくも膜を切開。
c：inferior semilunar lobuleが牽引され三叉神経の視認性が向上。
d：三叉神経内側に嵌まり込んだ前下小脳動脈（AICA）を移動。

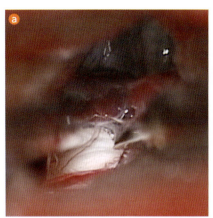
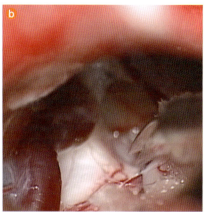
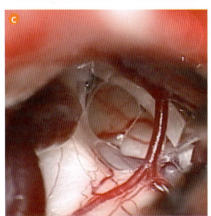
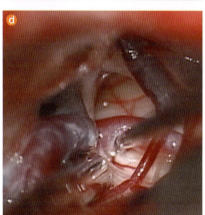

CQ 顔面けいれんの手術のピットフォールは？

　圧迫は，後下小脳動脈による場合，前下小脳動脈による場合あるいはそれらの共通幹による場合がある。後下小脳動脈は穿通枝が比較的長く，転移が可能な範囲が広いため手前に引きずり出すことも可能なことがある。しかしながら，それ以外は穿通枝が短いことが多く移動可能な範囲に制限があり，jugular tuberculumの腹側の錐体骨へ貼り付ける方法（transposition）と腹側へ押し込みprosthesisで固定する方法（interposition）のパターンが限られてくる。これらのtransposition法がいいのかinterposition法がいいのかの議論もあるが，穿通枝の長さによる制限があるため，複合的に考慮して適切に対応すべきであろう。

　椎骨動脈が脳底動脈へ合流する前に外側方向へ屈曲が強いと圧迫に関与する[7]（図8）。圧迫のパターンは，直接的圧迫もしくは前下小脳動脈や後下小脳動脈を挟んで間接的に圧迫する2通り存在する。椎骨動脈が圧迫に関与している際は，蛇行によるsupraolivary fossetteの窪みも強く，視野がとりにくいことがある。ほとんどの場合は間接的な圧迫であり，椎骨動脈を移動させた後にsupraolivary fossetteに血管が存在していないかをきちんと確認する必要がある。また，減圧術における移

図8 椎骨動脈が間接的に圧迫している顔面けいれん

a：SPGR
b：FIESTA
c：FIESTA-SPGR-CTフュージョン画像
d：術中所見：後下小脳動脈（PICA）が直接圧迫をしており，その下方から椎骨動脈がPICAを圧迫。

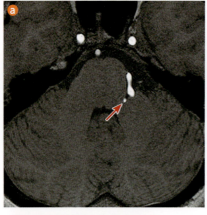
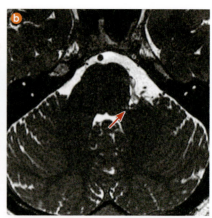
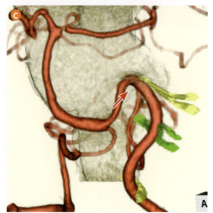
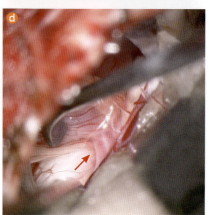

動方向は，ほとんどの例で頚静脈結節の内側であるが，元に戻ってくることがあるために，下方から少しずつ移動させて一点に力が加わらないように配慮して固定させる。

約5％において，末梢性の圧迫による非定型顔面けいれんがある[8]（図9）。通常のタイプと異なり，顔面神経を頭側から見なければならないため，小脳片葉と聴神経との間を剥離することが必要なこともある。術後合併症として，通常の顔面けいれんよりも聴力障害の頻度が高く，術前の圧迫部位の認識が重要である。

CQ 再手術の適応と注意点は？

顔面けいれん術後の効果は，術直後から消失することが多いが，約10〜20％の症例では緩徐に消失すると報告されている[9]。従って，画像上で減圧が確認されていれば，むやみに早期に再手術を行わず，2〜3年は待ったほうが望ましい。しかしながら，長期経過観察後の再手術は治療成績が必ずしも良くないので，合併症については十分なインフォームドコンセントが必要であろう。

一方で三叉神経痛の場合は，遅発性の消失例は約10％以下であり，再発例のほうが問題視される。再発は，prosthesisによる肉芽形成が原因となることが多く，切除

三叉神経痛，顔面けいれん，舌咽神経痛

図9 脳槽部での圧迫による顔面けいれん

後下小脳動脈(PICA)が顔面神経と聴神経の間を通り挟まり込んでいる。
- **a**：SPGR
- **b**：FIESTA
- **c**：FIESTA-SPGR-CTフュージョン画像
- **d**：術中所見：PICAが顔面神経と聴神経の間に挟まり込んでいる。
- **e**：術中所見：挟まり込んだPICAを尾側へ転移。

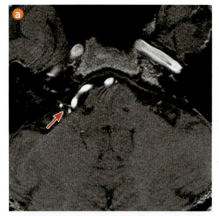
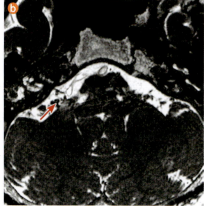
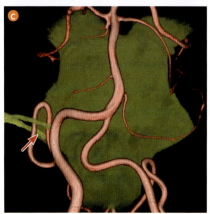
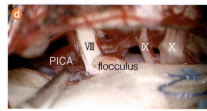
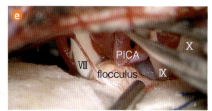

により良好な成績も得られているが，手術の難易度が高く合併症率も高い。ガンマナイフなどの治療も選択肢に入れながら考慮しなければならない。

◆ 文献

1) Haller S, Etienne L, et al. Imaging of Neurovascular Compression Syndromes: Trigeminal Neuralgia, Hemifacial Spasm, Vestibular Paroxysmia, and Glossopharyngeal Neuralgia. AJNR Am J Neuroradiol 2016; 37 (8): 1384-92.
2) Love S, Coakham HB. Trigeminal neuralgia: pathology and pathogenesis. Brain 2001; 124 (Pt 12): 2347-60.
3) Lee JA, Kim KH, et al. Natural History of Untreated Hemifacial Spasm: A Study of 104 Consecutive Patients over 5 Years. Stereotact Funct Neurosurg 2017; 95 (1): 21-5.
4) Rushton JG, Stevens JC, et al. Glossopharyngeal (vagoglossopharyngeal) neuralgia: a study of 217 cases. Arch Neurol 1981; 38 (4): 201-5.
5) Zakrzewska JM, Akram H. Neurosurgical interventions for the treatment of classical trigeminal neuralgia. Cochrane Database Syst Reviews 2011 (9): Cd007312.
6) 関谷 徹. 脳神経減圧術中の電気生理学的モニタリング. In: 近藤 明, ed. 悩める人のための神経血管減圧術, サイメッド・パブリケーションズ, 東京, 2002, 74-88.
7) Mikami T, Minamida Y, et al. Microvascular decompression for hemifacial spasm associated with the vertebral artery. Neurosurg Rev 2013; 36 (2): 303-8, discussion 308-9.
8) Ryu H, Yamamoto S, et al. Hemifacial spasm caused by vascular compression of the distal portion of the facial nerve. Report of seven cases. J Neurosurg 1998; 88 (3): 605-9.
9) Jo KW, Kong DS, et al. Microvascular decompression for hemifacial spasm: long-term outcome and prognostic factors, with emphasis on delayed cure. Neurosurg Rev 2013; 36 (2): 297-301, discussion 301-2.

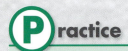

1. 典型的三叉神経痛の臨床的特徴として正しいものを選べ

(a) 精神的緊張に影響されない
(b) 数時間持続する
(c) 睡眠中には発作がない
(d) トリガーゾーンがある
(e) 顔面の知覚低下を伴う

正解 (c), (d)

解説
(a) 精神的緊張で増悪することが多い。
(b) 数秒持続し消失する。1分以上持続することはまれである。
(c) 顔面けいれんや舌咽神経痛では，睡眠中も症状がある。
(d) 疼痛誘発帯（トリガーゾーン）の機械的刺激により疼痛が誘発される。
(e) 症候性では三叉神経領域の知覚低下を認めることがあるが，典型的三叉神経痛では顔面の知覚低下を伴わない。

2. 顔面けいれんに対する神経血管減圧術を決定する際に，考慮すべきことを選べ

(a) けいれんの頻度
(b) 年齢
(c) ボツリヌス毒素療法の満足度
(d) 血管の圧迫部位
(e) ボツリヌス毒素療法の期間

正解 (b), (c), (d)

解説
(a) 解説患者にとって，日常生活にどの程度支障をきたしているかが問題であり，手術適応はけいれんの頻度や重症度によらない。手術適応は相対的であり，インフォームドコンセントと患者本人の希望で決定される。
(b) 高齢者に対する治療成績も悪くはないが，術後の離床には時間がかかり，認知症などが進むリスクもある。慎重に考慮すべきであろう。
(c) ボツリヌス毒素療法の効果が不安定な場合は満足度が低い傾向がある。根治的には，神経血管減圧術であることをインフォームドコンセントしておく。
(d) 圧迫部位がREZではなく末梢性の場合は，合併症の頻度が高いので，手術の難易度を十分に検討するべきである。
(e) ボツリヌス毒素療法は，長期間比較的安定した効果が得られる。従って，比較的治療効果が得られている場合には，神経血管減圧術を無理に勧める必要はない。

Ⅱ 各論

難治性疼痛

国立病院機構奈良医療センター　**平林秀裕**

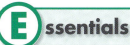ssentials

難治性疼痛とは

国際疼痛学会は「痛み」を「実際に何らかの組織損傷が起こったときい，あるいは組織損傷が起こりそうなとき，あるいはそのような損傷の際に表現されるような，不快な感覚体験および情動体験」と定義し[1]，病態により侵害受容性疼痛，神経障害性疼痛，心因性疼痛等に分類している．特に神経障害性疼痛は，神経系の解剖学的損傷，炎症，虚血，代謝異常，圧迫，神経原性腫瘍，脱髄疾患等により，知覚求心路（脊髄視床路や三叉神経等）およびその入力が遮断されたときに，侵害刺激がなくても，異所性の活動電位による過剰な興奮や興奮の異常な持続や促進が起こり，その支配領域に生じる激烈な自発痛および異常な誘発痛で，通常治療に難渋する痛みである．機能的脳神経外科の対象となる慢性疼痛は，主にこのタイプの痛みである．本邦における保有率は6〜7%程度と推定される[2]．

神経障害性疼痛の機序（図1）

完全には解明されていないが，以下のように考えられている．神経損傷後には，神経再生に伴い神経損傷部（神経腫），末梢神経線

図1　神経障害時における機能変化

神経障害に起因して末梢神経上のNaチャンネルが発現増加し，異所性興奮の原因となる．神経障害時には末梢神経にα2アドレナリン受容体が発現することや交感神経線維が脊髄後根神経節細胞に発芽し，交感神経終末から分泌されたノルアドレナリン（NA）によって末梢神経が興奮すること（機能的短絡）が知られ，これらは交感神経依存性疼痛とよばれる．

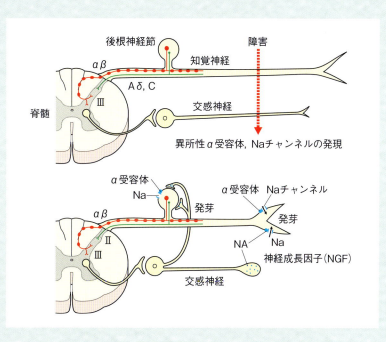

139

維，後根神経節細胞にNaチャネルの発現が増加し，自発性異所性発火が生じ，神経線維を順行性および逆行性に伝播する。末梢神経終末から神経伝達物質（サブスタンスP，calcitonin gene-related peptide：CGRP）を放出させ，すべての末梢神経終末の感作を引き起こし，興奮閾値の低下，持続性の興奮と過興奮を引き起こす。さらにCaチャネルの発現増加で神経伝達物質の分泌が促進され，脊髄後角細胞への興奮伝達が過剰に促進される。またKチャネルは神経障害時には発現が低下し，神経系の活動電位発生の抑制機構が破綻し，脊髄後角神経細胞の興奮性が増す。これらイオンチャネルや神経伝達物質の変化以外にも，TRP受容体，ATP受容体などが神経障害時には活性化し，自発痛，アロディニアや痛覚過敏に関与する。

脊髄では，持続的刺激により，脊髄後角神経細胞の興奮性が短期間増大するwindup現象が生じ，シナプス結合の長期増強が生じる。また興奮性伝達物質の分泌により，NMDA受容体の興奮が惹起され，脊髄後角神経細胞の感作が起こる。これらにミクログリアやアストロサイトの活性化も神経障害性疼痛の発症に関与する。

脊髄後角細胞は，抑制性神経伝達物質を介した脳からの下行性抑制性シナプス結合をもつ。

下行性抑制系の神経連絡は，アドレナリン作動性受容体，セロトニン作動性受容体，オピオイド受容体で調節を受けているが，神経障害時にこれら下行性抑制性入力が変性する結果，末梢からの興奮性入力に対する抑制機構が破綻し，痛覚過敏を引き起こす。一方，下行性抑制系は神経障害時には疼痛の促進系として働くことも知られている。さらに神経障害時には脊髄後角シナプス結合部のオピオイド受容体のダウンレギュレーションが生じ，脊髄後角レベルでの興奮性入力の抑制機能が低下することが，オピオイド抵抗性疼痛の成因となる。神経障害後には触刺激などの非侵害性情報を伝える線維（主にAβ線維）が軸索発芽（sprouting）を起こし，その線維を侵害受容性の脊髄後角第Ⅱ層に伸ばす現象が知られており，アロディニアの発症機序の一つとして考えられている。脊髄後角細胞からの線維は，視床後腹側核と一次体性感覚野に投射されるが，神経損傷時には体部位局在の再構築が起こり，神経障害性疼痛の発症機序の一つと考えられている[3,4]。

神経障害性疼痛を呈する疾患

通常解剖学的部位と病因により分類される。解剖学的に末梢性と中枢性に，病因にて外傷性，血管障害性，炎症，神経毒性，神経変性，傍腫瘍症候群，代謝性，ビタミン欠乏，腫瘍等に分類される。解剖・病因を考慮した神経障害性疼痛の分類を**表1**に示す。

神経障害性疼痛の診断

疼痛の現症と病歴について詳細な診察を行い，痛みの範囲が神経解剖学的に妥当であり，痛みの原因となる病変や疾患の病歴があれば，神経障害性疼痛の可能性があると診断できるが，痛みと障害された神経のデルマトームが不一致であるときもあり，痛みの性状が神経障害性疼痛に特徴的であるかなども含めて診断する必要がある。

痛みの性状に関しては，

1) 知覚異常：自発痛と刺激で誘発される痛みの両者もしくはそのどちらか（痛覚過敏・アロディニア・異常感覚）

2) 痛みの性質：電撃痛，灼熱痛，うずく痛み，拍動痛等
3) 痛みの強弱：さまざま
4) 痛みの発現する時間的パターン：持続的自発痛または発作痛

「痛み」の診察に加えて，神経病変あるいは疾患を診断するための神経放射線学的検査，血液検査などを行う。診断基準を表2に示す[5]。

表1 神経障害性疼痛をきたす疾患
末梢神経障害性と中枢神経障害性に分類し，代表的な疾患を記載。

末梢性神経障害性疼痛	中枢性神経障害性疼痛
有痛性局所神経障害（単神経障害，神経叢疾患，神経根症を含む） 　①末梢神経や神経根の圧迫（腰椎・頸椎の神経根症，手根管症候群等） 　②末梢神経の炎症（急性帯状疱疹，ギラン・バレー症候群等） 　③末梢神経の虚血や梗塞（糖尿病性単神経障害や血管性神経障害等） 　④末梢神経損傷（断端痛，乳房切除後痛，ヘルニア縫合術後痛） 　⑤病因不明のよく知られた症候群（例肋間神経痛） 有痛性多発性神経障害 　①HIV 　②大小径神経線維の多発性障害（糖尿病性，血管性，毒性，炎症性，腫瘍性） 　③小後神経線維の障害（ファブリー病，アミロイドーシス，急性糖尿病性神経障害） 帯状疱疹後神経痛 三叉神経痛および他の脳神経痛 幻肢痛 腕神経叢引き抜き症候群 がん性神経障害性疼痛（例：腫瘍の神経や神経叢浸潤，硬膜外転移，放射線療法後，薬剤性） 複合性局所疼痛症候群（complex regional pain syndrome：CRPS）	中枢性脳卒中後疼痛 パーキンソン病に伴う痛み 多発性硬化症 脊髄損傷 脊髄空洞症 脊髄腫瘍 tethered cord症候群 各種脊髄症

表2 神経障害性疼痛の診断基準
IASP神経障害性疼痛分科会（Treedeら）の基準。

確実例	痛みが神経解剖学的に局在しており，少なくとも次の診断基準のうち二つを満たす 　疼痛部位のすべてもしくは一部に知覚低下がある 　－この痛みに関連する神経病変（障害）を引き起こすことが知られている疾患が，現在もしくは今までにある 　－神経生理学，外科もしくは神経画像により確認された神経病変（障害）がある
可能性のある症例	痛みが神経解剖学的に局在しており，少なくとも次の診断基準のうち二つを満たす 　疼痛部位のすべてもしくは一部に知覚低下がある 　－病因不明 　　この痛みに関連する侵害受容性疼痛もしくは神経障害性疼痛のどちらかを引き起こすことが知られている疾患が，現在もしくは今までにある 　－放散痛もしくは発作痛みがある
可能性が薄い例	痛みが少なくとも次の診断基準のうち二つを満たす 　痛みが神経解剖学的でないところにある 　－痛みの部位に侵害受容性疼痛を引き起こすことが知られている疾患が，現在もしくは今までにある 　－知覚低下がない

治療方指針

神経障害性疼痛では，QOLが著しく障害される．患者ごとに，痛みの重症度とADL，QOLを考慮して目標を設定し，心理社会的要因も含めて，多面的アプローチにより行う．

疼痛緩和のためには，薬物療法を基本とし，薬物療法で十分な効果（通常50％以上の除痛効果）が得られないときや忍容性が低い場合には外科的治療を行う．

薬物療法としては，異所性発火によるNaチャンネルの過剰興奮抑制作用，Caチャンネル増加による興奮性アミノ酸放出の抑制作用あるいはGABA受容体活性化作用のある抗てんかん薬，慢性疼痛患者のうつ状態の改善と痛みの改善を目的とする抗うつ薬やNMDA受容体を脱感作するケタミンやオピオイドが主に使用される．

外科的治療としては，脊髄電気刺激療法（spinal cord stimulation：SCS），反復経頭蓋磁気刺激（repetitive transcranial magnetic stimulation：rTMS），大脳皮質運動野電気刺激療法（motor cortex stimulation：MCS），脳深部刺激療法（deep brain stimulation：DBS），末梢神経刺激療法（peripheral nerve stimulation：PNS），脊髄後根進入部遮断術（dorsal root entry zono-tomy：DREZotomy）などがある（図2）[6]．

ADL，QOL改善のためには，リハビリテーションなどの機能訓練を追加することも重要である．

治療効果について

治療目標は，痛みが十分に緩和され，有意義な日常生活が過ごせるようにすることであるが，満足な結果を得られないときもある．薬物療法でも外科療法でも，おおむね痛みが半分になれば，有効と評価される．

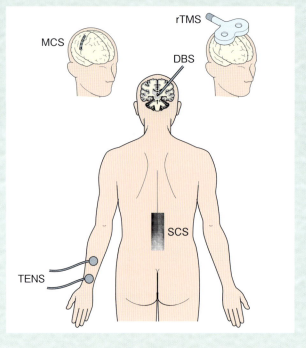

図2 難治性疼痛に対する刺激療法

SCS ： spinal cord stimulation
　　　（脊髄電気刺激療法）
rTMS： repetitive transcranial magnetic
　　　stimulation（反復経頭蓋磁気刺激）
MCS ： motor cortex stimulation
　　　（大脳皮質運動野刺激療法）
DBS ： deep brain stimulation
　　　（脳深部刺激療法）
PNS ： peripheral nerve stimulation
　　　（末梢神経刺激術）

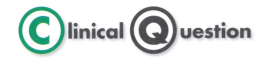

[神経障害性疼痛の診断]

CQ 神経障害性疼痛の可能性のある患者のスクリーニング方法は？

　Pain DETECT日本語版などのツール（図3）等の診断ツールを使用すると便利である[7]。

　このツールは，9項目の質問をスコアー化（0〜38点）し，カットオフ値19点で感度85％，特異度80％で神経障害性疼痛をスクリーニングできる。ただしスクリーニングツールは，絶対的なものではないので，診断においては，詳細な臨床評価が必要である。

CQ 神経障害性疼痛を診断する方法は？

　NeuPSIGが作成した診断アルゴリズムが推奨される（図4）[5]。
　痛みの範囲が神経解剖学的に妥当かつ体性感覚神経系の病変あるいは疾患を示唆されれば神経障害性疼痛の可能性があると判断する。
A：障害神経の解剖学的神経支配に一致した領域に観察される感覚障害（感覚低下，知覚過敏，アロディニア等）の他覚的所見の有無
B：検査により神経障害性疼痛を説明する神経病変あるいは疾患を有すること
　A，Bともに該当するときは，神経障害性疼痛と確定し，いずれか一方のときは，神経障害性疼痛の要素があると診断する。A, Bともに該当しない場合を除き，治療対象である。

[神経障害性疼痛の薬物療法]

CQ 神経障害性疼痛の薬物療法はどうするか？

　薬物療法ガイドラインは，European Federation of Neurological Societies（EFNS）ガイドライン[8,9]，Canadian Pain Societyガイドライン[10]，International Association for the Study of Pain（IASP），Neuropathic Pain Special Interest Group（NeuPSIG）[11]，日本ペインクリニック学会の神経障害性疼痛の薬物療法ガイドライン[12]など多数あるが，ガイドラインごとに推奨薬物が微妙に異なる。原則は，複数のランダム化比較試験（RCT）で有用性が認められた薬物を1st line（推奨度grade A）とし，オピオイド類は2nd line，1つのRCTのみで有効性が示されている薬物やRCTにより評価が分かれる薬物は3rd lineとされる。オピオイド類は，1st lineの効果が不十分で，①第1選択薬が有効濃度に達するまでの期間の痛みの改善，②急性増悪時，③急性ニューロパシックペイン，④がん性神経障害性疼痛，のいずれかの条件を満たすときに使用される。ここでは筆者の経験もふまえて，EFNSガイドラインに基づき，薬剤，適応疾患，投与量についてまとめた（表3）。

図3 The pain DETECT Questionnaire-Japanese version (PDQ-J)

9項目の質問をスコアー化（0～38点）。7つの感覚記述項目において，知覚の強度の微妙な差により6段階のLikertスケール（0＝全くない　1＝ほとんど見られない　2＝わずかにある　3＝適度にある　4＝強くある　5＝非常に強くある）で評価する。最後の2つの項目は，4つの図と感覚体地図のセットを使用し，疼痛パターンの時間的経過と空間（放射）特性を評価する。

いま現在のあなたの痛みは10点満点でどの程度ですか？

0	1	2	3	4	5	6	7	8	9	10
なし										最大

過去4週間でコットも激しい痛みはどの程度でしたか？

0	1	2	3	4	5	6	7	8	9	10
なし										最大

過去4週間の痛みの平均レベルはどの程度ですか？

0	1	2	3	4	5	6	7	8	9	10
なし										最大

あなたの痛みの経過を表す図として、どれが最もあてはまりますか？　□にチェックを付けてください。

 持続的な痛みで、痛みの程度に若干の変動がある　□

 持続的な痛みで、時々痛みの発作がある　□

 痛みが時々発作的に強まり、それ以外の時は痛みがない　□

 痛みが時々発作的に強まり、それ以外の時も痛みがある　□

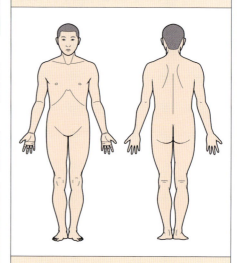

痛みのある場所を図に示してください。

痛みは多の部位にも広がりますか？
□ はい　　□ いいえ

はいと答えた方は、その場所と広がり方も書いてください。

痛みのある部位では、焼けるような痛み（例：ヒリヒリするような痛み）がありますか？
　　　一度もない □　ほとんどない □　少しある □　ある程度ある □　激しい □　非常に激しい □

ピリピリしたり、チクチク刺したりするような感じ（蟻が歩いているような、電気が流れているような感じ）がありますか？
　　　一度もない □　ほとんどない □　少しある □　ある程度ある □　激しい □　非常に激しい □

痛みがある部位を軽く触れられる（衣服や毛布が触れる）だけでも痛いですか？
　　　一度もない □　ほとんどない □　少しある □　ある程度ある □　激しい □　非常に激しい □

電気ショックのような急激な痛みの発作が起きることがありますか？
　　　一度もない □　ほとんどない □　少しある □　ある程度ある □　激しい □　非常に激しい □

冷たいものや熱いもの（お風呂のお湯など）によって痛みが起きますか？
　　　一度もない □　ほとんどない □　少しある □　ある程度ある □　激しい □　非常に激しい □

痛みのある場所に、しびれを感じますか？
　　　一度もない □　ほとんどない □　少しある □　ある程度ある □　激しい □　非常に激しい □

痛みがある部位を、少しの力（指で押す程度）で押しても痛みが起きますか？
　　　一度もない □　ほとんどない □　少しある □　ある程度ある □　激しい □　非常に激しい □

図4 神経障害性疼痛診断アルゴリズム

疼痛の訴えに対して疼痛範囲の神経解剖学的所見と体性感覚系への損傷の既往や神経疾患の有無についてを評価し，それらが認められれば，さらに感覚機能の客観的検査を行った上で神経障害性疼痛であるか否かを診断。

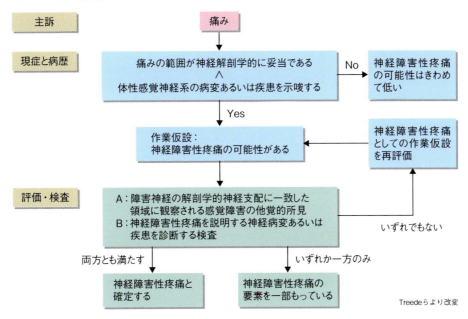

Treedeらより改変

● ガイドラインを使用するときの注意点

　神経障害性疼痛の病態・疾患は多岐にわたるにもかかわらず，多くの薬物が，帯状疱疹後疼痛や糖尿病性神経障害に対する有効性のみ検証されており，他の病態に対してはRCTなどが行われていないことが多い。

　鎮痛薬として，薬価収載されている薬物は，アミトリプチリン，プレガバリン，デュロキセチン，トラマドール，メキシチレン酸塩，ワクシニアウイルス接種家兎炎症皮膚抽出液のみで，他の薬物は，海外で有効性が示されていても，国内では「鎮痛薬」としては承認されていない点に注意が必要である。また麻薬性鎮痛薬の使用時は，疼痛医療専門医の併診も考慮する。

　主な薬物を以下に示す。

● 第1選択薬
● 抗てんかん薬
1) カルシウムチャンネルα2-δリガンド

　ガバペンチン：脊髄後核のシナプス前電位依存性Caチャンネルに作用して，グルタミン酸やサブスタンスPなどの興奮性神経伝達物質の放出を抑制する。脊髄傷害による神経障害性疼痛にも有効。

　プレガバリン：ガバペンチンのアナログで，作用機序は同じであるが，より用量依存的で，Caチャンネルへの親和性が高い。痛みの改善より睡眠や不安の改善にも有効。

表3 神経障害性疼痛に対する薬物療法

鎮痛薬として薬価収載されている薬物は，アミトリプチリン，プレガバリン，デュロキセチン，トラマドール，メキシチレン酸塩，ワクシニアウイルス接種家兎炎症皮膚抽出液のみである(2018年2月現在)。

第1選択薬

薬剤		適応	投与開始量	投与方法	最大投与量
三環系抗うつ薬	アミトリプチリン	糖尿病性ニューロパチー 帯状疱疹後痛 多発性神経炎 脳卒中後疼痛	25mg 就寝前	3〜7日毎に25mgずつ増加	150mg/日 血中濃度100ng/mL以下なら更に増加
三環系抗うつ薬	ノルトリプチリン	糖尿病性ニューロパチー 帯状疱疹後痛 多発性神経炎 脳卒中後疼痛	25mg 就寝前	3〜7日毎に25mgずつ増加	150mg/日 血中濃度100ng/mL以下なら更に増加
カルシウムチャンネルα2-δリガンド	ガバペンチン	糖尿病性ニューロパチー 帯状疱疹後痛 幻肢痛 ギラン・バレー症候群 神経障害性がん性疼痛 脊髄損傷後疼痛	100〜300mg眠前，300〜900mg/日 分3	1回100〜300mgずつ1〜7日間かけて増量	3,600mg/日分3
カルシウムチャンネルα2-δリガンド	プレガバリン	糖尿病性ニューロパチー 帯状疱疹後痛 脳卒中後疼痛 脊髄損傷後疼痛	50mg分2，75mg分3	1日300mg迄3〜7日間で増量し，以後1日150mgずつ3〜7日毎に増量	600mg/日分2，分3

第2選択薬・第3選択薬

薬剤		適応	投与開始量	投与方法	最大投与量
SNRI	デュロキセチン	糖尿病性ニューロパチー	20mg/日	1週間ごとに1日1回40〜60mgまで増量	1日60mg
抗てんかん薬	ラモトリギン	糖尿病性神経症 中枢性脳卒中後疼痛	25mg	I種間に25mgずつ増量	200mg
抗てんかん薬	バルプロ酸	帯状疱疹後疼痛	100〜200mg眠前		200〜800mg分1〜3
オピオイド	モルヒネ	糖尿病性ニューロパチー 帯状疱疹後痛 多発性神経炎 幻肢痛	10〜15mg 4時間毎	1〜2週間使用後，長時間作用型の薬物に変更する	特に投与量に制限はない(モルヒネ換算120〜180mg/日)
オピオイド	トラマドール	糖尿病性ニューロパチー 帯状疱疹後痛	50〜100mg/分1，分2	3〜7日毎に，1日50〜100mgずつを分割して増量	400mg/日分4，75歳未満300mg/日
その他	メキシレチン	糖尿病性神経症 帯状疱疹後疼痛 中枢性疼痛	300mg/日分3	週間ごとに100〜150mg増量	750mg/日分3
その他	ワクシニアウイルス接種家兎炎症皮膚抽出液	帯状疱疹後神経痛 頸肩腕症候群	4錠分2		

SNRI：選択的セロトニン-ノルアドレナリン再取り込み阻害薬

EFNSガイドライン，日本ペインクリニック学会のガイドラインより改変

2) ラモトリジン：シナプス前でNaチャンネルをブロックし、グルタミン酸放出を抑制する。中枢性脳卒中後疼痛に対する有効性も示されている。ただし低用量では効果がない
3) カルバマゼピン：三叉神経痛

● **抗うつ薬**
4) 三環系抗うつ薬(tricyclic antidepressants：TCA)：脳内におけるノルアドレナリンおよびセロトニンの再取り込みを抑制し、下行性疼痛抑制系の賦活で鎮痛作用を発揮する。またNaチャンネル、Caチャンネル遮断作用もあり、末梢レベルでも神経障害性疼痛を抑制する。アミトリプチリン、ノルトリプチン等がある。
5) Selective serotonin–norepinephrine-reuptake inhibitors(SNRI)：デュロキセチンもノルアドレナリンおよびセロトニンの再取り込みを抑制し、下行性疼痛抑制系の賦活で鎮痛作用を発揮するが、アミトリプチリンより効果は劣るが、安全性は高い。

● **オピオイド類**
6) オピオイド：帯状疱疹後疼痛などの神経障害性疼痛では有効性が示されている。
7) トラマドール：オピオイドアゴニストで三環系抗うつ薬と類似の作用をもつ薬剤である。SSRIと併用すると混乱などのセロトニン症状群を引き起こしやすい。

● **その他**
8) リドカイン：リドカインの点滴が有効な症例がある。
9) メキシチレン：抗不整脈薬であり、特に抗うつ薬と併用すると有効との報告がある。
10) ケタミン：非競合型NMDAブロッカーで脊髄損傷後の痛みには有効。

CQ 神経障害性疼痛の病態ごとにエビデンスのある薬物は？

代表的な疾患を以下に示す。
- 有痛性糖尿病性神経障害：TCA, SNRI, プレガバリン, ガバペンチン, オピオイド
- 帯状疱疹後痛：TCA, プレガバリン, ガバペンチン, 局所リドカイン貼付, オピオイド
- 有痛性多発性神経炎：TCA, プレガバリン, ガバペンチン, 局所リドカイン貼付, オピオイド
- 幻肢痛：ガバペンチン, オピオイド
- 乳房切除後痛：TCA
- ギラン・バレー症候群：プレガバリン, ガバペンチン
- がん性神経障害性疼痛：プレガバリン, ガバペンチン
- 中枢性脳卒中後疼痛：TCA, プレガバリン, ラモトリジン
- 脊髄損傷後疼痛：プレガバリン, ガバペンチン

Ⅱ 各論

[神経障害性疼痛の外科治療]

CQ 脊髄電気刺激療法（SCS）は神経障害性疼痛にどのように有効なのか？

治療抵抗性の神経障害性疼痛および虚血性疼痛に対する外科治療として，脊髄電気刺激療法（spinal cord stimulation：SCS）は有効な治療方法である。

● SCSの除痛機序について（図5）

除痛機序は，主にゲートコントロール理論（触覚刺激を伝える太径線維が，痛みの伝導を担う細径線維の興奮を抑制するゲート機構）で説明されるが，不明な点も多い。現在明らかな点をまとめてみる。神経障害性疼痛では，脊髄後角の広作動域ニューロン（wide dynamic range：WDR）が過剰興奮状態となっている。これは，興奮性アミノ酸であるグルタミン酸の放出と局所におけるGABA作動性の抑制機構の機能障害が関与している。SCSはWDRの過剰興奮を抑制し，脊髄後角にGABAを放出し，間質のグルタミン酸濃度を低下させる。特にグルタミン酸放出の抑制には，GABA-Bレセプターの賦活が関与する。さらにムスカリン受容体（M4）を賦活し，脊髄後角にアセチルコリン（Ach）を放出し，コリン作動性神経を介して鎮痛作用をもたらす。SCSで，脊髄後角にアデノシン，セロトニン，ノルアドレナリン（後2者は，下行性抑制系）が放出されることも鎮痛機序に貢献している。SCSの鎮痛効果には，脳幹からの下行性抑制系も重要な役割をはたしている。吻側延髄腹内側部（rostroventromedial medulla：RVM）のセロトニン作動性細胞とOFF細胞の両者

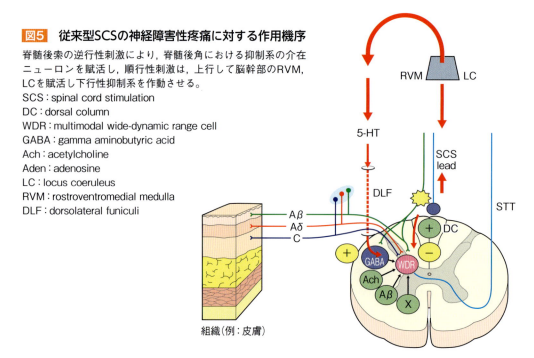

図5　従来型SCSの神経障害性疼痛に対する作用機序

脊髄後索の逆行性刺激により，脊髄後角における抑制系の介在ニューロンを賦活し，順行性刺激は，上行して脳幹部のRVM，LCを賦活し下行性抑制系を作動させる。
SCS：spinal cord stimulation
DC：dorsal column
WDR：multimodal wide-dynamic range cell
GABA：gamma aminobutyric acid
Ach：acetylcholine
Aden：adenosine
LC：locus coeruleus
RVM：rostroventromedial medulla
DLF：dorsolateral funiculi

Linderoth and Meyerson, Anesthesiology 2010より

が，腰部のSCSで賦活され，腰部脊髄後角の5-HTが増加し，特に5-HT$_3$により脊髄後角のGABA作動性介在ニューロンが賦活され鎮痛効果に寄与する[3]。

CQ 難治性慢性疼痛のうち，脊髄刺激療法の有効性が高い疼痛症候群は何か？

推奨されるのは以下の疾患である。
1）Failed back surgery syndrome（FBSS）の神経障害性疼痛
2）複合性局所疼痛症候群（complex regional pain syndrome type I：CRPS type I）
3）糖尿病性神経障害
4）虚血性疼痛
5）狭心痛

1～5）は特に推奨レベルが高い。

国内での実施例は少ないが，SCSは世界的には5）に対して最も行われている。

脳卒中後疼痛，脊髄損傷後疼痛などの脊髄より上位の中枢性神経障害性疼痛に対し脊髄刺激療法が有効なことがあり考慮してもよい。

1）FBSS

薬物・理学療法単独群や再手術群と比較して，50％以上の疼痛抑制効果が有意に高く，QOLの向上および薬物の減量が得られ，中長期にわたり疼痛抑制効果が維持された[13-15]。

自験例を示す（図6）。

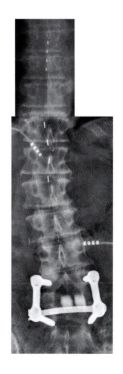

図6 SCS施療例
症例：56歳男性
診断：FBSS（L4/5すべり症）
主訴：腰下肢痛
経過：L4/5すべり症に対し，近医（整形外科）にて固定術施行。その後，腰下肢痛が再燃し，ブロック療法を併用するも改善せず，6年後にSCS（T11-12）施行。下肢痛は，改善されるも腰痛は持続。1年後にSCS（T8-9）を追加施療。術後，腰痛も改善された。

2) 複合性局所疼痛症候群（complex regional pain syndrome type I：CRPS type I）

RCTは1つあり，6カ月，2年の時点でSCS治療群は理学療法単独群と比較して，有意な疼痛抑制効果を認め，患側肢の機能改善，QOLの改善がみられた[16,17]。一方，5年の長期においては疼痛抑制効果に有意な差は認められなかった[17]。

3) 糖尿病性神経障害

疼痛抑制効果があり，中長期の効果の持続が認められている[18]。さらに2012年以降，SCSと薬物治療を比較したRCTが2つあり，いずれもSCSで鎮痛効果およびQOLの向上が認められた[19]。

4) 虚血性疼痛

Ubbinkらのコクランレビューでは，保存的治療と比較してSCSにより鎮痛効果が得られ，下肢切断率の低下が認められた[20]。また下肢温存には，ある程度血流が保たれている症例〔経皮的酸素分圧（$TcPO_2$）で10～30mmHg〕を選択すれば良いという報告がある[21]。一方，他の研究では下肢温存に対するSCSの有効性が認められておらず明確なエビデンスがない。

5) 狭心痛

7つのRCTからSCSは，狭心痛の改善に有効な治療方法である。国内では，普及してないが，諸外国では最もSCSの良い適応疾患である[22]。

6) その他

帯状疱疹後疼痛，幻肢痛，脊髄損傷による疼痛に対する治療効果については，症例報告が散見されるがRCTの報告はない。脊髄損傷のうち，完全脊髄損傷では，後索機能も障害を受けており，損傷部より下方の疼痛に対しては，SCSによる刺激感を誘発させることができない。また，脳卒中後疼痛に対してSCSが有効である場合がある[23]。

CQ SCSに適した電極は？ 棒状リード vs パドルリード（図7）

SCSの手術手技は，棒状リードの留置とパドルリードの留置の2つの方法に大別されるが，治療効果と安全性において，両者を比較した前向き研究はほとんどない。
使用デバイスの選択は個々の患者の状態に合わせた選択を行う。
棒状リードの留置は，経皮的に可能であるが，パドルリードの留置は外科的手術が必要である。一つの少数例でのランダム化比較試験では，棒状リード留置よりもパドルリード留置のほうが疼痛範囲をカバーする範囲が広く，術後平均1.9年の観察期間において，50％以上の鎮痛効果が高く，薬物減量が可能であった。しかし，平均2.9年の観察期間では両者の差はみられなかった[24]。米国のThomson Reuter's Market Scan databaseを用いた2000年から2009年までの13,000例以上を対象とした前向き研究において，術後90日の時点の合併症率は，棒状リード留置（2.2％）よりもパドルリード留置（3.4％）のほうが有意に高かった。一方，術後2年，5年以上での再手術率は棒状リード留置（22.9％）のほうがパドルリード留置（8.5％）よりも有意に高かった[25]。侵襲性，合併症率に関しては外科的手術によるパドルリードの留置が高いものの，再

図7 SCS用ディバイス（刺激装置，棒状リード，パドルリード）

刺激装置
a：Prodigy（セント・ジュードメディカル社）
b：Precision Montage™ MRI（16極充電式）（ボストン・サイエンティフィク社）
c：Prime Advance（メドトロニック社）

棒状リード
d：Octrodeリード（8極）（セント・ジュードメディカル社）
e：INFINION（16極）（ボストン・サイエンティフィク社）
f：オクタットリードスタンダード（8極）（メドトロニック社）

パドルリード
g：Pentaリード【20極】（セント・ジュードメディカル社）
h：COVEREDGE™ X（ボストン・サイエンティフィク社）
i：スペシファイリード（メドトロニック社）

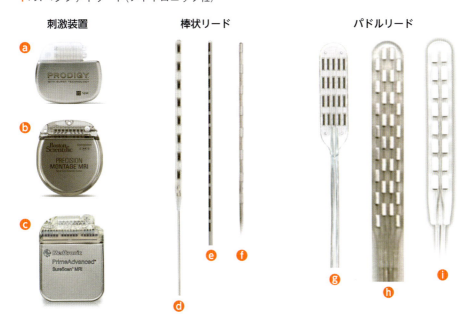

手術率に関しては低く，鎮痛効果の安定性を反映していると考えられる。

ただし，電極の進歩は著しく，初期には4極電極であったものが，最近では16極×2で32極の電極をもつものもある。電極数が増えることにより，より精細な刺激が可能となるために治療効果の向上が期待できる。

2017年現在，国内で使用できる主なSCS装置を示す（**図7**）。

CQ 電極留置部位はどのようにして決定するか？

脊髄後索刺激により，疼痛部位を十分にカバーする刺激感が出現する部位に電極を留置する。通常疼痛のあるデルマトームより1～2髄節上方に留置することが多い。腰下肢の刺激には第8～9胸椎レベルをカバーするように電極を留置する。足趾では第10～12胸椎レベルを目標にする。刺激電極は，カソード（陰極）である。

術中テスト刺激で疼痛部位を最大カバーする刺激感が得られるよう部位を電極リードを移動させながら丹念に探す必要がある。

CQ 手術合併症について

SCSの重篤な合併症は少ないが，合併症の頻度は30～40％である。

電極の移動が0～27％，電極の破損・断線が5～9％，感染が3～8％で，その多くが表層部の感染である。電極の移動，電極の破損・断線に関してはいずれも再手術が必要になる。電極の移動に関しては，穿刺部位での固定が重要である[26]。

CQ 脊髄電気刺激療法(SCS)の効果予測は可能か？

確実な効果予測方法はないが，1)効果予測には体性感覚誘発電位(somatosensory evoked potential：SEP)が有用であり，SEPの中枢伝導時間(central conduction time：CCT)異常の患者にSCSは避けるべきである[27]。2)交感神経ブロックが有効な症例は，SCSが有効である可能性が高い[28]。という報告がある。

CQ 手術のタイミングと説明のポイントは？

十分な診察，薬物療法を行っても効果がなく，患者が「手術をしてでも痛みをとりたい」と十分に納得してから手術を実施する。

慢性疼痛は疼痛要因が複雑に絡むことが多く，心理・社会的要因も含めて多面的アプローチによる患者の把握が必要である。患者の治療に対する期待は大きいため，手術前に明確な治療ゴールを設定し，患者および医療者側が目標を共有しておく必要がある。

SCS適応のタイミングとして，あらゆる治療を行ったうえでの最終手段としての位置づけとなっているが，一方疼痛の罹病期間が短いほど鎮痛効果が得られている。

それ故，保存的治療で治療抵抗性であり，オピオイド投与が長期化する前の比較的早期の導入検討を推奨している。

CQ 最新の脊髄電気刺激療法(SCS)の動向はどうか？

従来の数ヘルツから数十ヘルツの刺激パターン(トニック刺激)とは異なり，ゲートコントロール理論で説明できない刺激方法(Burst刺激，高頻度刺激，high density programingなど)が開発されている[3](図8)。

● Burst SCS

大脳の目覚まし作用があるとされる。従来型SCSと異なり，内側脊髄視床路を介して，背側前帯状回，右背外側prefrontal cortexを賦活する。

トニック刺激とバースト刺激の短期間の比較試験では，バースト刺激の鎮痛効果が優れるとの報告があるが，トニック刺激で効果がない症例ではバースト刺激でも効果が乏しいとの報告もある。

図8　新しいSCS刺激方法

a：traditional SCS。従来からのゲートコントロールに基づいた刺激方法。通常周波数2〜50Hz程度で刺激する。
b：Burst SCS。各burstは，5つのパルスからなり，burast周波数は40Hz，burast内周波数500Hz，パルス幅は1msec秒，パルス間隔は1msecである。
c：HF-10。高頻度刺激，通常10KHz以上で刺激する。

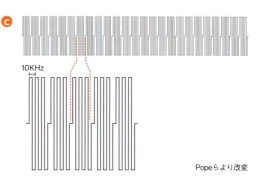

Popeらより改変

● Ultra high frequency stimulation(HF SCS)，10000Hz(10KHz)

作用機序は，1）脱分極ブロック　2）神経信号の非同期による神経細胞の集団発火の阻止　3）Membrane integrationにてよる脱分極の阻止などが考えられているが，詳細は不明であるが，異常感覚を伴わない鎮痛を可能にする。

CQ 大脳皮質運動野刺激療法（MCS）は難治性疼痛症候群に有効か？

MCSは，中枢性卒中後疼痛に対する有効率は約50％で,顔面痛に対する有効率は約60％であり，これらの病態では考慮しても良い[29]。幻肢痛，引き抜き損傷後痛，脊髄損傷後痛，CRPSに関しても有効との報告がある[30]。

坪川らにより開発された方法で，運動野上またはその上の硬膜外に多連円盤電極刺激電極を留置して，運動野を電気刺激する方法である[31]。その鎮痛機序の詳細は不明であるが，同側視床，島皮質，前帯状回－眼窩前頭回，上部脳幹の血流が増加することから，運動野から視床，脳幹の運動神経核を介して下行性抑制経路および前帯状回を介した鎮痛効果が想定される[32]。

2007年の欧州神経学会のガイドラインでは，CPSPに対する有効率は約50％で，TNPに対する有効率は約60％とされ[29]，2016年の同ガイドラインでは，311症例の報告から有効率約45％と報告されている[33]。エビデンスの質は低いが，神経障害性疼痛に対してMCSを行うことに弱い推奨がなされている。他のシステマティックレビューでも同様に50％前後の有効率が報告されている[34]。けいれん発作や感染，硬膜外血腫などの合併症はおよそ20〜28％の症例にみられ[30,33]，長期にわたる神経脱落症候の報告もあり，実施の際には，十分なインフォームドコンセントをとる必要がある。

難治性の視床痛に対してMCSが有効であった自験例を示す（図9）。

図9 大脳皮質運動野刺激療法

a：MRI像。右視床出血後変化（矢印）。b：4連電極を大脳皮質運動野に留置。
症例：48歳男性
診断：視床痛（右視床出血後遺症）
経過：左半身知覚鈍麻と軽度の片麻痺で発症。約1か月後から左半身のしびれ痛みを発症。その後，各種薬物療法等が行われたが効果が無かった。ドラッグチャレンジテストではモルヒネ無効，ラボナール有効。発症5年8か月後にMCS実施。パルス幅210μsec，周波数20Hzの刺激で，VAS7からVAS4へと改善された。

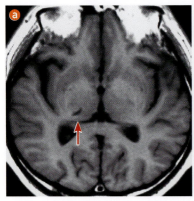
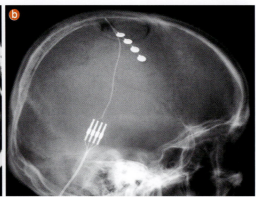

CQ 大脳皮質運動野刺激療法（MCS）の効果を予測することは可能か？

術前の運動野に対する反復経頭蓋磁気刺激（rTMS）でMCSの効果を予測できる可能性がある。

術前の運動野に対するrTMSの除痛効果とMCSの効果に相関があると報告があり，rTMSで効果予測ができる可能性がある[35]。他にドラッグチャレンジテストで，ケタミンやバルビツレートに反応する症例では，MCSの効果が期待でき[36]，プロポフォール無効例ではMCSも無効であるとの報告もある[37]。

CQ 反復経頭蓋磁気刺激（rTMS）は，難治性疼痛に有効か？

神経障害性疼痛に対する対側運動野の高頻度rTMSは有効であるが，低頻度刺激は無効である。

rTMSは，磁気刺激装置を用いて，母指などにtwitchが出現する閾値の強さで，運動野を刺激する方法で，高頻度刺激（>）と低頻度刺激（≦1Hz）がある。rTMSは非侵襲であり，多数のランダム化プラセボ対照試験が行われている。多くは神経障害性疼痛を対象とした，局所刺激が可能な8の字コイルを使用した運動野刺激である[38]（図10）。

Cochrane reviewでは，慢性疼痛に対してrTMSを行ったRCTから高頻度刺激（5〜20Hz）は除痛効果が得られ，低頻度刺激（1Hz以下）は除痛効果が得られないとしている[39]。疼痛部位と対側の運動野に対する単回セッションの高頻度rTMSは，短期的な除痛効果（刺激後1週間以内）が示されており，その他のメタ解析でも，神経障

図10　反復経頭蓋磁気刺激（rTMS）療法

磁気刺激の作用機序と刺激装置を示す。
a：8の字コイルによる磁気により，脳内の刺激電流が発生する。b：コンピューターシュミレーションされた大脳皮質上の誘起電流分布。c：磁気刺激装置。d：8の字コイル。

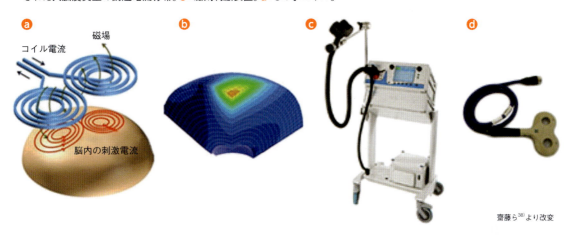

齋藤ら[38)]より改変

害性疼痛に対して対側一次運動野の高頻度rTMSはシャム刺激に比べて除痛効果が高いことが示されている[40)]。国内で行われた多施設共同ランダム化クロスオーバー比較試験でも，対側運動野の高頻度rTMSにて短期的な除痛効果が示されている[41)]。欧州のrTMSの治療ガイドラインでは，神経障害性疼痛に対する対側運動野の高頻度刺激は効果があり，神経障害性疼痛に対する対側一次運動野の低頻度刺激は効果なしと評価している[33)]。安全性は一般的に高く，主な副作用は一過性の頭痛である。

またrTMSで鎮痛効果が得られる患者では，MCSが有効なことも多く，MCSの効果予測手段としても有用である。

CQ 脳深部刺激療法（DBS）は神経障害性疼痛に有効か？

1）脳深部刺激療法（deep brain stimulation：DBS）は神経障害性疼痛よりも侵害受容性疼痛に有効である（長期効果47%：63%）[42)]
2）DBSは神経障害性疼痛でも，末梢性の疼痛においいて有効な可能性がある（幻肢痛，引き抜き損傷）[42)]
3）中枢性脳卒中後疼痛には有効とする報告[43)]と無効とする報告[44)]がある。

DBSには，第3脳室周囲灰白質刺激（periventricular gray：PVG刺激）と視床中継核刺激（VPL/VPM核刺激）がある。

● PVG刺激

動物実験において中脳水道灰白質刺激（periaqueductal gray：PAG刺激）が，麻酔と同等の鎮痛効果をもたらすことが報告され，その後Richardson[45)]およびHosobuchi[46)]らにより臨床応用され，優れた鎮痛効果を得た。この刺激では，眼振や顔面の異常知覚等の合併症を引き起こすので，第三脳室周囲白質部刺激（PVG）へと

変遷した。この刺激は，モルヒネで増強されナロキサンで抑制されることより，オピオイド系の下行性疼痛抑制系の賦活が，鎮痛機機序として考えられている。この刺激は侵害受容器性疼痛により有効であると考えられている。PVG刺激の鎮痛効果は，刺激による血圧の低下と相関する。

● VPL/VPM核刺激

脊髄視床路を障害することなく疼痛を和らげる手術として，主に正中中心核−傍側核等の破壊術が行われたが，手術効果は一時的であった。ゲートコントロール理論に基づき，1970年代には脊髄後索−内側毛帯系を刺激することで疼痛をコントロールすることが試みられるようになった。Hosobuchiらによる視床中継核（VPM/VPL）刺激の有効性が報告され，その後同様の効果が，これら神経核の外側に位置する内包後脚の後ろ1/3にあたる体性感覚神経路刺激にて得られることがAdamsらにより報告された[47]。

視床刺激による神経障害性疼痛の抑制効果は視床−皮質下行路を介すると考えられる。

ターゲット設定などは，熟練を要するので，特定の施設で行われる。

自験例を図11に示す。

図11 脳深部刺激療法（左VPL刺激）

a：T6-8に脊髄空洞症を認める。
b：右視床VPL核に脳深部刺激電極を留置。
c：単純X線写真
症例：60歳女性
診断：脊髄くも膜嚢胞，脊髄空洞症
主訴：左下肢運動障害，左下半身痛
経過：43歳時に右下肢知覚異常で発症。48歳時に近医で，空洞開放術にて，一時痛み，脱力改善するも，歩行障害，しびれ痛みは再燃増悪。54歳時には，手術創部で続発性胸髄髄膜瘤様変化をきたし，硬膜形成術施行するも，下肢運動障害は増悪。57歳時には，脊髄空洞症を合併し，しびれ痛みはさらに強くなった。薬物療法，ブロック療法はすべて無効。60歳時に法右下半身の除痛目的で障害部位より上位の刺激療法である左脳深部刺激療法を行った。

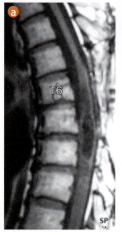
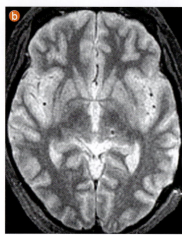
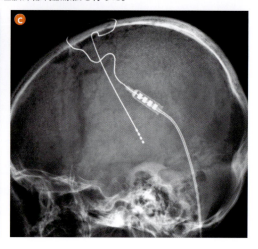

CQ 末梢神経刺激は難治性頭痛に有効か？

末梢神経（大後頭神経，小後頭神経）刺激は慢性難治性頭痛を改善する。

末梢神経刺激療法は，Aβ線維を刺激して，疼痛を制御する方法である。これは痛いところをマッサージすると痛みが軽減することと同義である。刺激による異常感覚が誘発される領域と痛みの部位が一致することが重要で，刺激を中断すると除痛効果が減弱する。刺激方法としては，末梢神経に沿って刺激用電極を留置して刺激するperipheral nerve stimulation（PNS）や経皮的に困難な症例や骨盤痛などでは脊髄神経根に電極を留置して刺激を加えるnerve root stimulation（NRS）がある。

特に大後頭神経，小後頭神経刺激により難治性頭痛が改善するとの症例報告が多数ある。片頭痛に対する後頭神経刺激療法のRCTでは，39％の症例で50％以上の疼痛軽減率が認められた[48]。片頭痛症例を対象とした多施設RCTでは，30％以上の疼痛軽減率，観察期間中の頭痛出現日数，頭痛による日常生活の支障の各項目において治療群で有意な改善を認めたが，治療群と対象群で50％以上疼痛が軽減した症例の割合に有意差はなかったとの報告もある[49]。システマティックレビューでは，184症例の難治性頭痛患者の68％で50％以上の疼痛軽減率が得られたとしている[50]。

難治性頭痛に対するPNSは，自験例（図12）でも示すように有用な方法であるが，保険適応ではないことに注意する必要がある。

図12 末梢神経刺激
a：後頭神経の走行
b：正中より両側に8極リードを留置
症例：30歳男性
診断：難治性頭痛，外傷性頚部症候群
経過：交通事故で自損事故し，右眼視力障害，右下肢障害を合併。種々の薬物療法，ブロック療法等は効果なく，脳脊髄液漏出症を疑い硬膜外血液パッチを行うも効果なし。両側後頭神経をカバーするように末梢神経留置術を施療したところ後頭部の頭痛はほぼ消失した。

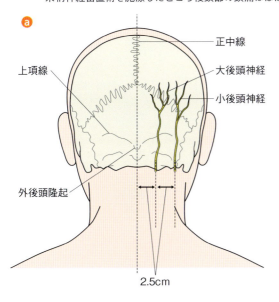
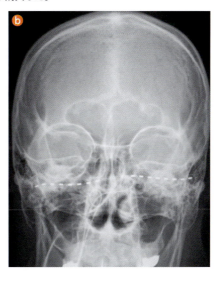

CQ 末梢神経刺激は末梢神経障害性疼痛に有効か？

疼痛領域および当該末梢神経への刺激治療により末梢神経障害性疼痛の軽減が期待できる。

末梢神経障害性疼痛に対する末梢神経刺激治療の有効性は1970年代から多くの検討がなされており，近年のRCTでは，外傷または外科手術操作に起因する上肢，下肢または体幹の末梢神経障害性疼痛を治療刺激群とシャム刺激群のクロスオーバー試験においても有効性が確認された[51]。

CQ 脊髄後根進入部遮断術（DREZotomy）が有効な神経障害性疼痛は？

1）脊髄神経根引き抜き損傷後痛に対しては，DREZotomyの効果が期待できる[52]。
2）脊髄損傷後疼痛では，障害レベルの帯状痛に対してDREZotomyの効果が期待でき推奨される。
3）脊髄損傷後疼痛では，障害レベルより遠位の痛みにはDREZotomyは効果なく，推奨できない。

神経根引き損傷による上肢痛は，求心路遮断による後角痛覚伝導ニューロンの異常興奮により発症すると考えられる。そこで，脊髄後角灰白質を破壊することで除痛する。これには，高周波凝固によるNashold法とSindouらが考案した顕微鏡下の後根進入部選択的破壊術がある[53-55]（図13）。

図13 脊髄後根進入部遮断術（DREZotomy）
a：高周波熱凝固法。針電極を脊髄の背外側溝から後索と側索の間隙DREZに沿って刺入し，脊髄後角細胞（RexedⅠ，Ⅱ層）を破壊する。
b：顕微鏡下DREZ遮断術。末梢からの痛覚入力の遮断を目的とする。脊髄の背外側溝に，後根進入部の側索側で，正中より35°で2mmの深さまで切開する。

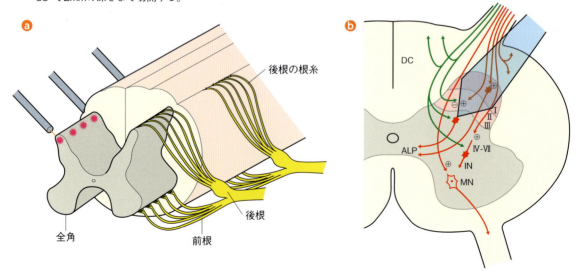

◆ 文献

1) Mersky H, Bogduk N. Classification of chronic pain, 2nd ed. IASP Press, 1994.
2) 小川節郎, 井関雅子, 菊池臣一. わが国における慢性疼痛および神経障害性疼痛に関する大規模実態調査. 臨整外 2012; 47: 565-74.
3) Linderoth B, Foreman RD. Conventional and Novel Spinal Stimulation Algorithms: Hypothetical Mechanisms of Action and Comments on Outcomes. Neuromodulation 2017; 20 (6): 525-33.
4) 小川節郎. 交感神経と痛み. 土肥修司 編, 別冊医学のあゆみ 痛みとその制御機構―分子メカニズムと治療の最前線. 医歯薬出版, 東京, 61-5, 2002.
5) Treede RD, Jensen TS, et al. Neuropathic pain: redefinition and a grading system for clinical and research purposes. Neurology 2008; 70 (18): 1630-5.
6) Cruccu G, Aziz TZ, et al. EFNS guidelines on neurostimulation therapy for neuropathic pain. Eur J Neurol 2007; 14 (9): 952-70.
7) Freynhagen R, Baron R, et al. painDETECT: a new screening questionnaire to identify neuropathic components in patients with back pain. Curr Med Res Opin 2006; 22 (10): 1911-20.
8) Attal N, Cruccu G, et al; EFNS Task Force. EFNS: guidelines on pharmacological treatment of neuropathic pain. Eur J Neurol 2006; 13: 1153-69.
9) Attal N, Cruccu G, et al. EFNS guidelines on the pharmacological treatment of neuropathic pain: 2010 revision. Eur J Neurol 2010; 17 (9): 1113-e88.
10) Moulin DE, Clark AJ, et al; Canadian Pain Society. Pharmacological management of chronic neuropathic pain -consensus statement and guidelines from the Canadian Pain Society. Pain Res Manage 2007; 12: 13-21.
11) Dworkin RH, O'Connor AB, et al. Recommendations for the pharmacological management of neuropathic pain: an overview and literature update. Mayo Clin Proc 2010; 85 (3 Suppl): S3-14.
12) 日本ペインクリニック学会神経障害性疼痛薬物療法ガイドライン改訂版作成ワーキンググループ 編. 神経障害性疼痛薬物療法ガイドライン改訂第2版. 真興交易医書出版部, 東京, 2016.
13) Frey ME, et al. Spinal cord stimulation for patients with failed back surgery syndrome: A systematic review. Pain Physician 2009; 12: 379-97.
14) North RB, et al. Spinal cord stimulation versus repeated lumbosacral spine surgery for chronic pain: A randomized, controlled trial. Neurosurgery 2005; 56: 98-107.
15) Kumar K, et al. Spinal cord stimulation versus conventional medical management for neuropathic pain: a multicentre randomised controlled trial in patients with failed back surgery syndrome. Pain 2007; 132: 179-88.
16) Taylor RS, et al. Spinal cord stimulation for complex regional pain syndrome: A systematic review of the clinical and cost-effectiveness literature and assessment of prognostic factors. Eur J Pain 2006; 10: 91-101.
17) Kemler MA, et al. Effect of spinal cord stimulation for chronic complex regional pain syndrome Type I: five-year follow-up of patients in a randomized controlled trial. J Neurosurg 2008; 108: 292-8.
18) Pluijms WA, et al. Electrical spinal cord stimulation in painful diabetic polyneuropathy, a systematic review on treatment efficacy and safety. Eur J Pain 2011; 15: 783-8.
19) De Vos CC, et al. Spinal cord stimulation in patients with painful diabetic neuropathy: a multicentre randomized clinical trial. Pain 2014; 155: 2426-31.
20) Ubbink DT, Vermeulen H. Spinal cord stimulation for non-reconstructable chronic critical leg ischaemia. Cochrane Database Syst Rev 2013; 28 (2): CD004001.
21) Amann W, et al. Spinal cord stimulation in the treatment of non-reconstructable stable critical leg ischaemia: results of the European Peripheral Vascular Disease Outcome Study (SCS-EPOS). Eur J Vasc Endovasc Surg 2003; 26: 280-6.
22) Taylor RS, De Vries J, et al. Spinal cord stimulation in the treatment of refractory angina: systematic review and meta-analysis of randomised controlled trials. BMC Cardiovasc Disord 2009; 9: 13.
23) Aly MM, et al. Spinal cord stimulation for central poststroke pain. Neurosurgery 2010; 67: ons 206-12.
24) North RB, et al. Spinal cord stimulation electrode design: a prospective, randomized, controlled trial comparing percutaneous with laminectomy electrodes: part II-clinical outcomes. Neurosurgery 2005; 57: 990-6.
25) Babu R, et al. Outcomes of percutaneous and paddle lead implantation for spinal cord stimulation: a comparative analysis of complications, reoperation rates, and health-care costs. Neuromodulation 2013; 16: 418-26.
26) Deer TR, et al. The appropriate use of neurostimulation: avoidance and treatment of complications of neurostimulation therapies for the treatment of chronic pain. Neuromodulation Appropriateness Consensus Committee. Neuromodulation 2014; 17: 571-97.
27) Sindou MP, Mertens P, et al. Predictive value of somatosensory evoked potentials for long-lasting pain relief after spinal cord stimulation: practical use for patient selection. Neurosurgery 2003; 52: 1374-83.
28) Hord ED, Cohen SP, et al. The predictive value of sympathetic block for the success of spinal cord stimulation. Neurosurgery 2003; 53 (3): 626-32; discussion 632-3.
29) Cruccu G, Aziz TZ, et al. EFNS guidelines on neurostimulation therapy for neuropathic pain. Eur J Neurol 2007; 14 (9): 952-70.
30) Fontaine D, et al. Efficacy and safety of motor cortex stimulation for chronic neuropathic pain: critical review of the literature. J Neurosurg 2009; 110: 251-6.
31) Tsubokawa T, Katayama Y, et al. Chronic motor cortex stimulation in patients with thalamic pain. J Neurosurg 1993; 78: 393-401.
32) Kishima H, Saitoh Y, et al. Motor cortex stimulation in patients with deafferentation pain: activation of the posterior insula and thalamus. J Neurosurg 2007; 107 (1): 43-8.
33) Cruccu G, et al. EAN guidelines on central neurostimulation therapy in chronic pain conditions. Eur J Neurol 2016; 23: 1489-99.
34) Lefaucheur JP, et al. Treatment of poststroke pain by epidural motor cortex stimulation with a new octopolar lead. Neurosurgery 2011; 68: 180-7; discussion 7.
35) Andre-Obadia N, Peyron R, et al. Transcranial magnetic stimulation for pain control. Doubleblind study of different frequencies against placebo, and correlation with motor cortex stimulation efficacy. Clin Neurophysiol 2006; 117: 1536-44.
36) Yamamoto T, Katayama Y, et al. Pharmacological classification of central post-stroke pain: comparison with the results of chronic motor cortex stimulation therapy. Pain 1997; 72 (1-2): 5-12.
37) Canavero S, Bonicalzi V, et al. Painful supernumerary phantom arm following motor cortex stimulation for central poststroke pain. Case report. J Neurosurg 1999; 91 (1): 121-3.
38) 齋藤洋一. 難治性神経障害性疼痛に対する1次運動野刺激療法(EMCS)および反復経頭蓋刺激術(rTMS). 新NS NOW 6 痛みの手術 PAIN FREEへの扉, メジカルビュー社, 東京, 2016, p96-105.
39) O'Connell NE, et al. Non-invasive brain stimulation techniques for chronic pain. Cochrane Database Syst Rev 2010; CD008208.
40) Lima MC, et al. Motor cortex stimulation for chronic pain: systematic review and meta-analysis of the literature. Neurology 2008; 70: 2329-37.
41) Hosomi K, et al. Daily repetitive transcranial magnetic stimulation of primary motor cortex for neuropathic pain: a randomized, multicenter, double-blind, crossover, sham-controlled trial. Pain 2013; 154: 1065-72.
42) Bittar RG, Kar-Purkayastha I, et al. Deep brain stimulation for pain relief: a meta-analysis. J Clin Neurosci 2005; 12: 515-9.
43) Owen SL, Green AL, et al. Deep brain stimulation for the alleviation of post-stroke neuropathic pain. Pain 2006; 120: 202-6.
44) Hamani C, Schwalb JM, Rezai AR. Deep brain stimulation for chronic neuropathic pain: long-term outcome and the incidence of insertional effect. Pain 2006; 125: 188-96.
45) Richardson DE, Akil H. Pain reduction by electrical brain stimulation in man. Part I. Acute administration in periaqueductal and periventricular sites. J Neurosurg 1977; 47: 178-83.
46) Hosobuchi Y, Adams JE, Rutkins B. Chronic thalamic stimulation for the control of facial anesthesia dolorosa. Arch Neurol 1973; 29: 158-61.
47) Adams JE, Hosobuchi Y. Stimulation ofintemal capsule for relief of chronic pain. J Neurosurg 1974; 41: 740-4.
48) Saper JR, et al; ONSTIM Investigators. Occipital nerve stimulation for the treatment of intractable chronic migraine headache: ONSTIM feasibility study. Cephalalgia 2011; 31: 271-85.
49) Silberstein SD, et al. Safety and efficacy of peripheral nerve stimulation of the occipital nerves for the management of chronic migraine: results from a randomized, multicenter, double-blinded, controlled study. Cephalalgia 2012; 32: 1165-79.
50) Ducic I, et al. A systematic review of peripheral nerve interventional treatments for chronic headaches. Ann Plast Surg 2014; 72: 439-45.
51) Deer T, et al. Prospective, Multicenter, Randomized, Double-Blinded, Partial Crossover Study to Assess the Safety and Efficacy of the Novel Neuromodulation System in the Treatment of Patients With Chronic Pain of Peripheral Nerve Origin. Neuromodulation 2016; 19: 91-100.
52) Sindou MP, et al. Microsurgical lesioning in the dorsal root entry zone for pain due to brachial plexus avulsion: a prospective series of 55 patients. J Neurosurg 2005; 102: 1018-28.
53) 高井敬介, 谷口 真. 神経根引き抜き損傷に対する後角破壊術. 新NS NOW 6 痛みの手術 PAIN FREEへの扉, メジカルビュー社, 東京, 2016, p118-29.
54) Sindou M, Quoex C, Baleydier C. Fiber organization at the posterior spinal cord-rootlet junction in man. J Comp Neurol 1974; 153 (1): 15-26.
55) Nashold BS Jr, Ostdahl RH. Dorsal root entry zone lesions for pain relief. J Neurosurg 1979; 51 (1): 59-69.

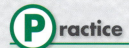

1. 神経障害性疼痛の治療薬の第一選択はどれか
(a) アミトリプチリン
(b) メキシチレン
(c) プレガバリン
(d) ガバペンチン
(e) オピオイド類

正解 (a), (c), (d)
解説 複数のRCTで有効性が示された薬物が第一選択となる。
（a）三環系抗うつ薬（TCA）のなかでも，アミトリプチリンは，糖尿病性ニューロパチー，帯状疱疹後疼痛，多発性神経炎，脳卒中後疼痛にエビデンスのある薬物。
（b）糖尿病性神経症，帯状疱疹後疼痛，中枢性疼痛に有効なことがあるが第一選択ではない。TCAとの併用が有効なことがある。
（c）カルシウムチャンネルα2-δリガンドで，糖尿病性ニューロパチー，帯状疱疹後疼痛，脳卒中後疼痛，脊髄損傷後疼痛に有効である。
（d）（c）と同様の機序で，糖尿病性ニューロパチー，帯状疱疹後疼痛，幻肢痛，ギラン・バレー症候群，神経障害性がん性疼痛，脊髄損傷後疼痛に有効である。
（e）第2選択薬である。第1選択薬の効果が不十分で，①第1選択薬が有効濃度に達するまでの期間の痛みの改善　②急性増悪時　③急性ニューロパシックペイン　④がん性神経障害性疼痛等のときに使用する。

2. 難治性疼痛の治療でエビデンスレベルの高い治療はどれか
(a) SCS
(b) rTMS
(c) MCS
(d) DBS
(e) DREZotomy

正解 (a), (b), (e)
解説 難治性疼痛の外科治療は，RCTが困難であり，エビデンスレベルの高い治療は限られる。
（a）FBSS, CRPS typeⅠ，糖尿病性神経障害，虚血性疼痛，狭心痛に対しては有効性が確立されている。
（b）侵襲が少ない方法であり，神経障害性疼痛に対する対側運動野の高頻度反復経頭蓋磁気刺激は有効である。
（c）顔面痛や中枢性脳卒中後疼痛に有効であるとの報告はあるが，十分なRCTがなく，エビデンスレベルは低い。
（d）中枢性疼痛に対してDBSが推奨されるか否かは結論が出ていない
（e）脊髄神経根引き抜き損傷後痛に対しては，有効性が高い。

覚醒下手術と脳機能

金沢大学脳神経外科　木下雅史，中田光俊

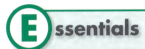ssentials

疫学，用語解説，分類

　覚醒下（脳）手術とは，温存すべき脳機能野近傍にある脳腫瘍などの摘出の際，患者を手術中に覚醒させ，運動・言語機能やその他の高次脳機能を同定（マッピング）し，術中の神経機能をモニタリングする手技である．本邦では2012年に日本Awake Surgery学会の編集により世界で初めてのガイドライン[1,2]が作成・公表され，本手術基盤が確立された．重要な点は，覚醒状態でしか評価できない脳機能をモニタリングするとともに，全身麻酔下でも評価可能な運動機能や視機能などにおいてもさらに詳細なモニタリングが可能なことである．また，近年の麻酔薬，手術技術の発達により，覚醒下手術の適応となる疾患や評価対象となる脳機能が拡大している．しかし一方で，機能温存を目的とするがゆえに病変の摘出度が全身麻酔より劣ることが危惧される．本項では，覚醒下手術により評価可能な脳機能と検査タスクについて紹介し，そのノウハウやピットフォールについてコメントする．

適応

●適応疾患
　手術適応のある髄内疾患は原則適応対象となる．正常組織との肉眼的判別や境界の同定が困難なてんかん手術や神経膠腫，病変到達まで正常脳を通過する必要のある海綿状血管腫や転移性脳腫瘍が挙げられる．髄外腫瘍を適応とする場合もある．

●年齢
　年齢に厳密な制限はない．患者個々の状態を考慮して決める必要があるが，基本的には15～65歳で行われることが多い．

●部位
　対象となる部位は，手術操作により神経症状が悪化する可能性があり，術中に評価でき手術が遂行可能な領域となる．代表的な場所として，言語優位半球である左大脳半球，運動野近傍，感覚野近傍や視覚野近傍が挙げられ，それらを連絡する白質神経線維が走行する領域も評価対象となる．病変側が優位半球でない場合や優劣を同定困難な場合も適応となる．しかし近年では，右大脳半球が優位とされる視空間認知機能の関連領域近傍も手術対象とすることがあり，両側大脳半球に適応が広がりつつある．

方法

　全身麻酔下にて開頭を行った後，覚醒とラリンジアルマスクの抜去後に病変摘出を行い，再度全身麻酔とし閉頭を行うといった全身麻酔−覚醒−全身麻酔（asleep-awake-asleep）の流れを採用する施設が多い．これは患者の疼痛を最小限に抑えることを目的とした方法であるが，開閉頭時の疼痛管理が十分であれば，鎮静薬をうまく使用することによ

り全過程において覚醒下とすることも可能である。

● 体位

体位と頭部固定に関して絶対的な方法はない。患者の快適な状態を長時間維持しながら患者の協力を得ることが，覚醒下での脳機能マッピングの成功要因となる。頭部固定は再挿管時の気道確保の安全性やピン固定による疼痛管理の下であれば推奨される。当院では病側の側頭部を上側としたナップポジションを採用し，下顎を少し挙上させることで気道確保が容易となり，覚醒不良時や嘔吐時の対応にも優れた体位といえる（図1）。

● 鎮静と麻酔

皮膚の局所麻酔はきわめて重要であり，手術創部の痛みを完全に遮断しなくてはいけない。長時間作用型の局所麻酔薬を用い，浸潤麻酔と神経ブロック（眼窩上神経，耳介側頭神経，大・小後頭神経）を行う（図2）。リドカインに加えて長時間鎮痛効果が期待できるロピバカインが使用しやすい。頭部固定時のピン刺入部の麻酔も重要である。局所麻酔薬の極量について把握し，麻酔薬中毒にならないよう注意する。また，病変摘出時の麻酔や鎮静は覚醒状態に影響を与えるため極力控えるのが望ましいが，デクスメデトミジンやプロポフォール，レミフェンタニルを使用することがある。

図1 右下側臥位（ナップポジション）の1例
a：正面から見た所見。
b：頭側から見た所見。

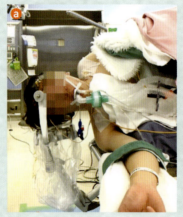
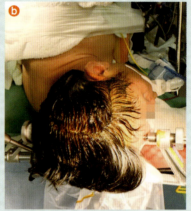

図2 重要な知覚神経と神経ブロックの部位

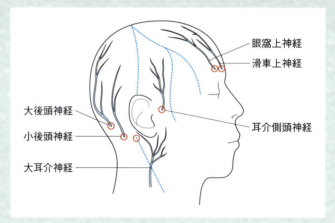

●脳機能マッピング

脳機能温存の際にはホドトピー（Hodotopy）の概念が重要である[3]。すなわち皮質（Topo＝地図）と皮質下（Hodo＝道）の両方が機能ネットワークにかかわっていることから，それらを機能解剖学的に同定かつ温存することが大切である。拡散テンソルトラクトグラフィは病変と主要な白質神経線維束の解剖学的把握に有用である[4]（図3）。

●刺激

脳機能マッピングには直接電気刺激を用いることが多く，その効果と組織への安全性を考慮した方法を適用する。プローブ電極が術中の使用においては簡便かつ有用であり，ゴールドスタンダードな方法として認識されている[5]。刺激強度の決定には，腹側中心前回皮質において，数唱のタスクを用いながら構音障害の誘発を確認する方法がよい。マッピング前に刺激後発射（after discharge）の生じる閾値を同定しておくのが原則であるが，術者の経験に応じて省略することができる。

●術中タスク

評価対象となる脳機能は損傷により後遺症となる可能性が高い以下のものが挙げられる。一般的に回復の見込みがある脳機能は対象とならないことが多いが，患者の生活背景や早期社会復帰を目指す場合，もしくは疾患の悪性度に応じて適応とすることがある。評価タスク，誘発症状，機能領野ならびに関連する白質神経線維について記載する（表1）。

予後に関するデータ

近年の麻酔薬と医療機器の進歩により覚醒下手術が比較的安全に行えるようになり，脳腫瘍治療に関して多くのエビデンスが報告されている。これを受けて，2010年の欧州における低悪性度神経膠腫の治療ガイドラインでは覚醒下手術の有効性が示唆された[6]。また，WHO分類Ⅱ～Ⅳに相当する成人神経膠腫に対して術中機能マッピングを行った群では，行っていない群と比較して，術後長期の重度神経脱落症状の合併率（3.4%対8.2%）ならびに摘出率（亜全摘75%対58%）において覚醒

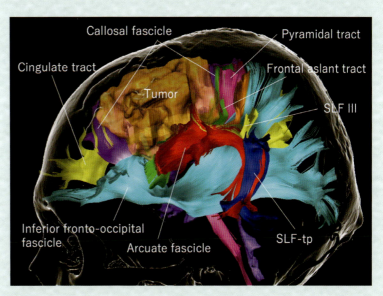

図3 トラクトグラフィ
左前頭葉腫瘍の1例。病変の周囲にはさまざまな神経線維束を示すトラクトが走行する。

表1 覚醒下手術で評価する脳機能

脳機能	検査タスク	誘発症状	機能領野	白質神経線維
運動	運動 運動, 数唱	筋収縮 運動停止, 発語停止	一次運動野 陰性運動野	錐体路 前頭線条体路, 前頭斜走路
感覚	感覚	異常感覚, しびれ	感覚野	体性感覚路
言語	絵の呼称 絵の呼称, 意味選択タスク 音読	失名辞, 音韻性錯語 意味性錯語, 意味理解障害 構音障害 読字障害	角回, 縁上回, ブローカ野 角回, 縁上回 中心前回腹側部 側頭葉後方部	弓状束, 上縦束Ⅱ, 弓状束 後方枝 下前頭後頭束 錐体路, 上縦束Ⅲ 下縦束, 弓状束後方枝
視空間認知	線分二等分テスト	病側への偏移	角回, 中前頭回後方部	上縦束Ⅱ
視野	絵の呼称(4画面)	閃光, 霧視, 幻視	視覚野	視放線

下手術で良好な結果を得ている[7]。さらに, 適切な評価により左優位半球を局在とする低悪性度神経膠腫においても拡大摘出(supratotal resection)を行うことが可能となる[8]。本法を用いても長期経過において腫瘍の再発は免れないが, 悪性転化の予防には大いに貢献することがわかっている[9]。

> **Point 1** トラクトグラフィは白質神経ネットワークを示すか？
>
> 　トラクトグラフィは手術計画ならびに術中の機能ネットワーク温存の際にはきわめて重要な画像解析ツールである。これはMRI撮影時の傾斜磁場によってもたらされる神経線維周囲の水分子の拡散運動制限を利用した方法である。言い換えると, トラクトグラフィは神経線維そのものではなく, 水分子からつくられた神経線維の影を見ているにすぎない。臨床では一般的に拡散テンソル画像が用いられることが多いが, 本手法では交差する神経線維束を描出できない点(crossing effect)について注意する必要がある。手や顔の支配領域に至る錐体路や体性感覚路が描出されないのは, それらと前後に交差して走行する上縦束の存在が原因である。以上から, 電気生理学的に神経ネットワークを同定することが重要であり, 絶対にトラクトグラフィを過信してはいけない。

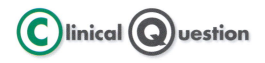

CQ 手術中に信頼できる脳機能検査タスクとは？

　覚醒下手術中の脳機能評価を行う際に忘れてはいけないことは，患者は頭蓋骨が開けられ脳が大気に直接触れるような過酷な状況にあるということである。たとえ覚醒中に麻酔薬が使用されていない状態でも，最初からハンディを負った状態で検査が行われることになる。実際に，術前に目立った神経症状がなかったのに，術中の覚醒後に症状が明らかとなる症例をよく経験する。その可能性を考慮して患者の状態に応じた検査タスクを用意する必要がある。

　タスク選択にあたり重要な点は，刺激開始前のコントロールの段階で100%近い高い正当率が得られること（正確性），電気刺激から所見の確認まで限られた短時間での評価が可能であること（簡便性），脳機能を有する領域の直接電気刺激において再現性のある予想された陽性所見が得られる内容であること（適切性），患者への身体的精神的苦痛を伴わないタスク内容であること（安全性），などが挙げられる。言語や運動機能に関しては，患者の症状を客観的にとらえることができるため陽性・陰性の結果判定は比較的容易であるが，体性感覚や視覚機能では患者本人の主観的要素が大きく，切除可否の判断には慎重を要する。覚醒状態が良好ではない場合は簡便性と適切性が一層問われることになり，術中にタスクを取捨選択しなくてはいけない。また，ある領域を刺激した場合にタスクと誘発症状が1対1対応しない場合がある。例えば絵の呼称タスクを行っている際に答えることができなかった場合，発語にかかわる運動の問題なのか，音韻あるいは意味理解の問題であるのかを判定しなくてはいけない。1カ所の電気刺激により同時に複数の脳機能障害が誘発されることもあり，さらに掘り下げて脳機能の種類を判別できるような下位検査タスクを用意しておくとよい。

● 言語タスク

　覚醒中に最も多く使用されるのが絵の呼称タスクである。呼称の前後に「これは…です」の一文章として答えさせることにより，発語（speech）の問題であるのか，言語（language）の問題であるのかを区別することが可能となる（図4）。「これは」の文頭から答えられない場合は，構音にかかわる筋運動の障害（anarthria：アナルトリー）か，あるいは陰性運動反応（negative motor response）による発語プロセスの問題が疑われる。音の歪みを伴う場合は上縦束Ⅲの症状も考慮する。一方，「これは」から後の単語自体の呼称に問題があれば言語障害であると考えることができる。さらに，呼称障害が音韻の問題であるのか，意味理解の問題であるのかを判別するために，呼称時にみられる症状の特徴から原因を推測する。音韻性錯語の場合は弓状束や上縦束を主とする背側言語ネットワークの障害と考えるが，同じカテゴリーの他の物品名称を答えた場合は意味理解にかかわる下前頭後頭束の刺激症状

図4 呼称タスクの流れ
a：呼称タスクの手順。
b：4画面モニター。刺激部位，タスク内容，患者に生じる神経所見をリアルタイムに同時に記録，観察することができる。

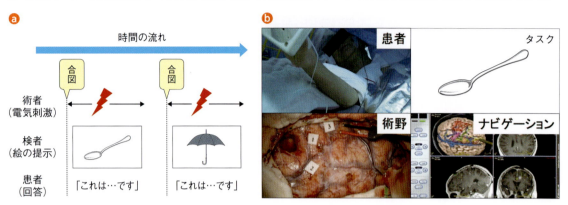

が疑われる。後者の場合は，複数の物品から同じカテゴリーのものを選ぶような掘り下げタスクを追加するとよい。

　また，提示された文字を読ませる読字タスクは側頭葉病変の手術において有用である。日本人は仮名や漢字など複数の文字を扱う人種であり，それぞれネットワークが異なることが示唆されている。よって必要に応じてタスクを使い分けることも必要である。

● 運動タスク

　直接電気刺激によって生じうる運動症状には大きく分けて2種類の反応がみられる。一次運動野や錐体路の刺激症状では，相当する支配筋の収縮に伴う不随意運動が生じる。一方，下前頭回後方領域や補足運動野近傍での電気刺激により，陰性運動反応によって生じる筋収縮を伴わない運動の停止が認められる。この皮質下ネットワークに関しては不明な点が多いが，前頭葉と線条体間の連絡路の存在，周囲の連合野や前頭頭頂を結ぶ回路が関係していると考えられている。一般的に陰性運動領域を切除しても粗大な運動の障害は後遺症として残らないといわれているが，回復に時間がかかることがある。運動機能の陽性・陰性判定のためには上肢（肘関節，手指）の屈伸運動を繰り返すのが簡便で有用である。この反復運動に呼称タスクを併用することによって言語機能の同時評価が可能になるとともに，一部のワーキングメモリや遂行機能をモニタリングすることもできる。

● 感覚タスク

　中心後回や連絡する体性感覚路に電気刺激を加えると，患者は機能野の支配領域である四肢や体幹，顔面にしびれを自覚する。感じ方には個人差があり，患者によっては軽い痛みとして訴えることがある。術前から感覚低下を認める症例においても電気刺激によるしびれを自覚することが多く，感覚機能温存には有用なタスクであ

る．ただし，前述したように覚醒度が感覚の域値に影響することから，評価には注意を要する．

● 視覚タスク

側脳室下角から後角外側，後頭葉円蓋部に直接電気刺激を加えると視野異常が誘発される．症状としては閃光，霧視，幻視とさまざまであるが，閃光を自覚することが多いようである．視放線の走行部位と視野の支配領域に留意すると，視野異常が対側上下の1/4単位で区別されて誘発されることがわかる．視野温存を目的とする場合，1/4単位の視野に絵が位置するような四分割呼称タスクが有用である（図5）．また，側頭葉深部白質における言語機能モニタリング中に呼称障害が生じた場合，視放線刺激による視野異常によって答えられなかった可能性についても考慮する必要がある．

● タスクと直接電気刺激のタイミング

すべてのタスクに共通する点であるが，直接電気刺激，各タスクの開始と終了をうまく同調させることが大切である．術者，検者の阿吽（あ・うん）の呼吸が大切であり，刺激時にはチャイムなどの合図を用いたタスク開始時の工夫が必要である．また，評価判定時には即座にかつ端的に症状の報告を行い適切な判断を下すことに努める．評価者は言語機能検査では言語聴覚士，運動機能検査では理学・作業療法士，神経心理学的検査では臨床神経心理士が望ましいが，ある程度の経験により専門外の検者を配置することも可能である．術中の混乱を避けるために，術前に患者側も十分なシミュレーションを行い，タスク遂行に際して余計な時間がかからないように取り組む．

図5 視覚タスク
温存したい視野領域に応じて絵を配置する．真ん中の十字を注視しながら対角線上に位置する絵を呼称させることにより，1/4単位での視野の同定が可能となる．

右下視野を温存したい場合　　　　右上視野を温存したい場合

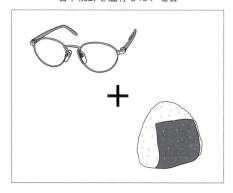
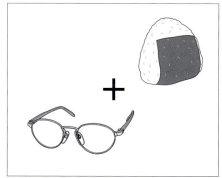

> **Point 2** 運動感覚野の特徴と術中同定について
>
> 　皮質マッピングにあたり，中心溝の同定はきわめて重要である。運動野は中心前回すべてに存在するのではなく，中心溝側にある前後方向の幅をもって存在する。特にシルビウス裂側の腹側領域では運動野は中心溝に隠れ，中心前回は運動前野で覆われる。一方，感覚野は中心後回の広い範囲で刺激症状が誘発されることが多い。また，運動と感覚の支配領域は中心溝を挟んで若干ずれて存在し正確には一致しない。なお，これらの所見は，ブロードマンならびにペンフィールドの脳地図においてすでに示されているので参照いただきたい。

CQ 高次脳機能検査はどうする？

　近年，覚醒下手術中にさまざまな脳機能を評価，温存を試みた報告が散見され，言語や運動以外に社会生活を円滑に営むにあたって必要な高次脳機能を評価することが可能となりつつある。しかし，術中の覚醒状態において，たとえ鎮静薬を投与していなかったとしても認知機能が低下しているとの報告がある。そのような状況下で複雑な高次脳機能検査を行うことについては，検査の妥当性についての問題が潜んでいる。一方で，覚醒下脳機能マッピングにより慢性期後遺症を回避できる高次脳機能が存在することも事実である。現在，次のような高次脳機能を実際に評価することが可能である。

- 視空間認知
- 作業記憶
- 計算
- 書字（手指を使いこなすための巧緻運動を含む）
- 注意
- 感情認知

　例えばこれらの高次脳機能を評価する際に，ある箇所で直接電気刺激による神経症状が誘発されたとする。本領域が外科的に切除されることによって，果たして症状が慢性期まで持続するか否かについては十分な根拠や研究結果から判断しなくてはいけない。また，仮に脳機能障害が一過性で済むのであれば，その領域に浸潤する脳腫瘍は切除するべきといった議論になるのは当然のことである。しかし，患者が高度な技術や特殊な技能を要する職業に就いていたり，早期の社会復帰が必要であったりといった理由により，脳腫瘍の悪性度（グレード）を考慮のうえで切除しないとする考え方も機能予後やQOLの点からは間違いではないといえる。

● 視空間認知

　視空間認知は，覚醒下手術中に比較的容易に評価が可能であり，検査の有用性が示唆されている高次脳機能の1つである。右頭頂葉損傷に伴う左半側空間無視は回

復が困難であり，患者の社会生活の質を大きく低下させる。下頭頂小葉や上縦束Ⅱとの関連性が示唆されており，さまざまな高次脳機能があるなかで視空間認知ネットワークの同定ならびに温存はきわめて重要な課題である。検査には線分二等分タスクを用いる方法がある（図6）。20cmの線分の正中に線を引いてもらう簡単な検査であるが，左側の空間失認がある場合，引いた線が右側に偏位する性質を利用した方法である。6.5mm以上の偏位をタスク陽性と判断し，再現性を確認することが大切である。右前頭葉においても頭頂葉と同様に偏位する所見が得られることも，上縦束Ⅱが視空間認知にかかわる重要な知見の1つである。

CQ どこで摘出を中止する？

理論的には，直接電気刺激により評価対象となる脳機能の障害が出現した場合に，その刺激領域近傍に機能野もしくは神経機能ネットワークが存在することになる。さらに摘出を進めていくと，刺激のない状況下でも常時神経症状が出現する状態となり，覚醒下マッピングによる機能温存が失敗に至った可能性を考えなくてはいけない。再現性が確認できる一時的刺激症状と摘出度合いのバランスを保つことが重要である。Bergerら[10]は，ある一定の電気刺激（6mA）により言語停止を生じた

図6 視空間認知の評価を目的とした線分二等分タスク（右大脳半球の場合）
① 刺激前。正常所見（陰性）。
② 電気刺激中。視空間認知にかかわる領域であった場合，左半側空間無視が生じる。
③ 電気刺激中。患者は線分の正中と感じる部位に印をつける。
④ 刺激終了。異常所見（陽性）。

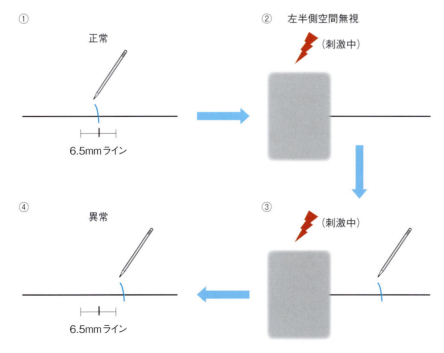

部位から1cm以上距離を保った部位であれば永続的な神経脱落症状をきたさないことを報告した。さらに，一定の条件下で反応がなければ摘出できるというネガティブマッピングテクニックが提唱された。しかし，偽陰性との鑑別はきわめて重要であることから，機能マッピングの経験が浅い場合は必ず機能野を同定するポジティブマッピングテクニックが推奨される。

手術終盤に至ると，患者の覚醒状態の悪化や遂行機能の低下がみられることがある。また，補足運動野領域では自発性の低下により言語・運動機能ともにタスク続行が不可能となることが多く，他覚的評価が困難となる。このような状態での脳機能評価は刺激結果が偽陽性あるいは偽陰性となる危険性を伴うことから，覚醒下マッピングを終了せざるをえない。

補足運動野病変に対する切除範囲に関して，運動機能の1〜3カ月後の回復を見込んでの可及的摘出を行うか，あるいは早期社会復帰を期待して陰性運動反応がみられた段階で切除を止めるか，についてよく議論される。例えば，残存腫瘍に対する放射線治療や化学療法の効果が期待できる乏突起膠腫のような症例の場合には，機能予後を優先するといった，生命予後と機能予後のバランスを考慮した手術戦略を立てることが重要であると考える(図7)。

また，術後一過性の症状で済むことがわかっている脳機能について，術中の電気刺激による評価を行うことは理にかなっていない。陽性所見が得られた領域は摘出するべからず，である。しかし，術前に低悪性度グリオーマを疑って皮質マッピングを行い，術中病理検査にて悪性の診断が得られた場合はその限りではない。十分な総合的判断を下すのが難しい覚醒下手術中に患者へ重要な選択を迫ることはあってはならず，予想される脳腫瘍の種類と悪性度，目標の摘出量の設定，温存す

図7　左前頭葉乏突起膠腫の1例
a：覚醒下手術により腫瘍摘出後の術中写真。摘出腔後方の皮質下において発語停止，運動停止の所見を認めたため本領域を温存した(タグ番号6, 7, 9)。
b：術前(上段)，術後(下段)のFLAIR画像。摘出腔後方に腫瘍の残存を認め，機能温存を目的とした場合の摘出限界を示す。

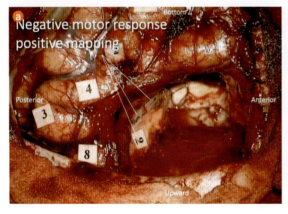
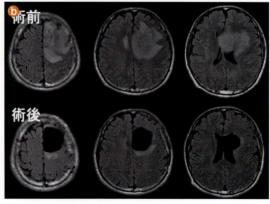

るべき脳機能と腫瘍切除を優先して犠牲にする機能領域についてなど，術前から患者への十分な手術説明とインフォームドコンセントを得ることが大切である。

CQ 高頻度電気刺激方法における違いとは？

　機能局在同定のために行われる直接電気刺激において最も重要な点は安全性である．神経回路を一時的にショートさせる十分な電気刺激が必要であるが，最適な刺激条件を設定するにあたり荷電に伴う脳損傷やけいれん発作を回避する必要がある．刺激条件は，陽性か陰性，一相性か二相性，パルス幅(A ms)，刺激間隔ないし頻度(B ms or Hz)，刺激強度(C mA)により決められる(図8)．

● 荷電と脳損傷

　覚醒下手術では皮質，皮質下の直接電気刺激が可能となる．施設によって刺激条件は異なるものの，双電極プローブを用いた二相性電流(biphasic wave)による刺激方法が世界的に用いられている．最初に人の脳に直接電気刺激を行ったペンフィールドは，パルス幅0.2ms，刺激頻度60Hzの二相性電流を用いたとの記載がある．本邦の覚醒下手術ガイドラインでは，二相性波もしくは極性交互波(alternating wave)，パルス幅0.2〜1.0ms，刺激頻度50〜60Hz，刺激強度1〜16mA，刺激時間4秒以内の条件が推奨されている．理論的にはパルス幅，刺激強度が大きくなれば蓄積荷電量が増すことになり症状が誘発されやすくなるが，極端な高電流刺激は熱損傷に，低周波刺激は電気的損傷に関与することを忘れてはいけない．一相性波

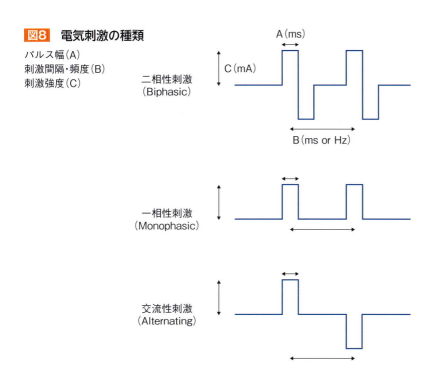

図8　電気刺激の種類

(monophasic wave)が連続した際に蓄積される総荷電量が脳損傷に関係することから，二相性波が最もバランスのとれた刺激条件といわれている．また，運動野刺激における筋収縮を誘発する際に，陽性電流では陰性電流より低電流刺激で十分な所見が得られるが，二相性電流では陽性電流刺激と同域値条件で所見が得られることからも優れた刺激条件として認識されている．

● 後発射とけいれん発作

皮質刺激の強度を上げていくとある時点でけいれん発作が生じる．皮質における直接電気刺激時の皮質脳波では，脳活動に伴う波形以外に，電気刺激の結果生じる別の波形がみられる．刺激後発射（after discharge）は，電気刺激を中止後に刺激部位において生じる異常波であり，規則性波形で多棘波や連続波などさまざまな形態を示し，刺激部位を含めて周囲皮質においてみられることがある（図9）．後発射を生じる強度での電気刺激は，刺激部位のみならず遠隔部位での脳機能障害が生じたことにより誘発された神経症状をみている可能性がある．また，電気刺激の結果誘発されるけいれん発作に先立って生じることが多いことから，後発射が生じる電流域値をあらかじめ確認しておくことが重要である．また，運動野における電気刺激はけいれん発作を生じやすく，刺激の持続時間や同領域を連続して刺激しないなどの注意が必要である．

図9 後発射（after discharge）の脳波所見
a：低電流刺激，b：高電流刺激．
高電流刺激の後に多棘波が出現する領域を認め，後発射が生じる刺激強度と判断する．

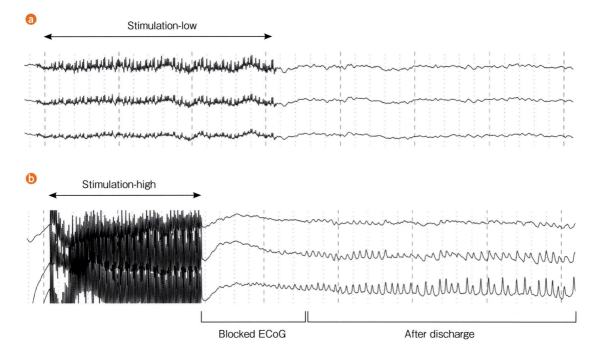

● 単電極か双電極か

覚醒下手術中の電気刺激には，先端に電極が埋め込まれたプローブを用い，主に単電極もしくは双電極プローブが用いられる。単電極プローブの場合，プローブ先端の陽性荷電が頭部皮膚に留置された遠隔部の電極へ向かう際，プローブ電極の周囲に生じる電流によって刺激する。一方，双電極プローブでは，約5mm離れたプローブ先端の電極間に生じる電流を利用したものである。両者ともに理論的には電極間の電流を利用した双極刺激であるが，刺激目的により使い分けが重要である。一般的に単電極プローブは双電極プローブより広く電気刺激が伝わることになるため，皮質下における神経線維の走行部位が不確定の場合は単極プローブを用いて探索するとよい。

> **Point 3** 直接電気刺激以外の神経ネットワーク同定方法
>
> 現在，プローブを用いた直接電気刺激は，脳機能野や神経ネットワークの同定方法としてはゴールドスタンダードな手法といえる。近年，皮質－皮質間誘発電位（cortico-cortical evoked potential：CCEP）を用いた神経線維束の同定や高周波律動脳波を利用した機能領野の温存について報告されており，直接電気刺激法に変わる方法として今後の活躍が期待されている。また，CUSAやSONOPETのような超音波破砕吸引器の操作時に，白質神経線維に対する超音波刺激によって電気刺激時と同じような一過性の誘発症状を認めることがあり，神経ネットワークの同定にも役立つ。

CQ 術中合併症への対応（嘔気，痛み，精神的不安，けいれん発作）はどうしたらよいのか？

順調な手術進行のために，覚醒下手術中のトラブルに対する予防対策と発生してしまった場合の最大限の対応が望まれる。嘔気，痛み，精神的不安，けいれん発作ともに覚醒維持が困難となる可能性があり，迅速な対策による状態改善が重要である。まず最初に各事象の原因を同定し，原因を除去し同じことが起きないよう改善策をとる。それでも状況が改善しない場合は次の適切な対応が必要となるが，状態が安定するまで待機することも重要なポイントである（図10）。

● 嘔気

術中嘔吐は気道確保の点から予防措置を取らなくてはいけない。覚醒直後は嘔気を訴えることは少ないが，電気刺激，摘出操作により嘔気嘔吐が誘発されることがある。体性感覚野の電気刺激の際，体幹部や内臓感覚の症状として嘔吐が生じることがある。また，摘出中に脳室が解放された際に生じる頭蓋内圧の変化によって生じることもある。当科では覚醒前に制吐作用のあるデキサメサゾンの予防的投与を行い，嘔気が生じた場合にはメトクロプラミドを投与している。セロトニン受容体拮抗薬も有効であるが，本邦では適用外使用となるため各施設での判断を要する。

嘔気は不安や疲労感といった精神状態によって左右されることが多く，鎮静を目的としたプロポフォールの低量持続投与も有効である。

● 痛み

「Essentials」(p.161～164)にて前述した，事前の十分な局所麻酔によりおおよその疼痛は回避できるが，術中操作に伴って新たに疼痛を訴えることがある。側頭筋の牽引，硬膜切開時の疼痛は追加の局所麻酔注射により改善が期待できる。硬膜では，中硬膜動脈周囲を走行する三叉神経に対して，動脈近位部両サイドの外膜内膜間にリドカインを局所注射するとよい。追加投与時には局所麻酔薬の極量に注意が必要である。局所注射後も疼痛コントロールが困難な場合，アセトアミノフェンの点滴投与やNSAIDの座薬を使用する。デクスメデトミジンの持続投与も有効であるが，深すぎる鎮静に注意が必要である。主幹動脈周囲の血管痛や脳の牽引時の硬膜痛などは，手術操作に留意することで改善が期待できる。

● 精神的不安

術中の不安を最小限にするべく，患者と医療者間での信頼関係を築くことが大切である。事前に手術の流れをよく理解し，実際の手術を想定したシミュレーションが有効である。当科では手術前日に手術室に入室し，手術対位をとった状態で術中

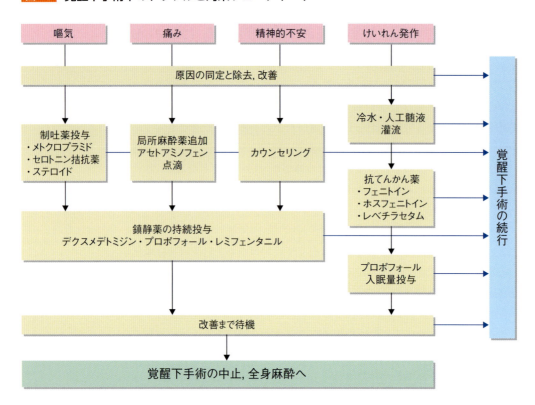

図10 覚醒下手術中のトラブルと対策フローチャート

タスクの練習を行っている。実際には，評価者との会話が術中の覚醒時間の大部分を占めることから，手術前からの患者と評価者やコメディカル間のコミュニケーションが重要である。精神的不安からパニックに陥ることがあり，小児例では一度パニック状態に陥ると回復が難しくなるため，できるだけ親しみやすい環境を作る必要がある。薬剤を用いた不安に対する予防的対策としてデクスメデトミジンやプロポフォールの使用が有効であるが，十分な覚醒や呼吸状態が得られない場合があり投与量に注意する。最近では適切なデクスメデトミジン使用は機能マッピングに悪影響を与えないとする報告もみられる。

● けいれん発作

覚醒下手術中のけいれん発作は，大発作は2〜5%，小発作は16〜18%に生じると報告されている。大発作に移行する前に小発作にとどめることが重要である。覚醒下手術ガイドラインでは，4〜5日前からのフェニトイン投与が推奨されているが，抗てんかん薬が有効血中濃度内に入っていたとしても術中のけいれん発作の予防効果に差はなく，電気刺激条件に左右される可能性が高いともいわれている。しかし，新規抗てんかん薬が使用できる近年では，予防投与が有用である可能性がある。少なくもけいれん発症の症例においては，術前からの抗てんかん薬によるけいれんコントロールは重要である。また，術中のけいれんを誘発させるような刺激操作には注意を要するべきであり，連続4秒を超えるような持続刺激や同じ領域の頻回の連続刺激，運動野の過度な電気刺激は控えなくてはならない。

手術中にけいれん発作が生じた場合，冷リンゲル液もしくは冷人工髄液を発作が消失するまで皮質に灌流するのが効果的であり，筋けいれんが完全に生じるまで次の電気刺激を控える。ホスフェニトインやレベチラセタム点滴製剤の追加投与を行うこともあるが，発作抑制が困難な場合は入眠量のプロポフォールを投与し，抗てんかん薬の効果が出るまで待機する。発作を繰り返す場合は，刺激強度の再検討や全身麻酔への移行も検討する必要があり，常に気道管理の変更や全身麻酔への移行ができる体制を築くことが重要である。

◇ 文献

1) 日本Awake Surgery学会 編. 覚醒下手術ガイドライン, 医学書院, 2013.
2) Kayama T. Guidelines committee of Japan awake surgery conference: The guidelines for awake craniotomy guidelines committee of the Japan awake surgery conference. Neurol Med Chir (Tokyo) 2012; 52: 119-41.
3) De Benedictis A, Duffau H. Brain hodotopy: from esoteric concept to practical surgical applications. Neurosurgery 2011; 68: 1709-23; discussion 1723.
4) Kinoshita M, et al. Critical neural networks in awake surgery for gliomas. Neurol Med Chir (Tokyo) 2016; 56 (11): 674-86.
5) Duffau H, et al. Usefulness of intraoperative electrical subcortical mapping during surgery for low-grade gliomas located within eloquent brain regions: functional results in a consecutive series of 103 patients. J Neurosurg 2003; 98 (4): 764-78.
6) Soffietti R1, et al. Guidelines on management of low-grade gliomas: report of an EFNS-EANO Task Force. Eur J Neurol 2010; 17 (9): 1124-33.
7) De Witt Hamer PC, et al. Impact of intraoperative stimulation brain mapping on glioma surgery outcome: a meta-analysis. J Clin Oncol 2012; 30: 2559-65.
8) Yordanova YN, et al. Awake surgery for WHO Grade II gliomas within "noneloquent" areas in the left dominant hemisphere: toward a "supratotal" resection. Clinical article. J Neurosurg 2011; 115 (2): 232-9.
9) Duffau H. Long-term outcomes after supratotal resection of diffuse low-grade gliomas: a consecutive series with 11-year follow-up. Acta Neurochir (Wien) 2016; 58 (1): 51-8.
10) Sanai N, et al. Functional outcome after language mapping for glioma resection. N Engl J Med 2008; 358: 18-27.

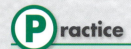

1. 覚醒下手術の手順として正しいものを選べ

(a) 手術適応のある髄内疾患は原則適応対象となる。
(b) 中等度以上の神経症状がすでに発現している症例は，マッピング，モニタリングのよい適応である。
(c) 優位半球ではない右頭頂葉は覚醒下手術の適応とならない。
(d) 直接電気刺激による再現性を確かめるために，連続して同じ領域を刺激するとよい。
(e) 覚醒下手術中にけいれん発作が生じた場合，最初に行うことは脳表への冷リンゲル液の灌流である。

正解 (a), (e)
解説 (a) 正常組織との見分けが難しいてんかん病変や神経膠腫，病変到達まで正常脳を通過しなくてはならない海綿状血管腫，転移性脳腫瘍など，適応は幅広い。
(b) 中等度以上の神経症状により機能評価を行うことは困難となり，術中に障害がさらに強く出る場合がある。
(c) 半側空間無視の回避を目的とした覚醒下マッピングは有用である。
(d) けいれん発作の予防のため，同じ領域を連続して刺激することは推奨されない。

2. 直接電気刺激に関する内容で正しいものを選べ

(a) 双極電極プローブは単極電極プローブより電気刺激が伝わる範囲が広い。
(b) 二相性波 (biphasic wave) は一相性波 (monophasic wave) より同刺激強度でも脳損傷が抑えられる利点がある。
(c) 低周波刺激は脳組織の電気的損傷に関与する。
(d) 確実な脳機能領域の同定のため，後発射 (after discharge) が生じる刺激強度を超える電流を用いたマッピングが推奨される。
(e) けいれん発作を回避するため，刺激持続時間は4秒を超えない範囲がよい。

正解 (b), (c), (e)
解説 (a) 逆である。単極電極プローブは双極電極プローブより電気刺激が伝わる範囲が広い。
(d) 後発射を生じる強度での電気刺激は，遠隔部位での刺激症状やけいれん発作へ移行するリスクがあり，後発射が生じる刺激強度を超えない設定が推奨される。

神経機能のモニタリング

札幌医科大学医学部脳神経外科　三國信啓，鰐渕昌彦，鈴木脩斗

ssentials

　医療機器やコンピュータの進歩に伴い，術前術中脳機能検査技術とその結果解析はこの十数年間に飛躍的な進歩を遂げてきた。

　表1に示す神経機能モニタリング方法のなかで上から4つは信号加算平均法（signal averaging）を用いて記録する誘発電位（evoked potentials）である。運動誘発電位（MEP）は大脳皮質運動野を電気刺激して錐体路の機能を，体性感覚誘発電位（SEP）・視覚誘発電位（VEP）・聴覚脳幹誘発電位（BAEP）では末梢感覚神経を刺激することにより，感覚経路の少なくとも一次感覚受容野のレベルまでの機能をモニタリングする。持続顔面神経モニタリングは，聴神経腫瘍摘出に際してリアルタイムに最も信頼される顔面神経機能評価方法である。片側顔面けいれんに対する神経減圧術中の顔面異常筋電図（AMR）についても解説する。

　図1は筆者らが，特殊な挿管チューブを使用して脳神経外科手術中に迷走神経電気刺激による声帯モニタリングが可能であると，2004年に初報告したものである[3]。脳幹部付近の病変に対する脳神経外科手術に際しては，外転神経，顔面神経や聴神経などの温存のためにさまざまな電気生理学的モニタリングが用いられる。迷走神経はその障害によって嚥下や呼吸に問題が生じる重要な神経である。ところが，声帯に針やフックワイヤーを挿入してその運動を記録する手技が困難であることから，迷走神経の術中マッピングおよびモニタリングは普及していなかった。初期に使用していた挿管チューブの改良を依頼して，現在では多くの施設で脳幹周囲病変摘出の際の有効なモニタリング方法として確立している。

表1 本項で解説する神経機能モニタリング

運動誘発電位（motor evoked potentials：MEP）
体性感覚誘発電位（somatosensory evoked potentials：SEP）
視覚誘発電位（visual evoked potentials：VEP）
聴覚脳幹誘発電位（brainstem auditory evoked potentials：BAEP）
持続顔面神経モニタリング
顔面異常筋電図（abnormal muscle response：AMR）

図1 右正中神経・後脛骨神経刺激SEPの刺激電極

a：挿管チューブ電極。左（実線），右（点線）カフ近くの露出した電極（矢印）から声帯の筋電図を記録できる。挿管時に左右の声帯に均等に接しており，抵抗が5kΩ以下であることを確認することが，安定した記録を行うために重要である。脳幹背側では双極プローベを用いて強度0.2〜0.5mA，間隔100msecの4Hz刺激で声帯からの筋電図が得られる。迷走神経運動核は擬核に存在しており，正常側での刺激では随条下方の舌咽神経三角と小脳脚の間に確認される。頚静脈孔髄膜腫や神経鞘腫で迷走神経が腫瘍に含まれている症例での記録では腫瘍を少しずつ摘出していくと迷走神経の反応が現れる。反応の変化をモニタリングしながら，腫瘍摘出を行うことで術後嗄声と嚥下障害予防に有用である。

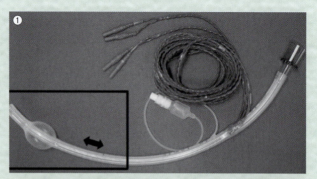

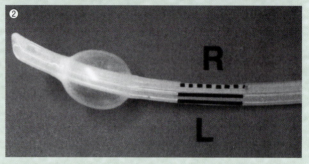

b：出血発症の脳幹部(橋)海綿状血管腫（①，②）摘出中の声帯筋電図。病変（③：T）は摘出前には右側迷走神経運動核では弱い筋電図反応が得られ（三角印：pre-resection），病変により正中を越えて偏位していた。摘出後には筋電反応が改善して記録されている（post-resection）。④：術後MRI。

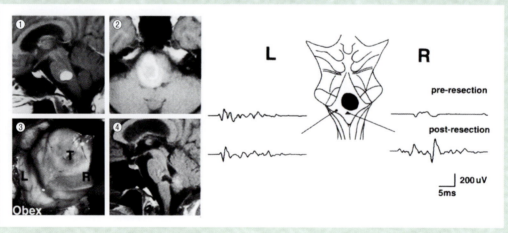

Mikuni N, et al. J Neurosurg 2004; 101: 536-40.[3]より転載

神経機能のモニタリング

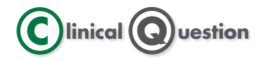

CQ SEPの実際のセッティングと記録はどのように行うのか？

　SEPは感覚の神経モニタリングであり，上肢や下肢で末梢神経を刺激し脳表や経頭蓋から誘発電位を記録することで術中に感覚機能のモニタリングができるが，臨床的には後述する誘発電位の位相逆転を用いることで中心溝を同定する際に多く使用される．

　安定したSEP波形を得るには電極設置や刺激条件を統一することは当然であるが，SEPは麻酔条件などによっても波形に影響を及ぼすため，これらの因子にも注意を払う必要がある．以下に上肢と下肢のSEP測定において実際のセッティング法を挙げる．

● 麻酔条件
　MEPとは異なり筋弛緩薬を使用していてもSEPモニタリングは可能である．セボフルランなどによる吸入麻酔薬を使用してもMEPほどは影響を受けないが，吸入麻酔薬はN20より遅い電位の記録に影響を及ぼすことがあり，できるならばプロポフォールなどの静脈麻酔薬を使用するほうが安定した記録ができる．

● 上肢SEP
適応
　頭皮上記録法は一次体性感覚野近傍の腫瘍手術や同領域を灌流する中大脳動脈の虚血が危惧される症例に対して適応があるが，皮質電極による記録ではMEPを使用する際など中心溝同定の必要性がある場合にも使用される．

電極位置
　刺激電極は手術側と対側の正中神経に設置する．手関節部手掌側に陽極が末梢側，陰極が中枢側となるように設置する（図2）．筋弛緩薬投与前に電気刺激により母指が動くことを確認することで神経刺激がなされていることを確認できる．皮質記録では記録電極は中心溝付近の脳表上にシート電極を敷きこむ．頭皮上記録ではCz（NasionとInionの中点，および両側耳介前点の中点）から2cm後方，7cm外側部（術側）に皿電極を設置し，加えて下顎部にボディシグナルアースを，術側の乳様突起部に基準電極としてそれぞれ電極を設置する（図2）．

刺激/測定条件
　刺激幅0.2〜0.5msecで刺激頻度5.1Hzの短波形を刺激強度10〜20mAで刺激する．加算回数は200回とし記録時間は50msec，フィルターは20〜1,500Hzとしている．

波形読影
　正中神経刺激を大脳皮質で記録した場合，20msec付近に陰性波である上方に凸の波形（N20）が記録される．N20の振幅は数μV程度であり，コントロール波形から50%以上の低下を認めた場合は有意な変化ととらえる．

　また中心溝を跨ぐ形でシート電極を脳表に敷きこむと，中心溝より前方では20msec

179

付近に下に凸となる陽性波(P20)が認められ，後方では上に凸となる陰性波(N20)が認められる。この位相逆転(phase reversal)を利用し中心溝の位置を同定することができ，解剖学的な把握だけでなくMEP測定などに役立てることができる(図3)。

図2 記録電極の設置位置

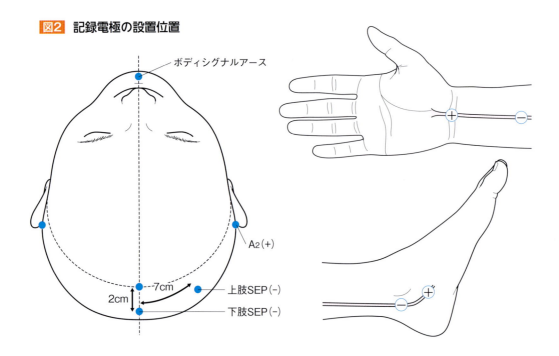

図3 位相逆転

Line上でCh1，Ch2では下向きの陽性波(P20)を，Ch3，Ch4では上向きの陰性波(N20)を認め位相が逆転しており，この間に中心溝があることがわかる。

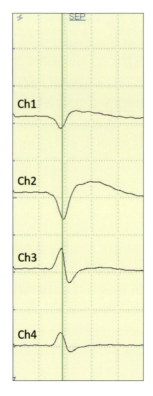

● 下肢SEP

適応
下肢の一次感覚野である前大脳動脈領域の血流不全の評価などに用いられ，前交通動脈瘤や前大脳動脈瘤遠位部瘤の手術などで有用である。

電極位置
刺激は主に後脛骨神経を用いることが多く，内顆後方に末梢が陽極となるように2電極を設置する（図2）。記録電極を相当領域の脳表に敷きこむには大脳間裂近傍を展開しなくてはならず，正中を跨ぐような開頭手術ならば可能であるが上記した動脈瘤手術などでは使用できない。その場合は頭皮上電極を用いる。位置はCzから2cm後方の位置で皿電極を設置する。下顎にボディシグナルアースを，両側乳様突起部に基準電極を設置する（図2）。

刺激/測定条件
上肢SEPと同様に刺激幅0.2msecの短形波を用いて刺激頻度は2.1Hz，刺激強度は20～30mAで行い200回加算する。記録時間は100msec，フィルターは20～1,000Hzとしている。

波形読影[2]
下肢SEPは37msec付近の陽性波であるP37成分と，46msec付近の陰性波であるN46からなる波形であり，数μVの小さな電位である。コントロール波形から50%以上の振幅低下を認めた際は有意な所見としてとらえる。

CQ MEPの実際のセッティングと記録はどのように行うのか？

MEPは皮質脊髄路の障害により変化し，術中モニタリングとして使用することで術後の運動機能障害を未然に防ぐことができる。

MEPの刺激法は大脳皮質上に電極を敷いて皮質運動領域を直接刺激する方法と，頭蓋外から電流を流す経頭蓋刺激法の2種類ある。また記録法は脊髄硬膜外に電極を挿入する方法と，目的部位の骨格筋に電極を設置し筋電図を記録する方法とに分けられる。脊髄硬膜外記録は筋弛緩を使用していても記録することができるが，脊髄硬膜外腔へ電極を挿入しなければならず侵襲性の高い記録法となる。以下にMEPセッティング法において皮質直接刺激法，経頭蓋刺激法の2つの刺激法と筋電図による記録法についての解説と，当院での条件を一例として挙げる。

● MEP

適応
内頚動脈や中大脳動脈など皮質運動野への血流障害が予想される手術のほか，穿通枝動脈や椎骨・脳底動脈など皮質脊髄路領域へ灌流している動脈近傍操作を行う手術が挙げられる。また皮質運動野を含め皮質脊髄路近傍の腫瘍手術などでも適応となる。

麻酔条件

吸入麻酔薬では脊髄でのシナプス伝導抑制が強く，麻酔の導入・維持は静脈麻酔薬のプロポフォールを使用する。筋弛緩薬は筋電図の記録に影響が出るため導入時にのみ使用する。バッキングなどのため維持麻酔で筋弛緩薬を使用するときは筋電図モニターのTOF(train of four)を使用しT4/T1比が25％以上となるように麻酔科へ依頼する。

電極位置

刺激電極はSEPと同様に脳表上にシート電極を敷きこむ場合が多いが，開頭範囲などから困難である場合は経頭蓋電極を設置する。経頭蓋電極の設置位置はCzから刺激側へ外側7cmに陽極を，対側へ2cmに陰極を設置する（脳波国際10-10法のC1-C4に相当）。アーチファクト対策に下顎にボディシグナルアースを設置する。記録電極は上肢ならば母指球筋もしくは小指球筋，下肢ならば前脛骨筋に筋腹-腱法(Belly-tendon法)に従って陽極が筋腹，陰極が腱となるように設置する（図4）。

刺激/測定条件[1,2]

持続時間0.2msecの短波形を刺激間隔2msec(500Hz)で5発連続のトレイン刺激を行う。記録時間は100msecでフィルターは20～3,000Hzとする。まずMEPが測定できる最低刺激強度（刺激閾値）を確認し，経頭蓋刺激の場合は刺激閾値＋20％高い強度で行い，最大でも200mAとする。

皮質直接刺激の場合，刺激電極はSEPの位相逆転などで中心溝を同定し，その前後の電極をそれぞれ陽極・陰極として双極刺激することが多い。前頭部に陰極電極を設置しておき，陽極を中心前回と思われる位置に設置した電極で刺激する方法(単極刺激法)もあるが，刺激強度によって刺激範囲が拡大するため注意する。刺激強度は刺激閾値より2mA高い強度で行う。けいれん発作や脳損傷を避けるため刺激強度は最大でも30mAとし，刺激閾値は適宜確認する。

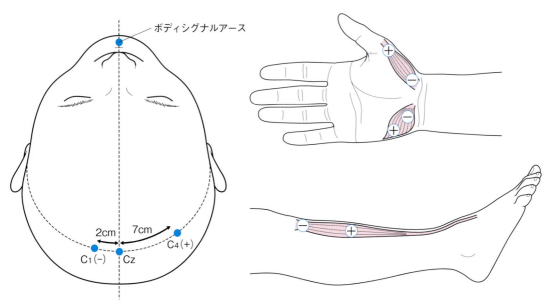

図4 記録電極と経頭蓋刺激MEPの設置位置（経頭蓋電極位置は左刺激の場合）

波形読影

MEPの刺激閾値は麻酔条件や個体差で変動するため，波形は症例によって異なる。一般的には潜時20msec前後に，振幅が数百μV～数mVの多相性電位として記録される（図5）。症例によって異なるためコントロール波形を記録し，振幅低下などを認めないかのモニタリングが必要である。

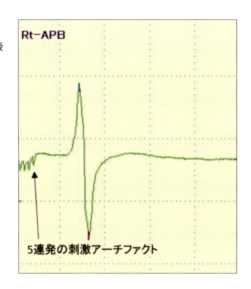

図5 MEP波形
5連発刺激のアーチファクトの後に数mVの大きな電位を認める。

CQ MEP，SEPモニタリング中の注意点は？

● ノイズ対策[2)]

誘発電位記録の際にノイズ対策を行っていないと波形の乱れや再現性の不良などが生じ，記録判読が行えない。特にSEPやVEPなどの電位の小さな誘発電位の測定をする際はノイズの影響が強く出るため，ノイズ対策は特に重要となる。

モニタリング中のノイズ混入で多く認められるものとして手術機器電源の商用交流（ハム）ノイズ，電気メスやバイポーラ使用時の高周波ノイズ，超音波吸引器や温風ブランケットなどの振動によるノイズが挙げられる。ハムノイズは記録電極の接触抵抗が上昇することでも生じるため，まずは記録電極の接触抵抗を下げることが重要である。設置する前に酒精綿や研磨剤で十分に拭くことで抵抗を下げることができる。また複数本のケーブルはできるだけ束ねて，電気メスや顕微鏡などノイズ発生源となりうる手術機器から遠ざけることでノイズを軽減できる。電気メスやバイポーラによるアーチファクトやノイズは，誘導電位測定装置のリジェクションレベル機能を利用することで加算波形に取り込まれないように設定できる。超音波吸引器や温風ブランケットの振動によるノイズはカットすることができないため，使用中は記録停止するなどの対応が必要である。

● **偽陽性，偽陰性**

　記録電位の振幅が低下ないしは消失しているが機能障害をきたしていない状態を偽陽性という。例えばMEPの場合，術中に髄液吸引され脳表面が落ち込むことで電位の低下や消失を認めることがある。これは皮質直接刺激の場合は脳表面が落ち込むことで電極が浮いてしまい刺激が入らなくなり，経頭蓋刺激の場合は硬膜と脳表との間にスペースができることで刺激閾値が変化してしまうために生じる。予防策として人工髄液などの液体を充填することや糸付き綿などを硬膜下に敷くことなどが挙げられる。またそのほかにも，刺激装置の故障や刺激電極の不良・断線などの機材トラブルや，シート電極を硬膜化へ盲目的に挿入した場合に電極が目視できず電極のずれなどに気づけないなどのテクニカルエラーでも電位の消失を認めることがあり，偽陽性であるのか陽性反応であるのかを適切に判断しなくてはならない。

　逆に機能障害をきたしているにもかかわらず，記録電位の振幅変化を認めない状態を偽陰性という。例えば経頭蓋刺激MEPにおいて刺激が強すぎることで，皮質異常をきたしているにもかかわらず脳深部にまで刺激が及んでしまい筋電図を記録してしまうことがあり，適切な刺激強度で記録することが重要である。また，MEPでモニタリングできるのは一次運動野から皮質脊髄路の障害についてであり，そのほかの運動前野や補足運動野，錐体外路の障害による運動障害をMEPで検出することはできない。MEPで波形に変化がなくともこれらの部位の障害による運動機能障害が生じうることを覚えておく必要がある。

● **異常所見**

　ノイズ除去も含め適切な設定で電位を記録し偽陽性も除外したうえで異常所見が認められた場合，適切な解釈と対応が必要となる。

　MEPでは振幅がコントロールの50%以下が有意所見とされ，偽陽性を除外したうえで50%以下の振幅が再現性をもって確認された場合は皮質脊髄路障害が生じていると判断される。動脈瘤手術の際のクリップのほか血流遮断をした際は，頻回のMEPチェックが必要である。穿通枝領域においては遮断操作から10分前後までにMEP変化が生じるといわれており，少なくともその間はモニタリング結果に注意を払う必要がある。一時的な低下を認めてもその後MEPの回復が認められた症例では，皮質脊髄路障害による術後麻痺は回避できたと判断できる。逆にMEPが消失した後に回復を確認できずに終了した場合は，永続的な運動障害をきたす可能性がきわめて高く，直前の操作を振り返り原因の除外や時間をおいて回復を待つ必要がある。

● **覚醒下手術との併用**

　またeloquent area近傍手術の際の神経モニタリングとして覚醒下手術が挙げられ，リアルタイムで神経所見が確認できるため非常に有用なモニタリング法である。しかし覚醒状態によってはタスクの施行が困難となることもあり，当院ではダブルチェックの意味合いも込め各誘発電位を併用することも多い。しかし覚醒下手術の際に麻酔深度モニタリングであるbispectral index(BIS)の値が増すほどMEPの振幅

が上昇することが報告されており[1]，覚醒下手術とMEPモニタリングを併用する場合は，波形の読影の際にBISの変化にも注意が必要となる。

覚醒下手術におけるマッピングの刺激条件は確立したものはないが，覚醒下手術ガイドラインでは皮質刺激の場合には刺激強度は1mAから開始し最大15mAを推奨している[2]。

CQ VEPの実際のセッティングと記録はどのように行うのか？

【症例①】 40歳代の男性。運転免許更新時に左視力低下を指摘され，近医眼科を受診。精査で視野欠損を認め，近医脳神経外科を介して当院へ紹介された。視力は右(0.3)，左(0.1)，視野検査では両耳側不全半盲を認めた。MRIでは，視交叉を頭側に圧排する最大径34mmの鞍上部腫瘍を認め，内視鏡下経鼻経蝶形骨洞的に腫瘍を全摘出した。摘出操作中，ならびに腫瘍摘出後もVEP波形は保たれていた。術後，視力は右(1.0)，左(0.5)と改善し，両耳側半盲も改善した(図6)。

VEPは静脈麻酔の導入と高輝度LED光刺激の使用，網膜電図(electroretinogram：ERG)の併用により，安定して再現性の高い波形が得られるようになった。光刺激は眼瞼上に留置したシリコンの円盤に16個の赤色LEDが付いたものから導入し，外後頭隆起よりも4cm上方，4cm外側の両側後頭部皮下に刺入した針電極より導出する。当院ではnavigationを用いて一次視覚野を同定し，その直上に電極を刺入している。LFS-101(ユニークメディカル，東京)を用いて，刺激強度500〜2,000Lx，発光時間20msec，頻度1Hz，加算回数100回に設定する。刺激強度は500〜20,000Lxまで変化させることができ，施設により刺激強度はさまざまであるが，当院では遮光も併用しているため，多くの場合500Lxで最大振幅が得られる。100msec前後の多相波のうち最大振幅を有する陰性波をコントロール波形として，手術操作中はその変化を観察することになるが，当施設では振幅がコントロールの50%以下となった時点で手術操作をいったん中断し，回復後に操作を再開しており，今のところ術後視機能の悪化例は認めていない。

CQ AEPの実際のセッティングと記録はどのように行うのか？

【症例②】 60歳代の女性。聞こえにくさを主訴に近医耳鼻科を受診。精査の結果，右小脳橋角部に腫瘍を認め，近医脳神経外科を介して当院へ紹介された。MRIでは内耳道から小脳橋角部に進展する最大径13mmの腫瘍を認め，前庭神経鞘腫と考えられた。純音聴力(pure tone average：PTA)は23.8dB，語音識別能(speech discrimination score：SDS)は85%であり，有効聴力は保たれていた。経過観察，手術，定位放射線治療の選択肢を提示し，外来でよく相談したところ，聴力温存を目指した摘出手術を希望されたため，

図6 症例①

a, b：造影T1強調coronal画像（a：術前，b：術後）
c, d：VEP波形（c：摘出前，d：摘出後）
e〜h：視機能検査（e, f：術前，g, h：術後）

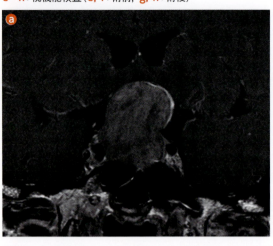
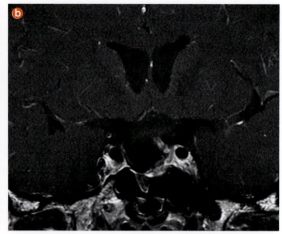
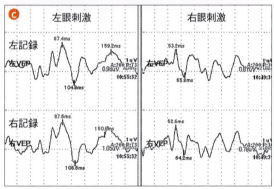
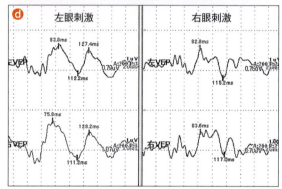
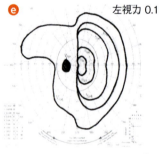

左視力 0.1

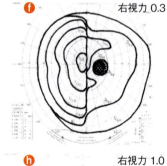

右視力 0.3

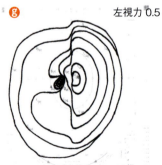

左視力 0.5

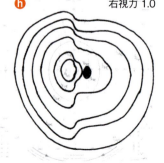

右視力 1.0

頭蓋内腫瘍摘出術を施行した。後述する顔面神経モニタリングとAEPを併用して腫瘍を全摘出した。腫瘍は上前庭神経由来であり，下前庭神経と腫瘍との間を剥離して蝸牛神経を機能的に温存した。術後，顔面神経麻痺は生じず，PTA 36.3dB，SDS 75%と有効聴力は保たれた（図7）。

　前庭神経鞘腫は，脳幹や小脳脚が圧排され，それに伴う症状が出現している場合は加療の適応であるが，問題は聴力が保たれている症例である。PTAが50dB以上，SDSが50%以上の，いわゆる有効聴力が保たれている場合，聴力温存を目指した加療を行うか，腫瘍が増大するまで待つか，また，加療を選択した場合も，手術を施行するのか，定位放射線治療を行うのかなど，要検討事項がたくさんある。よって，個々の事情，年齢，各治療の成績とリスクを考慮し，十分な説明と理解を得た後に方針を決定する。

　AEPは以前ABR（auditory brainstem response）とよばれたもので，聴力温存を目指した手術の際には必須となる。当院では，両側外耳道内にイヤホンを挿入し，刺激強度135dB（一般的には100〜135dB），13Hz（一般的には10〜13Hz）のクリック音で，1,000回加算している。得られる波形は，Ⅰ波が蝸牛神経，Ⅱ波が蝸牛神経核，Ⅲ波がオリーブ核，Ⅳ波が外側毛帯，Ⅴ波が中脳下丘由来とされている。Ⅰ波とⅤ波は振幅が大きく再現性が高いので，これらを指標とすることが多い。蝸牛神経の障害により，初めに観察されるのがⅠ波の台形化で，次いでⅤ波の潜時延長と振幅低下が起こる。Ⅴ波の潜時延長は聴力障害出現のwarning signとなるため，コントロール波形と比較し0.5〜1msec以上潜時が延長した場合は，小脳の圧排などを解除して回復を待つ。

CQ NIM（nerve integrity monitor）と持続顔面神経モニタリングの実際のセッティングと記録はどのように行うのか？

【症例③】50歳代の女性。聴力低下を主訴に紹介され，MRIで脳幹を強く圧排する前庭神経鞘腫を認めた。摘出時，周囲との癒着が強かったため，顔面神経と脳幹側に腫瘍を一部残存させた。外来経過観察中に再増大を認め，摘出1年後に強度変調放射線治療（intensity modulated radiation therapy：IMRT，50Gy/25frで）を行った。緩徐ではあるが以後も腫瘍が増大し，小脳脚の浮腫が増悪するとともに，ふらつきも出現してきたため，IMRT照射4年後に2回目の摘出術を施行した。聴力はすでに失われていたが，顔面の麻痺や嚥下障害，嗄声などは認められなかった。下位脳神経の圧迫や腫瘍との癒着も危惧されたため，NIMによる顔面神経と迷走神経モニタリング，ならびに持続顔面神経モニタリングを併用した。腫瘍をある程度内減圧後，NIMを用いて声帯の反応を確認しながら，迷走神経を腫瘍の下極から剥離した。さらに顔面神経の近位部に銀ボール電極を留置し，持続顔面神経モニタリングで眼輪筋と口輪筋の反応が保たれていることを確認しながら，以後の腫瘍摘出操作を施行した。腫瘍の内側からはNIMを用いた

II 各論

図7 症例②
a, b：造影T1強調axial画像（a：術前，b：術後）
c～f：術中写真（c：脳槽部腫瘍の確認，d：内耳道後壁削除後，e：神経を温存し腫瘍を摘出，f：摘出後）
g：AEP（上段が腫瘍摘出前，下段が腫瘍摘出後）

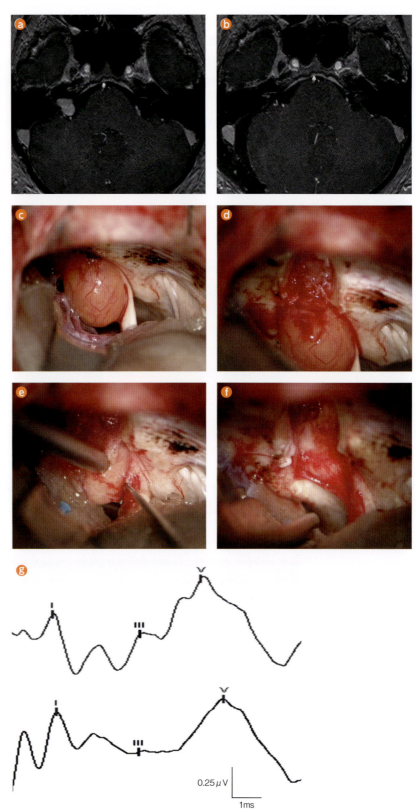

随意刺激で顔面神経の走行を同定しながら腫瘍摘出を行った。小脳脚に浮腫があり，顔面神経とも癒着していたため，2回目の手術時にも脳幹と顔面神経側へ腫瘍の一部を意図的に残存させた。術後，顔面の麻痺や嚥下障害，嗄声は出現せず，ふらつきは改善した(図8)。

顔面神経をモニタリングする方法は，自発筋放電を記録するフリーラン顔面筋電図，経頭蓋刺激法，術野における直接刺激法の3つに分けられる。当院では顔面神経を脳槽部で直接刺激する方法を用いており，これはさらに随意刺激法と持続刺激法の2つに分けられる。

随意刺激法は，術者が適宜電気的刺激を与えながら神経の反応を観察するもので，NIM(レスポンス3.0，メドトロニック，東京)を用いる。顔面神経に対するNIMでは，神経を単極子で刺激し，針電極を刺入した眼輪筋と口輪筋の反応を確認する。腫瘍表面から顔面神経を探索する際には3.0mAより開始し，反応がみられた時点で1mAずつ強度を下げていき，顔面神経自体を刺激する際には，0.5mAから0.1mAとしている。NIMでは迷走神経のモニタリングも可能であり，声帯の動きに関与する筋肉の動きをとらえるため，電極が付いた挿管チューブを使用する[1]。迷走神経自体を刺激する際は，0.1mAから0.05mAの刺激強度としている。脳槽部の迷走神経は5〜10本，平均7.4本あり，声帯の反応がみられるのは尾側の2〜4本，最大の反応を示すものは尾側の1〜2本であることが知られている[2]。よって，本法で同定している迷走神経は尾側の数本であることを理解しておく必要がある。

持続刺激法では，神経の反応を常時確認できるという利点がある。顔面神経近位部に銀ボール電極(ユニークメディカル，東京)を留置し，手術操作中は電極位置がずれないように，電極周囲のシリコン円盤ごと綿などで覆う。刺激は0.1〜0.7mA，0.1msecが用いられる。当院ではできるだけ弱い刺激強度を選択しており，上げても0.5mAを最大としている。刺激間隔は，腫瘍と顔面神経を剥離するまでは5分間隔とし，剥離操作に入った後は適宜刺激間隔を短くしている。

CQ AMRの実際のセッティングと記録はどのように行うのか？

【症例④】50歳代の男性。顔面のぴくつきを主訴に受診され，片側顔面けいれんと診断した。MRIでは後下小脳動脈と椎骨動脈が原因血管と考えられた。ボトックスによる加療は希望されず，内服薬でも軽快しなかったため，AMRモニタリングを用いて頭蓋内微小血管減圧術を施行することとした。顔面神経の減圧前は，頬骨刺激時にオトガイ筋や前頭筋，下顎縁枝刺激時に眼輪筋や前頭筋の反応がみられたが，減圧後はこれらが消失した。術後，顔面けいれんは消失し，嗄声，嚥下障害の出現もなく退院された(図9)。

AMRを観察するためには，顔面神経の末梢枝から中枢側へ刺激が入るよう設定し，10〜50mA，0.2msecの単発刺激とする。刺激強度は頬骨枝刺激時に眼輪筋での

図8 症例③

a, b：術前MRI
　　（a：FLAIR, b：造影T1強調画像）
c, d：術後MRI
　　（c：FLAIR, d：造影T1強調画像）
e, f：NIM
　　[e：EMG気管内チューブ, f：眼輪筋（上段）, 口輪筋（中段）, 声帯（下段）の反応]
g, h：持続顔面神経モニタリング
　　（g：銀ボール電極, h：眼輪筋の反応）

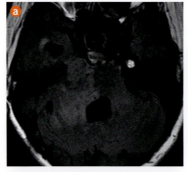
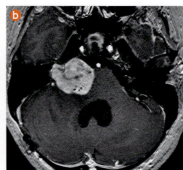
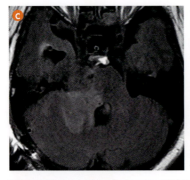
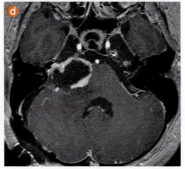
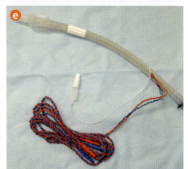
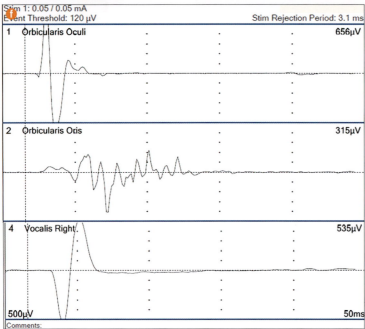
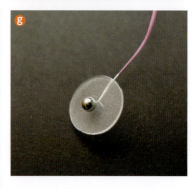
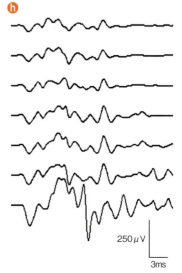

反応がみられる強さが目安とされており，実際は20～35mAで刺激することが多い。AMR消失により，多くは術中に減圧できたことを確認することができる。しかし，減圧前の髄液排除のみでもAMR消失例があることに留意する。

図9 症例④

a, b：術前MRI（a：FIESTA-C，b：CT-MRI fusion画像）
c, d：術中写真とモニタリングの結果（c：減圧前，d：減圧後）
e：AMR。矢印の波形が減圧後に消失。

PICA：後下小脳動脈
VA：椎骨動脈
Ⅶ：顔面神経
Ⅷ：内耳神経
REZ：root exit zone

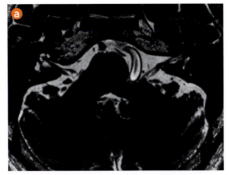
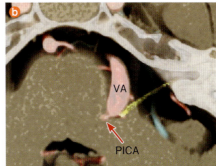
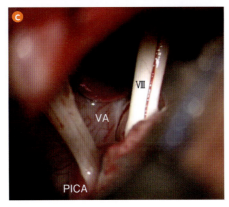
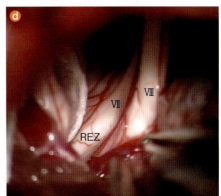
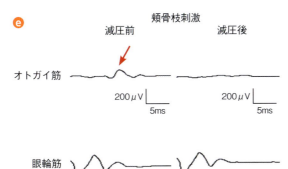
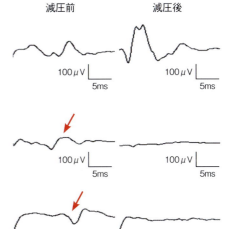
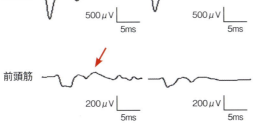

◆ 文献

1) Ohtaki S, Akiyama Y, et al. The influence of depth of anesthesia on motor evoked potential response during awake craniotomy. J Neurosurg 2017; 126: 260-5.
2) 日本Awake surgery学会. 覚醒下手術ガイドライン, 医学書院, 東京, 2013, p16.
3) Mikuni N, Satow T, et al. Endotracheal tube electrodes to map and monitor activities of the vagus nerve intraoperatively. Technical note. J Neurosurg 2004; 101: 536-40.
4) Wanibuchi M, Akiyama Y, et al. Intraoperative Mapping and Monitoring for Rootlets of the Lower Cranial Nerves Related to Vocal Cord Movement. Neurosurgery 2016; 78: 829-34.

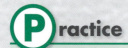ractice

1. 誘発電位について正しいものを選べ
(a) N20は潜時20msec付近に認められる下方に凸の陽性波である。
(b) 経頭蓋刺激による運動誘発電位では刺激強度を上げるほど波形が得られやすく信頼性が高くなる。
(c) 体性感覚誘発電位では刺激強度を上げるほど高振幅の波形を得ることができる。
(d) 中心溝同定には頭皮上記録による体性感覚誘発電位が有用である。
(e) 運動誘発電位を記録する際は，吸入麻酔薬よりも静脈麻酔薬を使用するほうが安定した波形が得られやすい。

正解 (e)
解説 (a) N20は上方に凸の陰性波である。
(b) 刺激強度が高すぎると脳幹部などの深部に刺激が及んでしまい，テント上の皮質脊髄路障害が反映されないことがある。
(c) 体性感覚誘発電位では振幅が最大となる刺激強度が存在し，振幅が最大となる最小の刺激強度をsupramaximalという。
(d) 皮質記録によるphase reversalで中心溝の位置を同定できる。
(e) 吸入麻酔薬では脊髄前角でのシナプス伝導抑制が強いため，静脈麻酔薬による全身麻酔が推奨される。

2. AEPについて正しいものを選べ
(a) イヤホン型刺激器具はヘッドホン型よりも音圧が高くなる。
(b) Czに記録電極，耳朶に基準電極を装着する。
(c) 刺激強度は20〜50dBが適している。
(d) 術中に再現性が最も高いのはⅡ波である。
(e) Ⅴ波の振幅低下は潜時延長よりもかなり早期にみられる。

正解 (b)
解説 (a) イヤホン型刺激器具はヘッドホン型と比較して5〜10dBの音圧低下がある。
(c) 刺激音圧が低いと潜時延長，低振幅傾向となるため，最大音圧，通常は100〜135dBを用いる。
(d) モニタリングの指標として有用なのはⅠ波とⅤ波である。
(e) Ⅴ波の潜時が0.5〜1msec延長した時点でwarning signとする。多くは潜時延長の時点で，同時に振幅低下もみられる。

Ⅱ 各論

精神疾患

浜松医科大学脳神経外科　杉山憲嗣

Essentials

精神疾患

　精神疾患に対する治療法として，薬物療法，認知行動療法などとともに「身体的治療法(somatic therapy)」とよばれる治療法が存在する．今日的な用語では，「ニューロモジュレーション法(neuromodulation therapy)」と言い換えることができる．本邦では，古くから存在した難治性うつ病に対する修正型電気けいれん療法(modified electroconvulsive therapy：ECT)のみが保険収載されているのに対し，米国で，精神疾患に対してアメリカ食品医薬品局(Food and Drug Administration：FDA)が承認しているニューロモジュレーション法には，難治性うつ病に対するECTのほかに，経頭蓋磁気刺激療法(repetitive transcranial magnetic stimulation：r-TMS)，迷走神経刺激術(vagal nerve stimulation：VNS)が存在し，そして難治性強迫性障害に対する脳深部刺激療法(deep brain stimulation：DBS)が存在する．本邦でも難治性うつ病に対しr-TMSを認可する機運が高まっている（図1, 表1）．

● うつ病に対するニューロモジュレーション[1,2]

① 修正型電気けいれん療法(ECT)

　本邦でも保険収載され，2012年の日本うつ病学会による治療ガイドラインにも取り上げられた，確立された治療法である．即効性と高い反応性，寛解率を有する利点の反面，再燃性が高いことが欠点として挙げられる．本項で紹介する治療法中，最も強い電流，電荷密度を必要とする．

② 経頭蓋磁気刺激療法(r-TMS)

　「磁気刺激」というが，実際には脳に渦電流

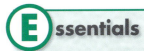

図1 精神疾患に対する治療法

- 薬物治療
- 認知行動療法
- 他（支持的精神療法など）
- ニューロモジュレーション法（身体的治療法）
  - 修正型電気けいれん療法(ECT)
  - 経頭蓋磁気刺激療法(r-TMS)
  - 迷走神経刺激術(VNS)
  - 脳深部刺激療法(DBS)
  - 他：経頭蓋直流刺激法(t-DCS)など

II 各論

表1 精神疾患に対する治療法の比較

治療法	刺激強度	刺激部位	即効性	利点	欠点	米国FDAの認可	本邦での認可
ECT	最強（1,150 mCなど）	大脳全体	あり	・確立された治療法 ・即効性，寛解性あり	・全身麻酔を必用とする ・再燃率が高い ・高次脳機能障害あり	○	○
r-TMS	強（200〜400mC程度と考えられている）	左側または右側 DLFP	なし	・覚醒下で行える ・合併症が少ない	・効果は穏やか	○	×
VNS	弱（20〜100μC程度）	左側迷走神経	なし	・大脳に直接介入しない ・患者の治療に対する耐久性が高い	・効果は穏やか ・手術を必用とし，手術合併症がある ・嗄声が半数に起こる ・機器代が高い	○	×
DBS	最弱（30μC程度）	脳深部神経核	神経核によって異なる	・重度の難治例にも有効例あり ・調節性，可逆性あり	・手術を必用とし，手術合併症がある ・機器代が高い	強迫性障害 ○ うつ病 ×	×

を生じさせる電気刺激法である。即効性はなく，ECTに及ばないものの，抗うつ薬とは同等の効果と結論されている。「一種類の適切な抗うつ薬治療に反応しない治療抵抗性うつ病患者を対象とする」との条件で2008年に米国FDAで承認された。

③迷走神経刺激術（VNS）

本法は，まず難治性てんかんの治療法として1997年に米国FDAで認可され，本邦でもてんかんに対して2010年に保険収載された。その後2005年の大規模臨床研究を経て，米国FDAは難治性うつ病の治療法として認可した。即効性はなく，反応率27%，寛解率15%と報告された。電流は最大でも2mA程度で，合併症も，嗄声，せきの増加など比較的軽症であり，治療効果が穏やかであることから長期効果を期待し，補助療法として使用することが推奨されている。

④脳深部刺激術（DBS）

米国，欧州ともに難治性うつ病の治療法としての認可は与えられていない。膝下帯状回（subcallosal cingulated gyrus：area 25），腹側内包前脚／腹側線条体（bentral anterior internal capsule / ventral striatum：VC/VS），側坐核（nucleus accumbence：NA），内側前脳束（medial forebrain bundle：MFB）に対する刺激などが試行されているが，area 25とVC/VSに対する2つの多施設，無作為前向き試験は，いずれも無益性解析の結果，中止となった[3,4]。DBSは脳との接する電極面積，電流量，電荷密度ともに今回紹介するニューロモジュレーション中では最小である。今後のターゲット開発などの研究が期待される。

●強迫性障害（OCD）に対するニューロモジュレーション[5,6]

強迫性障害（obsessive compulsive disorder：OCD）の強迫観念，強迫症状に対して，ECT，

r-TMSの報告もあるが，随伴するうつ症状にむしろ有効であり，強迫観念，強迫行動に対する有効性が論じられている身体的治療法は，現在のところ脳深部刺激術のみといってよい。うつ病同様に，強迫性症状の出現に関連する脳機能画像の研究から，同様にOCDの回路推定が施行され，これが脳深部刺激術を行う理論的根拠となっている。

ターゲットは，内包前脚／腹側線条体／側座核〔これらは近年，Bed Nucleus of Stria Terminalis（BST）とよばれる部分に収束してきている〕と視床下核の2カ所で行われている（図2）。メタ解析で，治療反応率58.2％，YBOCS（Yale-Brown Obsessive Compulsive Scale）低下率47.7％と報告されている。2009年に米国FDAがジストニアに対するDBSと同様に人道的見地からの免除（humanitarian device exemption）との但し書きで認可した。これに対して同免除システムの誤用であるとの意見も存在する。欧州でも2009年にCEマークの認可が下りている。

●トゥーレット症候群に対するニューロモジュレーション[7]

トゥーレット（Tourette）症候群の難治性チックに対し，本邦も含む世界の約13カ国で120例以上のDBSが施行されている。主なターゲットは，視床内側核群と淡蒼球である。システマティックレビューで，刺激のoffに比較して刺激onにより，チックの37％の改善が，さらにオープンラベルで49％の改善が報告されている。

トゥーレット症候群の難治性チックに対するDBSは，本邦でも5施設で約22症例以上に対して施行されている。

●その他の精神疾患に対するニューロモジュレーション

上記以外の精神疾患として，双極性障害，摂食障害などにDBSが試行されているが，いずれもまだ開発段階である。

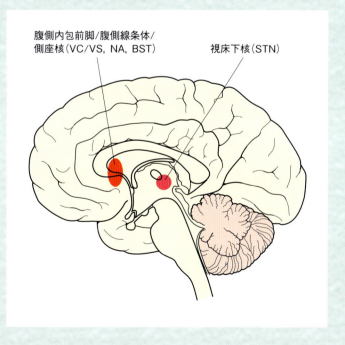

図2　OCDに対する脳深部刺激術のターゲット

腹側内包前脚／腹側線条体／側座核（VC/VS, NA, BST）

視床下核（STN）

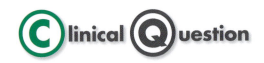

CQ ECTとDBSと，ともに脳に対する電気刺激なのになにが違うのか？

　ECTは，1930年代より導入された古くから開発されたニューロモジュレーション法で，脳表に電極を置き，電気刺激によってけいれんを誘発するもので，強い電流値，電荷密度を必要とする(例：サイマトロン 電流値；約900mA，電荷密度；約1,100mC)。けいれんに伴う合併症軽減と安全性確保の目的で，全身麻酔下に施行されるようになり「修正」電気けいれん療法と命名された。どの部位にどのように作用しているのかはいまだに議論の多い点であるが，脳の広い範囲に電気刺激が及んでいるものと推察される。

　一方，DBSは，径1.27mm，高さ1.5mmの同軸4連または8連電極を定位脳手術という手法で脳内の神経核に挿入して固定し，前胸部皮下などに脳刺激装置を埋め込んで刺激をするもので，手術が必用な観血的治療法である。脳と接する電極面積は1電極当たり約6mm^{2}で，電流量約1.5～4mA程度，電荷密度約30μC/cm^{2}程度と，本項で紹介する治療法中最小である。単純に計算するとECTの1/300ほどの刺激であるため，脳内のごく限られた部分にしか刺激が及ばないのが，利点でも欠点でもある。そのため中枢神経ループ回路障害の要のような神経構造(DBSの「ターゲット」と呼んでいる)を同定する必要がある。DBSでは，一般に高頻度刺激(100Hz以上の刺激)で対象となる神経核の抑制が，低頻度刺激で興奮がもたらされると考えられているが，こちらも詳しい効果発現機序はまだ議論の多いところである。

CQ 精神疾患に対するニューロモジュレーションの過去は？

　精神疾患に対する身体療法の1つとして，1940年代をピークにロボトミーが行われ，これが1960年代後半から1970年代に世界的な問題となり，排斥運動が起こった。因みに，ロボトミーが1940年代をピークに衰退したのは，1950年後半に出現したクロルプロマジンなどの向精神薬の出現によるものではなく，同年代から開発された定位的な脳の凝固術，切截術の開発により，適応も手術による効果がより見込める症例に狭められたためである，と指摘されている(橳島次郎著：「精神を切る手術」p.49)。特に日本では，ロボトミーなどの脳手術への反省から，1975年に日本精神神経学会が，精神疾患に対する脳手術を否定する決議を行った。その後，本邦では精神疾患に対する脳手術は，一種のタブーとなっていった。しかし，今回紹介したニューロモジュレーションの多くは(ECT以外)その当時まだ臨床上で誕生していなかった治療法である。思うにこの決議は，その後の科学の進歩発展を考えずに行われてしまったもので「政治的色彩が非常に濃いものだった」(同書p.100)との指摘もなされている。より詳しくは，是非，橳島次郎著：「精神を切る手術」(岩波書店)を参照いただきたい[8]。

CQ 精神疾患に対するニューロモジュレーションの現状と今後は？

　1970年代にパーキンソン病の霊長類モデルが作成できるようになり，動物実験の結果，脳の中には皮質－線条体－視床－皮質という具合に，ループになっている神経回路（CSTCループ）が存在すること，パーキンソン病ではそのループ回路に障害が起こっていることが示された。これに対しDBSが開発され，臨床的にも有効で，なおかつ従来の手術手技に存在しなかった可逆性や調節性を備えていることが示された。さらにDBSはon, offできことからランダム化比較試験（RCT）を行いやすく，これによって実際にループ回路障害が改善しているとのエビデンスも得られ，DBSは中枢神経内ループ回路障害の治療法とみなされるようになった。そしてその結果，今まで難治性といわれていた中枢神経障害をループ回路障害の観点から再発見する作業が，全世界的に行われるようになり，これらの障害に対してDBSが試行されるようになった。精神疾患は，特に機能画像研究の進歩の結果，ヒト脳での回路推定や，ニューロモジュレーションの結果の効果判定も機能画像で行えるようになってきている。世界的にはさまざまな分野でDBSをはじめとするニューロモジュレーションの検討が行われている。本邦では日本定位・機能神経外科学会を中心に，特に難治性のOCDに対して，DBSの臨床研究が継続して慎重に検討されている。今後も新たな分野に，そして新しいニューロモジュレーション法の開発が，その機器開発とともにますます進んでいくものと思われる。

CQ 精神疾患を神経疾患のような身体疾患と同様に扱ってよいか？

　精神疾患がなんらかの脳の不具合であることを疑う方はもはや居られないのではないかと思う。1970年後半に日本の精神神経科で生物学的な研究が一時行われなくなったころから，精神疾患と身体疾患とを分けて2極論的に考えることが行われていた。しかしながら，精神的な脳活動，例えば感情的なものと，運動，感覚などを切り離して考えることは，脳科学的には不可能である。「大事な発表の際に緊張のあまり体が震えた」，「歯が痛く（または怪我をして痛みがあり），元気が出ず，うつうつとして過ごした」などの経験は，どなたにもあるものと思われる。疾患も同様で，機能的脳外科医が主に扱っている不随意運動疾患で，パーキンソン病は，「精神・運動疾患（psycho-motor disease）」と称され，また難治性疼痛がうつ状態と深く結びついていることは周知のとおりである（図3）。DBSの刺激を行っているターゲットも，視床下核，淡蒼球ともに，感覚・運動に関与する部分だけでなく，前頭葉と連絡するところ，辺縁系と連絡するところが存在する（図4）。そのような意味合いでは，われわれはすでにこの「精神機能に対する修飾」の領域に足を踏み入れている。「意図していない」だけであるといえる。

II 各論

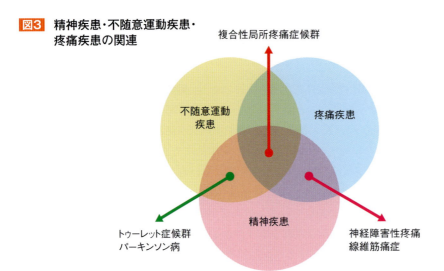

図3 精神疾患・不随意運動疾患・疼痛疾患の関連

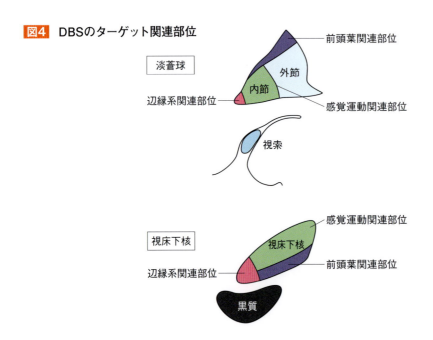

図4 DBSのターゲット関連部位

CQ 精神疾患に対して脳手術を行ってよいのか？

　上記のような経緯から，本邦では，精神疾患に対する脳手術はタブー視されていたが，世界では，内包前脚凝固術，帯状回凝固術，下尾状核凝固術などの破壊術においても難治性うつ病や難治性強迫性障害に対して，指定された施設で慎重な手術適応のうえに継続されていた。DBSは可逆性と調節性をもった治療法として，主に1990年後半から上記の非可逆的な凝固術に代わってより安全な治療法として行われるようになった。思うに，われわれはあくまでも科学的でなければならず，手術をしないから，たとえDBSの300倍の強度でもECTは認められ，手術を要するから刺激は

弱小でもDBSは認められない，というのも科学的態度とは思えない。後述の世界的なガイドラインのコンセンサスにあるように，特に本邦で試行する場合は，同コンセンサスを十分踏まえたうえで，臨床研究として科学的に行われる必要があり，そのプロトコールが国，地域と結びついた倫理委員会など（例えば大学，または大学附属病院の倫理委員会など）で承認される必要がある。

CQ この領域における日本でのガイドラインはあるのか？

本邦にはまだ，この領域でのガイドラインは存在しない。今後，ガイドラインを作成していく場合，国際的なガイドラインに適合している必要が存在する。世界定位・機能神経外科学会（WSSFN）が，北米，欧州，アジアの定位・機能神経外科学会，世界精神科学会（WPA）と共同で制作した，「精神疾患に対する定位的脳神経外科治療のガイドラインに関する指針（Consensus on guideline for stereotactic neurosurgery for psychiatric disorders.）」が存在する。本論文はフリーアクセスとなっており，筆者も含めた有志者で行った日本語訳もダウンロードできるので，是非ご参照頂きたい（http://jnnp.bmj.com/content/85/9/1003　日本語訳はsupplementary data：http://jnnp.bmj.com/content/jnnp/suppl/2015/09/28/jnnp-2013-306580.DC1/jnnp-2013-306580supp.pdfに存在）[9]。その内容は，多岐にわたっているが，この領域の定位的脳神経外科治療はすべて臨床研究レベルであり，国または地域のRCTと結びついた倫理委員会の監督のもとに行われるべきであることが述べられ，承認された治療法となるためには，少なくとも2つの独立した研究チームから少なくとも2つのRCTが論文化され，両者において，リスク対効果比が容認できることが求められている。さらに精神科医，機能的脳神経外科医，神経内科医，神経心理士による多専門分野からなるチームにより行われるべきであること，インフォームドコンセントは意志決定能力のある患者本人から得ることが必要とされ，代諾者に対しては厳しい制限を設けること，少なくとも5〜10年の長期にわたる追跡調査を必ず行うこと，などが述べられている。

文献

1) Kennedy SH, et al. Treatment resistant depression-Advances in somatic therapies. Ann Clin Psychiatry 2007; 19: 279-87.
2) Moreines JL, et al. Neuropsychologic effects of neuromodulation techniques for treatment-resistant depression: A review. Brain Stimul 2011; 4: 17-27.
3) Dougherty DD, et al. A randomized sham-controlled trial of deep brain stimulation of the ventral capsule/ventral striatum for chronic treatment-resistant depression. Biol Psychiatry 2015; 78: 240-8.
4) Holzheimer PE, et al. Subcallosal cingulated deep brain stimulation for treatment-resistant depression: a multisite, randomized, sham-controlled trial. Lancet Psychiatry 2017; 4, 839-49.
5) Luyten L, et al. Electrical stimulation in the bed nucleus of the stria terminalis alleviates severe obsessive-compulsive disorder. Mol Psychiatry 2016; 21: 1272-80.
6) Van Western M, et al. Clinical outcome and mechanisms of deep brain stimulation for obsessive-compulsive disorder Curr Behav Neurosci Rep 2015; 2:41-48
7) Schrock LE, et al. Tourette syndrome deep brain stimulation: a review and updated recommendations. Mov Didord 2015; 30: 448-471.
8) 橳島次郎. 精神を切る手術, 岩波書店, 東京, 2012.
9) Nuttin B, et al. Consensus on guideline for stereotactic neurosurgery for psychiatric disorders. J Neurol Neurosurg Psychiatly 2014; 85: 1003-8.

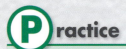ractice

1. 現在本邦でうつ病に対して行われているニューロモジュレーションはどれか
(a) DBS（脳深部刺激術）
(b) ECT（修正電気けいれん療法）
(c) r-TMS（反復経頭蓋磁気刺激術）
(d) t-DCS（直流経頭蓋電気刺激術）
(e) VNS（迷走神経刺激術）

正解 (b)
解説 FDAの認可が得られているものは，(b)，(c)，(e)であるが，本邦で行われているのはECTのみである。

2. 難治性OCDに対し，最も有効性が高いとされるニューロモジュレーションはどれか
(a) DBS（脳深部刺激術）
(b) ECT（修正電気けいれん療法）
(c) r-TMS（反復経頭蓋磁気刺激術）
(d) t-DCS（直流経頭蓋電気刺激術）
(e) VNS（迷走神経刺激術）

正解 (a)
解説 OCDには，ECT，r-TMSともにあまり有効性は指摘されていない。またt-DCS，VNSともに施行されていない。一方で，DBSは，約60%のYBOCSの改善がメタ解析などで指摘されている。

索 引

あ

アセトアミノフェン……………………………………174
アテトーゼ………………………………………89, 95
アドレナリン作動性受容体………………………140
アナルトリー……………………………………165
アマンタジン………………………………112, 113
アミオダロン………………………………………92
アミトリプチリン………………………145, 146, 147
アモバルビタール…………………………………46
アルツハイマー病……………………………34, 66
アロチノロール……………………………………97
アロディニア……………………………………128, 140
安静時機能的MRI…………………………………33

い

意識障害………………………………………46, 82
異常感覚…………………………………………140
異常筋反応………………………………………134
異常連合運動……………………………………128
イストラデフィリン………………………………112, 113
位相逆転…………………………………………180
痛み……………………………………139, 141, 173, 174
一次運動野………………………………………42
一次感覚野………………………………………42
陰性運動反応……………………………………165
陰性運動野……………………………………42, 44
インターベンショナル痛み治療ガイドライン………22
インフュージョンテスト…………………………115

う

ウィルソン病………………………………………34
ウェアリング・オフ…………………105, 107, 109, 112
植え込み型刺激装置………………………………64
うつ病……………………………………………193
運動感覚野………………………………………168
運動機能障害……………………………………181
運動機能マッピング………………………………42
運動障害疾患……………………………………88
運動神経根出口部………………………………124
運動前野…………………………………………42
運動タスク………………………………………166
運動誘発電位…………………………………177, 181

え

鋭波………………………………………………28, 80
エジンバラ利き手テスト……………………46, 47
エトスクシミド……………………………………9
エフピー®………………………………………113
エンタカポン………………………………20, 113

お

嘔気………………………………………………10, 173

嘔吐………………………………………………173
横列双極導出………………………………………26
オーバーフロー現象………………………………93
オキシコドン……………………………………146
オトガイ筋………………………………………125
オピオイド………………………130, 142, 146, 147
　──受容体……………………………………140
　──抵抗性疼痛………………………………140
オプトジェネティクス……………………………61
オン・オフ現象…………………………………105
音韻性錯誤………………………………………165

か

外側側頭葉てんかん………………………………77
ガイドライン………………………………………2
海馬………………………………………………47
　──硬化……………………………11, 13, 30, 32, 47
　──切除………………………………………77
　──扁桃体切除………………………………47
　──DBS………………………………………55
海綿状血管腫……………………………………32
拡散テンソルトラクトグラフィ…………………163
覚醒下手術……………………………………161, 184
過呼吸……………………………………………85
下肢温存…………………………………………150
下肢切断率………………………………………150
下肢SEP…………………………………………181
カテコール-o-メチル基転移酵素阻害薬…………105
寡動…………………………………………88, 109
ガバペンチン………………………………8, 125, 145, 146
下尾状核凝固術…………………………………198
カベルゴリン……………………………………112
カルシウムチャンネルα2-δリガンド……………145, 146
カルバマゼピン
　……………………8, 10, 56, 75, 125, 126, 130, 131, 147
カレント・ステアリング…………………………121
感覚障害…………………………………………143
感覚タスク………………………………………166
感覚トリック…………………………………93, 128
眼窩上神経………………………………………125
眼瞼けいれん……………………………………128
喚語困難…………………………………………44
感情認知…………………………………………168
眼振………………………………………………10
がん性神経障害性疼痛………………………143, 147
ガンマカメラ……………………………………33
ガンマナイフ………………………51, 53, 56, 90, 97, 125
顔面異常筋電図……………………………177, 189
顔面けいれん……124, 125, 126, 128, 131, 133, 135, 189
顔面神経…………………………………………189
　──チック……………………………………128
　──麻痺…………………………………126, 128
眼輪筋…………………………………………125, 128

INDEX

緩和的手術……………………………………………… 74

き

記憶機能……………………………………………… 46
　──評価…………………………………………… 47
記憶障害……………………………………………… 55
記憶の優位側………………………………………… 47
気管支拡張薬………………………………………… 92
基準電極……………………………………………… 81
基準電極導出………………………………………… 26
偽性アテトーゼ……………………………………… 95
機能的優位野………………………………………… 37
機能的MRI………………………………………… 32, 73
機能マッピング……………………………………… 38
嗅覚低下……………………………………………… 109
急性症候性発作……………………………………… 81
急性ニューロパシックペイン……………………… 143
凝固術………………………………… 89, 98, 100, 196, 198
共収縮………………………………………………… 92
狭心症……………………………………………… 24, 66
狭心痛………………………………………………… 150
強直間代発作………………………………………… 5
強直発作……………………………………………… 80
強度変調放射線治療………………………………… 187
強迫性障害…………………………………………… 194
局所ジストニア……………………………………… 93
棘徐波複合………………………………………… 28, 80
棘波…………………………………………… 28, 30, 41, 80
虚血性疼痛……………………………………… 149, 150
ギラン・バレー症候群……………………………… 147
起立性低血圧………………………………………… 109
筋強剛………………………………………………… 109
筋固縮………………………………………………… 109
銀ボール電極………………………………………… 189

く

グリット電極………………………………………… 38
クロナゼパム………………………… 8, 9, 97, 125, 126
クロバザム…………………………………………… 8

け

計算…………………………………………………… 168
痙縮………………………………… 16, 61, 68, 89, 100
痙性対麻痺…………………………………………… 68
経頭蓋磁気刺激……………………………… 61, 69, 193
経頭蓋直流電気刺激………………………………… 69
けいれん……………………………………………… 172
　──発作…………………………………… 173, 175
ゲートコントロール理論…………………… 148, 156
ケタミン……………………………………… 142, 147, 154
血管性パーキンソニズム…………………………… 34
欠神発作………………………………………… 5, 9, 80, 82
結節性硬化症………………………………………… 13

限局性皮質形成異常………………………………… 41
言語機能……………………………………………… 46
　──マッピング………………………………… 43
言語障害……………………………………………… 165
言語タスク…………………………………………… 165
言語優位側…………………………………………… 46
言語流暢性…………………………………………… 17
幻肢痛…………………………………………… 147, 150

こ

抗うつ薬……………………………………………… 147
構音障害……………………………………………… 163
口蓋ミオクローヌス………………………………… 96
交感神経刺激薬……………………………………… 92
交感神経遮断薬……………………………………… 97
高輝度LED光刺激………………………………… 185
広頸筋………………………………………………… 125
後交通動脈…………………………………………… 46
後交連………………………………………………… 116
抗コリン薬…………………………………………… 102
後根進入部遮断術……………………… 16, 23, 142, 158
広作動領域ニューロン……………………………… 148
高次運動症状………………………………………… 42
高次脳機能検査……………………………………… 168
高次脳機能マッピング……………………………… 44
高周波律動………………………………………… 37, 41
向精神病薬………………………………………… 92, 94
酵素誘導薬…………………………………………… 10
交代運動課題………………………………………… 42
硬直性けいれん発作………………………………… 126
抗てんかん薬……… 8, 42, 75, 82, 94, 142, 145, 146, 175
抗パーキンソン病薬…………………………… 18, 94
後発射…………………………………………… 42, 172
高頻度刺激……………………………………… 18, 171
抗不安薬……………………………………………… 97
抗不整脈薬…………………………………………… 92
興奮領域……………………………………………… 38
後方言語野………………………………………… 43, 44
硬膜下電極…………………………………… 13, 38, 73
口輪筋…………………………………………… 125, 128
語音識別能…………………………………………… 185
コカイン試験………………………………………… 125
国際抗てんかん連盟…………………………… 2, 72, 81
国際10-20法………………………………………… 26
黒質線条体ドパミン神経細胞……………………… 34
黒質緻密部…………………………………………… 105
黒質網様部…………………………………………… 118
呼称障害……………………………………………… 165
呼称タスク…………………………………………… 166
骨粗鬆症……………………………………………… 10
骨盤神経電気刺激…………………………………… 69
骨密度………………………………………………… 58
コムタン®…………………………………………… 113

203

コロジオン……………………………………………… 84
根治的手術……………………………………………… 74

さ

催奇形性………………………………………………… 10
サイバーナイフ………………………………………… 51
作業記憶……………………………………………… 168
サブスタンスP……………………………………… 140
三環系抗うつ薬………………………………… 146, 147
三叉神経節後方部…………………………………… 125
三叉神経痛………… 124, 125, 128, 130, 132, 134, 147

し

ジアゼパム………………………………………… 11, 82
シェロング試験……………………………………… 109
視覚タスク…………………………………………… 167
視覚誘発電位…………………………………… 177, 185
視空間認知…………………………………………… 168
軸索発芽……………………………………………… 140
刺激後発射……………………………………… 163, 172
刺激電極……………………………………………… 64
自殺企図……………………………………………… 17
視床下核……………………………… 118, 195, 197, 198
　　──脳深部刺激療法………………… 16, 114, 115
視床下部過誤腫…………………………… 12, 13, 51, 52
視床刺激術…………………………………………… 114
視床前核DBS………………………………………… 55
視床中継核刺激………………………………… 155, 156
視床破壊術…………………………………………… 114
視床腹側中間核…………………………………… 89, 98
　　──凝固術…………………………………………… 59
　　──脳深部刺激療法…………………………… 16
ジスキネジア…… 18, 21, 88, 97, 105, 107, 109, 112, 113
ジストニア………………… 16, 56, 59, 61, 89, 90, 99, 109
姿勢反射障害………………………………………… 109
持続顔面神経モニタリング………………………… 177
持続刺激法…………………………………………… 189
持続性ドパミン刺激………………………………… 111
持続的自発痛………………………………………… 141
失語症状……………………………………………… 47
失立発作……………………………………………… 11
自動車運転…………………………………………… 10
自動症………………………………………………… 11
歯肉増殖……………………………………………… 10
灼熱痛………………………………………………… 141
斜頸…………………………………………………… 89
集束超音波治療…………………………………… 58, 62,
縦列双極導出………………………………………… 26
術後記憶障害………………………………………… 47
術中タスク…………………………………………… 163
術中脳波……………………………………………… 78
純音聴力……………………………………………… 185

小後頭神経…………………………………………… 157
上肢SEP……………………………………………… 179
症状発現領域………………………………………… 38
焦点性てんかん……………………………………… 37
焦点発作…………………………………………… 6, 8
情動…………………………………………………… 17
衝動制御障害………………………………………… 110
常同性筋収縮パターン……………………………… 92
小児欠神てんかん…………………………………… 85
小脳萎縮……………………………………………… 10
小脳性運動失調……………………………………… 10
初回発作……………………………………………… 8
食欲低下……………………………………………… 10
書痙…………………………………………………… 90
書字………………………………………………… 168
徐波…………………………………………………… 80
心因性非てんかん性発作…………………………… 11
心因性発作…………………………………………… 80
侵害受容性疼痛………………………………… 22, 131
神経圧迫症候群……………………………………… 124
神経機能モニタリング……………………………… 177
神経血管圧迫症候群………………………………… 124
神経血管減圧術………………………… 125, 126, 132
神経障害性疼痛…………………… 22, 69, 131, 139, 198
神経心理検査………………………………………… 73
神経伝達物質………………………………………… 140
神経ブロック療法…………………………………… 125
信号加算平均法……………………………………… 177
進行性核上性麻痺……………………………… 34, 109, 110
侵襲的検査…………………………………………… 37
振戦……… 16, 19, 20, 56, 89, 90, 91, 97, 98, 109, 114
心臓交感神経機能…………………………………… 110
身体的治療…………………………………………… 193
新皮質てんかん………………………………… 13, 41
深部刺激電極留置術………………………………… 15
深部電極……………………………………………… 38
シンメトレル®……………………………………… 113

す

随意刺激法…………………………………………… 189
髄液検査……………………………………………… 11
髄液漏………………………………………… 39, 132, 133
髄腔内バクロフェン投与療法……………………… 61
錐体骨三叉神経切痕部……………………………… 56
髄膜炎………………………………………………… 11
スタージ・ウェーバー症候群……………………… 13
スタレボ®…………………………………………… 113
頭痛………………………………………………… 157
スティーブンス・ジョンソン症候群……………… 9
ステロイド…………………………………………… 19
ストリップ電極……………………………………… 38

INDEX

せ

生活機能障害度	105, 107
正常圧水頭症	34
精神疾患	69, 193, 198
精神障害	10
精神症状	10, 14
精神的不安	173
世界保健機関	81
赤核	116
——振戦	91
脊髄後角神経細胞	140
脊髄後根進入部遮断術	16, 23, 142, 158
脊髄後索刺激	151
脊髄刺激療法	15, 22, 61, 66
脊髄神経根引き抜き損傷後痛	153, 158
脊髄損傷	68, 150
脊髄損傷後疼痛	24, 147, 158
脊髄電気刺激療法	142, 148, 152
脊髄反射	89
脊椎手術後疼痛症候群	22, 24
舌咽神経痛	124, 125, 126, 129, 133
切截術	196
セボフルラン	179
セレギリン	20, 113
セロトニン作動性受容体	140
セロトニン受容体拮抗薬	173
線維筋痛症	198
閃光	167
前交通動脈	46
前交連	116
仙骨神経刺激療法	61
全身性ジストニア	93, 99
選択的扁桃体海馬切除術	13
前庭神経鞘腫	187
前頭部側頭葉切除	51
前頭葉側頭葉てんかん	55
全般性強直間代発作	8, 52
全般性強直発作	80
全般性てんかん	77
全般発作	6, 72, 75
線分二等分タスク	169
前方言語野	43, 44

そ

早期発症捻転ジストニア	94, 99
双電極	173
相反抑制	91
足関節クローヌス	89
側坐核	195
側頭葉前部切除術	13
側頭葉てんかん	30, 35, 53, 55, 74, 77
ゾニサミド	8, 10, 20, 112, 113

た

大後頭神経	157
第三脳室周囲灰白質刺激	155
体軸症状	18
体重増加	10
帯状回凝固術	198
帯状疱疹	128
帯状疱疹後神経痛	24, 66, 128, 147, 150
体性運動感覚野	44
体性感覚誘発電位	152, 177, 179
体内植え込み型刺激装置	64
大脳運動野刺激療法	16, 22
大脳基底核回路	105, 106
大脳皮質運動野刺激療法	142, 153
大脳皮質基底核変性症	34
タウオパチー	110
多棘波	80
多系統萎縮症	34, 109, 110
多焦点てんかん	77
多小脳回	13
多巣性ジストニア	93
脱毛	10
脱力発作	80
多脳葉離断術	13
多発性硬化症	24, 128
多毛	10
淡蒼球	197, 198
——外節	118
淡蒼球内刺激術	64, 114
淡蒼球内節	89, 97, 117
——脳深部刺激療法	16, 99, 115
短電極	173
ダントレンナトリウム	89

ち・つ

チオペンタール	11
知覚異常	140
知覚求心路	139
知覚神経根進入部	124, 125
チック	89
遅発性ジスキネジア	97
中心溝	168
中心側頭部棘波	5
中枢性脳卒中後疼痛	22, 24, 147, 155
中枢伝導時間	152
中毒性表皮融解壊死症	10
中脳振戦	91
聴覚脳幹誘発電位	177
長時間ビデオ脳波	7, 28, 40, 73, 82, 84
聴性脳幹反応	133
直接電気刺激	173
鎮痛薬	145

痛覚過敏	140

て

定位・機能的脳神経外科	15
定位・機能的脳神経外科治療ガイドライン	15
定位的熱凝固術	12
定位的脳神経外科手術	48
定位頭蓋内脳波記録	73
定位脳手術	90
――装置	62
定位脳放射線治療	51
低振幅速波	41
低頻度刺激	18
デキサメサゾン	173
デクスメデトミジン	162, 174
テグレトール	56
デジタル脳波	28, 29, 84
デュオドーパ®	105, 112
デュロキセチン	145, 146
てんかん	2, 5, 28, 3,7, 40, 46, 51
てんかん外科治療	11
てんかん原性	13, 37
てんかん原性領域	42, 78
てんかん重積	10, 82, 83
てんかん症候群	3
てんかん焦点	28, 33, 37
てんかん性放電	80
てんかん発作	3, 4, 5, 7
電気けいれん療法	69, 193, 196
電気刺激マッピング	43
電気刺激療法	54, 61, 171
電気生理学的検査	26, 125
電撃痛	141
転倒	12

と

頭位挙上試験	109
頭蓋内電極	37, 42, 78
頭蓋内脳波	13, 73
等価電流双極子	30
動作性ジストニア	92
動作特異性	92
疼痛	61, 198
疼痛誘発帯	128
糖尿病性神経障害	66, 145, 147, 149, 150
糖尿病性舞踏病	94
頭皮上脳波	73, 78
トゥレット症候群	66, 195, 198
読字タスク	166
特発性全般てんかん	5
特発性部分てんかん	5
突発性速波活動	41
トニック刺激	152

ドパ脱炭酸酵素阻害薬	107
ドパミンアゴニスト	20, 107, 111, 112, 113, 121
――離脱症候群	121
――徐放製剤	105, 112
ドパミン受容体	105
――拮抗薬	102
――作動薬	94
ドパミン調節異常症候群	121
ドパミントランスポーター	33, 34, 110
――シンチグラフィ	107
ドパミン系薬剤	112
トピラマート	8, 9, 10, 125
トラクトグラフィ	32, 163, 164
ドラッグチャレンジテスト	154
ドラベ症候群	6
トラマドール	145, 146, 147
トラマドール/アセトアミノフェン配合錠	125, 130
トリガーゾーン	128
トレリーフ®	113

な

内側側頭葉てんかん	11, 13, 40, 47, 52, 74, 76, 80
内包前脚	195
――凝固術	198
ナップポジション	162
ナロキサン	155
難治性うつ病	193, 198
難治性狭心症	22
難治性強迫性障害	193, 198
難治性神経障害性疼痛	22
難治性頭痛	157
難治性疼痛	16, 139, 197
難治性慢性疼痛	149
難治てんかん	10, 11, 73
難聴	61

に・ね

二相性ジスキネジア	105
日本神経学会	2, 20
日本てんかん学会	2
日本ペインクリニック学会	143
日本Awake Surgery学会	161
ニュープロパッチ®	112
乳房切除後痛	147
ニューロモジュレーション	15, 61, 193, 196
尿路結石	10
妊娠	10
認知機能	17, 110
ネガティブマッピングテクニック	170
眠気	10

の

ノイズ対策	183

INDEX

脳炎 … 11
脳機能マッピング … 42, 44, 45, 163
脳凝固術 … 51
脳血流 … 33
脳血流イメージング … 34
脳磁図 … 30
脳腫瘍 … 102
脳深部刺激療法 … 54, 61, 63, 89, 98, 107, 115, 142, 155, 193, 194, 196
脳深部破壊術 … 62
脳性麻痺 … 68, 95
脳卒中 … 89, 100, 102, 147
脳卒中後疼痛 … 22, 24, 147, 149, 155
脳卒中後麻痺 … 68
脳卒中治療ガイドライン2015 … 89
脳内電極 … 13
脳内ネットワーク … 51, 73
脳波 … 3, 13, 26, 73
　――記録 … 37, 44
　――検査 … 7, 11
　――判読 … 80
脳破壊術 … 62
脳浮腫 … 19
ノウリアスト® … 113
脳梁離断 … 12, 74
ノルトリプチリン … 146, 147

は

パーキンソニズム … 108
パーキンソン症候群 … 34
パーキンソン病 … 16, 17, 21, 34, 56, 61, 88, 91, 97, 105, 197, 198
　――認知症 … 110
パーキンソン病治療ガイドライン2011 … 20
バージャー病 … 66
排便コントロール … 69
破壊術 … 20, 198
白質神経線維 … 163, 173
拍動痛 … 141
バクロフェン … 61, 68, 89, 125, 126, 131
　――髄腔内投与 … 15, 16, 100
波形読影 … 183
麦角系ドパミンアゴニスト … 112
発話停止 … 43
パドルリード … 150
パナエトポラス型 … 5
バリズム … 89, 95
バルビツレート … 154
バルプロ酸 … 8, 9, 10, 75, 92, 125, 146
ハロペリドール … 92, 102
半球離断術 … 12, 13
反復経頭蓋磁気刺激 … 142, 154

ひ

非けいれん性てんかん重積 … 11, 82, 83
皮質－皮質間誘発電位 … 37, 45, 173
皮質形成異常 … 31, 32
皮質脊髄路 … 181
　――障害 … 184
皮質マッピング … 168
微小血管減圧術 … 56, 189
皮疹 … 9
非侵襲的検査 … 26, 37
左利き … 46
ビデオ脳波記録 … 40
非ドパミン系薬剤 … 113, 114

ふ

不安 … 17
フェニトイン … 8, 10, 11, 82, 125, 175
フェノバルビタール … 8, 10, 11, 97
複合性局所疼痛症候群 … 22, 24, 66, 149, 150, 198
複雑部分発作 … 52, 82
複視 … 10
腹側線条体 … 195
不随意運動 … 56, 88, 198
物品呼称 … 43
舞踏運動 … 94, 95, 102
舞踏病 … 92
部分てんかん … 11, 12
部分発作 … 72, 75
プリミドン … 10, 97
プレガバリン … 125, 130, 145, 146
プロカインアミド … 92
プロトン密度強調画像 … 31
プロプラノロール … 97
プロポフォール … 11, 46, 154, 162, 174, 175, 179, 182
ブロモクリプチン … 112
分節性ジストニア … 93

へ

閉塞性動脈硬化症 … 66
ペインクリニック治療指針 … 22
ペランパネル … 8
辺縁系発作 … 10
片頭痛 … 157
片側性ジストニア … 93

ほ

乏突起膠腫 … 170
ホーン-ヤールの分類 … 105
歩行障害 … 18
ポジティブマッピングテクニック … 170
ポジトロン … 34
ホスフェニトイン … 11, 175

補足運動野……………………………………… 42
発作………………………………………………… 7, 12
発作間欠期……………………………………… 80
　──てんかん性放電……………………… 85
　──脳波……………………………………… 28
発作起始領域…………………………………… 38
発作時緩電位変動……………………………… 41
発作時脳波……………………………………… 28, 80
発作性脱分極変異……………………………… 28
発作痛…………………………………………… 141
ボツリヌス毒素………………… 89, 97, 99, 126, 131
ホドトピー……………………………………… 163
本態性振戦…………… 19, 34, 56, 58, 62, 89, 91, 97

ま
末梢血管障害…………………………………… 24, 66
末梢神経刺激療法……………………………… 142, 157
末梢神経縮小術………………………………… 16
末梢神経障害…………………………………… 22, 66
末梢性虚血性疼痛……………………………… 22
末梢性脱炭酸酵素阻害薬……………………… 113
マッピング……………………………… 38, 42, 161, 163
麻薬性鎮痛薬…………………………………… 145
マルチプログラミング機能…………………… 121
慢性頭痛………………………………………… 22, 66

み・む
ミオクローヌス………………………………… 89, 92 96
ミオクロニー発作………………………………… 5, 9, 80
右利き…………………………………………… 46
ミダゾラム……………………………………… 11
ミラペックスLA®………………………………… 112
無動……………………………………………… 88, 109

め
迷走神経刺激術………………… 14, 54, 69, 74, 193, 194
メージュ症候群…………………………………… 93, 128
メキシチレン…………………………… 92, 145, 146, 147
メトクロプラミド……………………………… 173
めまい…………………………………………… 10

も
網膜電図………………………………………… 185
モニタリング…………………………………… 177
モノアミン酸化酵素阻害薬…………………… 105
モルヒネ………………………………………… 146, 155

や
薬剤過敏症症候群……………………………… 9
薬剤性振戦……………………………………… 92
薬剤性パーキンソニズム……………………… 34
薬剤抵抗性てんかん…………………… 12, 14, 54, 73, 74
薬物治療抵抗性………………………………… 5

薬物抵抗性側頭葉てんかん…………………… 12

ゆ
有棘赤血球舞踏病……………………………… 94
有痛性多発性神経炎…………………………… 147
有痛性糖尿病性神経障害……………………… 147

よ
葉酸……………………………………………… 10
抑うつ…………………………………………… 17
四分割呼称タスク……………………………… 167

ら
ラコサミド……………………………………… 8, 83
ラスムッセン症候群…………………………… 12, 13
ラモトリギン……………………… 8, 9, 10, 75, 125, 146, 147
ランド・クレフナー症候群…………………… 13

り
リチウム………………………………………… 92
リドカイン……………………… 125, 129, 147, 162, 174
リニアック……………………………………… 51
両側視床下核-DBS……………………………… 63

れ・ろ
冷人工髄液……………………………………… 175
冷リンゲル液…………………………………… 175
レーザー誘発温熱療法………………………… 53
レキップCR®……………………………………… 112
レクセルフレーム……………………………… 49, 50
レノックス・ガストー症候群………………… 6
レビー小体……………………………………… 105
レビー小体型認知症…………………………… 34, 110
レベチラセタム………………………… 8, 9, 10, 83, 175
レボドパ………………………………………… 94, 97
レミフェンタニル……………………………… 162
ロチゴチン貼付薬……………………………… 112
ロボトミー……………………………………… 196

わ
ワクシニアウイルス接種家兎炎症皮膚抽出液……… 145, 146
和田テスト……………………… 37, 46, 47, 48, 73
笑い発作………………………………………… 12, 15
腕神経叢引き抜き損傷後痛…………………… 23

INDEX

A

abnormal muscle response (AMR) 134, 177, 189
abnormal synkinesis 128
action dystonia 92
Activaシリーズ 66
after discharge 163, 172
Alzheimer病 34
American Academy of Neurology (AAN) 24
anarthria 165
anterior commissure-posterior commissure (ACPC) line 98
anterior nucleus of the thalamus (ANT) -DBS 55
anterior temporal lobectomy (ATL) 51
athetosis 89, 95
auditory brainstem response (ABR) 133, 187

B

ballism 89, 95
beta buzz 41
bispectral index (BIS) 184
blood oxygenation level dependent (BOLD) 効果 32
bradykinesia 88
brain machine interface (BMI) 61
brainstem auditory evoked potentia (BAEP) 177
Brioシリーズ 66
Brodmannの44/45野 43
Buerger病 66
Burst SCS 152

C

calcitonin gene-related peptide (CGRP) 140
Canadian Pain Societyガイドライン 143
Caチャンネル 140, 142, 145
central conduction time (CCT) 152
cerebral palsy 95
chorea 89
chorea-acantocytosis 94
choreic movement 94
choreoathetosis 95
closed loop 70
cocontraction 92
complex partial seizure (CPS) 82
complex regional pain syndrome type I (CRPS type I) 149, 150
complex regional pain syndrome (CRPS) 22, 24, 66
COMT阻害薬 105, 112, 113
continuous dopaminergic stimulation (CDS) 105, 111
cortico-cortical evoked potential (CCEP) 45, 173
CT 30

D

DAT scan 107, 110, 111
DCI 107
deep brain stimulation (DBS) 15, 54, 61, 89, 100, 142, 155, 193, 194, 196
dementia with Lewy bodies (DLB) 110
diphasic dyskinesia 97
dorsal root entry zono-tomy (DREZotomy) 23, 142, 158
Dravet症候群 6
drug-induced hypersensitivity syndrome (DIHS) 10
dyskinesia 97
dystonia 89
dystonic movement 92

E

early-onset generalized primary torsion dystonia 94, 99
EARLYSTIM study 18, 114
electroconvulsive therapy (ECT) 193, 196
electroencephalogram (EEG) 78
――-triggered fMRI 33
electroretinogram (ERG) 185
eloquent area 37, 184
Eon Mini 67
epileptogenic zone 78
equivalent current dipole (ECD) 30
European Federation of Neurological Societies (EFNS) ガイドライン 24, 143
evoked potentials 177

F

failed back surgery syndrome (FBSS) 22, 149
FDG-PET 35, 73
Fisher stereotactic system 62
FLAIR画像 7, 30
fluorodopa 35
focal cortical dysplasia (FCD) 41
focal dystonia 93
functional MRI (fMRI) 32

G

Gate control theory 66
generalized dystonia 93
gestes antagonists 93
GPi 89
――破壊術 16, 22
――-DBS 18, 20, 22, 64, 99, 115, 121
gradient echo planar (GRE-EPI) 法 32
Guillan-Mollaret triangle 96

H

heavily T2強調画像 125, 129
hemiballism 102
hemidystonia 93

209

hemispheric syndrome ････････････････････････ 13
high frequency oscillation (HFO) ･･････････････ 37, 41
high gamma activity (HGA) ･･････････････････ 45
hippocampus (HP)-DBS ･･････････････････････ 55
Hodotopy ････････････････････････････････ 163
hoehn-Yahrの分類 ････････････････････ 105, 107
Holmes振戦 ･･････････････････････････････ 91
Huntington病 ････････････････････････････ 94
hyperkinesia ･････････････････････････････ 88
hyperkinetic movement disorder ･･････････････ 100
hypertrophic olivary degeneration ･････････････ 96

I・K

ictal DC shift ･････････････････････････････ 41
ictal onset zone ･･････････････････････････ 78
implantable pulse generato (IPG) ･･････････････ 64
impulse control disorder (ICD) ･･･････････････ 110
Infinityシリーズ ･･･････････････････････････ 66
intensity modulated radiation therapy (IMRT) ････ 187
interleaved pulse stimulation ････････････････ 121
International Association for the Study of Pain (IASP)
･････････････････････････････････････ 143
International League Against Epilepsy (ILAE)
････････････････････････････････ 2, 72, 81
intrathecal baclofen therapy (ITB) ･･････ 61, 68, 100
involuntary movement ････････････････････ 88
irritative zone･････････････････････････ 38, 78
Kチャンネル ･････････････････････････････ 140

L

L-ドパ･･･････････････････ 20, 22, 102, 107, 111, 112
――容量換算表 ････････････････････････ 112
L-ドパチャレンジテスト ･･････････････････････ 115
L-dopa equivalent dose (LED) ･･･････････････ 112
Lance-Adams症候群 ･･････････････････････ 96
Landau-Kleffner症候群 ･･･････････････････ 13
laser interstitial thermal therapy (LITT) ･････････ 53
Leksell Stereotactic System (Elekta) ･･････････ 62
Lennox-Gastaut症候群 ･････････････････････ 6
Levy小体型認知症 ･････････････････････････ 34

M

magnetoencephalography (MEG) ･･････････････ 30
MAO-B阻害薬 ･･･････････････････ 105, 111, 112, 113
Meige症候群 ･････････････････････････ 93, 128
mesial temporal lobe epilepsy (MTLE) ･････････ 51
MIBG集積比 (H/M比)････････････････････ 110
micro-lesion効果 ･････････････････････････ 121
microelectrode recording (MER) ･･･････････････ 65
microvascular decompression (MVD) ･･････････ 56
Minds診療ガイドライン作成の手引き2014 ･･･････ 15
Mini-mental status examination ････････････ 110
Montreal Cognitive Assessment (MoCA) ････････ 110

motor cortex stimulation (MCS) ･･････ 16, 142, 153
motor evoked potentials (MEP) ････････ 177, 181
Movement Disorder Society-sponsored revision
 of the Unified Parkinson's Disease Rating Scale
 (MDSUPDRS)･･････････････････････ 109
movement disorders ･･････････････････････ 88
MR angiography ･･･････････････ 125, 129, 131
MR guided focused ultrasound surgery (MRgFUS) ･･･ 62
MRI ･････････････････････････････････ 7, 30
 ――ガイド下集束超音波治療･････････････ 62
 ――重畳イメージング･････････････････ 35
MRガイド下集束超音波治療 ･･･････････ 89, 90, 97
multifocal dystonia ･･････････････････････ 93
multiple system atrophy (MSA) ････････ 109, 110
Musician's cramp･･････････････････････ 90, 100
myoclonus ･･･････････････････････････ 89, 96

N

Naチャンネル ･･････････････････････････ 140, 142
negative motor area (NMA) ･････････････････ 42
negative motor response ･･････････････････ 165
nerve integrity monitor (NIM) ･･･････････････ 187
nerve root stimulation (NRS) ･･･････････････ 157
Neuromate® ･････････････････････････････ 63
neuromodulation therapy ･････････････････ 193
Neuropathic Pain Special Interest Group
 (NeuPSIG)･･････････････････････････ 143
Nexframe® ･･････････････････････････････ 63
non-convulsive status epilepticus (NCSE) ･････ 82

O

Obersteiner-Redlich帯 ････････････････････ 124
obsessive compulsive disorder (OCD) ･････････ 194
Odor Stick Identification Test for the Japanese
 (OSIT-J) ････････････････････････････ 107
off-periodジストニア････････････････････････ 105
olivary pseudohypertrophy ･････････････････ 96

P

Pain DETECT Questionnaire-Japanese version
 (PDQ-J) ･･････････････････････････ 143, 144
palatal myoclonus ･･････････････････････ 96
Parkinson's Disease Questionnaire (PDQ-39) ････ 109
Parkinson's disease with dementia (PDD) ･･････ 110
paroxysmal depolarization shift (PDS) ･････････ 28
paroxysmal fast･･････････････････････････ 41
peak-dose dyskinesia ･･････････････････ 97, 109
peripheral nerve stimulation (PNS) ･･････ 142, 157
periventricular gray (PVG)刺激･･････････････ 155
PET ･････････････････････････････････ 34
phase reversal ･･･････････････････････ 180
piano-playing finger･･････････････････････ 95
posterior subthalamic area (PSA) ･････････ 89, 98

INDEX

Precisionシリーズ ………………………………… 67
PrimeAdovance ………………………………… 67
Proclaim ………………………………………… 67
Progidy …………………………………………… 67
progressive supranuclear palsy (PSP) ……… 109, 110
pseudoathetosis ………………………………… 95
psycho-motor disease ………………………… 197
pure tone average (PTA) ……………………… 185

R
radiofrequency ablation ………………………… 89
Rasmussen症候群 …………………………… 12, 13
re-emergent tremor …………………………… 109
repetitive transcranial magnetic stimulation (rTMS)
……………………………………… 142, 154, 193
resting-state fMRI ……………………………… 33
RestoreSensor ………………………………… 67
retrogasserian region (RGR) ………………… 56
RNS® ……………………………………………… 69
root entry zone (REZ) ……………… 56, 124, 129
Rosa® …………………………………………… 63

S
SANTE study …………………………………… 55
scan without evidence of dopaminergic deficits (SWEDDs) ……………………………………… 111
scanning probe microscopy (SPM) ………… 35
segmental dystonia …………………………… 93
seizure onset zone …………………………… 38
selective serotonin-norepinephrine-reuptake inhibitors (SNRI) ……………………… 146, 147
semicontinuous repetitive spikes …………… 41
sensory trick …………………………………… 93
signal averaging ……………………………… 177
skull density ratio (SDR) ……………………… 58
somatic therapy ……………………………… 193
somatosensory evoked potential (SEP) … 152, 177, 179
SPECT ……………………………………… 33, 73
speech arrest …………………………………… 43
speech discrimination score (SDS) ………… 185
spinal cord stimulation (SCS)
……………………… 15, 22, 61, 66, 142, 148, 152
sprouting ……………………………………… 140
stereoatactoc radiosurgery (SRS) …………… 51
stereotactic electroencephalography (SEEG)
……………………………………… 37, 39, 48 73
Stevens-Johnson症候群 (SJS) ………………… 9
STN破壊術 ……………………………………… 20
STN-DBS ……………… 16, 17, 18, 22, 63, 115, 121
Sturge-Weber症候群 …………………………… 13
Subtraction Ictal SPECT Co-registered to MRI (SISCOM) ……………………………… 34, 35, 73
superconducting quantum interference device (SQUID) ………………………………………… 30
Sydenham舞踏病 ……………………………… 94
symptomatic zone ……………………………… 38

T
tardive dyskinesia ……………………………… 97
tic ………………………………………………… 89
tonus phenomenon …………………………… 126
Tourette症候群 …………………………… 66, 195
toxic epidermal necrolysis (TEN) …………… 10
transcranial direct current stimulation (tDCS) … 69
transcranial magnetic stimulation (TMS)療法 … 61
tremor …………………………………………… 89
tricyclic antidepressants (TCA) ……………… 147

U・V
UK Parkinson's Disease Society Brain Bank clinical diagnostic criteria ……………………… 108
Unified Parkinson's disease rating scale (UPDRS) … 109
vagus nerve stimulation (VNS) … 14, 54, 74, 193, 194
Verciseシリーズ ………………………………… 66
Vim ……………………………………………… 89
――破壊術 …………………………………… 16, 20
――-DBS …………………………… 16, 19, 20, 22
visual evoked potentials (VEP) ……………… 177

W
Wada test ……………………………………… 46
WAIS-3 ………………………………………… 48
wearing-off ……………………………………… 20
WHO ……………………………………………… 81
wide dynamic range (WDR) ………………… 148
Wilson病 ………………………………………… 34
windup現象 …………………………………… 140
writer's cramp ………………………………… 100

その他
^{11}C-flumazenil ……………………………… 35
^{123}I-FP-CIT ………………………………… 33
^{123}I-IMP …………………………………… 33
^{123}I-ioflupane ……………………………… 110
[^{123}I] MIBG心筋シンチグラフィ ……… 107, 110
^{18}F-FDG ……………………………………… 34
^{18}F-FDOPA ………………………………… 35
^{99m}Tc-ECD ………………………………… 33
^{99m}Tc-HMPAO ……………………………… 33
α-シヌクレイン ………………………………… 105
α-シヌクレオパチー …………………………… 110
β遮断薬 …………………………………… 89, 97

機能的脳神経外科　診療ガイドブック

2018年4月1日　第1版第1刷発行

■ 編　集　　三國信啓　　みくに　のぶひろ

■ 発行者　　鳥羽清治

■ 発行所　　株式会社メジカルビュー社
　　　　　　〒162-0845　東京都新宿区市谷本村町2-30
　　　　　　電話　03 (5228) 2050 (代表)
　　　　　　ホームページ　http://www.medicalview.co.jp/

　　　　　　営業部　FAX 03 (5228) 2059
　　　　　　　　　　E-mail　eigyo@medicalview.co.jp

　　　　　　編集部　FAX 03 (5228) 2062
　　　　　　　　　　E-mail　ed@medicalview.co.jp

■ 印刷所　　シナノ印刷株式会社

ISBN978-4-7583-1846-4　C3047

©MEDICAL VIEW, 2018.　Printed in Japan

・本書に掲載された著作物の複写・複製・転載・翻訳・データベースへの取り込みおよび送信（送信可能化権を含む）・上映・譲渡に関する許諾権は，(株)メジカルビュー社が保有しています．

　JCOPY〈出版者著作権管理機構 委託出版物〉
　本書の無断複製は著作権法上での例外を除き禁じられています．複製される場合は，そのつど事前に，出版者著作権管理機構（電話 03-3513-6969，FAX 03-3513-6979，e-mail：info@jcopy.or.jp）の許諾を得てください．

・本書をコピー，スキャン，デジタルデータ化するなどの複製を無許諾で行う行為は，著作権法上での限られた例外（「私的使用のための複製」など）を除き禁じられています．大学，病院，企業などにおいて，研究活動，診察を含み業務上使用する目的で上記の行為を行うことは私的使用には該当せず違法です．また私的使用のためであっても，代行業者等の第三者に依頼して上記の行為を行うことは違法となります．

難治性てんかんに対する手術療法の決定版、手術動画も要チェック！！

写真と動画で学ぶ てんかんの手術

難治性てんかんに対する手術の極意を伝授

DVD付

著者　森野道晴　東京都立神経病院脳神経外科部長

てんかんの患者は100人に1人といわれている。その大半は発作を抗てんかん薬の服用により抑えることができるが、10〜20％は薬では抑えることができず慢性化する難治性てんかんになるといわれている。これら難治性てんかんには手術により発作を抑制したり、または消失させることができる症例があり、適応を見極め手術療法が行われるようになってきている。本書では、すべての難治性てんかんの手術の実際を術中写真とシェーマで解説、著者が術中に行っている工夫を随所に盛り込み、わかりやすい内容となっている。DVDには手術の動画（13術式）を収録。

定価（本体 12,000 円＋税）
A4判 160ページ オールカラー，DVD付
2013年9月刊行
ISBN978-4-7583-1191-5

目次

Ⅰ　イントロダクション
　難治性てんかんと手術

Ⅱ　側頭葉てんかんの手術
　側頭葉てんかんの手術に必要な解剖学的知識
　シルビウス裂の開放
　選択的海馬扁桃体摘出術
　　経シルビウス裂到達法
　　側頭下窩到達法
　海馬多切術－経シルビウス裂到達法
　前側頭葉切除術

側頭葉てんかんを伴う側頭葉内側部質病変の手術法
　Transsylvian transcisternal & ventricular approach (TSCV)
　Supracerebellar transtentorial approach (SCTT)

Ⅲ　前頭葉てんかんの手術
　前頭葉焦点切除術－眼窩面切除を中心に

Ⅳ　脳梁離断術
　脳梁離断術に必要な解剖学的知識
　前方脳梁離断術および全脳梁離断術
　後方脳梁離断術

Ⅴ　大脳半球離断術
　大脳半球離断術に必要な解剖学的知識
　Lateral approach
　Vertical approach

Ⅵ　その他の手術（緩和手術など）
　迷走神経刺激装置植え込み術
　軟膜下皮質多切術

Ⅶ　頭蓋内電極
　術中脳波測定
　頭蓋内電極植え込み術

現場の疑問にズバリ答えます！　現場に役立つポイントを Q&A で解説

神経外傷 診療ガイドブック

編集　三宅康史
帝京大学医学部救急医学講座教授
帝京大学医学部附属病院
高度救命救急センター長

今日、重症頭部外傷・緊急手術は減少傾向にあるが、小児や高齢者で神経外傷が多く発生していることから、少子高齢化が一層進行する日本において、神経外傷への取り組みの重要性が低下するということはないであろう。本書では、まずガイドライン改訂やレジストリー（JNTDB）制度を紹介。そして脳神経外科医として必須の標準的な軽症〜緊急手術を要する重症の神経外傷の診断・治療・管理の最新の解説とともに、脳神経外科医も重大な役割を担う脳死移植、事故եなどで注目を浴びている死因究明についても取り上げる。
脳神経外科専門医にとって必須の内容を幅広く網羅するとともに、救命救急センターや二次救急医療機関で日々頭部外傷患者の診療に当たっている若手の外科系医師にとっても十分役に立つ内容となっている。

定価（本体 9,500 円＋税）
B5変型判 252ページ，2色（一部カラー）
2017年3月刊行
ISBN978-4-7583-1560-9

目次

Ⅰ　総論
　神経外傷のガイドライン
　重症頭部外傷のレジストリー
　頭部外傷初期診療
　軽症頭部外傷の診断と管理
　重症頭部外傷の最新の集中治療と予後予測
　頭部外傷管理におけるモニタリング

Ⅱ　各論
　診療機会の多い頭部外傷：頭蓋骨骨折，脳振盪
　　CQ 陥没骨折の手術適応はどのように考えるのか？
　　CQ 脳振盪と広範囲脳損傷（びまん性軸索損傷）との関係は？　ほか
　局所性脳外傷：急性硬膜外血腫，急性硬膜下血腫，脳挫傷

　　CQ 日本における重症頭部外傷の年齢分布は？
　　CQ 頭蓋内血腫に対する外減圧術の効果は？　ほか
　びまん性脳損傷
　　CQ びまん性脳損傷とびまん性軸索損傷の違いは？
　　CQ びまん性脳損傷に対して低体温療法や減圧開頭術は有効か？　ほか
　外傷性脳血管障害
　　CQ どのような頭部外傷で血管障害の合併を疑うべきか？
　　CQ 外傷性脳血管障害を疑った場合の検査方法は？
　　CQ 外傷性血管断裂の特徴は？　ほか
　慢性硬膜下血腫
　　CQ 慢性硬膜下血腫を疑う神経学的異常所見の特徴はなにか？
　　CQ 慢性硬膜下血腫洗浄除去術の適応および方法は？　ほか

　スポーツに伴う頭部外傷　―特に脳振盪について―
　　CQ スポーツ界へ介入する脳神経外科医師のスタンスは？
　　CQ 脳振盪を起こした選手の取り扱いは？　ほか
　小児頭部外傷
　　CQ 小児の頭蓋内圧（ICP）の管理の適応と目標閾値は？
　　CQ 虐待を疑う事例の対応はどうするのか？　ほか
　高齢者頭部外傷
　　CQ 高齢者頭部外傷における病院前救護・初期診療の注意点は？
　　CQ 高齢者頭部外傷における頭部CT検査の基準は？　ほか

メジカルビュー社

※ご注文，お問い合わせは最寄りの医書取扱店または直接弊社営業まで．
〒162-0845 東京都新宿区市谷本村町2番30号　TEL.03(5228)2050　FAX.03(5228)2059
http://www.medicalview.co.jp　　E-mail（営業部）eigyo@medicalview.co.jp

THE ECHO HANDBOOK

HEART FAILURE

心エコーハンドブック
心不全

編集

竹中 克
日本大学板橋病院循環器内科
東京大学医学部附属病院検査部

戸出浩之
群馬県立心臓血管センター技術部

編集協力

石津智子
筑波大学医学医療系臨床検査医学

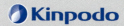

心エコーハンドブック
心不全

執筆者一覧

●編集

竹中　克　日本大学板橋病院循環器内科／東京大学医学部附属病院検査部
戸出　浩之　群馬県立心臓血管センター技術部

●編集協力

石津　智子　筑波大学医学医療系臨床検査医学

●執筆者（執筆順）

坂田　泰史	大阪大学大学院医学系研究科循環器内科学
室生　卓	医療法人社団倫生会みどり病院 心臓弁膜症センター内科
石津　智子	筑波大学医学医療系臨床検査医学
菅原　基晃	東京女子医科大学名誉教授 姫路獨協大学名誉教授
大手　信之	名古屋市立大学心臓・腎高血圧内科学
山本　一博	鳥取大学医学部病態情報内科（第一内科）
宮木　真里	鳥取大学医学部附属病院検査部
岩永　史郎	埼玉医科大学国際医療センター心臓内科
大門　雅夫	東京大学医学部附属病院検査部
出雲　昌樹	聖マリアンナ医科大学循環器内科
三好　宏和	国立病院機構東徳島医療センター循環器内科
大石　佳史	国立病院機構東徳島医療センター循環器内科
大木　崇	国立病院機構東徳島医療センター循環器内科
西　功	筑波大学医学医療系循環器内科
林田　晃寛	心臓病センター榊原病院循環器内科
金森　健太	帝京大学医学部附属溝口病院第四内科
村川　裕二	帝京大学医学部附属溝口病院第四内科
北川　覚也	三重大学医学部附属病院中央放射線部
土肥　薫	三重大学循環器・腎臓内科学
中森　史朗	三重大学循環器・腎臓内科学
板谷　慶一	京都府立医科大学大学院医学研究科 心臓血管外科・心臓血管血流解析学講座
柿崎　良太	北里大学医学部循環器内科学
宮崎　翔平	株式会社 Cardio Flow Design
赤石　誠	東海大学医学部付属東京病院循環器内科
鈴木　健吾	聖マリアンナ医科大学循環器内科
川合　宏哉	兵庫県立姫路循環器病センター循環器内科
石川　利之	横浜市立大学医学部循環器・腎臓内科学
岩倉　克臣	桜橋渡辺病院心臓・血管センター
上岡　亮	岡山大学循環器内科
伊藤　浩	岡山大学循環器内科
有田　武史	九州大学病院ハートセンター・第一内科
小板橋俊美	北里大学医学部循環器内科学
竹内　正明	産業医科大学臨床検査・輸血部
山田　博胤	徳島大学病院循環器内科・超音波センター
楠瀬　賢也	徳島大学病院循環器内科
猪又　孝元	北里大学北里研究所病院循環器内科
和田　靖明	山口大学医学部附属病院循環器内科・検査部
坂田　好美	杏林大学医学部第二内科
宇野　漢成	東京大学医学部附属病院 コンピュータ画像診断学／予防医学講座
神谷千津子	国立循環器病研究センター周産期・婦人科部
平田久美子	和歌山県立医科大学循環器内科
折居　誠	和歌山県立医科大学循環器内科
小澤　綾佳	富山大学医学部小児科
市田　蕗子	富山大学医学部小児科
小山　崇	秋田大学大学院医学系研究科 循環器内科学・呼吸器内科学
瀬尾　由広	筑波大学医学医療系循環器内科
大原　貴裕	東北医科薬科大学 地域医療学教室／総合診療科
橋本　修治	国立循環器病研究センター中央診療部門
瀬口　理	国立循環器病研究センター移植部門
中谷　武嗣	国立循環器病研究センター移植部門
渡辺　弘之	東京ベイ・浦安市川医療センター ハートセンター循環器内科

心エコーハンドブック
シリーズ発刊の言葉

　病院ではいろいろな検査が行われます．血液尿検査，胸のレントゲン，心電図，CT，などなどですが，その中で検査施行時に「職人芸」を要する検査はいくつあるでしょうか？　心エコー検査は，「職人芸」を要するという意味で極めて特殊でやりがいのある検査と言えます．昨今のEBM（根拠に基づく医療）の風潮により，熟達者の「経験」や「技能」は意図的に軽視されていますが，これには肯ける部分もあります．「経験」や「職人芸」は，後進への伝達が難しく，再現性や客観性にも問題がありえるからです．しかし，個人の真摯な努力により達成された「技能」はとても尊く，軽視すべきではありません．「検査技能」の中には，検査時に「考えながら記録を進める」という行為も含まれます．考える葦，です．人間を裸で荒野に放り出しては「経験」「技能」「思考力」はその身につきません．突きつめて言うと，この世は荒野で，学問は荒野における事象の整理（帰納と演繹）です．必要な基礎事項が整然と整理された上で，はじめて「修行」が可能となります．

　本書は，ハンドブックとして，必要な基礎事項を整理して提供し，個人が「職人芸」を習得する手助けとなることを目的としています．決して，本書の内容がすべてではなく，単に必要事項を整理・掲載した出発点でしかないことを理解し，「修行」の一助としていただければ大変うれしいです．

"Do not leave home without this echo handbook！"

東京大学医学部附属病院検査部
竹中　克

心エコーハンドブック 心不全 | 発刊にあたって

　このたび，心エコーハンドブック『心不全』を発刊することになりました．本書は 2012 年発刊の『基本と撮り方』にはじまり『心臓弁膜症』『別冊心臓聴診エッセンシャルズ』『先天性心疾患』『冠動脈疾患』『心筋・心膜疾患』『血管エコーハンドブック』と続いてまいりましたが，この『心不全』をもってシリーズの最後を締めくくります．

　心臓のあらゆる疾患は最終的には「心不全」の表現系をとります．病に苦しむ患者の心不全診療にあたり，心エコーは欠かせない存在です．早く，正確な診断にたどり着くことで，適切な治療を早期に実現できます．心不全診療では，まさに事件は検査室で起きているのではなく，現場＝ベッドサイドで起きています．その現場では，視覚，聴覚，触覚，嗅覚，さらに第 6 感など持てる感覚を総動員して診察した上で，第 7 感として超音波をも駆使して心病態を診てください．自分の感覚の一部のように超音波を使いこなせるようになれば，これほど力強いことはありません．

　心エコー図学は 1980 年までの創世記，2000 年までの発展期を経て，2010 年には成熟期を迎え，ほとんど全ての心疾患のあらゆる状況に応じた所見が整理された学問体系をなしています．しかし成熟期の学問の情報量は膨大で，心不全診療に当たる若手医師，医療スタッフが全てに精通するにはかなり時間がかかります．検査室で行う系統だった詳細な心エコーとは異なり，現場では見るべきポイントを絞って検査を行い，検査の解釈をその場で結論づける必要があるので，なおさら難しいのです．

　本書は，心エコー図学を極めた専門家の先生方に，心不全診療のあらゆる場面を設定して，若手医師，心不全チーム医療スタッフに向けてわかりやすくポイントを押さえ解説していただきました．本書ハンドブックのモットーは「受験参考書的に要点を整理して，かつ限界を明確に」です．しかしあえて，語りかけるような文章も随所に見られます．これは心不全病態診断の血行力学的背景をご理解いただきたいからです．

　まず，目次をごらんください．心不全の捉え方にはじまり，心不全の評価法，現場での心不全評価，心不全の病型と主な疾患，心不全非薬物治療における心エコーと続きます．心エコーハンドブックであるにもかかわらず，問診，カテーテル，BNP，胸部 x 線，心電図，心臓 MRI 等の項目が盛りだくさんです．心エコー所見とこれらは全て一人の患者さんにおいて統合評価されることから，心エコー所見と関連づけ解説されています．どうぞ，興味のあるところからページをめくってください．

　本書が心不全と闘う若手医師，心不全チームスタッフの傍でお役に立てることを願ってやみません．

　最後になりましたが，ご執筆いただいた先生方には，本書の趣旨をご理解いただき，頻回の校正にも快くご協力賜りましたことを，ここに深く感謝いたします．

平成 28 年 5 月

筑波大学医学医療系臨床検査医学

石津　智子

心エコーハンドブック 心不全

目次

A 心不全の捉え方　坂田泰史

1. 心不全とはなにか　1
2. 心不全の診断を行う　1
3. 心不全の病態を捉える　4
4. 基礎疾患，増悪因子の情報を得る　6
5. おわりに　6

B 心不全の評価法　7

1 問診と身体所見　室生 卓
心エコー時代においても重要である身体所見
1. 身体診察は心エコー所見を補完できる　8
2. CVP の評価　8
3. 心拍出量，臓器灌流の評価　11

2 心臓カテーテル法

①血行動態評価の基本　石津智子
1. 心内圧波形の概要　15
2. 各指標と正常値　15

②圧 - 容積曲線と心機能指標　菅原基晃
1. 収縮期の指標　20
2. 拡張期の指標　24
3. Emax の限界　26

3 心エコー法

①左室収縮能　大手信之
1. 左室収縮能を考える　28
2. LVEF とは　28
3. LVEF の意義　28
4. 左室収縮末期容積の収縮能における意味，LVEF との比較　31
5. SV，LVEF と Emax，前負荷，後負荷の関係を理解する　31
6. 体血管抵抗の後負荷に与える影響　33
7. 左室収縮能のまとめ　34

②左室拡張能　山本一博・宮木真里
1. 心機能とは　35
2. 左室拡張機能とは　35
3. 心不全における拡張機能　37
4. 心エコーによる拡張機能評価の実際　38

③中心静脈圧　大門雅夫
1. 静脈と循環血液量　43
2. 心不全と中心静脈圧　43
3. 下大静脈の形態と中心静脈圧の関係　44
4. 中心静脈圧推定法の実際　44

④右室機能と肺高血圧　出雲昌樹
1. 右室サイズ　46
2. 右室収縮能　48
3. 右室拡張機能　51
4. 右室機能評価の最新技術　52
5. 心エコーによる肺動脈圧推定　53
6. 肺血管抵抗の推定　56

⑤左房 - 左室 - 動脈連関という考え方　三好宏和・大石佳史・大木 崇
1. 左心不全の病態生理　58
2. 組織情報を用いた左室収縮機能評価　58
3. 血流情報を用いた左室拡張機能（左房 - 左室連関）異常の評価　60
4. 組織情報（2DSTE）を用いた左房 - 左室 - 動脈連関異常の評価　62
5. 左房 - 左室 - 動脈連関の早期機能異常から心不全への進展機序　64

4	BNP	西 功	1	分泌メカニズム	66
			2	心不全診断における基準値	67
			3	病勢評価における役割	71
			4	心エコーとの関連について	73
5	胸部 X 線	林田晃寛	1	胸部 X 線の基本	76
			2	心不全で認められる胸部 X 線所見	77
6	心電図	金森健太・村川裕二	1	左室肥大	82
			2	右室肥大	84
7	心臓 MRI	北川覚也・土肥 薫・中森史朗	1	MRI 撮像法	88
			2	心臓 MRI で何がわかるか？	91
8	心血管腔内血流速度ベクトル計測	板谷慶一・柿崎良太・宮崎翔平	1	血流ベクトル評価モダリティ	97
			2	血流計測から得られる指標	102
			3	正常例における血流	104
			4	心不全症例における血流	105
9	心筋エラスタンス計測（動物実験） 心筋エラスタンスの意義	赤石 誠	1	ストレスとストレイン	107
			2	ストレス‒ストレイン関係	108
			3	エラスタンス	109
			4	局所心筋長の変化（ストレイン）	110
			5	同期異常	112

C 現場での心不全評価　117

1	外来：心不全の診断	鈴木健吾	1	息切れとは	118
			2	息切れの病態生理	118
			3	息切れを訴える患者の問診	119
			4	息切れを訴える患者の検査	120
			5	息切れ患者の心エコー図	122
			6	運動負荷心エコーで息切れを鑑別する	123
2	救急処置室 急性心不全の評価	岩倉克臣	1	左室収縮性の評価	133
			2	心房・心室のサイズの評価	136
			3	血行動態の評価	137
			4	弁膜機能の評価	140
			5	心嚢貯留の評価	142
3	集中治療室				
	①血行動態モニタリング	有田武史	1	心不全における血行動態の基本	144
			2	血行動態指標と治療介入手段	145
			3	心エコー指標と血行動態指標	146
			4	どのような時に心エコーではなく右心カテーテルが必要か，また右心カテーテルではなく心エコーが必要か	149
	②鑑別すべき病態	小板橋俊美	1	非代償性心不全入院時の心エコー図検査の役割	151
			2	心不全の基本病態と一般的治療	151
			3	急性期に鑑別すべき病態と心疾患	152
			4	心不全急性期に鑑別すべき心筋疾患と心エコー図のポイント	153
4	退院前 予後規定因子	竹内正明	1	HFpEF	162
			2	HFrEF	163

D 心不全の病型と心エコー所見　167

1　左室駆出率が低下した心不全と左室駆出率が保たれた心不全　山田博胤・楠瀬賢也
- 定義 168／病態 169／慢性心不全の治療法 170／予後 171
- 心エコー所見　172

2　高心拍出量性心不全　和田靖明
- 定義 178／病態 178／治療法 179
- 心エコー所見　180

3　肺高血圧の分類と右心不全　坂田好美
- 定義 182／肺高血圧症の分類 183／肺高血圧症の病態 184／治療法 185
- 心エコー所見　187

4　化学療法に伴う心不全　宇野漢成
- 概念 194／代表的な抗癌剤による心血管障害の病態と対策 195
- 心エコー所見　197

5　妊娠出産と心不全　神谷千津子
- 妊娠の生理的な変化と心不全 199／妊娠前のリスク評価基準 200
- 心エコー所見　206

6　心サルコイドーシス　平田久美子・折居　誠
- 定義 209／病態 209／診断基準の変遷 210／診断基準 210／画像診断 211／Advanced cardiac imaging 215／治療法，予後 216
- 心エコー所見　217

7　左室心筋緻密化障害　小澤綾佳・市田蕗子
- 疾患概念 219／遺伝的背景 219／心エコー以外の検査所見 220／治療法 222／予後 223
- 心エコー所見　224

E 心不全の非薬物治療　227

1　非侵襲的陽圧換気治療　小山　崇
1. 異常呼吸について　228
2. 異常呼吸の発生機序　229
3. 非侵襲的陽圧換気治療とは　230
4. 心不全患者における陽圧治療の有効性　230
5. 適応について　231
6. 心エコーによる効果判定　233
7. 治療の実際　234

2　心臓再同期療法　瀬尾由広
1. 左室内同期不全の評価法　236
2. CRT 後の設定　240
3. CRT-ICD リードによる三尖弁閉鎖不全　242

3　補助人工心臓（LVAD，RVAD）　大原貴裕・橋本修治・瀬口　理・中谷武嗣
1. 適応　244
2. 心エコーのポイント　245

4　機能性僧帽弁逆流の手術　渡辺弘之
1. 機能性僧帽弁逆流　250
2. 僧帽弁複合体　個々の異常　251
3. 僧帽弁逆流の定性的評価　252
4. 僧帽弁逆流の定量的評価　252
5. FMR の外科治療　253
6. FMR の手術適応　254
7. FMR の外科治療の限界　255
- まとめ　255

索引　257

●アイコンについて

 左のアイコンの箇所では，注意点やポイントを記載しています．

 掲載している図に対応・関連した動画を本書の特設サイトにて公開しています．詳しくは vi 頁をご覧ください．

Column

拡張期過剰心音とE波とA波—III音，IV音の心内現象	室生　卓	13
Valsalva法	岩永史郎	42
Laplaceの法則	大手信之	114
Dynamic MR	川合宏哉	129
Diastolic MR	石川利之	131
コメットサイン	上岡　亮・伊藤　浩	143
リバースリモデリング	猪又孝元	175
Eye ball EF	岩倉克臣	177

［巻頭綴込付録］　心不全診療に役立つ心エコー基準値　　　　　　　　　　　　　　石津智子

本書で掲載している図の動画をインターネットで閲覧できます！

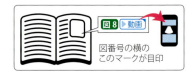

図番号の横に ▶動画 マークがついている図については，対応・関連した動画を本書の特設サイトにて公開しております．以下の方法にてご覧いただけます．

①下記のURLにアクセスしてください．
　（右のQRコードもしくは弊社ウェブサイトからでもアクセスできます）
　　　http://www.kinpodo-pub.co.jp/echo/

②画面の表記にしたがって，本書「心エコーハンドブック心不全」
　の付録動画サイトにお進みください．IDとパスワードは以下になります．
　　　ID：x48eh6s　　　パスワード：k93vm8w

今後パスワードが変更になる可能性もございます．その際は上記のサイトにて告知いたしますので，あらかじめご了承ください．

※閲覧環境について（2016年5月現在）
以下の環境での閲覧を確認しておりますが，お使いの端末・環境によっては閲覧できない可能性もございます．
また，インターネットへの接続環境によっては画面が乱れる場合がございますので，あらかじめご了承ください．

OS	version	ウェブブラウザ（基本的には \<video\> タグをサポートしているウェブブラウザにて閲覧できます）
Windows	7以降	Internet Explorer 11，Chrome，Firefox
Mac	10.6.8以降	Safari，Chrome，Firefox
Android	5.0以降	Chrome
iOS	5.1以降	Safari

ブラウザは最新のバージョンにアップデートしてください．

A 心不全の捉え方

1 心不全とはなにか

日本循環器学会急性心不全ガイドラインには[1]，心不全の定義として「心臓に器質的および/あるいは機能的異常が生じて急速に心ポンプ機能の代償機転が破綻し，心室拡張末期圧の上昇や主要臓器への灌流不全を来たし，それに基づく症状や徴候が急性に出現，あるいは悪化した病態」と記されている．要約すると心不全の診断には，

　①心臓ポンプ機能の異常に伴う心室充満圧の上昇あるいは心拍出量低下の存在
　②それによって引き起こされる体の異常症状・所見

の2つが揃うことが必要ということになる．ESCのガイドラインでも，同様の考えが記されている[2]．

心不全の診療には図1のような網羅的考えが必要である．まず，その症例が心不全かどうか，次に心不全とすれば，その病態・重症度の判定をそれに合わせた治療戦略，同時並行で基礎疾患の検索とその治療，さらに誘因・増悪因子の把握とその治療が必要である．本稿では，心不全を捉えるために心エコーをどのように使っていくべきかという観点で，現実的な提案をしたい．

図1
心不全の診療フローチャート
心不全の診断を行った後，①循環病態・重症度の把握とそれに基づく治療，②基礎疾患の診断と治療，そして③心不全の誘因・増悪因子の診断と治療を同時並行で行う．それぞれの項目において心エコーは重要な役割を果たす．

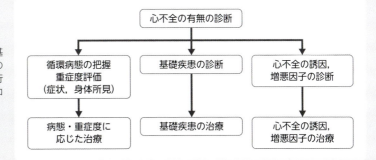

2 心不全の診断を行う

図2は日本循環器学会慢性心不全治療ガイドライン[3]に記載されている心不全診断の手順である．心不全診断のためには，まず問診，身体所見，胸部レントゲン写真，心電図，血液検査により，全身における心不全症状・所見の有無を確認し，その後初めて心エコーを行うことになる．心エコーで確認できるものは，心臓ポンプ機能の異常とそれに伴う心室充満圧の上昇，心拍出量低下の存在のみであり，それによってもたらされる症状についてエコーは何も述べてくれない．例えば左室駆出率が40%だっ

た場合の診断は「心機能障害」であり，その人が前方・後方障害，つまり主要臓器の灌流不全やうっ血に伴う症状を伴って初めて心不全という診断になる．心不全診断を行うという目的に絞れば，まず心不全に典型的な症状・所見を心エコー以外の方法で見出し，その後心エコーにて心ポンプ機能異常の存在をなんらかの形で示し，最後にそれが症状と結びついていることを証明することになる．

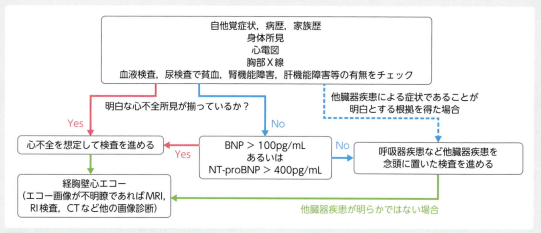

図2　慢性心不全の診断フローチャート
心不全診断にはまず心エコー以外の情報を集める．文献3より引用．

図3　心不全の病態
心不全とはポンプ機能低下のために，前方，後方でその影響を受け症状が出現してしまう状態である．それは，一定の水が流れ込む貯水池から高度の高い所にある田に水を汲み上げている姿にたとえられよう．汲み上げる量が減ってしまえば池はあふれる．また，送る水が減れば田の稲は枯れる．

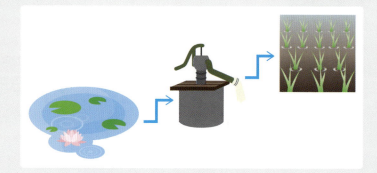

2.1　心不全の典型的な症状・所見とは

心不全を理解するには 図3 のようにデフォルメすればよい．イメージとしては心臓というポンプが川の下流にある池から上流の山の上にある田んぼの稲に水を供給していると考える．ポンプの機能が落ちれば池の水はあふれ，田んぼの稲は枯れていく．この池の水があふれた状態を「うっ血（congestion）」，田んぼの稲が枯れていく状態を「臓器低灌流（low output syndrome）」と表現する．全ての所見はこのどちらか，またはどちらにも分類されることになる．心エコー検査は，ポンプがおかしい理由を見つけるために，また起きている現象がポンプ機能低下で説明できるか確認するために行う検査であり，心エコー検査で心不全の全てが診断できるわけではない．

2.2　まず左室駆出率をみる

典型的な心不全症状や所見を呈しており，左室駆出率（left ventricular ejection fraction: LVEF）の低下が認められれば，その症例は心不全と診断しても大きな問題にはならないことが多い．LVEFは，最大・最小の左室内腔容積つまり左室拡張末期容積（end-diastolic volume: EDV）と左室収縮末期容積（end-systolic volume: ESV）の差分をEDVで除したものである．実際には，心尖部四腔像，二腔像の2断面を描出し，拡張末期・収縮末期の心内膜面をトレースして求める．この方法なら，局所壁運動異常があっても正確な評価が可能である．ただし，実際は目視によるvisual EFを用いることも多い．ちょっと動きがいいかと思ったものについては過小評価しやすい傾向にあるということを認識しながら診断にあたれば，つまり，悪い症例を見極めるぐらいの目的であればvisual EFも急性期の現場では十分使用可能である．

LVEFの正常値について，最も新しいACC/AHA心不全治療ガイドラインにおける心不全の定義では，LVEFが低下した心不全（HFrEF）はLVEF40％以下，保たれた心不全（HFpEF）は50％以上，41〜49％は境界域となっている[4]．よって，原則的には50％

未満が異常値と考えていい．

ただし，LVEF値の解釈には注意すべきことがある．僧帽弁閉鎖不全症のある症例では，駆出される血液の向かう先には，圧の高い大動脈のみならず圧の低い左心房も含まれる．圧の低い所には，少ない力で駆出できるので，このような症例におけるLVEFは，左室収縮能を過大評価している．また，左室壁厚が増大している場合，LVEFは左室収縮能を過大評価してしまう．そのような症例は，レポートの数値をみるだけでなく，実際に症例の画像をみれば一目瞭然で正常ではないことがわかる．

2.3 左室充満圧上昇をみる

LVEFが保たれていればもちろん，保たれていない時でも病態把握のために左室充満圧上昇所見をみる必要がある．これは，LVEFが保たれていない場合は，ポンプ機能異常を診断するために，LVEF低下症例では，一歩進んで現在のうっ血状態を把握するためである．LVEFが低下している場合は，僧帽弁流入血流速波形パターンをみる．保たれている場合は，この方法は使えないため[5]，組織ドプラ法を用いる．実際の方法は別項を参照されたい．ただし，これらの方法は拡張機能そのものをみているものではないことに注意が必要である．左室拡張機能を正確にみるには必ず圧の情報が必要である．左室流入血流速波形パターンは圧の情報なしに，左室の硬さを類推しているにすぎない．よって，このパターンは前負荷の変化により容易に変化しうる．また，心エコーは基本的に安静時の情報だが，心不全症状は軽度の場合運動時のみ出現することも多い．よって，心エコーで血行動態の変化を検出するならば，必要に応じて運動などの負荷心エコーを行うことになる．

図4はヨーロッパ心臓学会が提案している拡張機能評価法である．そのうち，非侵襲的評価法の内容を図5に解説した[6]．前述の組織ドプラ法を基本としながら，肺静脈血流速波形など他のドプラ指標，心房細動の有無やBNPという心筋マーカーを用いているのと同時に，左房容積の拡大，左室重量の増大も項目に入れていることに注目する．これらも心機能低下の参考にすべき所見である．

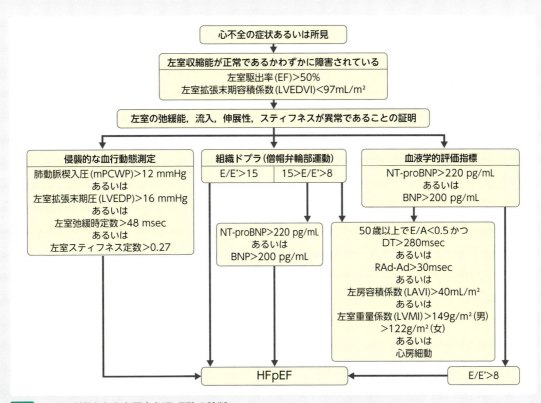

図4 LVEFが保たれた心不全（HFpEF）の診断
非侵襲的な方法には，心エコー指標の中でもE/E'が主要な役割を果たす．文献6より引用改変．

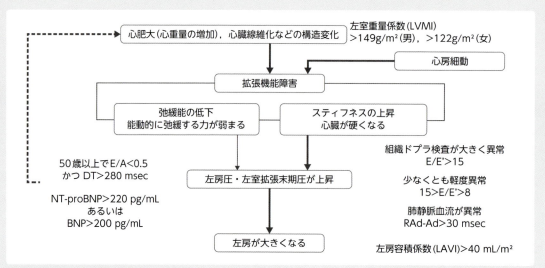

図5 **図4** の非侵襲的診断のコンセプト
心重量の増加，左房拡大も取り入れられていることに注目．

3 心不全の病態を捉える

　心不全の病態は，前述の通り，うっ血と臓器低灌流である．その状態のあるなしで2×2の4群に分けることができる．これを把握することは，治療そのものにつながるため重要である．把握には，大きく分けて2つの方法がある．

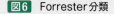
3.1 Forrester分類

　1976年，Swan, Forresterらは，急性心筋梗塞発症患者にて，右心カテーテルを用いて心拍出量，肺動脈楔入圧を同時に測定し，それらが4つのsubsetに区分けできることを提唱した[7]．これは現在Forrester分類と呼ばれている（図6）．subset Ⅰは正常な心拍出量と正常な肺動脈楔入圧，subset Ⅱは，正常な心拍出量と肺動脈楔入圧の上昇，subset Ⅲは心拍出量の低下と正常な肺動脈楔入圧，そしてsubset Ⅳは心拍出量の低下と肺動脈楔入圧の上昇をともにもつ症例である．これらの分類を心係数2.2 L/min/m²，肺動脈楔入圧18 mmHgで区分している．これは，心係数が2.2 L/min/m²を下回ると組織灌流低下のサインが，そして肺動脈楔入圧が18 mmHgを超えると肺水腫が生じやすくなることが臨床的に確認されていることに基づく．よって，このForrester分類は，臨床にて用いられうる「前方不全」「後方不全」の概念の視覚化といえる．実際，この分類を用いた治療方針も同時に示され，subset Ⅰであれば，安静による経過観察，subset Ⅱでは利尿薬・血管拡張薬の投与，subset Ⅲでは補液，強心薬投与，場合により補助循環の使用，そしてsubset Ⅳでは強心薬，血管拡張薬とともに，補助

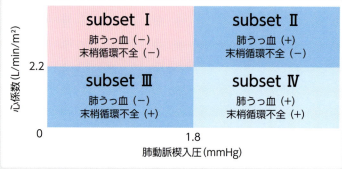

図6 Forrester分類

循環の使用考慮となる．現在では心不全の診断治療に広く使われているが，注意すべき点は，この分類は本来急性心筋梗塞に対して適応される点である．急性心筋梗塞は，それまで心ポンプ機能低下をもたない人に突然発症する疾患である．よって，心拍出量，肺動脈楔入圧という本来ポンプそのものの機能が心不全の病態全てを説明する場合に使われるべきものであり，後述のような慢性心不全で長い経過をたどり，様々な臓器代償が行われているような症例にはそのまま適応することができないことは銘記すべきである．

3.2 Nohria-Stevensonの分類

2003年，Nohria, Stevensonらは，心不全既往症例の予後推測のために用いられうる4群の臨床分類を提唱した[8]．452人のすでに心不全と診断されている症例について 図7 の臨床的特徴から組織低灌流，うっ血の程度によりA: dry-warm, B: wet-warm, L: dry-cold, C: wet-coldの4群に分類し，平均18か月後の予後を評価すると，1年予後，さらに心移植への移行を加えたイベント回避率においても，A＝L＞B＞Cの順で悪化していたと報告した．多変量解析にても，profile B, Cであることは，年齢，ICM，血清クレアチニン値と同様独立した予後規定因子であることが証明された．この4つのprofileは縦軸に組織低灌流指標，横軸にうっ血の指標を用いており，Forrester分類と同じ臨床分類となっていることがわかる．例えば，profile A症例の肺動脈楔入圧平均15.6 mmHgに対し，profile B 26.7 mmHg, profile C 32.3 mmHgと上昇している．また心係数は順に2.3, 2, 1, 1.9 L/mim/m²と，やはりprofile Cにて低下している．現在では，日本循環器学会急性心不全治療ガイドラインにも掲載されており，本邦でも広く認識されるようになってきている．Nohria分類で使用されているのはⅢ音など心臓のパフォーマンスに関係したものもあるが，多くは，腹水，末梢冷感など「体の受け手の反応」を示したものである．よって，慢性心不全のように代償機転の働いている症例でも心不全病態を把握することができる．しかし，項目は主観的であり，判断する人間が変われば評価も変わる可能性が高いこと，また，選ばれている項目は，それがうっ血，臓器低灌流に関与していることは示されているものの，明確な根拠をもって選択されたものではないことなど，いくつか方法論的な問題点も有する．

3.3 心エコーの関わり：心エコーはForrester分類の代用と考える

心エコーが提供するものは，左室充満圧の推定，心係数の推定である．つまり，心エコーは，Forrester分類の代用指標を提供する．うっ血に対する治療方針は，下大静脈，三尖弁逆流血流速度にて決め，その後左室流入血流速波形の変化を追う．後方障害によるうっ血の際に，心不全症例では大なり小なり体液貯留が存在する．どの程度貯留しているかは，心エコーだけではわからない．必ず患者の症状，他の検査所見を参考にする．心拍出量低下に対する治療方針は，左室拡張末期径，左室駆出率，僧帽弁逆流，脈拍より判断を下し，左室流出路の時間速度積分値の変化を追う．臓器低灌流はあくまでも臓器が悲鳴を上げているかで決まる．繰り返しになるが，必ず倦怠感，末梢冷感などの症状，血圧，尿量などの所見を重視して，心エコーだけで判断するようなことがないように注意する．

図7 Nohria-Stevensonの分類

	うっ血所見の有無　(Wet) 起座呼吸，頸静脈圧の上昇，浮腫，腹水，肝頸静脈逆流	
低灌流所見の有無 (Cold) 低い脈圧 四肢冷感 傾眠傾向 ACEIにて過度の血圧低下 低Na血症 腎機能低下	**dry-warm　A** うっ血（−） 低灌流所見（−）	**wet-warm　B** うっ血（＋） 低灌流所見（−）
	dry-cold　L うっ血（−） 低灌流所見（＋）	**wet-cold　C** うっ血（＋） 低灌流所見（＋）

4 基礎疾患，増悪因子の情報を得る

　心不全における心エコーのもう1つの役割は，基礎疾患の情報を得ることである．虚血性心疾患，高血圧性心疾患，心筋症，器質的弁膜症など，急性心不全の基礎疾患の診断が重要であることはいうまでもない．そのほか，心嚢液貯留をみた時は，心タンポナーデの存在を診断する．心嚢液貯留に加えて，一過性の心室壁肥厚とびまん性壁運動低下，合わせて血液検査上炎症所見と心筋マーカーの陽性化があれば心筋炎を疑う．心内膜が侵されている所見〔弁尖または壁の心内膜に付着した可動性腫瘤（疣腫），弁輪部および弁周囲膿瘍，生体弁植え込み症例では人工弁の新たな部分的裂開〕，新規の弁閉鎖不全，弁閉鎖不全の急性増悪などは，感染性心内膜炎の所見である．このように，特に急性心不全において基礎疾患を診断することは，心エコーの独壇場である．ただ，頻度，治療可能な症例など，どのような順番で診断していくかは，自分の頭の中できちんと整理しておく必要がある．

　急性心不全の血行動態を悪化させる要因の1つとしての機能的僧帽弁逆流（functional MR），慢性心不全の機能悪化要因である左室非同期などは心エコーで把握できる場合があるため，見逃さないようにする．ただ，心不全の増悪因子として最も重要なものは，服薬コンプライアンス，感染症，塩分過剰摂取や過労・ストレスであり，これらは，ほとんど心エコーでは診断できない．心不全増悪因子は，把握すれば例えば的確な利尿薬や強心薬と同じくらいの治療効果をもつことがあるが，この重要な要素を心エコーで全く把握できないことは，心不全治療を行う上で非常に重要なことである．問診もやはり重要なのである．

5 おわりに

　心エコーを中心とした心不全の捉え方を概説した．繰り返し述べるが，心不全を捉える場合，心エコーが得意な分野，不得意な分野がはっきり存在する．だらだらと心エコーをとるのではなく，重要なポイントだけにうまく心エコーを使えるかどうか，循環器専門医・専門技師の腕のみせどころである．

文献

1) 日本循環器学会：循環器病の診断と治療に関するガイドライン（2010年度合同研究班報告）．急性心不全治療ガイドライン（2011年改訂版）．
2) McMurray JJ, et al: ESC guidelines for the diagnosis and treatment of acute and chronic heart failure 2012: The Task Force for the Diagnosis and Treatment of Acute and Chronic Heart Failure 2012 of the European Society of Cardiology. Developed in collaboration with the Heart Failure Association (HFA) of the ESC. Eur J Heart Fail 14: 803-869, 2012
3) 日本循環器学会：循環器病の診断と治療に関するガイドライン（2009年度合同研究班報告）．慢性心不全治療ガイドライン（2010年改訂版）．
4) Yancy CW, et al: 2013 ACCF/AHA Guideline for the Management of Heart Failure: A Report of the American College of Cardiology Foundation/American Heart Association Task Force on Practice Guidelines. J Am Coll Cardiol 62: e147-e239, 2013
5) Yamamoto K, et al: Determination of left ventricular filling pressure by Doppler echocardiography in patients with coronary artery disease: critical role of left ventricular systolic function. J Am Coll Cardiol 30: 1819-1826, 1997
6) Paulus WJ, et al: How to diagnose diastolic heart failure: a consensus statement on the diagnosis of heart failure with normal left ventricular ejection fraction by the Heart Failure and Echocardiography Associations of the European Society of Cardiology. Eur Heart J 28: 2539-2550, 2007
7) Forrester JS, et al: Medical therapy of acute myocardial infarction by application of hemodynamic subsets (second of two parts). N Engl J Med 295: 1404-1413, 1976
8) Nohria A, et al: Clinical assessment identifies hemodynamic profiles that predict outcomes in patients admitted with heart failure. J Am Coll Cardiol 41: 1797-1804, 2003

B 心不全の評価法

1. **問診と身体所見**
   心エコー時代においても重要である身体所見
   - Column　拡張期過剰心音とE波とA波 —Ⅲ音，Ⅳ音の心内現象

2. **心臓カテーテル法**
   ①血行動態評価の基本
   ②圧-容積曲線と心機能指標

3. **心エコー法**
   ①左室収縮能
   ②左室拡張能
   - Column　Valsalva法

   ③中心静脈圧
   ④右室機能と肺高血圧
   ⑤左房-左室-動脈連関という考え方

4. **BNP**

5. **胸部X線**

6. **心電図**

7. **心臓MRI**

8. **心血管腔内血流速度ベクトル計測**

9. **心筋エラスタンス計測（動物実験）**
   心筋エラスタンスの意義
   - Column　Laplaceの法則

B 心不全の評価法

1 問診と身体所見
心エコー時代においても重要である身体所見

はじめに

- 心エコーは心不全の診断，治療に不可欠な検査であることは論を待たない．心エコーは収縮能，拡張能のみならず心不全の原因に関しても大きな情報を提供できるモダリティーである．しかし，その心エコーでもピットフォールがある．
- 本稿では，心不全の評価において心エコーが陥りやすいピットフォールと，それを回避する手段としての身体所見について概説したい．

1 身体診察は心エコー所見を補完できる

- 身体所見は診察の最初に得られる他覚的な情報源である．しかし昨今ではほとんど身体所見をとることなく心エコーにゆだねられることが少なくない．心不全の評価も例外ではない．身体所見を長々と時間をかけてとるより，さっと心エコーに回した方が効率が良く，得られる情報量が多いというのがその理由だろう．
- しかし，エコーさえとれば身体診察はもはや不要だろうか？ 換言すれば身体所見で得られる情報は全て心エコーで得られるのかという点は検討すべきだろう．また，身体所見をとるのに不必要に時間を要するのか否かも検討すべきである．
- これらの問題点について身体所見による心不全の評価のスタンダードであるNohria分類（☞5頁）に不可欠な中心静脈圧（central venous pressure: CVP）と心拍出量および臓器灌流の評価という観点から述べてみたい．

2 CVPの評価

- CVPは循環動態評価の基本中の基本である．CVPは循環血漿量や右心負荷を反映し，いっ水，右心不全等で上昇するが，最もよく遭遇するのはうっ血性心不全（congestive heart failure: CHF）で，症状の出現に先立ってCVPの上昇を認めることが少なくない．

2.1 ▶ 心エコーによるCVPの評価

- 心エコーによるCVPの評価には下大静脈が用いられることが多い．評価法としては径とその呼吸性変動をみるのが一般的である．径が21 mm以上で呼吸性変動がない場合，CVPの上昇が疑われる（図1）．
- しかし，エコーによる下大静脈の評価は必ずしも正しくない．まず，21 mmという値は全ての例で適応できるわけではない．急性の静脈圧上昇では15 mm以下でも

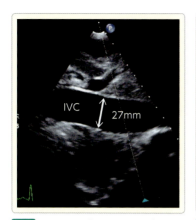

図1 エコーによるCVPの評価
エコーで下大静脈（IVC）径が21 mm以上ある場合はCVP上昇ありと考えられる．

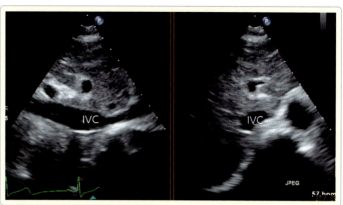

図2 エコーによる下大静脈の観察
下大静脈（IVC）は正常では楕円を呈しており，体表からの観察では最大径の計測は困難なことが多く，また部位によりその値は大きく異なる可能性がある．

CVPが高いことがあり，一方で慢性心不全では圧が高くなくても静脈拡張が残存していることがまれではない．そもそも下大静脈の径は観察断面によって異なり，長軸像では最大径を描出できていない可能性もある（**図2**）．

- これらの問題点は呼吸性変動をみる際にさらにエラーを生む可能性を高くしてしまう．すなわち，呼気と吸気で観察断面が変化すれば，呼吸性変動は偽陽性にも偽陰性にもなりうる．
- このようなエコーによる下大静脈の評価の限界を克服するためには身体所見が不可欠である．

2.2 ▶ 身体所見によるCVPの評価

- 身体所見では頸静脈拍動の観察からCVPの推定が可能である．頸静脈拍動をみる最大の目的は頸静脈圧（jugular venous pressure: JVP）の推定にある．JVPは頸静脈から右房への経路に狭窄や閉塞がなければCVPに等しい．
- JVPの評価にはまず内頸静脈拍動が同定できなければならない．頸静脈拍動の同定には正常の内頸静脈拍動の有する3つの特徴「頸静脈拍動3原則」を知っておく必要がある（**表1**）．

表1 頸静脈拍動3原則
- 体位による変動がある（臥位でみえて座位でみえない）．
- 呼吸性変動がある（通常，吸気で位置が下がる）．
- 収縮期に陥凹する（x下降脚）．

- 頸静脈拍動は体位によりその位置が変化し，健常者では臥位でみえ，座位ではみえない．これは臥位での頸静脈拍動が心臓の位置から垂直距離で5 cm前後にあり，正常のCVP（約5 cm H₂O）に一致することから理解できる（**図3**）．
- また，呼吸性変動も頸静脈拍動の特徴であり，動脈拍動では通常観察できない．頸静脈拍動には呼吸による胸腔内圧の変化が反映され，吸気ではその位置が下がり，呼気では上昇する．また，心拍動に一致して変化し，収縮期には陥凹する動きがみられる．この陥凹は頸静脈波形のx下降脚に相当する（**図4**）．
- JVPの上昇は右心系負荷所見だが，臨床的にはうっ血性心不全（CHF）の所見として極めて重要で，自覚症状に先行して認められることが多い．頸静脈拍動は体位によ

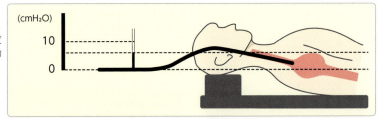

図3 CVPと頸静脈拍動の関係
CVPは正常の場合5～8 cmH₂Oで，臥位では頸部の位置が右房から同程度の高さになるため，臥位で頸静脈拍動が観察できることが理解できる．

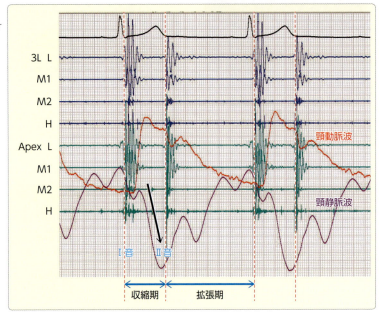

図4 健常者の心音心機図
頸静脈波が収縮期に陥凹（x下降脚）するのがわかる（↓）．

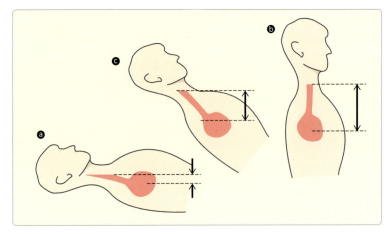

図5 体位の違いによるCVPの評価の違い
ⓐ 正常ではJVPの上昇はないため臥位で頸静脈が観察される．
ⓑ 座位で頸静脈が観察される場合JVPは著明に上昇している．
ⓒ 斜位で頸静脈が観察される場合JVPは中等度に上昇している．

り変化し，前述のごとく健常者では臥位で観察される（図5ⓐ）．座位でみられる場合，その心臓からの距離は普通の体格の人なら20 cm以上，小柄な人でも15 cmはあり，CVPが著明に上昇していることがわかる（図5ⓑ）．中等度の上昇では斜位で頸部に頸静脈拍動が観察される（図5ⓒ）．

● 頸静脈の観察からはCVPの詳細な値は求められないものの，大まかに把握できる．道具も不要で慣れれば数秒で視認できる．短時間ででき，いつでもどこでも何度でもできる．心エコーでの観察に加えることでエコーの精度が飛躍的に上昇すると思われる．

3 心拍出量，臓器灌流の評価

- 心不全の評価に際して，心拍出量の評価，臓器灌流の評価はうっ血の有無と並んで不可欠であり治療に直結する．一般に心拍出量が一定の水準以上にあれば臓器灌流は保たれていると判断され，Nohriaでは "warm"（☞5頁 図7 参照），Forresterの分類では心係数（cardiac index: CI）2.2 L/min/m² がcut-off lineである（☞4頁 図6 参照）．

3.1 ▶ 心エコーによる心拍出量の評価

- 心エコーを用いれば比較的容易に心拍出量が測定できる．すなわち，図6 のごとく左室流出路（left ventricular out-flow tract: LVOT）の径からLVOTの面積を求め，同部位での左室駆出血の時間速度積分（time-velocity integral: TVI）を乗ずれば一回拍出量（stroke volume: SV）が求められる．SVに心拍数を乗ずれば心拍出量（cardiac output: CO）が得られ，体表面積で補正すればCIが求められる．

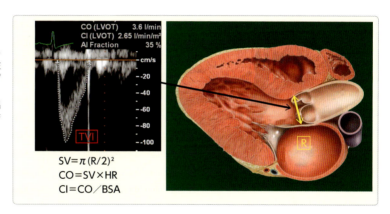

図6 エコーによる心拍出量の計測
左室流出路（LVOT）の径（R）からLVOTの面積を求め，同部位での左室駆出血の時間速度積分（TVI）を乗ずれば一回拍出量（SV）が求められる．SVに心拍数（HR）を乗ずれば心拍出量（CO）が得られ，体表面積（BSA）で補正すれば心係数（CI）が求められる．

$$SV = \pi (R/2)^2$$
$$CO = SV \times HR$$
$$CI = CO / BSA$$

3.2 ▶ 心拍出量測定における心エコーの限界

- 心エコーでは比較的容易に心拍出量が測定できるが，この方法はいくつかの限界を有していることも認識しておく必要がある．
  ① 測定誤差の要因を多数有していることが挙げられる．すなわち，LVOTの面積は同部を正円と仮定してその径から算出しているが，LVOTは正円でなく前後径は横径よりも短く，また，その形状は楕円ではない（図7）．
  ② TVIの測定ではLVOTの全ての点でTVIが同一であると仮定しているが，LVOTのTVIは部位により異なる．
  ③ TVI波形のトレースやドプラ入射角も問題となる．
- 心エコーによる心拍出量測定の最大の問題点は心拍出量≠臓器灌流という点である．

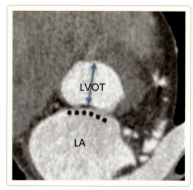

図7 左室流出路の形状（CT短軸像）
左室流出路（LVOT）は正円でなく前後径は横径よりも短く，また，その形状は楕円ではない．
LA：左房

すなわち，COが保たれていれば概ね臓器灌流は保たれていると考えられるがこの両者は必ずしも一致しない．ただし，これは心エコーの限界ではなく心拍出量という指標そのものの1つの限界である．

3.3 ▶ 身体所見による臓器灌流の評価—手が温かければ最低限の心拍出量は保たれている

- 身体所見から心拍出量を評価する方法としては，脈圧を収縮期血圧で除して求められるproportional pulse pressure（PPP）などが用いられることがあるが，拡張型心筋症などに適応が限られ汎用されていない．
- 日常の心不全管理には最も簡単で道具もいらない方法として手の触診を挙げたい（図8）．手の触診は極めて簡単に施行でき，かつ重要な情報を提供してくれる．
- 心不全では心臓のポンプ機能が障害され心拍出量が低下した状態となり，体は心臓や脳，腎臓などの中枢臓器の血流を維持することを優先し，末梢への血流を低下させる（血流の再配分）．逆にいえば末梢循環が保たれていれば中枢臓器の灌流は保持されていると判断できる．
- つまり末梢臓器である手が温かければ末梢循環は保たれており，主要臓器の1つである腎血流も保たれていると判断できる．つまり，手の触診により主要臓器の灌流が評価できるわけで，臨床的には手が温かければ利尿薬に対する反応が期待できる．
- 逆に，手が冷たければ心拍出量は低下していると解釈してよいかというと，これには多くの例外がある．すなわち，心拍出量の低下以外に交感神経の緊張や甲状腺機能低下，レイノー現象などにも手の冷感はしばしばみられる．手が冷たいことよりも，温かいことを循環動態の判断材料にするのがよい．
- このように身体所見では心拍出量はわからないが，手を触診することにより臓器灌流を評価することが可能である．

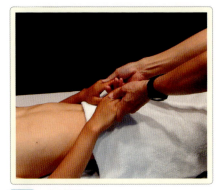

図8 手の触診
血行動態を把握するのに手の触診は重要な意味がある．

おわりに

- 身体所見は定性的で信頼度が低く所見をとるのに時間がかかると思われがちだが，適応や限界をわかった上で使えば極めて有用で時間もかからない．確かに一定の熟練は必要だが，習得するのにそれほど困難なものではない．また，我々が診療にあたる際，プロとしての最低限の技術や熟練は必要だろう．
- エコー所見を補完，確認するツールとして利用されることを期待したい．

文献
室生　卓：循環器診察力腕試し．金芳堂，2012
吉川純一：心臓病診断学の実際．文光堂，1989

Column

拡張期過剰心音とE波とA波—Ⅲ音，Ⅳ音の心内現象

Ⅲ音，Ⅳ音の聴取

　Ⅲ音，Ⅳ音はともに拡張期に生じる過剰心音であり，心尖部で聴取され，低音成分に富む．また，Ⅲ音，Ⅳ音はともに体位に大きく左右され，座位よりは臥位，特に左側臥位で聴取される．したがって，聴取に際しては患者を左側臥位にし（図1），心尖部に聴診器のベルを当て，低音に意識を集中して聴診する必要がある．

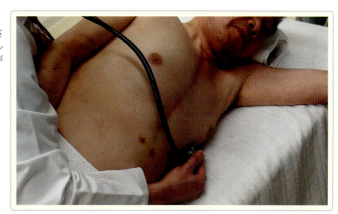

図1 Ⅲ音，Ⅳ音の聴取の仕方
Ⅲ音，Ⅳ音はいずれも心尖部で聴取される低音の心音であり，聴診器のベルを用い，左側臥位で聴取されることが多い．

Ⅲ音

　Ⅲ音は拡張早期に聴取され，心室の急速充満に関与した心内事象を反映している（図2）．Ⅲ音が聴取される病態（状態）は3つあり，①健常若年者，②うっ血性心不全，③重症僧帽弁逆流である．これらに共通していえることは，いずれも心エコードプラ法による左室流入血流（LVIF）においてE波が高くA波の低いパターンをとることである（図3ⓐ）．Shahらは心不全患者におけるⅢ音の聴取では，LVIFのE波の急激な減衰，E/e'の上昇と相関を認めたと報告している[1]．すなわち，Ⅲ音ギャロップを呈する心不全では，LVIFはE波の高いrestrictive patternをとっており，左房圧が高いことが推察される．

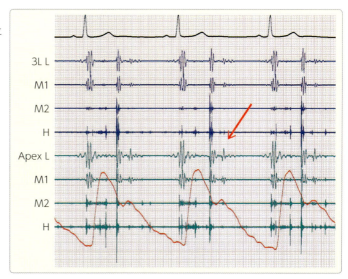

図2 Ⅲ音
Ⅲ音（矢印）は，心尖部で拡張早期に聴取される低音の心音である．

Ⅳ音

　Ⅳ音は，拡張末期，心房収縮期に聴取され，心房収縮による左室の充満を反映している（図4）．Ⅳ音が聴取されるのは，心筋梗塞，高血圧性心臓病，肥大型心筋症，拡張型心筋症などのいずれも心筋に肥大や梗塞，変性などの障害をきたした病態であり，心筋障害の結果生じた左房負荷により生じる．AbeらはⅣ音を聴取する患者では心房収縮時間が延長していると報告しており，左房収縮の亢進がⅣ音の発生に関与していることがわかる．Ⅳ音が聴取される際のLVIFは，多くの場合E/A＜1のabnormal relaxation patternをとる（図3ⓑ）．しかし，まれにrestrictive patternでもⅣ音を聴取することがあり，両者は完全には一致しない．

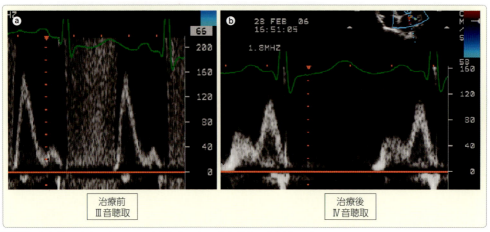

図3　左室流入血流パターンと過剰心音：心不全急性期と慢性期の違い
心不全急性期（ⓐ）ではLVIFはrestrictive patternをとり，Ⅲ音を聴取した．回復期（ⓑ）にはabnormal relaxation patternに変化しⅣ音を聴取するようになった．

図4　Ⅳ音
Ⅳ音（矢印）は心尖部で拡張早期に聴取される低音の心音である．

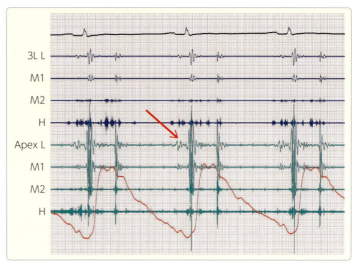

文献
1) Shah SJ, et al: Physiology of the third heart sound: Novel insights from tissue Doppler imaging. JASE 21: 394-400, 2008
2) Abe H, et al: Measurement of left atrial systolic time intervals in hypertensive patients using Doppler echocardiography: relation to forth heart sound and left ventricular wall thickness. JACC 11: 800-805, 1988

B 心不全の評価法

2 心臓カテーテル法
①血行動態評価の基本

1 心内圧波形の概要

- 圧測定のゼロ点は第4肋間の高さで，患者の胸郭前後径の中点（右房の推定位置）．
- 呼気終末で測定．
    - 胸腔内圧が0 mmHgとなるのは呼気終末である．
- 右心カテーテルでは肺毛細管楔入，肺動脈，右室，右房の圧を計測する（図1）．

図1
右心カテーテルの
圧波形

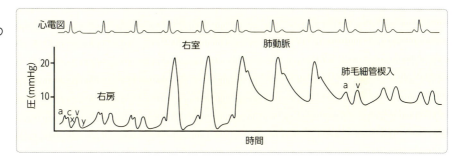

2 各指標と正常値

2.1 ▶ 右房圧波形

- 心房圧はa，c，v陽性波とx，y陰性波（谷）からなる．

> 正常値　平均右房圧(mean right atrial pressure: mean RAP)：1～5 mmHg
> 　　　　正常では，a波(2～7 mmHg)＞v波(2～6 mmHg)

- a波：心房収縮による右房圧の上昇．心電図P波の始まりより，約80 msec遅れる．
- x谷：a波の後の圧降下．心房弛緩と左室収縮のために生じる三尖弁輪の下方運動の両方を反映．
    - 心房細動ではa波はないが，左室収縮によりx谷は存在する．
- c波：時に観察されるa波の後の波．心房収縮の開始時に三尖弁輪が突然右房方向へ動くことによる．c波が存在する場合，その後の圧降下はx'谷と呼ばれる．臨床的意義は明らかでない．
- v波：その後の圧上昇．心房拡張期に相当する心房の受動的静脈性充満による．右房v波のピークは心房収縮期の終末期で，心電図T波の終末期に相当する．
- y谷：v波の後の圧の降下．三尖弁が開放する際の右房容積の急速な減少．y谷はx谷に比し浅いのが正常．右室流入障害（右室梗塞や収縮性心膜炎）では深く急激なy谷となる．

2.2 ▶ 右室圧波形

> **正常値**
> 右室収縮期圧 (systolic right ventricular pressure: sys RVP)：20〜30 mmHg
> 右室拡張末期圧 (right ventricular end-diastolic pressure: RVEDP)：0〜8 mmHg
> 右室拡張期最小圧 (RV minimum pressure)：マイナス2〜3 mmHgの陰圧

- 心房収縮期により，拡張終期にa波が出現することは通常ない．
- 正常右室ではコンプライアンスが保たれ，圧の上昇なしに心房は駆出分を吸収する．
- 右心圧波形上a波が存在する場合は右室肥大などによる右室コンプライアンス低下の異常所見である．

2.3 ▶ 肺動脈圧波形

> **正常値**
> 肺動脈収縮期圧 (systolic pulmonary arterial pressure: sys PAP)：20〜30 mmHg
> 肺動脈拡張期圧 (diastolic pulmonary arterial pressure: dias PAP)：4〜12 mmHg
> 平均肺動脈圧 (mean pulmonary arterial pressure: mean PAP)：25 mmHg未満

- 肺動脈拡張期圧は，左房圧の予測値として用いられるが，肺血管抵抗が異常である場合は不正確．

2.4 ▶ 肺動脈楔入圧 (pulmonary artery wedge pressure: PAWP) あるいは肺毛細管楔入圧 (pulmonary capillary wedge pressure: PCWP)

> **正常値**　平均肺動脈楔入圧 (mean PAWP)：2〜14 mmHg

- 左房圧を反映し，a波，v波，x谷，y谷からなる（c波は通常明らかでない）．
- 一般に正常ではa波＜v波．
- 左房→肺静脈→肺毛細管床→肺動脈と伝播するため，心電図との間に時相の遅れが生じる．
- a波は心電図のP波よりも約240 msec遅れる．
- v波は心電図T波の後にピークを迎える．
- 肺動脈圧が高いと，真の楔入圧を得ることが難しい．
- 精度の高い肺動脈楔入圧の4つの特徴．
  ①明瞭なa波とv波
  ②カテーテルの先端に動きがない
  ③その部位の酸素飽和度が90％以上
  ④バルーン脱気時に平均圧の急激な上昇がある

2.5 ▶ 左房圧波形

- 右房圧と同様，a，c，v陽性波とx，y陰性波（谷）からなる．

  正常値　平均左房圧（mean left atrial pressure: mean LAP）：3〜10 mmHg（右房圧よりも通常2〜3 mmHg高い）
  正常では，a波（3〜12 mmHg）＜あるいは＝v波（4〜15 mmHg）

- a波：心房収縮による左房圧の上昇．心電図P波の始まりより約90 msec遅れる．右房圧と比較すると心房内刺激伝導時間の差により10〜20 msec遅れる．
- v波：一般に正常ではa波＜v波．

2.6 ▶ 左室圧波形

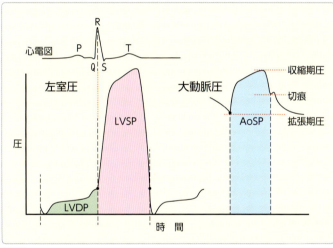

図2　左室，大動脈の圧波形
LVSP：左室平均収縮期圧，LVDP：左室平均拡張期圧，AoSP：大動脈平均収縮期圧

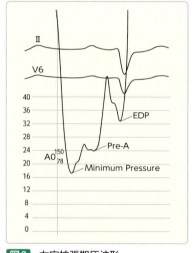

図3　左室拡張期圧波形
文献1より改変引用

正常値
左室収縮期圧（systolic left ventricular pressure: sys LVP）：90〜140 mmHg
左室拡張末期圧（left ventricular end-diastolic pressure: LVEDP）：5〜12 mmHg
左室最小圧（LV minimum pressure）：0ないしマイナス

- 左室拡張期の圧にa波が認められるのは左室コンプライアンス低下による異常所見．
- 左室拡張期圧：拡張期圧には，最小圧，pre-A圧，拡張末期圧，平均拡張期圧の4種類の指標がある（**図3**）．
  - 平均左室拡張期圧が平均左房圧をよく反映するが，拡張期時相の決定に注意を要する．
  - 左室拡張末期圧を平均左房圧の代わりに用いることが多い．
- 左室拡張末期圧：a波の直後の左室収縮期圧が突然上昇する前の圧．
  - 顕著なa波がある場合は，a波前の左房圧，もしくは平均左室拡張期圧が平均左房圧とよく相関する[2]．

- 最大dp/dt + dP/dt max（mmHg/sec）：等容収縮期の終末付近（大動脈弁開放直前）の圧の時間微分．

  > 正常値　1350〜2144 mmHg/sec

  ▶ 前負荷依存は一般的に10%未満，比較的後負荷依存は少ない．
- 最大陰性dp/dt − dP/dt min：等容弛緩期．

  > 正常値　1581〜2661 mmHg/sec

  ▶ 前負荷，後負荷依存が強い．
- タウ（τ）（msec）：圧が − dP/dt min からその圧の自然対数の底（e）分の1まで降下するのにかかる時間．

  > 正常値　48 msec 以下

2.7 ▶ 中心動脈圧波形

> 正常値　大動脈収縮期圧（systolic aortic pressure: sys AoP）：90〜140 mmHg
> 　　　　大動脈拡張期圧（diastolic aortic pressure: dias AoP）：60〜90 mmHg

- 圧の急激な立ち上がり，収縮期ピーク，圧下降中の大動脈弁閉鎖による輪郭が明瞭な重複切痕からなる．
- 左室駆出に起因する前方血流による圧波と，反射波により生成される圧波の総和である．

2.8 ▶ 右室左室同時圧

> 正常では，拡張期には右室圧が左室圧よりも5 mmHg超の差がある
> 正常では，右室圧波形は左室圧波形の境界線の内側に存在する

- 右脚ブロックでは右室波形が左室波形に比べ遅れ，左脚ブロックでは右脚波形に比べて左室波形が遅れる．

2.9 ▶ 心拍出量（cardiac output: CO）

> 正常値　安静時の心拍出量：5〜8 L/min
> 　　　　安静時心係数（cardiac index: CI）：2.4 L/min/m² 超

- Fick法と熱希釈法がよく用いられる．
  1) Fick法
     ▶ Fickの原理：臓器による物質の取り込みまたは放出は，臓器への血流量と物質の動静脈濃度較差の積と等しい．
     ▶ 臓器を肺，物質を酸素とすると，

$$肺血流量 = 酸素消費量 / 動静脈酸素較差$$
$$動静脈酸素較差 = 動脈血酸素含量 - 静脈血酸素含量$$
$$酸素含量 = ヘモグロビン濃度(g/dL) \times 13.6 \quad すなわち,$$
$$動静脈酸素較差 = (動脈酸素飽和度 - 静脈酸素飽和度) \times Hb \times 13.6$$

▶ なお,酸素消費量(mL O_2/min)は実測値が望ましく,推定値を用いると大きな誤差要因となる.

2) 熱希釈法

▶ 右房に開口した側孔からの冷生理食塩水を注入し,カテーテルの先端の温度センサーにより温度変化を捉える.

2.10 ▶ 体血管抵抗(systemic vascular resistance: SVR)

$$SVR(Wood 単位) = (平均大動脈圧 - 平均右房圧) / 心拍出量$$

▶ Wood単位の抵抗に80をかけると$dynes \cdot sec \cdot cm^5$に変換される.

体血管抵抗係数 $SVRI = SVR \times 体表面積$

正常値
SVR:700〜1600 $dynes \cdot sec \cdot cm^5$
SVRI:2130 ± 450 $dynes \cdot sec \cdot cm^5 \cdot m^2$

2.11 ▶ 肺血管抵抗(pulmonary vascular resistance: PVR)

$$PVR(Wood 単位) = (平均肺動脈圧 - 平均肺動脈楔入圧) / 心拍出量$$

▶ Wood単位の抵抗に80をかけると$dynes \cdot sec \cdot cm^5$に変換される.

正常値
肺血管抵抗:20〜130 $dynes \cdot sec \cdot cm^5$　　2 Wood単位未満
肺動脈性肺高血圧症:3 Wood 単位以上

表1 正常値一覧[2]

心内圧(単位:mmHg)			流量正常値	
	右心房	左心房(肺動脈楔入圧)	心拍出量	5〜8 L/min
a波	2〜7	3〜12	心係数	2.5〜5.0 L/min/m^2
v波	2〜6	4〜15	一回拍出量	60〜130 mL/beat
平均圧	1〜5	2〜14	一回拍出量係数	35〜70 mL/beat/m^2
	右室圧	左室圧	血管抵抗正常値(単位:$dynes \cdot sec \cdot cm^5$)	
収縮期圧	20〜30	90〜140	全肺血管抵抗	100〜300
拡張末期圧	0〜8	5〜12	肺血管抵抗	20〜130
	肺動脈	大動脈	体血管抵抗	700〜2,000
収縮期圧	20〜30	90〜140		
拡張期圧	4〜12	60〜90		
平均圧	25未満	70〜110		

文献
1) Nagueh SF, et al: Doppler estimation of left ventricular filling pressures in patients with hypertrophic cardiomyopathy. Circuraiton 99: 254-261, 1999
2) Yamamoto K, et al: Assessment of mean left atrial pressure from the left ventricular pressure tracing in patients with cardiomyopathies. Am J Cardiol 78: 107-110, 1996

B 心不全の評価法

2 心臓カテーテル法
②圧−容積曲線と心機能指標

- 心エコー法が現在のように普及する以前は，心機能の検査はもっぱら心臓カテーテル法により行われていた．
- 心臓カテーテル法の強みは，心血管内の圧力を直接に測定できることである．カテーテルにより得られた心室内圧と心室容積の関係（圧−容積曲線）に基づいた心力学は，論理的に堅固なものであった．
- しかし，心臓カテーテルが侵襲的であることと，心室容積を同時測定して圧−容積曲線を求める手順が簡単ではないために，この方法の臨床使用はさほど普及しなかった．
- 臨床使用が容易な超音波法は急速に普及したが，心血管内の圧を直接測定できないという弱点がある．このため，超音波による心機能解析は，圧−容積曲線に基づく心力学ほど論理的に堅固ではない．
- 超音波による心機能解析法を論理的により堅固なものにしていくためには，カテーテル法に基づく心力学諸指標との比較が重要である．

1 収縮期の指標

1.1 ▶ 心収縮性

- 心臓の圧発生の強さや駆出速度の大きさを変化させる能力を表すのに，「収縮性（contractility）」という言葉がある．収縮性が増強されたとか低下したというように，その変化の方向のみを表す場合は，この言葉に紛らわしいところはない．しかし，収縮性を具体的な数値として表すことは難しかった．
- 心臓の拍出の状態は，前負荷（拡張末期容積，あるいは拡張末期圧，あるいは心房圧）と後負荷（大動脈圧）が変化すれば変化するが，収縮性には前負荷にも後負荷にも依存しない心臓固有の能力を表す指標としての性質が求められていた．
- 菅ら[1]はEmax（イーマックス）を考案し，これを心収縮性の指標として用いることを提唱した．多くの研究者が動物実験で追試した結果，Emaxが最も優れているという評価を受けるようになった．

1.2 ▶ Emaxとは

- 図1に，左心室の圧−容積関係（等容収縮期，駆出期，等容弛緩期，拡張期）を模式的に示す．
  ▶ 黒い線で描かれた3つのループは，コントロール状態で前負荷（左室拡張末期容積，あるいは左室拡張末期圧，あるいは左心房圧）と後負荷（大動脈圧）を適当に変え

て描いたものである．負荷の変え方の如何にかかわらず，各ループの左肩（収縮末期）は，ほぼ直線上に並ぶ．

▸ 赤い線で描かれた3つのループは，カテコラミンで心臓の収縮性を増強させた状態で，前負荷と後負荷を適当に変えて描いたものである．この場合もループの左肩は，負荷の変え方の如何にかかわらずほぼ直線上に並ぶ．

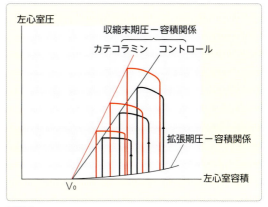

図1 圧－容積関係

- このように収縮末期の点を結んだ直線は，収縮末期圧－容積関係（end-systolic pressure-volume relation: ESPVR）と呼ばれている．
- ESPVRは，ある収縮性をもつ心臓が与えられた負荷条件下で駆出できる限界を表す線である．収縮性を変えて求めたESPVRは，全てほぼ同じ点（V_0）で横軸を切る．
- ESPVRの傾きは，mmHg/mLという具体的な数値として表され，Emaxと名づけられている．Emaxは，心臓の収縮性が増強されると大きくなる．

1.3 ▶ 実効動脈エラスタンス──Emaxと組み合わせた後負荷の表現

- 左心室が高い大動脈圧に向かって血液を駆出する時は，左心室にとっての負荷は大きく，低い大動脈圧に向かって駆出する時は，負荷は小さい．
- この負荷の程度を，一回拍出量（SV）に相当する血液を大動脈に送り込んだ場合に，収縮期に大動脈圧は平均してどこまで上がるかで評価しようという考え方がある[2]．

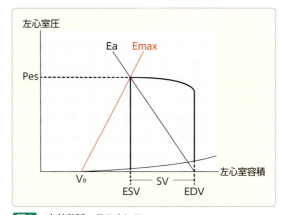

図2 実効動脈エラスタンス

- 拡張末期容積EDVから収縮末期容積ESVまで駆出した時の収縮末期心室圧PesはEmax線上で与えられる（**図2**）．
  ▸ 収縮末期の大動脈圧と左心室圧は，正確には一致しないが，この違いは無視する．
  ▸ そして，収縮末期大動脈圧（これもPesで表す）を収縮期大動脈圧の平均値に等しいと近似する．
- Ea = Pes/SVは，大動脈の血液量の増加SVとそれに対する収縮期平均大動脈圧の比率を表しているので，大動脈の硬さの指標と考え，実効動脈エラスタンス（effective arterial elastance）と呼ぶ．Eaは**図2**に示した左上がりの直線の傾きである．
  ▸ 末梢抵抗Rの増大は，平均大動脈圧を上げてEaを増大させる．

- ▶ コンプライアンスの増加は，収縮期平均大動脈圧の上昇を抑えて Ea を低下させる．
- 左心室の負荷を評価するのに Ea は優れた指標であるが，Ea を得るのに，従来はカテーテル検査が必要であった．そのため，臨床使用はあまり普及しなかった．
- しかし，Pes は超音波エコートラッキングで求められるし[3]，SV も超音波で求められる．したがって，Ea は超音波だけで求められるので，今後の応用の拡大が期待される．

1.4 ▶ 駆出率（EF）の決定因子

- 図2 から，

$$Pes = Emax \cdot (EDV - SV - V_0) \quad \cdots\cdots (1)$$
$$Pes = Ea \cdot SV \quad \cdots\cdots (2)$$

である．
- (1)(2)式を等しいとおいて，次式を得る．

$$Emax \cdot (EDV - SV - V_0) = Ea \cdot SV \quad \cdots\cdots (3)$$

- (3)式を変形して，次式を得る．

$$SV = Emax \cdot (EDV - V_0) / (Ea + Emax) \quad \cdots\cdots (4)$$

- 駆出率 EF = SV/EDV であるから，(4)式の両辺を EDV で割って，次式を得る．

$$EF = Emax \cdot (1 - V_0/EDV) / (Ea + Emax)$$
$$= (1 - V_0/EDV) / (Ea/Emax + 1) \quad \cdots\cdots (5)$$

- V_0 の測定は難しく，時に負になって物理的に意味をなさないこともある．通常は，EDV に比べてかなり小さく，大きい場合でも，EDV の 1/3 程度までである．
- そこで，V_0/EDV を 1 に比べて無視することにすると，次式を得る．

$$EF = 1 / (Ea/Emax + 1) \quad \cdots\cdots (6)$$

- 駆出率 EF も心収縮性の指標の 1 つとみなす考え方もあるが，EF はある収縮性 Emax をもった心臓が，実効動脈エラスタンス Ea をもった動脈系と結合して動作している場合の動作状態を表す指標と考えるべきである．
- エネルギー消費から，Ea/Emax に最適値があるという考えが広まったことがある．提案された最適値は，安静状態で

$$Ea/Emax \approx 1$$

であった．
- この Ea/Emax の値に対応する EF の値は，

$$EF = 0.5$$

である．EF のこの値は最適といえるだろうか？
- 何が最適かは，最適を評価する評価関数の作り方に依存する．したがって，最適信仰には気をつけねばならない．

1.5 ▶ Peak dP/dt──心臓カテーテル法で得られるその他の収縮性の指標

- 左心室の等容収縮期の圧の上昇率 dP/dt の最大値を Peak dP/dt または Max dP/dt と呼ぶ（図3）．
- Peak dP/dt は心臓カテーテル法で容易に得られる指標である（ただし，周波数特性の良いカテーテル先端型の圧力トランスデューサを使用しないと正確な値は得られない）．
- Peak dP/dt は，収縮性の変化を検知する指標としては，Emax よりはるかに鋭敏な指標とみなされている[4]．等容収縮期の指標であるから，後負荷（大動脈圧）の影響は受けないが，前負荷（左室拡張末期圧，または左室拡張末期容積）に比例して増加する．
- 負荷に依存しないという条件は満たしていないが，その鋭敏さから，臨床ではよく使われる．

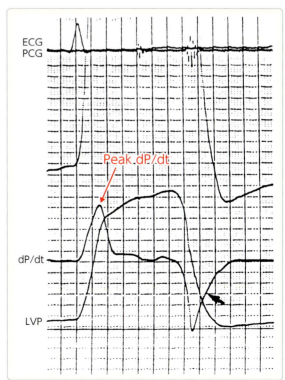

図3 左室圧（LVP）とその時間微分（dP/dt）と時間微分の最大値（Peak dP/dt）

Katayama K, et al: Am Heart J 107, 332-338, 1984 より引用．

1.6 ▶ Wave Intensity──Peak dP/dtの代用となる指標の超音波測定

- 動脈内の血圧Pと断面平均血流速度U(時間平均ではないので,時間の関数)の時間微分の積をwave intensity(WI)と呼ぶ.

$$WI = (dP/dt)(dU/dt)$$

- WIは超音波法により非侵襲的測定が可能である[3]. 図4に超音波法で測定した頸動脈wave intensityの波形を示す.
- 頸動脈wave intensityの収縮初期に現れる最初のピーク(W_1波)の高さW_1は,Peak dP/dtと極めて強く相関する(図5)[5]. したがって,W_1を収縮性の指標Peak dP/dtの代用として用いることができる.

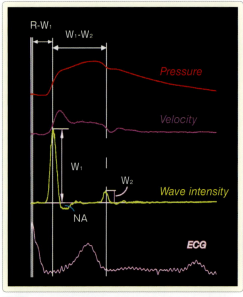

図4 ヒト総頸動脈の血圧(pressure),血流速度(velocity),wave intensityおよびwave intensityから導入した諸指標

W_1, W_2はW_1波, W_2波の高さ[3].

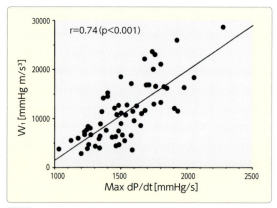

図5 冠動脈疾患群における頸動脈wave intensityのW_1と左室Peak dP/dt(Max dP/dt)の関係

文献5より引用.

2 拡張期の指標

- 拡張期の指標は,次の3つのphaseに分けて考える必要がある.
  - Phase 1:丸ごとの心臓では等容弛緩(isovolumic relaxation),心筋切り出し標本では等長弛緩(isometric relaxation).
  - Phase 2:丸ごとの心臓では急速流入(rapid filling:E波)と心房収縮による流入(mitral flow due to atrial contraction:A波),心筋切り出し標本では等張力伸展(isotonic lengthening).
  - Phase 3:丸ごとの心臓では拡張末期圧−容積関係(end-diastolic pressure-volume

relation），心筋切り出し標本では拡張末期張力 - 長さ関係（end-diastolic tension-length relation）．

2.1 ▶ 心臓カテーテルによる指標

- Phase 1は，収縮を終えた心筋が収縮末期の長さを維持したまま，張力を失っていく過程である．
  - この時期の左室圧Pの低下は，$P = P_0 \exp(-t/\tau)$ で近似できる．
  - ここで，P_0は大動脈弁閉鎖直後の左室圧であり，τは時定数と呼ばれ，PがP_0の約1/2.7にまで低下するのに要する時間を表す．
  - τが短ければ左室圧の低下はより急速に起こり，弛緩特性が良いということになる．収縮性が増強されるとτは短くなる．
  - τは心臓カテーテル法で測定される．
- Phase 2で僧帽弁が開き，左房から左室へ血液が流入してくると，左室の心筋はある速さで伸展する．
  - 心筋を静的な力のつり合いを保ちながらゆっくり伸展させた場合は，心筋の長さと張力の間に，弾性定数に応じた一定の関係が成り立つ．
  - しかし，心筋をある速さで伸展させようとすると，伸展の速さに対応した別の力が必要である．いわば，粘性のような性質と考えてよい．
  - 正常な心筋では，この力は大きくはないが，測定にかからないほど小さくもない．心筋の切り出し標本を用いた実験では，この力は調べられている[6]．
  - 心筋の伸展速度は，各心筋固有の性質で，収縮性を変化させる薬物や心拍数の変化には，一切反応しない．
  - 圧 - 容積関係に基づく心力学では，等容弛緩後の心筋をある速さで伸展させるのに必要な余分な力（圧力）は一切考えていないので，このphaseでの心筋の特性を表す指標は完全に欠落している．
- Phase 3は，心筋を静的な力のつり合いを保ちながらゆっくり伸展させた場合に，最後に行き着くつり合いの状態である．
  - この状態も，収縮性を変える薬物の影響は全く受けない．この状態の指標は，心臓カテーテルで得られる拡張末期心室圧（end-diastolic pressure: EDP）である．
  - EDPは心不全の最も端的な指標である．

2.2 ▶ 超音波による指標

- Phase 1の指標
  - Wave intensityのW_2波の高さW_2は，心臓カテーテルにより求めた左室圧低下の時定数τと強い相関をもつ（図6）．
  - したがって，W_2をτの代用として用いることができる[5]．
- Phase 2の指標
  - 僧帽弁口を通過する血流速度は，左房の総圧[3]（正確には，血流の加速に応じた左房と左室の総圧の差を差し引いた総圧）を受けて左室心筋がある速さで伸展し，心

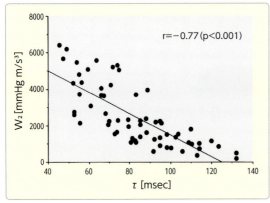

図6 冠動脈疾患群における頸動脈wave intensityのW_2と左室等容弛緩期の圧低下の時定数（τ）との関係

文献5より引用.

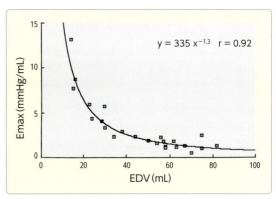

図7 イヌ25頭におけるEmaxと左室拡張末期容積（EDV）の関係

文献7より引用.

室容積がある速さで増大することによって生じている．
- ▸ したがって，超音波で測定されるE波とA波は，Phase 2の指標そのものである．
- ● Phase 3の指標
  - ▸ 超音波で直接得られるPhase 3の指標はない．EDPの代用としてEDVを用いるか，E/AやE/e'からEDPを推定するかである．

3 Emaxの限界

3.1 ▶ Emaxはなぜ心臓の大きさに依存するのか？

- ● 図7は，β遮断を行って変力状態を安定させたイヌ25頭の，左室Emaxと左室拡張末期容積（EDV）の関係を示す[7]．
  - ▸ Emaxは，心室の容積が小さい心臓では大きな値をとる．ヒトでは，小児のEmaxは成人のEmaxより大きい．
  - ▸ 収縮性の指標としては，心臓の大きさに依存しないように規格化された指標が望ましいが，Emaxは規格化されていない．
- ● 物体に加わる力とそれによる変形と弾性率の関係を解析する力学は弾性力学と呼ばれている．弾性力学では，力を表す応力と変形を表すひずみの関係（応力－ひずみ関係）およびひずみによって貯えられる弾性エネルギーは，物体の単位体積当たりの量として与えられているので，形や大きさが違う物体間でも比較できる．
- ● それでは，心室の圧－容積関係に基づくEmaxはなぜ心臓の大きさに依存するのかを考えよう．
- ● 応力に対応する圧－容積関係の量は，圧である．圧も応力の一種（圧縮応力）であるから，この対応は問題ない．次に，ひずみに対応する量は，心室容積である．心室壁の心筋のひずみは，心筋の実質部分のひずみである．

- 一方，心室容積は，心筋の実質部分ではなく，中空部分の容積である．同じ拡張末期容積をもつ2つの心臓でも，応力がない状態での容積（図1のV_0）は異なっているかもしれない．また，応力のない状態で同じ容積の2つの心臓でも，心室壁の厚さは異なっているかもしれない．
- このような状態では，同じ容積変化を起こしても，心室壁の心筋のひずみの変化が同じとは限らない．このような理由で，Emaxの規格化はできないのである．

3.2 ▶ 規格化されたEmax

- 心室壁の心筋の応力−ひずみ関係に基づけば，規格化された，つまり心臓の大きさに依存しない心室壁心筋のEmaxを導入することも可能である[7]．
- ただし，この場合のEmaxは，心室壁局所の着目した単位体積についてのEmaxであり，心室壁局所の心筋機能を解析するのには向いているが，心臓全体の機能の解析には向かない．

3.3 ▶ Emaxの臨床応用上の困難

- Emaxは，以下の理由により，その優れた性質にもかかわらず，臨床応用はそれほど普及しなかった．
    - まず，臨床的に心室の容積を求めることが容易ではなかった．
    - 左室圧を得るには，カテーテル検査が必要であった．
    - 収縮性のわずかな変化であれば，Peak dP/dtの方がよく検知するし，測定もカテーテル検査だけで済む．
    - 収縮末期圧−容積関係を得るには，前負荷か後負荷を変化させる必要があった．
    - 小さい容積の心臓では，Emaxの値が大きくなる．

文献
1) Suga H, et al: Load independence of the instantaneous pressure-volume ratio of the canine left ventricle and effects of epinephrine and heart rate on the ratio. Circ Res 32: 314-322, 1973
2) Sunagawa K, et al: Optimal arterial resistance for the maximal stroke work studied in isolated canine left ventricle. Circ Res 56: 586-595, 1985
3) 菅原基晃，他：イメージで理解する心エコー・ドプラ・循環力学．文光堂，p169, pp199-218, 2011
4) Kass DA, et al: Comparative influence of load versus inotropic states on indexes of ventricular contractility: experimental and theoretical analysis based on pressure-volume relationships. Circulation 76: 1422-1436, 1987
5) Ohte N, et al: Clinical usefulness of carotid arterial wave intensity in assessing left ventricular systolic and early diastolic performance. Heart Vessels 18: 107-111, 2003
6) Tamiya K, et al: Maximum lengthening velocity during isotonic relaxation at preload in canine papillary muscle. Am J Physiol 237: H83-H89, 1979
7) Nakano K, et al: Myocardial stiffness derived from end-systolic wall stress and logarithm of reciprocal of wall thickness: contractility index independent of ventricular size. Circulation 82: 1352-1361, 1990

B 心不全の評価法

3 心エコー法
①左室収縮能

1 左室収縮能を考える

- 心エコー図の重要な役割の1つが左室収縮能評価である．左室駆出率（left ventricular ejection fraction: LVEF）で評価した左室収縮能は，はたして患者の臨床病態を十分に反映しているのであろうか？ 収縮能の指標として末梢循環の良否に直結する一回拍出量（stroke volume: SV）がより重要なのではないか？
- 本稿ではSVおよびLVEF，それぞれの意義を少し掘り下げてみる．

2 LVEFとは

$$LVEF = (左室拡張末期容積 - 左室収縮末期容積)／左室拡張末期容積 \times 100 (\%)$$
$$= SV／左室拡張末期容積 \times 100 (\%)$$

- 左室に充満した血液の何％を「左室外へ」駆出できるかを定量的に表した指標である．
- 心エコーで簡便に求めうる左室収縮能の代表的指標である．
- 「左室外へ」の意味は，正常心では大動脈への駆出であるが，僧帽弁閉鎖不全を合併すると左房への逆流も左室駆出量に含まれる．この際には低圧系への駆出となり（後負荷が低下したのと同じ），LVEFは左室収縮能を過大評価する．
- 正しくLVEFを求めるためには正確な左室容積の計測が重要である．心エコー図法では，少なくとも2D断層法を用いてmodified Simpson法で求める．

3 LVEFの意義

- **図1a**に左室の圧−容積関係（pressure-volume loop）の模式図を示す．健常な左室でみられるループを緑線で表す．
  - 左室の役割は，主に短軸方向に壁厚を増して血液を大動脈へ駆出することであり，収縮能の良い左室はこの務めを果たすべく収縮末期容積を十分に小さくすることができる．
  - 収縮能のやや低下した左室の圧−容積関係を黄線のループで示す．収縮能低下のために左室は十分に小さくなることができない（収縮末期容積が増加する）．
  - 収縮末期容積の増加だけが生じるとSVが減ってしまい末梢循環が維持できなくなるため，左室は拡大してSVの維持に働く．すなわちFrank-Starling機序が作動する（黄線ループ）．

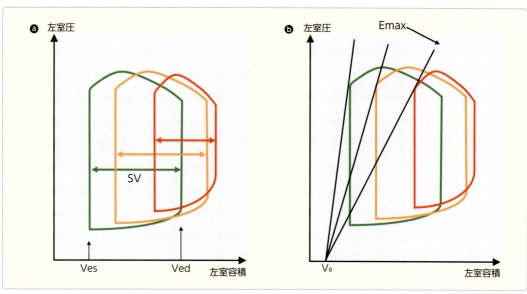

図1　左室駆出率と左室圧-容積関係，Emax
ⓐ左室駆出率と左室圧-容積関係．左室収縮能が低下するとループは右方へ変位し（緑線→黄線），左室駆出率は低下する．同時に左室拡張末期圧が上昇する．軽度の収縮能低下では，Frank-Starling機序の作動により左室一回拍出量（SV）が維持されるが（緑の矢印の長さと黄色い矢印の長さは同じ），拡張末期容積の増加により左室駆出率（LVEF）は低下する．収縮能が高度に低下するとループはさらに右方に移動する（黄線→赤線）が，十分な拡張末期容積の増加が得られず，さらにLVEFは低下しSVも減少する．ポンプ失調の状態である．
ⓑLVEFとEmaxの関係．LVEFの低下はEmaxの低下を反映している．
Emax：左室収縮末期エラスタンス，Ved：左室拡張末期容積，Ves：左室収縮末期容積，V_0：定数

- ▶SVが維持されても左室拡張末期容積が増加するためLVEFは低下する．
- ▶赤線ループのように左室収縮能がさらに低下すると，ループもより右方へと変位しようとする．不全心では線維化などの影響で左室は硬くなり，また心膜による物理的制限（閉鎖腔内での拡大した右室による左室圧迫も関与する）を受けて，もはや十分には拡大できない．
- ▶ループの右方変位，すなわちLVEFの低下はEmaxの低下を反映している（図1ⓑ）．
- ▶LVEFのさらなる低下とともに，SVの低下がみられるようになる．
- ▶SVの低下は左室ポンプ機能の破綻である．臨床的には明らかな心不全を呈する．

●図2にLVEF 70％，50％，30％を呈する左室の胸骨長軸および短軸断層像を示す．視野深度は同一に設定してある．左室壁運動の低下の程度と左室（遠心性）リモデリングの程度の関係に注目してほしい．

●図1の拡張期に注目する時，
- ▶拡張期の圧-容積関係を指数関数に近似することができる．
- ▶左室拡張末期容積が増加すればするほど，急激な左室拡張末期圧上昇が生じる．
- ▶収縮不全は必ず拡張不全を伴うという事実が，ループの右方変位から理解できる．

 Point　左室収縮末期容積あるいは拡張末期容積の大きい左室の収縮能は必ず低下している．LVEFは左室収縮能の指標であると同時に左室（遠心性）リモデリングの指標でもある．

図2 ▶動画

LVEF70%，50%，30%の胸骨左室像

ⓐ LVEF 70%の胸骨左室長軸像．
ⓑ LVEF 70%の胸骨左室短軸像．
ⓒ LVEF 50%の胸骨左室長軸像．視野深度はⓐと同じ．LVEF 70%に比べ左室壁運動低下し，左室(遠心性)リモデリングが出現している．
ⓓ LVEF 50%の胸骨左室短軸像．視野深度はⓑと同じ．長軸像と同様の所見が観察される．
ⓔ LVEF 30%の胸骨左室長軸像．視野深度はⓐと同じ．LVEF50%に比べ左室壁運動がさらに低下し，左室リモデリングが進んでいる．
ⓕ LVEF 30%の胸骨左室短軸像．視野深度はⓑと同じ．長軸像と同様の所見が観察される．

Ao：上行大動脈
LA：左房
LV：左室
RV：右室

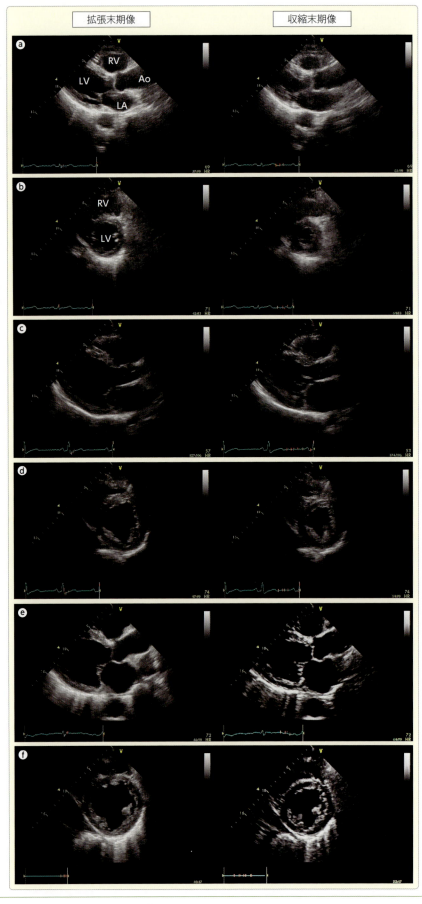

4 左室収縮末期容積の収縮能における意味，LVEFとの比較

- 収縮能の良い左室は，より収縮末期容積を減じて血液の大動脈への駆出に寄与することから，収縮末期容積を左室収縮能の指標として用いてもよい．
- 左室拡張末期容積（左室前負荷）は，収縮末期容積に対しての生体適応（レニン・アンジオテンシン・アルドステロン系の作動など）で決まる値である．
- 拡張末期容積は収縮末期容積に直接影響を与えない．すなわち，左室収縮末期容積は前負荷に独立している．
- LVEFが拡張末期容積すなわち前負荷に依存することは，その定義より自明である．
- 心臓力学的見地から考えると，LVEFよりも左室収縮末期容積を臨床における左室収縮能の指標とするべきである．実際に特定の研究者以外は用いていない．
- 左室収縮末期容積の正常値は，その個体の大きさに依存する．
- 個々の患者における左室収縮能の経時変化を観察する場合には収縮末期容積が有用である．
- 患者間の比較には左室収縮末期容積を体表面積で除し，左室収縮末期容積係数として用いる必要がある．
- LVEFは，それぞれが体格の影響を受けるパラメータを割り算することによって得られるので体格の影響は消失し，患者間における左室収縮能の比較にも用いることができる．
- 実際の臨床現場でデータ（成人）をとってみると，左室収縮末期容積と左室駆出率には良い正相関が認められる．

5 SV, LVEFとEmax, 前負荷, 後負荷の関係を理解する

- ある固有の収縮能を有する左室において，前負荷，後負荷が変化しても収縮末期圧－収縮末期容積関係は一定の傾きをもった直線上にある[1,2]．実例は文献1, 2を参照．
- その傾きがEmaxである．
- 収縮能の高い左室ではEmaxが大きく，収縮能の低下した左室では小さい．
- Emaxが大きいほど収縮末期の左室は硬く，かつ大きな弾性を有している（バネを押し縮めた感じにたとえるとわかりやすい）．
- 1心周期を通じて圧と容積の比すなわち硬さ（弾性）が変わる可変弾性モデルとして左室挙動が解釈できる．
- Emaxを用いてポンプとしての左室機能を考えてみよう．
- 図3 より

$$SV = Ved - Ves \quad \cdots\cdots (1)$$
$$Pes = (Ves - V_0) \times \tan\alpha \quad \text{変形すると } Ves - V_0 = Pes/\tan\alpha$$
$$\text{すなわち } Ves = Pes/\tan\alpha + V_0 \quad \text{ここで} \tan\alpha = Emax$$
$$\text{ゆえに} \quad Ves = Pes/Emax + V_0 \quad \cdots\cdots (2)$$

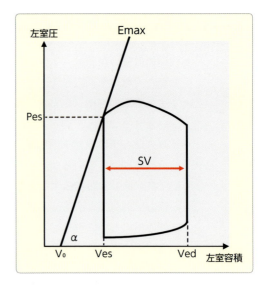

図3 SVの規定因子
SVとEmax，前負荷，後負荷との関係．
Pes：左室収縮末期圧

(2) を (1) へ代入すると
$$SV = V_{ed} - P_{es}/E_{max} - V_0 \quad (V_0 は定数) \cdots\cdots (3)$$

- 可変弾性モデルでは，左室前負荷を左室拡張末期容積（Ved），後負荷を収縮末期圧（Pes）で表す．
- 以下，式(3)より
  - 前負荷Vedが増えるとSVが増え，Vedが減るとSVが減る．
  - 後負荷Pesが増えるとSVが減り，Pesが減るとSVが増える．
  - 左室の収縮能Emaxが上昇するとSVが増し，Emaxが低下するとSVが減少する．
  - 不全心においてSVを確保したければ強心薬を使うか，減後負荷療法が有効であることは明らかである．
  - 左室収縮能Emaxが低下しているほど，後負荷軽減療法がより大きなSV増加をもたらす．
  - 前負荷Vedを（生理食塩水輸液などで）増加させるとSVは増える．
  - 過度のVedの増加は左室拡張末期圧・左房圧の上昇につながり，肺うっ血・水腫の危険性がある．
- 式(3)の両辺をVedで除すると

  $SV/V_{ed} = 1 - (P_{es}/E_{max})/V_{ed} - V_0/V_{ed}$ となる．
  $SV/V_{ed} = LVEF$ であるので，
  $LVEF = 1 - (P_{es} \cdot V_{ed})/E_{max} - V_0/V_{ed}$
  ここで $V_{ed} \gg V_0$ なので $V_0/V_{ed} \approx 0$ と考えると，
  $$LVEF = 1 - (P_{es} \cdot V_{ed})/E_{max} \cdots\cdots (4) となる．$$

- 式(4)より
  - LVEFは前負荷あるいは後負荷が増えると低下し，これらが減少すると上昇する．
  - Emaxが上昇するとLVEFが上昇し，Emaxが減少するとLVEFが低下する．

6 体血管抵抗の後負荷に与える影響

- 臨床で血管抵抗を表す指標を挙げる.
  ① 総末梢血管抵抗（total vascular resistance: TVR）
  　＝（平均大動脈圧－平均左房圧）／心拍出量（1分間当たり）（単位 dyne・sec・cm^{-5}）
  　▸ 平均血圧から求める静的血管抵抗である.
  ② 実効動脈エラスタンス（effective arterial elastance: Ea）
  　＝ Pes/SV（単位 mmHg/mL）
  　▸ 1心拍毎に求める血管抵抗であるが, 総末梢血管抵抗に由来する成分と動脈コンプライアンスに由来する抵抗成分を含む.
  ③ 動脈コンプライアンス（arterial compliance: AC）＝脈圧/SV（単位 mmHg/mL）
  　▸ 血管抵抗の拍動成分のみ表す.
- 左室の収縮動態を圧－容積平面で考える時に前述のごとく後負荷にはPesを用いる.
- 圧－容積平面上で後負荷に対応する血管抵抗を考えるならば, ②のEaを用いなければならない.
- Eaを用いると, PesがEaとSVで記述でき, 単位もEmaxと同じmmHg/mLとなる. すなわち, 左室の収縮能と血管抵抗を同じ平面上で考えうる.
- 図4 に示すように, ある血管抵抗Eaの下で, 一定のSVに対してPesが決まる.

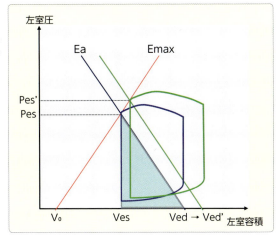

図4 実効動脈エラスタンス, 前負荷, 後負荷の相互関係

左室収縮能Emaxが一定, 実効動脈エラスタンス（血管抵抗）Eaが一定の時に, 前負荷Vedを増やすと後負荷Pesも増加する. 三角形の高さを底辺で除した値がEaである.

- 前負荷を増やしてVedをVed'に増やすとSVが増えるが, PesがPes'に上昇する（オームの法則）.
- 個々の左室においてEmaxは一定であるが, 左室は血管系につながっているためVedとPesは連動して動く.
- 前負荷Vedを増やすと後負荷Pesも上昇するため, ΔSV＜ΔVedとなる.
- したがってLVEFは低下する.
- 前負荷と後負荷が相互作用し, その相互作用に血管の硬さ（抵抗）が密接に関係する. すなわち, 血管抵抗Eaが前負荷と後負荷の相互関係を規定している.
- このように左室ポンプ機能を理解することは一筋縄ではいかない.

Pitfall 前負荷を増加させると理論的に後負荷（血圧）は必ず上昇する．心エコー図検査時に下肢挙上により前負荷を増加させた際に血圧上昇をマンシェット血圧計で検出できるかどうかはわからないが，血圧が上昇しないと考えて心臓の前負荷増加に対する挙動を論じることは合理的ではない．

7 左室収縮能のまとめ

7.1 ▶ SVについて

- 体格の影響を受ける．
- SVは1心拍毎の左室ポンプ機能を反映する．すなわち，急性非代償性心不全や収縮能の低下した末期心不全の左室収縮能を評価するのに有用な指標である．
- ベッドサイドでは，左室流出路血流の時間速度積分値（time-velocity integral: TVI）を計測して代用されることが多い．

7.2 ▶ LVEFについて

- LVEFは体格の差にかかわらず左室収縮能の指標として用いうる．
- LVEFは前負荷，後負荷に影響されるが，左室固有の収縮能 Emax を密接に反映する．
- LVEFは心不全非代償期のような前負荷・後負荷が刻々と変化する状態よりも，安定した代償期の病態評価・治療の選択に有益な情報をもたらす．
- 心不全患者の収縮能の良否（維持されている，低下している）の閾値がはたしてLVEF＝50%かの根拠は不明である．
- 疫学データではHPpEFとHFrEFの予後は著しく異ならないとされているが，心臓死に限ればLVEFが低ければ低いほどイベント発生率が高い．
- 筆者ら[3]は心臓力学的見地から根拠をもってLVEF≧58%で左室収縮能正常と考えている．実臨床上，LVEF>60%の心不全患者は少ない（弁膜症を除く）．

文献

1) Suga H, et al: Load independence of the instantaneous pressure-volume ratio of the canine left ventricle and effects of epinephrine and heart rate on the ratio. Circ Res 32: 314-322, 1973
2) Ohte N, et al: The cardiac effects of pimobendan (but not amrinone) are preserved at rest and during exercise in conscious dogs with pacing-induced heart failure. J Pharmacol Exp Ther 282: 23-31, 1997
3) Goto T, et al: Patients with left ventricular ejection fraction greater than 58 % have fewer incidences of future acute decompensated heart failure admission and all-cause mortality. Heart Vessels 2015 (in press)

B 心不全の評価法

3 心エコー法
②左室拡張能

1 心機能とは

- 心機能とは，収縮機能と拡張機能で構成される．
- 左室に求められる仕事は全身の臓器が必要とする血液を駆出すること．
- これを直接的に司るのは左室収縮機能．
- 左室は左房から駆出量に該当する血液量を一心拍毎に受け取らなければならない．
- ここを規定しているのが左室拡張機能．

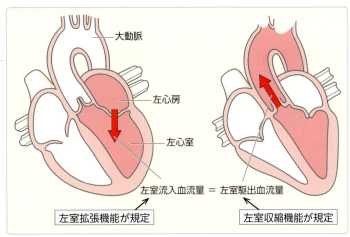

図1 左室への血液の流入と左室からの血液の駆出の関係

流入血液量と駆出血液量は等しく，前者は拡張機能で，後者は収縮機能で規定される．

2 左室拡張機能とは

- 大きく分けると以下の3要素が挙げられる（図2）．
  - elastic recoil
  - 弛緩
  - スティフネス（コンプライアンスの逆数）

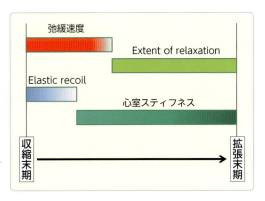

図2 拡張期における左室への血液の流入を，各拡張機能要素がどの時相で主に規定しているかを示した模式図

3 心エコー法 ②左室拡張能 35

2.1 ▶ Elastic recoilとは

- 収縮末期の心筋細胞は細胞の静止長よりも短い長さまで押し縮められており，バネを押し縮めた手を放すとバネが勝手に伸びるように蓄えられたエネルギーを使って心筋細胞が伸びようとする現象を指す．
- これに伴い心室腔は能動的に拡大しようとする．
- 心房から血液を「吸引」しているかのようにもみえるので"suction"とも呼ばれる．
- 心室の収縮機能が低下しているとelastic recoilは小となり，左房から左室へのこの時相における血液の流入は低下する．

2.2 ▶ 左室弛緩

- 心筋細胞において筋小胞体により細胞質からカルシウムイオンがくみ上げられ細胞質内のカルシウムイオン濃度が低下すると，トロポニンからカルシウムイオンが離れ，収縮期に形成されたアクチンとミオシンのクロスブリッジが解除されるので，心筋細胞が弛緩する．
- 筋小胞体によるカルシウムイオンのくみ上げはエネルギーを必要とする．
- くみ上げが障害されると弛緩速度が低下する．
- 弛緩速度は等容性弛緩期（大動脈弁が閉鎖してから僧帽弁が開放するまでの間）における左室圧の下行速度に反映され，弛緩速度が低下すると左室圧の下行脚が緩やかになる（図3）．

図3　左室弛緩障害に伴う左室圧波形の変化

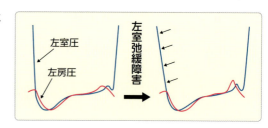

- どこまで弛緩するか（extent of relaxation, 図2）は心筋細胞の静止長を規定するので，これが障害されると心室の平衡容積は小さくなる．これは次のスティフネスに影響を与える．

2.3 ▶ 左室スティフネス

- 僧帽弁開放後の左房から左室への血液の流入に伴う左室容積増大により左室圧は上昇する．
- この上昇の程度を規定するのが左室スティフネスである．
- スティフネスが増高している左室では，健常の左室に比べて血液の流入による拡張期の容積増に伴う左室圧上昇が大となる（図4）．
- Extent of relaxationが障害されると左室の平衡容積が小さくなるため，左室容積増大にあたり，より高い圧が必要となる．つまり，左室スティフネスが増高している状

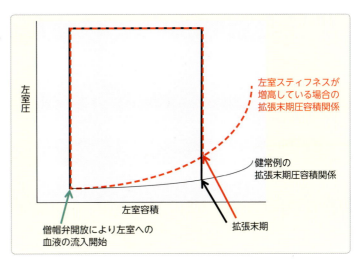

図4 左室スティフネス増高に伴う左室圧容積関係の変化

態になる.
- これ以外にも，心筋細胞の構造蛋白であるtitinの変化に伴う心筋細胞の硬化や間質線維化の亢進などによって左室スティフネスは増高する.

3 心不全における拡張機能

- 左室機能が障害されている場合は，必ず左室拡張機能が障害されている（図5）.
- まず初めに弛緩障害が起こる.
- 進行するとスティフネス増高を招く.
- 左室収縮機能障害を伴う場合はelastic recoilの障害も認める.

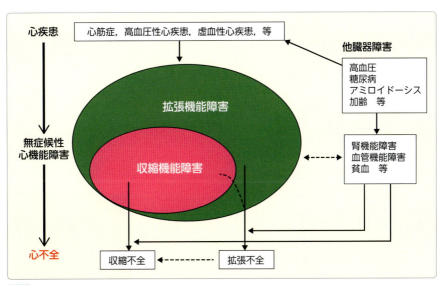

図5 心疾患罹患から心不全発症までの経過
文献2より改変引用.

4 心エコーによる拡張機能評価の実際

- 以下の2つに分けられる．
  - 拡張機能障害のために二次的に生じている左房圧の上昇を検出する間接的な評価法．
  - 拡張機能障害そのものを検出する直接的な評価法．

4.1 ▶ 左室流入血流速波形

- 臨床現場では拡張機能を評価しようとして最も広く用いられているが多くの限界があり，それが認識されないまま使用され，誤った解釈がなされていることが少なくない．
- 洞調律患者の場合，急速流入期血流速波形（E波）と心房収縮期血流速波形（A波）からなる2峰性である（図6）．

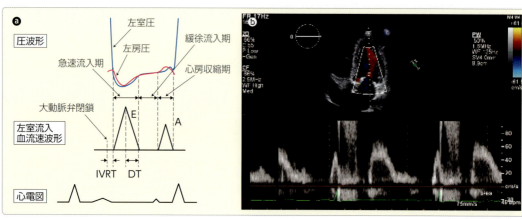

図6
ⓐ 大動脈圧，左室圧，左房圧，左室流入動態，心電図（ECG）の同時記録のシェーマ図．
ⓑ ▶動画 左室流入血流速波形．

A：心房収縮期血流速波
DT：deceleration time
E：急速流入期血流速波
IVRT：等容性弛緩時間

- 左室流入血流速波形では拡張機能を直接的に評価することはできない．
- 左室駆出率が低下している場合，E/A比上昇やE波の減衰時間（deceleration time：DT）短縮は左房圧上昇を示している．
- 左室駆出率が保持されている場合，E/AやDTは左房圧と相関しない．
- 左房圧は心不全増悪期には上昇し，利尿薬や血管拡張薬を用いた治療に反応すると低下する．この変化は拡張機能の変化を反映しているわけではない（図7）．

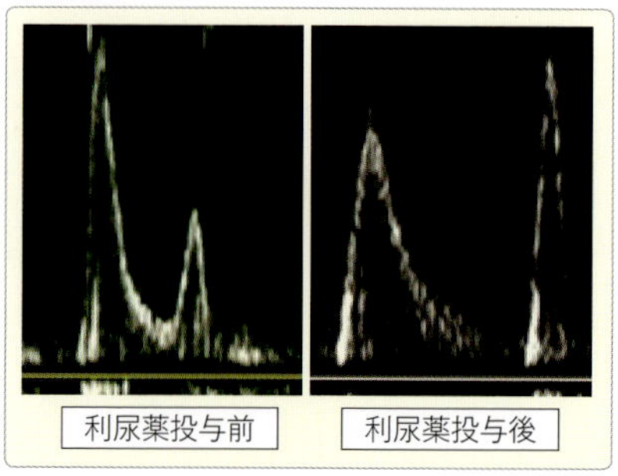

図7 心不全急性増悪をきたした患者の治療前，および利尿薬投与後に症状が軽快した際の左室流入血流速波形

利尿薬投与前 | 利尿薬投与後

- 左室駆出率が低下している患者で，十分な治療を行ったにもかかわらずE/Aが高値でDTが短縮している「拘束型パターン」を呈している場合は，高度の拡張機能障害のために高い左房圧を維持しなければ左室流入血流量（つまり心拍出量）を維持できない状態にあると判断でき，予後不良の重症患者と考えられる．
- E/Aの低下とDTの延長を認める場合，「左室弛緩障害パターン」と呼ばれてきたが，左室弛緩評価のゴールドスタンダードである左室圧波形から求める左室弛緩時定数はE/AやDTと相関しない．左室弛緩が障害されるとE/Aの低下とDTの延長を招くが，E/Aが低下しDTが延長しているからといって左室弛緩障害があるとはいえない．

4.2 ▶ 左室駆出率が保持されている患者にも用いうる左房圧評価

- 以下の指標が挙げられるが，いずれの指標も単独で用いうるほどの信頼性はなく，複数の指標を総合的に評価する必要がある．
  - パルスドプラ法で記録する左室流入血流速波形のE波と，組織ドプラ法で記録する急速流入期の僧帽弁輪部運動のピーク速度e'（図8）の比（E/e'）の上昇．
  - 肺静脈血流速波形および左室流入血流速波形の心房収縮期波の幅の差の増加（図9）．

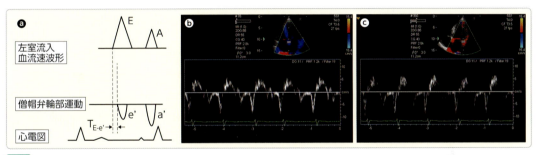

図8
ⓐ 左室流入血流速波形，僧帽弁輪部運動速度波形のシェーマ図．E波の開始とe'波の開始の時間差が$T_{E-e'}$である．両波形を同時に記録することは困難なので，各々の開始時期を心電図R波からの時間として求め，その差から算出する．
ⓑ ▶動画 中隔側の僧帽弁輪部運動速度．
ⓒ ▶動画 側壁側の僧帽弁輪部運動速度．中隔と側壁のいずれで記録するかによってe'の値に差がある．同一患者を継時的に追跡する場合は，同じ記録部位で変化を評価しなければならない．

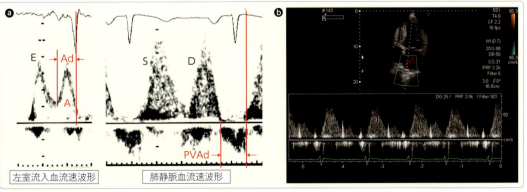

図9
ⓐ 左室拡張末期圧が上昇している左室駆出率保持症例の左室流入血流速波形，肺静脈血流速波形の記録（文献1から引用）．
ⓑ ▶動画 肺静脈血流速波形．

Ad：心房収縮期血流速波形の幅
S：収縮期血流速波形
D：拡張期血流速波形
PVAd：心房収縮期逆行性血流速波形の幅

図10
ⓐ 直行する2断面を用い，modified Simpson法により左房容積を計算．34〜40 mL/m²以上であれば拡大と評価する．
ⓑ ▶動画 健常例の四腔像．
ⓒ ▶動画 拡張不全例の四腔像．健常例に比べ，左室肥大と左房拡大を認める．
LA：左房
LV：左室
RA：右房
RV：右室

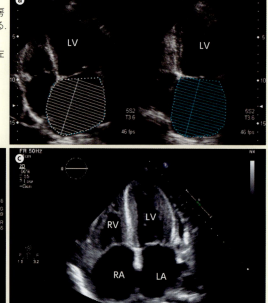
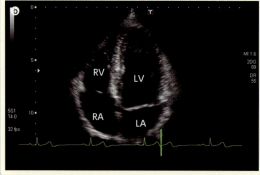

- 左房径／容積の増加（図10）．
- E波とe'波の開始時間の差である$T_{E-e'}$（図8），連続波ドプラにおいて左室流入血流速波形と左室流出路波形を同時記録して求める等容性弛緩時間IVRT（図6）の比（IVRT/$T_{E-e'}$）の低下．
- Valsalva法により急速前負荷軽減を行った際のE/Aの過大な低下．

 Pitfall　左房圧と左室拡張機能
- 拡張機能障害により労作時に急激な左房圧上昇をきたし，すぐに息切れを自覚するが，安静時の左房圧は上昇していない患者は少なくない．
- 安静時に左房圧が上昇していないからといって拡張機能障害を否定できない．

4.3 ▶ 拡張機能障害の有無の直接的評価

- 左室駆出率が低下している患者には必ず拡張機能障害が存在する．
- 左室駆出率が保持されている患者に左室肥大を認めれば左室拡張機能障害が存在すると考えることは許容される．
- 左室駆出率が保持された心不全（拡張不全）症例の60%では左室肥大が存在しないので，左室肥大が存在しないからといって拡張機能障害を否定することはできない．
- 左房径／容積と左房圧の相関は粗であり，左房圧が上昇していなくとも左房拡大を呈している場合がある．これを左室拡張機能障害による慢性的な左房負荷所見と捉えることは許容される．
- e'の低下は左室弛緩障害を示すと考えられる．
- 左室弛緩障害が進むと，左室流入血流速波形のE波の開始に対するe'の開始の遅れが

顕著となり，両者の差である$T_{E-e'}$が大となる（図8）．
- 広く受け入れられている左室スティフネスのエコー指標はない．

> **Point** **心不全と心機能障害**
> - 心機能障害を有するからといって心不全患者とは限らず，多くの心機能障害患者は無症状であり，このような患者は心不全患者ではなく無症候性心機能障害患者である．
> - 「心不全」という診断は臨床的に行うものであり，エコーだけで行うものではない．
> - エコーは心不全が臨床的に疑われている人において，心機能障害が存在するか否かを検討するために行うものである．
> - 臨床的に心不全が疑われ，エコーで心機能障害の有無の判断が困難であれば，血中BNP濃度など他の診断ツールも参照すること．
> - 安静時のエコーで評価困難な場合，運動負荷エコーの実施も考慮すべきである．

1) Yamamoto K, et al: Determination of left ventricular filling pressure by Doppler echocardiography in patients with coronary artery disease: critical role of left ventricular systolic function. J Am Coll Cardiol 30: 1819-1826, 1997
2) Yamamoto K, et al: Heart failure with preserved ejection fraction: what is known and unknown. Circ J 73: 404-410, 2009
3) 山本一博：心臓の機能と力学．文光堂，2014

Column: Valsalva法

　Valsalva手技とは，声門（声帯）を閉鎖した状態で呼出努力を行うことである．通常，呼気位で呼吸を停止して，15〜20秒間にわたり持続させることが勧められている．元来，息を堪えることでより強い筋力を得る方法であったが，迷走神経刺激により房室結節を回路内にもつ上室頻拍発作を停止させる目的でも使用されている．Valsalva手技の負荷中（第Ⅱ相）には，胸腔内圧が上昇し，静脈還流量が減少する．これは肺内血液量を減少させるとともに，心臓への前負荷を減少させ，両心室の拡張末期容積を縮小させる[1]．負荷を解除すると，胸腔内圧の急な低下とともに静脈還流量が一過性に増大して，静脈内にうっ滞していた血液が右心系を通過して肺血管に移動する．負荷解除後の右房圧上昇を利用して，卵円孔開存を介した右左シャントを誘発することもでき，静脈血栓が原因となる奇異性塞栓症を診断する手段でもある．定量的負荷法として，圧力計に接続したチューブに向かって，25〜35 mmHgの圧となるように呼出努力を行う方法も報告されている．

　Valsalva手技で呼出努力を継続する第Ⅱ相では，心臓への前負荷を一時的に減少させることができるため，心不全の血行動態異常に可逆性があるか診断する目的で用いられる．計測は負荷を解除する直前の2〜3心拍で行う．左室収縮障害例にValsalva手技を行った報告では[2]，左室流入血流波形のE波高が偽正常化例で35±17 cm/sec減少，A波高が8±17 cm/sec減少，E/A比が0.4±0.4減少した．これらは，健常例にみられたE波高（30±18 cm/sec），A波高（6±16 cm/sec），E/A比（0.4±0.4）の減少と有意な差がなかった．負荷中にE/A比が25%以上減少する場合に偽正常化とする報告や[3]，E/A比が0.5以上低下する場合に拘束型波形と診断した報告もあるが[4]，Valsalva負荷によるE/A比の低下は左室拡張機能障害に特異的とはいえず，健常例においても多くみられる．しかし，拘束型波形を有する心不全例を経過観察した研究では，前負荷軽減によって波形が改善した症例では，改善しなかった症例に比べて予後が良好であった．

　Valsalva手技の臨床的な有用性は，負荷が十分にかかるか，また，負荷中にきれいな心エコー記録が得られるかに依存するが，適切な記録が得られたのは61%の症例に過ぎなかったとする報告もある[5]．Valsalva手技は施行が容易であるため，心不全例の予後評価に一定の臨床的有用性をもつといえる．

文献

1) Little WC, et al: Altered effect of the Valsalva maneuver on left ventricular volume in patients with cardiomyopathy. Circulation 71: 227-33, 1985.
2) Wierzbowska-Drabik K, et al: Assessment of mitral inflow during standardized Valsalva maneuver in stratification of diastolic function. Echocardiogr 24: 464-71, 2007.
3) Poirier P, et al: Diastolic dysfunction in normotensive men with well-controlled type 2 diabetes: importance of maneuvers in echocardiographic screening for preclinical diabetic cardiomyopathy. Diabetes Care 24: 5-10, 2001.
4) Khouri SJ, et al: A practical approach to the echocardiographic evaluation of diastolic function. J Am Soc Echocardiogr 17: 290-7, 2004.
5) Ommen SR, et al: Clinical utility of Doppler echocardiography and tissue Doppler imaging in the estimation of left ventricular filling pressures: a comparative simultaneous Doppler- catheterization study. Circulation 102: 1788-94, 2000.

B 心不全の評価法

3 心エコー法
③中心静脈圧

1 静脈と循環血液量

- ヒトの全血液量は4.5〜5.5リットルであり，脂肪を除いた体重の約7％といわれている．
- 全血液量の約80％は，低圧系（静脈，右心，肺循環）に存在する．
- 循環血液量の増減は，ほとんどが低圧系容積の増減によって調整されている．
- 中心静脈圧の正常値は4〜12 mmHgであり，その測定は循環血液量の良い指標となる．
- ただし，循環血液量の増減が急激な時は，必ずしも中心静脈圧が循環血液量を反映しないこともあることに注意する．

2 心不全と中心静脈圧

- 右心不全では，中心静脈圧の上昇がみられる．
- 左心不全においても，左房圧の上昇に引き続き肺動脈圧が上昇し，やがて中心静脈圧が上昇する．
- 中心静脈圧の推定は左心，右心いずれの心不全評価にも有用であるが，左房圧との相関は比較的粗である（図1）．

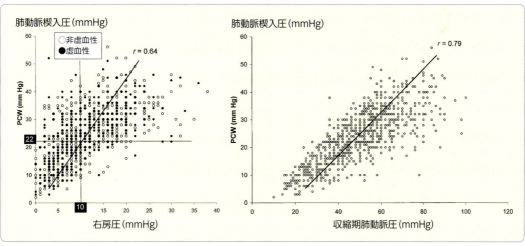

図1 肺動脈楔入圧（≒左房圧）と右房圧，収縮期肺動脈圧の関係[1]

3 下大静脈の形態と中心静脈圧の関係

- 正常な中心静脈圧では，下大静脈径は正常で，呼吸による径の変動がみられる（図2ⓐ）.
- 心不全などで中心静脈圧が上昇すると，下大静脈は拡大し，呼吸性変動が減少もしくは消失する（図2ⓑ）.
- 脱水や出血などで中心静脈圧が低下すると，下大静脈は虚脱する（図2ⓒ）.

> **Pitfall** 急性心不全など，急激な血行動態の変化では，必ずしも下大静脈径が肺うっ血の重症度とは相関しないことがある．

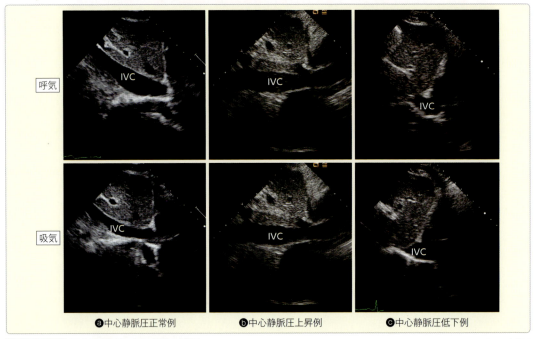

ⓐ中心静脈圧正常例　　ⓑ中心静脈圧上昇例　　ⓒ中心静脈圧低下例

図2 ▶動画 下大静脈径と中心静脈の関係　　　　　　　　　　　　IVC：下大静脈

4 中心静脈圧推定法の実際

- 心エコー法では，下大静脈の径と呼吸性変動からおおよその中心静脈圧を推定することが可能である（図3 表1）[2]．
- 下大静脈径の呼吸性変動は，sniff（鼻をすする）により評価することが推奨されている[2]．
- 時に脊椎に下大静脈が押されて変形している症例などがあるため，下大静脈の周囲構造物にも注意する（図4）．

> **Pitfall** 実は，下大静脈の径と中心静脈圧は必ずしも相関しない[3]．心不全を疑う身体所見や臨床情報も併せて常識的に判断することが求められる．

図3 中心静脈圧を推定するための下大静脈径の計測位置

肝臓を通る部分の下大静脈で，右房入口部まで0.5～3 cmの所で下大静脈径を計測する．下大静脈長軸に垂直な方向で，呼気で計測を行う．

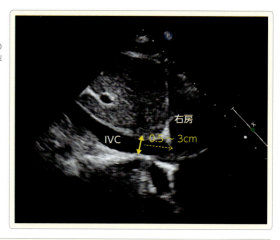

表1 下大静脈(IVC)径を用いた右房圧(≒中心静脈圧)の推定[2]

	正常 (0～5 [3] mmHg)	中等度 (5～10 [8] mmHg)		高度 (10～20 [15] mmHg)
IVC径	≦2.1 cm	≦2.1 cm	>2.1 cm	>2.1 cm
SniffによるIVC虚脱	>50 %	<50 %	>50 %	<50 %
その他の副次的な 右房圧上昇の所見				三尖弁流入の拘束性パターン 三尖弁E/e' >6 肝静脈血流が拡張期優位(収縮期分画<55%)

図4 脊椎による下大静脈(IVC)の圧排

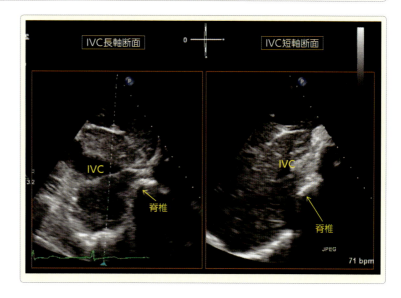

文献

1) Drazner MH, et al: Relationship between right and left-sided filling pressures in 1000 patients with advanced heart failure. J Heart Lung Transplant 18: 1126-1132, 1999
2) Rudski LG, et al: Guidelines for the echocardiographic assessment of the right heart in adults: a report from the American Society of Echocardiography endorsed by the European Association of Echocardiography, a registered branch of the European Society of Cardiology, and the Canadian Society of Echocardiography. J Am Soc Echocardiogr 23: 685-713, 2010
3) Lee SL, et al: Estimation of right atrial pressure on inferior vena cava ultrasound in Asian patients. Circ J 78: 962-966, 2014

B 心不全の評価法

3 心エコー法
④右室機能と肺高血圧

- ヒトの心室には通常，左室と右室の2つあるが，左室に比べ右室は長らく注目されることの少ない心腔であり，forgotten chamberといわれていた．その理由として右室は複雑な形態をしており評価が難しいことに加えて，右心不全症状は左心不全症状と比べ比較的おとなしいためではないかと推測される．
- しかしながら近年，右室機能は心不全をはじめとして様々な心疾患の予後に密接な関係があるとされ[1,2]，急速に注目を集めるようになった．
- しかし先述した通り，右室は回転楕円形で近似される左室とは異なり複雑な構造をしており，その評価は容易ではない．
- 右室の評価方法に関してアメリカ心エコー図学会から右心系の心エコー図評価ガイドラインが提唱され[3]，多くの論文等で引用されているが，2015年に発表された心腔計測ガイドラインでは，右室の評価法に改訂が加えられている[4]．
- 本稿では，主にそのガイドライン[4]に従い右心系評価について解説する．

1 右室サイズ

1.1 ▶ 右室径

- 右室の大きさを知ることは容量負荷・圧負荷の存在，右室機能を知る上で大変重要な評価項目である．
- 右室内は大きく，流入部（inlet），心尖部（apical），流出部（outlet）の3つの部位に分けられるが，それぞれの断面でどの部位を計測しているのかを把握することも重要である．
- 主に右室計測に用いられる断面は心尖四腔像であるが，この断面は流入部および心尖部のみが描出されていることに注意する．
- また通常の四腔像は左室にフォーカスされていることが多く，右室計測の場合には拡張期に右室内腔が最大となる断面（right ventricle-focused view）を選択する必要がある．
  - ▶ 図1にその実例を示す．
  - ▶ ⓐⓑⓒまで様々な断面をみているが，右室が最も大きく描出されるⓑの断面で評価する必要があり，右室基部径，右室体部径の2か所で計測を行う（図1）．
  - ▶ それぞれの正常値がガイドラインに明記されており，基部径＞4.1 cm，体部径＞3.5 cmで拡大と定義している．
- また右室拡大の指標として計測した値のみならず，左室とのバランスも重要である．

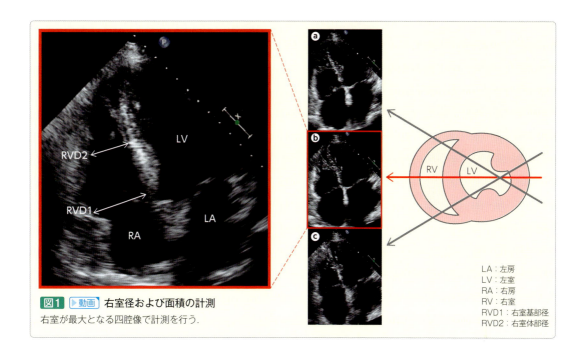

図1 ▶動画 **右室径および面積の計測**
右室が最大となる四腔像で計測を行う．

LA：左房
LV：左室
RA：右房
RV：右室
RVD1：右室基部径
RVD2：右室体部径

左室にフォーカスした心尖部四腔像では，通常右室は左室と比較して小さい．右室が左室と同等，もしくは大きい場合には右室拡大の存在を疑う必要がある．

1.2 ▶ 右室流出路径

- 右室流出路径の計測部位は近位部と遠位部に分かれており，胸骨左縁長軸像および短軸像にて近位部を，短軸像にて肺動脈弁直下の遠位部を計測することが推奨されている（図2）．
- 近位部では＞3.5 cm，遠位部では＞2.7 cmが拡大と定義されている．特に遠位部は右室サイズのみならず，右室心拍出量計測の際にも用いられるため，使用頻度も高く重要である．

図2
右室流出路径計測
ⓐ長軸像．ⓑ短軸像．
Ao：大動脈
LA：左房
LV：左室

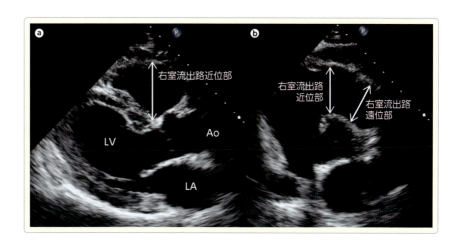

1.3 ▶ 右室壁厚

- 右室肥大の有無は右室に対する慢性の圧負荷，肥大型心筋症やアミロイドーシス等の肥大心の診断に重要な指標である．
- 肋骨弓下アプローチにて拡張末期の右室壁厚を計測し（図3），>0.5 cmで肥大と定義する．

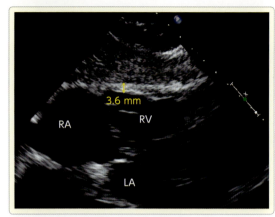

図3 右室壁厚計測
肋骨弓下アプローチにて拡張期壁厚を計測する．
LA：左房，RA：右房，RV：右室

 Point
- 右室は解剖学的に3つのパートに分かれている．
- 右室計測部位がどのパートの計測を行っているのかを理解する．
- 右室最大断面の描出を心がける．

2 右室収縮能

2.1 ▶ 三尖弁輪部収縮期移動距離（TAPSE）

- TAPSE（tricuspid annular plane systolic excursion）は心尖四腔像において右室自由壁側の三尖弁輪部にMモードのカーソルを置き，長軸方向の弁輪部収縮期移動距離を計測したものである（図4）．
- 1.7 cm未満は収縮能低下と定義されている．
- TAPSEは計測が簡便であり，検者間誤差も少なく再現性に優れており，日常臨床において最も広く使用された右室収縮能指標と考えるが，角度依存性や容量依存性であることに注意するほか，単純な移動距離であるため，拡大右室の場合には過大評価の可能性があることを念頭に置く必要がある．

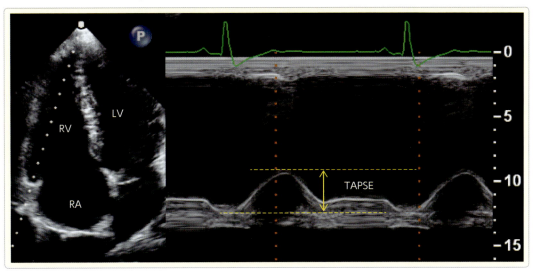

図4 ▶動画 TAPSE計測　　　　　　　　　　　　　　　　　　　　LV：左室，RA：右房，RV：右室
右室自由壁側の三尖弁輪部にMモード法を用いることで計測できる．

2.2 ▶ 右室面積変化率（RVFAC）

- RVFAC（right ventricular fractional area change）は心尖四腔像にて右室フォーカス像で右室が最大になる断面を描出し，右室拡張末期面積および収縮末期面積を計測．以下の計算式で求める．

$$\{(拡張末期面積 - 収縮末期面積)／拡張末期面積\} \times 100（\%）　（図5）$$

- 35％未満が収縮能低下と定義されている．
- RVFACは比較的簡便に求めることができるが，図5に示すように計測断面に注意を要する．

図5 RVFAC
右室が最大となる四腔像で計測を行う．右室拡張末期面積および収縮末期面積を計測し，｛(拡張末期面積－収縮末期面積)／拡張末期面積｝×100（％）という計算式で求める．
LA：左房
LV：左室
RA：右房
RV：右室

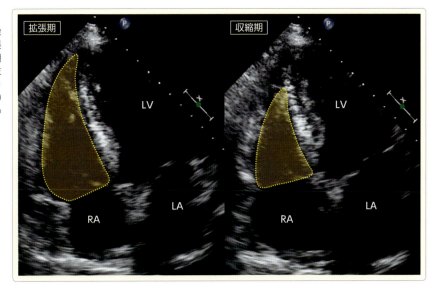

2.3 ▶ 右室 Tei index (MPI)

- 右室 Tei index（MPI: myocardial performance index と呼ぶこともある）は，右室収縮能および拡張能を総合的に評価する心時相指標である．
- 右室は前述の通り，複雑な構造であることやエビデンスが少なく確立された心機能指標をもたないこともあり，右室 Tei index は特別な装置を必要とせず有用な評価項目であると考えられる．
- 右室 Tei index はパルスドプラ法による三尖弁閉鎖から拡張までの時間（tricuspid closure opening time: TCO）と駆出時間（ejection time: ET）を用いて，以下の計算式で求めることができる．

$$(TCO - ET)/ET \quad (図6)$$

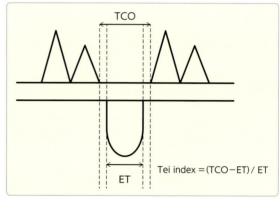

図6　右室 Tei index
Tei index ＝（TCO － ET）/ ET で求める．
TCO : tricuspid closure opening time
　　　 三尖弁閉鎖～開放までの時間
ET : ejection time
　　 駆出時間

- ＞ 0.43 で右室機能異常と定義されるが，右房圧上昇（等容拡張時間の短縮）や心房細動症例には注意を要する．

 Pitfall　組織ドプラ法を用いた計測方法もあるが，その場合には正常値が＞ 0.54 とパルスドプラとは値が異なることに注意が必要である．

2.4 ▶ 組織ドプラを用いた三尖弁収縮期弁輪部移動速度 s'

- 心尖四腔像にて組織ドプラを用いて三尖弁輪部収縮期最大運動速度を得ることができる（図7）．
- ＜ 9.5 cm/sec は収縮能低下と定義されているが，組織ドプラによる計測のため角度依存性であることに注意する．
- 以上，右室収縮能評価について 表1 にまとめる．

 Point
- 右室収縮能指標それぞれの項目の長所および短所を理解する必要がある．
- 収縮能指標の絶対値は重要であるが，経時的推移は治療効果判定等に大変有用である．

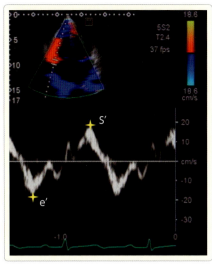

図7 組織ドプラを用いた三尖弁収縮期弁輪部移動速度 s'

表1 右室サイズおよび機能評価正常値

	サイズ	収縮能	拡張能
心尖四腔像	基部 2.5〜4.1 cm 体部 1.9〜3.5 cm 長軸 5.9〜8.3 cm	三尖弁輪部収縮期移動距離(TAPSE)≧1.7 cm 右室面積変化率(RVFAC)≧35% 右室Tei index≦0.43	0.8≦E/A≦2.0 E/e'≦6.0
胸骨短軸像	右室流出路近位部≦3.3 cm 右室流出路遠位部≦2.7 cm	三尖収縮期弁輪部移動速度s'≧9.5 cm/sec	

3 右室拡張機能

- 右室拡張機能評価をルーチン検査で施行している施設は多くないと察する．しかしながら右室収縮機能低下が疑われる症例，または右室機能の早期障害を鑑別するには有用な評価と考えられる．
- ここではガイドラインで推奨される代表的な項目について解説する．

3.1 ▶ E/A

- 三尖弁流入血流速度波形から得られるE/Aは左室同様，簡便な評価方法である．
- ガイドラインでは，E/A＜0.8を弛緩障害型，E/A＞2.0を拘束型，0.8≦E/A≦2.0の場合には後述するE/e'＞6.0を偽正常型としている．

3.2 ▶ E/e'

- 先述したs'同様，三尖弁輪自由壁側に組織ドプラを用いて得られるe'から求めることができる．
- E/e'＞6.0を異常と定義し，右房圧10 mmHg以上であると予測しうる．
- 以上，右室拡張能評価について 表1 にまとめる．

4 右室機能評価の最新技術

4.1 ▶ 2Dスペックルトラッキング法

- 2Dスペックルトラッキング法は局所心筋自体の伸び縮みを評価でき，先述したRVFACやTAPSEとは異なった評価方法である．
- 右室自由壁と中隔を含めた6分画のものや，自由壁のみ3分画を用いて，それぞれの分画や全てを平均したglobal longitudinal strain（GLS）を評価する（図8）．

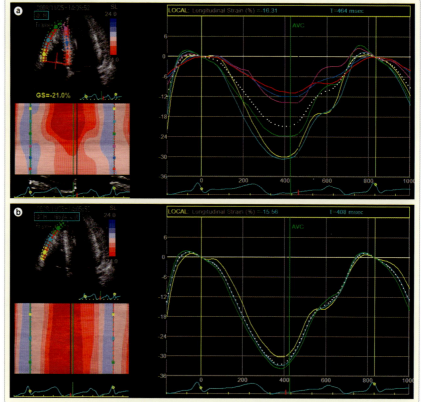

図8
2次元（2D）スペックルトラッキング法を用いた右室収縮能解析
ⓐ 中隔も含めた6セグメント解析．
ⓑ 右室自由壁側のみの3セグメント解析．

- 右室心筋の約70％は縦走していることを考えると，2Dスペックルトラッキング法で縦方向の動きを評価することは理にかなうものであると考える．
- 健常者の自由壁側のピークストレイン値は－27±4％，右室3断面のGLSは－23±2％と報告されている[5]．
- しかしながら，使用する装置によってそのストレイン値は違うことも知られており，注意が必要である．

4.2 ▶ 3D心エコー図

- 先述の通り，右室は流入部，心尖部，流出部の3つの要素からなり，また複雑な形態をしている．
- 今まで右室サイズや機能について述べてきたが，どの指標をみても全てのパートを網羅した指標はなく，特に右室収縮能に関しては流出路以外の部分のみの評価である．また，左室収縮能のゴールドスタンダードであるSimpson法を用いた駆出率の推定は，回転楕円体であることを仮定した方法であり，正確な右室評価には応用できない．
- 複雑な構造をもつ右室こそ3次元的な評価が今後重要になってくる可能性を秘めている．そうした背景により近年，右室専用の3D解析ソフトも開発されている（図9）．

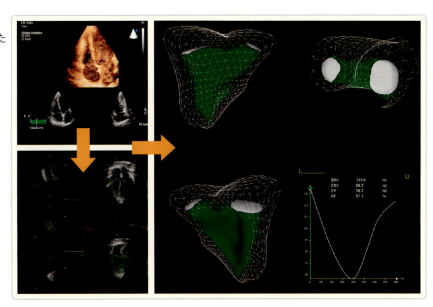

図9 3D心エコー図を用いた右室機能解析

- この右室専用3D解析ソフトを用いた解析では，健常者の拡張末期容積係数49 ± 10 mL/m^2，収縮末期容積係数16 ± 6 mL/m^2，右室駆出率67 ± 8%と報告されている[6]．

5 心エコーによる肺動脈圧推定

- 心不全診断の日常臨床において肺動脈圧の推定はその後の治療方針や治療効果判定において欠かすことのできない大変重要な評価項目の1つである．
- 右心カテーテルを用いた侵襲的な方法はリスクを伴うため最近では使用頻度が減少しており，心エコー・ドプラ法により推定する機会が増えている．心エコー・ドプラ法は非侵襲的で，迅速かつ簡便に繰り返し行うことができるため，緊急時や経時的推移を評価する際には大変有用である．
- 三尖弁逆流最大血流速度（V_{TR}：図10）から簡易ベルヌーイ式により収縮期右室－右房圧較差を用いて，これに右房圧を加えることで右室収縮期圧を求める．
- この右房圧推定には下大静脈径と呼吸性変動が用いられてきたが，最近ではsniff（鼻

図10 ▶動画 三尖弁逆流血流速度波形
収縮期右室圧＝$4×(V_{TR})^2$＋推定右房圧

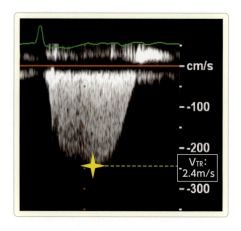

をすする）をしてもらうという方法も推奨されている[7]．

$$右室収縮期圧 = 4 \times (V_{TR})^2 + 推定右房圧$$

- 通常，右室収縮期圧は肺動脈収縮期圧と等しいため，この値を使用している．
- しかしながら，直接圧を計測できるというものではなく，技術的な問題や様々な限界があることも理解しておく必要がある．
    - まず，右室収縮期圧と肺動脈収縮期圧が等しくならない病態，肺動脈弁狭窄や右室流出路に閉塞病態がないことが条件の1つである．
    - また簡易ベルヌーイ式が成立するには狭窄部位がオリフィス状であることが条件に挙げられる．オリフィス状とは壁に開いた小さな穴のことで，狭窄弁や弁閉鎖時の逆流が似た形態をとるが，右室拡大が強く，三尖弁尖が高度にtetheringされている状態ではこの式が成立しない．
    - さらに連続波ドプラ波形の記録には十分に注意を要する．V_{TR}を2乗した値を用いているため，V_{TR}の測定誤差は大きな誤差を招く．そのため，ドプラ入射角やカラーゲインを適切に調節する（図11）．また，ドプラ入射角は血流速度計測に大きな影響を与えるため，ビームと血流方向が平行となるよう努力し，20°未満になるようにする．

図11 ドプラゲイン設定の違い
2つのドプラ波形は同一症例で同日に撮像されたもの．
ⓐ至適ゲイン．ⓑアンダーゲイン．
ⓑのようなアンダーゲインでは血流速度を過小評価する恐れがあり注意が必要である．

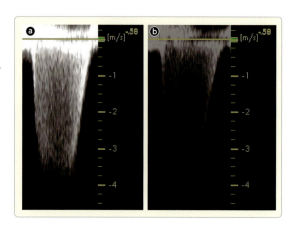

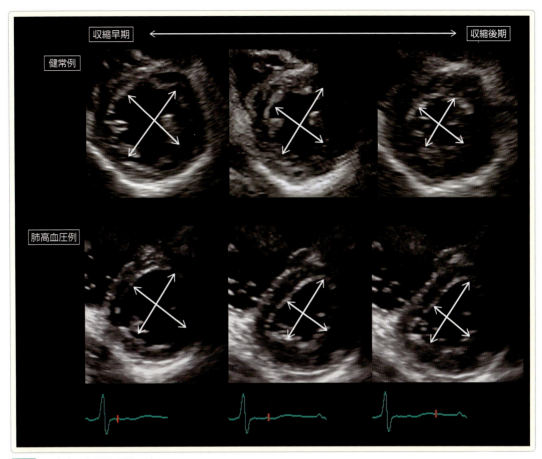

図12 心室中隔収縮期形態の違い
上段：健常例．下段：肺高血圧例．
肺高血圧患者は収縮期に心室中隔扁平化を認める．

- また，右房圧推定もこの肺動脈収縮期圧測定のみならず右心機能評価にとって重要である（右房圧推定は☞45頁B3③中心静脈圧を参照）．
- 肺高血圧の有無を知る上で，心室中隔の形態も重要な所見の1つである．
  ▸ 右室が圧負荷を受けると，左室を圧排し中隔の扁平化を認めるようになる．その扁平化の時相により，圧負荷か容量負荷かを見分けることができる．
  ▸ 肺高血圧等の圧負荷の場合には，収縮期有意に扁平化をきたす（**図12**）．

 Point
- 適切なドプラ入射角，ゲイン調整を行う．
- 簡易ベルヌーイ式が成立する条件であるかどうかの確認が必要である．
- 心室中隔形態にも注意を払う．

6 肺血管抵抗の推定

- 肺血管抵抗（pulmonary vascular resistance: PVR）を知ることは，肺動脈圧上昇（肺高血圧）の原因を究明する上で大変重要である．
- EF低下の患者の肺高血圧全てが左心不全に伴う二次性肺高血圧ではなく，逆にEFが保たれていても心不全をきたし，左心不全に伴う二次性肺高血圧となる場合もある．
- また肺動脈圧は流量に依存した指標であり，肺動脈圧＝心拍出量×肺血管抵抗（PVR）という関係にある．
- PVRが上昇しても右心不全を呈し，心拍出量が減少すれば肺動脈圧上昇はそれほど上がらず，病態を過小評価してしまう．
- 一方，治療によってPVRが低下しても心拍出量が増加することによって肺動脈圧が低下せず病態を過大評価してしまう可能性もあり，PVRは肺高血圧の病態把握に大変重要である．
- 心エコーによるPVR推定法には様々な指標が提唱されているが未だ確立された方法はない．臨床上最も簡便かつ比較的診断精度の高い方法として，本稿では三尖弁逆流最高血流速度÷右室流出路駆出血流の時間速度積分（図13）を紹介する．

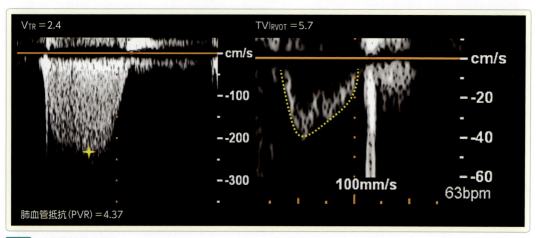

図13 肺血管抵抗の推定
三尖弁逆流最高血流速度÷右室流出路駆出血流の時間速度積分を用いて以下の計算式にて推定する．
$$PVR(woods) = V_{TR}/TVI_{RVOT} \times 10 + 0.16$$
$$= 2.4/5.7 \times 10 + 0.16$$
$$= 4.37$$

- Abbasらは心臓カテーテル検査にて求めたPVRと比較を行い V_{TR}/TVI_{RVOT} カットオフ0.175以上で感度77%，特異度81%でPVR: 2 wood以上と予測可能としている（肺動脈性肺高血圧の診断基準としてのPVRは3 wood以上）[8]．
- また，以下の計算式により推定PVRを求めている．

$$PVR(woods) = V_{TR}/TVI_{RVOT} \times 10 + 0.16$$

おわりに

- 以上，心エコー図による右室機能・肺高血圧評価について述べた．左心系のみに目を向ける時代は終わり，右心系の評価も求められる時代に突入した．
- 様々な評価方法が提唱されているが，それぞれの限界を理解し検査を進めることが肝心である．

1) Piran S, et al: Heart failure and ventricular dysfunction in patients with single or systemic right ventricles. Circulation 105: 1189-1194, 2002
2) Zornoff LA, et al: Right ventricular dysfunction and risk of heart failure and mortality after myocardial infarction. J Am Coll Cardiol. 39: 1450-1455, 2002
3) Rudski LG, et al: Guidelines for the echocardiographic assessment of the right heart in adults: a report from the American Society of Echocardiography endorsed by the European Association of Echocardiography, a registered branch of the European Society of Cardiology, and the Canadian Society of Echocardiography. J Am Soc Echocardiogr 23: 685-713, 2010
4) Lang RM, et al: Recommendations for Cardiac Chamber Quantification by Echocardiography in Adults: An Update from the American Society of Echocardiography and the European Association of Cardiovascular Imaging. J Am Soc Echocardiogr 28: 1-39, 2015
5) Forsha D, et al: Right ventricular mechanics using a novel comprehensive three-view echocardiographic strain analysis in anormal population. J Am Soc Echocardiogr 27: 413-422, 2014
6) Tamborini G, et al: Reference values for right ventricular volumes and ejection fraction with real-time-three-dimensional echocardiography: evaluation in a large series of normal subjects. J Am Soc Echocardiogr 23: 109-115, 2010
7) Lee SL, et al: Estimation of right atrial pressure on inferior vena cava ultrasound in Asian patients. Circ J 78: 962-966, 2014
8) Abbas AE, et al: A simple method for noninvasive estimation of pulmonary vascular resistance. J Am Coll Cardiol 41: 1021-1027, 2003

3 心エコー法
⑤左房 – 左室 – 動脈連関という考え方

1 左心不全の病態生理

- 収縮機能異常
  左室心筋の収縮力と大動脈（弾性動脈）の硬さおよび細小動脈（筋性動脈）の血管抵抗（後負荷）が関与（左室 – 動脈連関）

  低心拍出量のため運動耐容能の低下を生じて息切れ・易疲労感

- 拡張機能異常
  左室心筋の拡張障害，特にコンプライアンスの低下に伴う左房および肺毛細血管における残存血液量（前負荷）が関与（左房 – 左室連関）

  左室拡張期圧・左房圧・肺静脈圧の上昇が肺うっ血を生じて呼吸困難

 Point 運動耐容能は心不全症状の出現を定量的かつ客観的に判定できる指標であり，呼気ガス分析による最大酸素消費量（peak VO₂）で求める．Peak VO₂は，拡張機能異常に伴う左室充満圧（左房圧），収縮機能異常に伴うFickの式の指標（心拍数，一回拍出量，動静脈酸素較差）のいずれの異常によっても影響を受ける．動静脈酸素較差は骨格筋，貧血，呼吸器系などの心外因子とも関連のあることから，現在，駆出率の維持された心不全（HFpEF）における運動耐容能の低下の機序あるいは本病態の定義については明確な結論が得られていない．

- 上記の2点から，左心不全の機序を考える上で左房 – 左室 – 動脈連関の評価は重要である．

2 組織情報を用いた左室収縮機能評価

- 左室心筋は心内膜側斜走筋，中層輪状筋，心外膜側斜走筋の3層構造を示す．2Dスペックルトラッキング法（2DSTE）は左室駆出率（EF）に比べてより詳細に左室収縮機能を評価することができる．

 Point 左室は心筋線維方向（長軸および円周方向）の短縮（1次構造），心筋線維のらせん状構造（2次構造），線維方向に直交する断面（sheet）の角度変化（3次構造），により効率的に血液を駆出できる．EFに影響を与える因子としては，以下の2点が重要である．長軸方向の心内膜側心筋は心外膜側心筋に比べて収縮期の壁厚増大が約2倍大である半面，虚血や線維化に晒されやすい．また左室リモデリング，特に求心性肥大は左室内腔，すなわち左室拡張末期容量を小さくする．

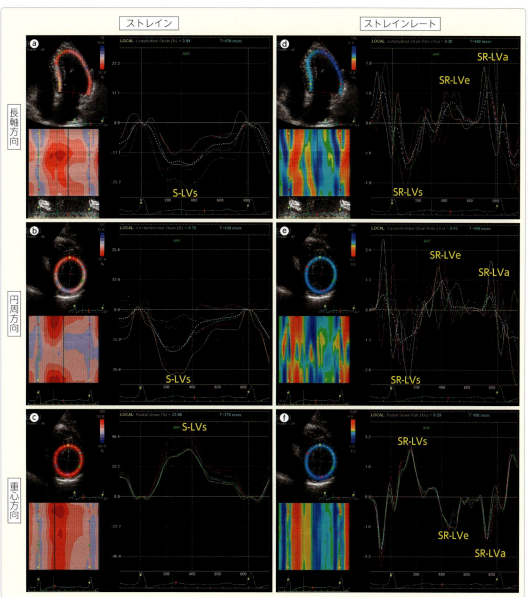

図1 ▶動画 2Dスペックルトラッキング法(2DSTE)による正常例の左室長軸(上段),円周(中段)および重心(下段)方向のストレイン,ストレインレート曲線

S-LVs：収縮期左室最大ストレイン
SR-LVs：収縮期左室最大ストレインレート
SR-LVe：拡張早期左室最大ストレインレート
SR-LVa：心房収縮期左室最大ストレインレート

- 2DSTEを用いると,心筋線維方向における長軸および円周方向の短縮・伸展と,結果として生じる重心方向の壁厚増加・減少,および長軸を中心としたねじれ(torsion)とほどけ(untwisting)が観察できる(図1).
- 健常高齢者および心血管危険因子を有するが左室リモデリングを認めない無症候例(ACC/AHAガイドラインのstage A)では,最初に等容収縮期における長軸方向(心内膜側斜走筋)の収縮低下をきたすが,駆出期における円周方向(中層輪状筋)の代償的な収縮増大と左室torsionの増大により重心方向の壁厚増大は維持される(EF≧60％).

Point 収縮期の左室内圧曲線は，等容収縮期（ICT）と駆出期（ET）の2つの時相にピークを形成する（図2）．前者については長軸方向の主として心内膜側斜走筋の収縮が，後者については円周方向の中層輪状筋の収縮と左室torsionが重要な役割を果たす．一方，拡張期における左室内血液流入は，主に拡張早期波（E）と心房収縮期波（A）により規定されており，弛緩と左室壁のコンプライアンスあるいはスティフネスにより両波高は種々変化する．

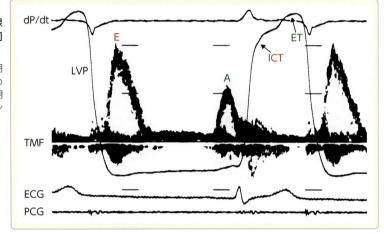

図2 正常例における左室圧（LVP）曲線と僧帽弁口血流速波形（TMF）の同時記録

LVP曲線は収縮期に2つ〔等容収縮期（ICT）と駆出期（ET）〕の圧上昇を認める．TMFは拡張期に2峰性〔拡張早期波（E）と心房収縮期波（A）〕パターンを示す．

dP/dt：左室圧一次微分曲線
ECG：心電図
PCG：心音図

- 心血管危険因子を有し左室リモデリングを認める無症候例（ACC/AHAガイドラインのstage B）では，円周方向の代償的収縮に限界を生じ，結果として重心方向の壁厚増加が低下し始める（EF≧50％）．
- HFpEFに進展すると（ACC/AHAガイドラインのstage C），3方向の収縮・壁厚増加の減少およびtorsionの低下を認めるようになる（40％≦EF＜50％）．

 Point HFpEFの危険因子である加齢や心血管危険因子（高血圧，糖尿病，脂質異常，肥満，喫煙）の存在は，間質の線維化や心筋細胞の巨大弾性蛋白質（titin）のリコイル障害による拡張機能異常や，筋周膜膠原線維（myosium）の変化や心筋細胞の線維化に伴う収縮機能異常を招来する．これらの変化は，通常，最初に心内膜側心筋に出現し，次第に中層そして心外膜側心筋へと進展する．

3 血流情報を用いた左室拡張機能（左房-左室連関）異常の評価

- 僧帽弁口血流速波形（TMF）と肺静脈血流速波形（PVF）の併用により，肺うっ血（呼吸困難）の機序を説明できる．
- 肺うっ血は左室の収縮機能異常（左室-動脈連関）および拡張機能異常（左房-左室連関）のいずれによっても生じる（図3）．
- 肺うっ血の出現にはLVEDPの上昇のみでなく，左房圧（LAP）および肺静脈圧の上昇が必須である．すなわち，LVEDPの上昇のみの状況では，TMFが偽正常化パターン（1≦E/A＜2），$PVS_2/PVD≧1$，かつPVA＞25～30 cm/secを必要とし，一方，

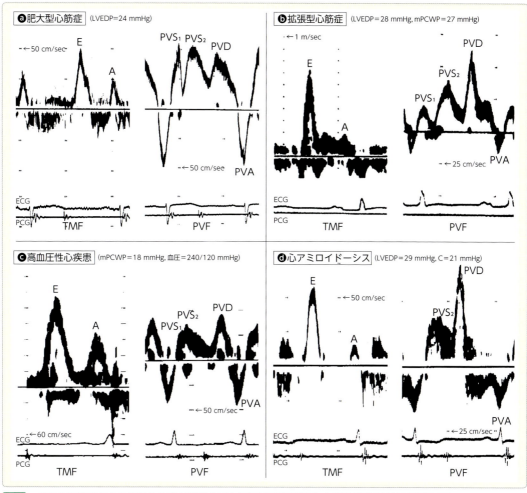

図3 心不全症状を有する各種心疾患の僧帽弁口血流速波形(TMF)および肺静脈血流速波形(PVF)

労作時呼吸困難を有する肥大型心筋症例(HFpEF，ⓐ)では，TMFの偽正常化パターン，PVFのPVAの増高(50 cm/sec)を認め，左房圧の上昇を反映するPVS₂の減高はみられない(PVS₂/PVD＞1)．
安静時呼吸困難を有する拡張型心筋症例(HFrEF，ⓑ)および心アミロイドーシス例(HFpEF，ⓓ)のTMFは拘束型パターンであり，いずれもPVFのPVS₂/PVD＜1とPVAの減高(＜25 cm/sec)を認めることから，左室拡張末期圧と左房圧はいずれも上昇していると考えられる(左房のafterload mismatchあるいは左房心筋異常(myopathy)に伴うポンプ失調)．
これら3例は左房心筋障害に伴う左房－左室連関異常を原因とする心不全である．
一方，安静時呼吸困難を有する高血圧性心疾患例(HFpEF，ⓒ)のTMFは偽正常化パターンを示し，PVS₂/PVD＜1とPVAの増高(50 cm/sec)を認めることから，急激な血圧上昇(後負荷増大)に伴う左室のafterload mismatchによる急性心不全であり，左房－左室－動脈連関異常を原因とする．

E：TMFの拡張早期波，A：TMFの心房収縮期波，PVS₁：PVFの収縮期第1陽性波，PVS₂：PVFの収縮期第2陽性波，PVD：PVFの拡張早～中期陽性波，PVA：PVFの心房収縮期陰性波，HFrEF：駆出率の低下した心不全，LVEDP：左室拡張末期圧，mPCWP：平均肺動脈楔入圧，C：拡張早期における左房圧と左室圧の交叉圧，ECG：心電図，PCG：心音図

LAPおよび肺静脈圧の上昇が加味されると，TMFが拘束型パターン(E/A≧2)，PVS₂/PVD＜1，かつPVA≦25～30 cm/secが必要となる(図3)．

Point　肺うっ血の指標として，各々時相の異なる"平均"肺動脈楔入圧（PCWP），"平均"左房圧（LAP）（左室充満圧），左室"拡張末期"圧（LVEDP）が同義語として用いられている（図4）．しかしながら，肺うっ血を生じるまでの過程には，
LVEDPの上昇 ➡ 心房収縮時LAP（a波）の上昇 ➡ 拡張早期におけるLAPとLVPの交叉圧（左室充満圧）の上昇 ➡ 肺毛細血管圧の上昇（左房のafterload mismatch） ➡ 肺うっ血
の流れがあり，TMFとPVFの併用はこれらの病態の変化の把握に有用である．

図4 左室圧（LVP）および左房圧（LAP）曲線の同時記録
a：LAPのa波
C：拡張早期におけるLAPとLVPの交叉圧
ECG：心電図
LVEDP：左室拡張末期圧
LVmin：LVPの最小圧
LVpre-A：LVPにおける心房収縮期波（A）の直前圧
mLAP：平均左房圧
v：LAPのv波

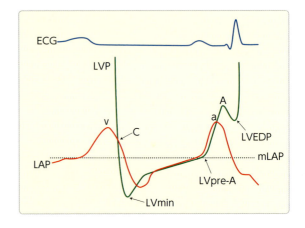

4 組織情報（2DSTE）を用いた左房 - 左室 - 動脈連関異常の評価

- 現時点においてHFpEFの治療戦略は確立されていない．したがって，左房 - 左室 - 動脈連関異常を早期に診断することはHFpEFへの進展を阻止するという観点からも重要である．

 Point　ACC/AHAガイドライン（2005）では心不全を4つのstageに分類している．この中で強調されていることは，心血管危険因子を有する（stage A）あるいは心臓の構造異常を有する（stage B）ものの心不全症状を認めない2つの群の病態把握と管理である．すなわち，これらの群に対する食事療法あるいはレニン・アンジオテンシン系抑制薬やスタチンの早期介入がHFpEF発症の頻度を少なくできる可能性がある．

- 2DSTEを用いると左室（図1）のみでなく，左房（図5）および頸動脈や腹部大動脈（図6）のストレインとその時間微分曲線であるストレインレートを記録することができる．
- 頸動脈・腹部大動脈の円周方向ストレインから求めたスティフネス〔＝ ln（収縮期血圧／拡張期血圧）／最大円周方向ストレイン〕は加齢（50歳以降）により増大し，心血管危険因子によりさらに加速する．
- 動脈スティフネスの増大，すなわち硬い血管は脈波伝播速度を速くすることから，左室収縮に伴う駆出血流の末梢から大動脈基部への反射波がより早期（拡張早期から収縮後期）に到達し，左室収縮と冠循環の非効率化の誘因となる（左室 - 動脈連関異常）（図7）．

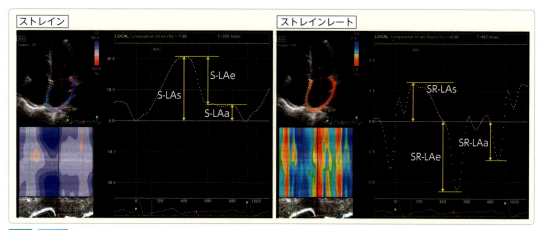

図5 ▶動画 2Dスペックルトラッキング法による正常例の左房ストレインおよびストレインレート曲線

S-LAs：収縮期左房最大ストレイン，S-LAe：拡張早期左房最大ストレイン，S-LAa：心房収縮期左房最大ストレイン，SR-LAs：収縮期左房最大ストレインレート，SR-LAe：拡張早期左房最大ストレインレート，SR-LAa：心房収縮期左房最大ストレインレート

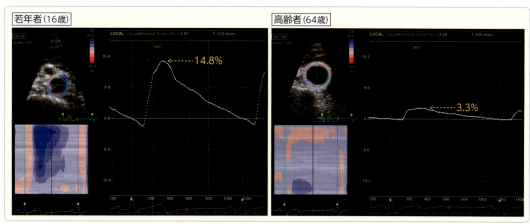

図6 ▶動画 若年者と心血管危険因子を有する高齢者における2Dスペックルトラッキング法を用いた腹部大動脈の円周方向ストレイン曲線

高齢者では若年者に比べて最大円周方向ストレイン（各々3.3%，14.8%）が著しく低下している．

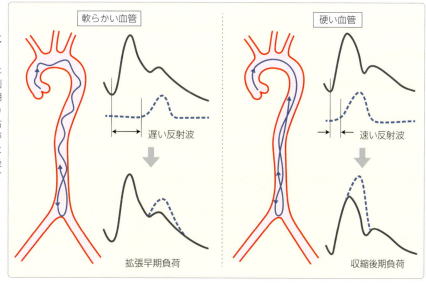

図7

大動脈（弾性動脈）のスティフネスが左室に与える影響

軟らかい血管（左図）では反射波が大動脈基部に到達する時相は拡張早期（冠灌流圧の維持に有利）であるが，硬い血管（右図）では脈波伝播速度が大となるため反射波はより早期，すなわち収縮後期（左室の収縮に対して過負荷）に到達する．

Point 高齢者の高血圧例では動脈の硬さ（Ea）の増大に伴って左室は収縮末期に硬さ（Ees）を増大させるが，次第に一回拍出量を維持するためのエネルギー効率が低下することから，EFの低下（40%≦EF＜50%）および収縮機能予備能の低下，さらには左室リモデリングや冠灌流圧の低下から拡張機能予備能の低下も招来することから最終的にHFpEFにつながる．これらの過程には心内膜側心筋のみでなく中層輪状筋にまで及ぶ病変の進展が必要である．

- 左室機能不全に伴う早期の左房機能異常は，左房弛緩（収縮期左房ストレインレート），左房充満（収縮期左房ストレイン），左房拡張期スティフネス（E/e'/収縮期左房ストレイン）などのリザーバー機能指標に認められる．

 Point 心血管危険因子を有する無症候例において，頸動脈・腹部大動脈スティフネスの増大は左室弛緩異常とともに，E/A≧1例（stage A）では左房弛緩異常，E/A＜1例（stage B）では左房拡張期スティフネスと密接な関連性を有する．これらの事実は，早期の病態においても左室–動脈連関異常が左房リザーバー機能に影響を及ぼすことを示唆する．

- 心血管危険因子の累積，特に高血圧と肥満の合併は，加齢とともに動脈の硬さ（スティフネス）を増大させ，さらには左房–左室連関をより悪化させることにより，結果としてHFpEFへと進展する．

5 左房–左室–動脈連関の早期機能異常から心不全への進展機序

- 大動脈・左室機能異常に関連した左房機能異常は，以下の順序で心不全，特にHFpEFに移行する．

  - 加齢および心血管危険因子により左房，左室，および弾性動脈の機能異常が早期かつ同時に生じる．
    ①左房心内膜側心筋の虚血・変性に伴う弛緩異常 ➡ 左房収縮期ストレインレート（図5）の低下
    ②左室心内膜側心筋の虚血・変性に伴う収縮・弛緩異常 ➡ 長軸方向の収縮期および拡張早期ストレインレート（図1）の低下
    ③弾性動脈の内皮機能障害および中膜の膠原線維と弾性線維との比の相対的増大
      ➡ 最大円周方向ストレイン（図6）の低下と動脈スティフネス（☞62頁）の増大
  - 左房・左室機能の代償機構（EF≧60%）
    ①長軸方向の等容収縮期における左室収縮異常は円周方向の駆出期における収縮増大により代償 ➡ 円周方向の収縮期ストレイン（図1）の増大
    ②長軸方向の等容拡張期における左室弛緩異常
      ↓
      左房の導管機能の低下 ➡ PVFのPVD（）の減高

⬇

結果として左房内貯留血液の増加 ➡ PVFのPVS$_2$（図3）の増高

⬇

左房のFrank-Starling機序による左房ポンプ機能の代償的増大 ➡ TMFのE/A＜1

● 左房・左室機能の代償機構の限界（EF≧50％）
　① 円周方向における左室心筋の代償的収縮の限界 ➡ 重心方向のストレイン・ストレインレート（図1）が次第に低下
　② 左房の拡張期スティフネスが次第に増大 ➡ E/e'/収縮期左房ストレイン（☞64頁）の増大

● 左房・左室・動脈のリモデリング（EF≧50％）
弾性動脈および末梢動脈の内膜・中膜の器質的変化 ➡ 動脈スティフネス（☞62頁）がより増大

⬇

圧負荷の代償機構としての左室肥大（求心性肥大） ➡ 左室心筋重量（LV mass index）の増大

⬇

左室内血液流入を維持するために左房の拡大 ➡ 左房容積（LA volume index）の増大

● 左室の拡張・収縮機能予備能の低下（40％≦EF＜50％）
動脈エラスタンス（Ea）と左室収縮末期エラスタンス（Ees）がいずれも増大（☞109頁）

⬇

一回拍出量を維持するためのエネルギー効率が低下し，一方では左室の拡張期コンプライアンスも低下する

⬇

さらなる左房拡張期スティフネスの増大

● 心不全への進展
　① LVEDPの上昇，さらにはLAPの上昇 ➡ 呼吸困難
　② 一回拍出量の低下 ➡ 息切れ

文献
1) Oki T, et al : Renewed interest in left atrial function: what do we need to evaluate clinically? J Echocardiogr 3 : 60-76, 2005
2) 大木　崇, 竹中　克（編）：拡張期学～Diastologyのすべて～. 文光堂，2010
3) Oki T, et al : Left atrial-left ventricular-arterial coupling : a new concept for evaluating the mechanisms of left ventricular dysfunction using 2D speckle-tracking echocardiography. Cardiac Ultrasound Today 18 : 193-224, 2012
4) 大木　崇, 他：血流および組織情報から左房－左室－動脈連関異常を診る. 心エコー　15 : 366-378, 2014
5) Oki T, et al : The impact of hypertension as a road to heart failure with preserved ejection fraction : diagnostic value of two-dimensional speckle tracking echocardiography for the early impairment of left atrial- left ventricular- arterial coupling. Curr Hypertens Rev 10 : 177-188, 2014

B 心不全の評価法

4 BNP

はじめに

- ナトリウム利尿ペプチドファミリーは心不全の診断や重症度評価および予後推測に有用なバイオマーカーとされ，今や心不全診療に欠かせないものになっている．ナトリウム利尿ペプチドファミリーのうち，最も一般的に測定されているものは脳性ナトリウム利尿ペプチド（BNP）と脳性ナトリウム利尿ペプチド前駆体N端フラグメント（NT-proBNP）であり，BNPは血漿を，NT-proBNPは血清または血漿を用いて測定する．
- 本稿では，BNP/NT-proBNPについて，**1** 分泌メカニズム，**2** 心不全診断における基準値，**3** 病勢評価における役割，**4** 心エコーとの関連について，**1**〜**4**の4つの小項目に分け記述した．

1 分泌メカニズム

1.1 ▶ 産生部位

- BNPは1988年にブタの脳から分離され，その後，心臓（心室）が主たる産生臓器であることが判明した．
- BNPは心筋重量で勝る心室から主として分泌されるが，心房からも10％ほど分泌されるので，心房細動などの心房性不整脈でも軽度の上昇を示す．

1.2 ▶ 分泌メカニズム

- BNP遺伝子は伸展ストレスに応じて，その発現が亢進し，転写・翻訳後，BNP前駆体ホルモンであるproBNP（108個のペプチド）が生成され，その後，蛋白分解酵素により，生理的に非活性のNT-proBNP（proBNPのN端から76個のアミノ酸［1〜76］）と生理活性を有する成熟型BNP（残りの32個のアミノ酸［77〜108］）に切断される（**図1**）．

1.3 ▶ 分解

- BNPは受容体に結合した後に内部化によって分解される場合と，中性エンドペプチダーゼによって分解される場合が知られている[1]．腎機能低下によりクリアランスは低下する．
- NT-proBNPの代謝のほとんどは腎臓からの濾過による排泄に依存していると考えら

図1 ▶ BNPとNT-proBNP構造の模式図

日本心不全学会ホームページ「血中BNPやNT-proBNP値を用いた心不全診療の留意点について」
http://www.asas.or.jp/jhfs/topics/bnp201300403.html
より転載引用.

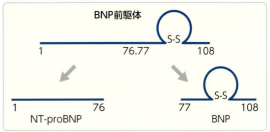

れているため, NT-proBNPのほうがBNPより腎機能低下による影響を受けやすい[2].

1.4 ▶ 半減期の違い

- BNPとNT-proBNPは心筋より等モルで分泌されるが, 前記のクリアランスにおける違いのため, 一般的には体内での半減期はBNPが約20分, NT-proBNPが約120分とされ, その濃度は異なる.

1.5 ▶ 生理活性の有無

- BNPのホルモンとしての生理作用は, 利尿作用・ナトリウム利尿作用・血管拡張作用などであり, 機能的にレニン・アンジオテンシン・アルドステロン系と拮抗する.
- NT-proBNPと比べ, BNPは生理活性を有している. BNP値は心臓での産生において, 常にフィードバックがかけられている可能性があるので, BNP値のほうが, 変動する心臓の状態をより反映しているかもしれない.

1.6 ▶ 正常値

- わが国での正常値は, それぞれBNPが18.4 pg/mL未満, NT-proBNPが55 pg/mL未満とされている.

2 心不全診断における基準値

 Point 心不全診断におけるカットオフ値は, 症例毎に応じた値をうまく使い分ける必要がある.

- BNP/NT-proBNPを用いた心不全診断におけるカットオフ値は, BNP/NT-proBNP値が様々な因子により修飾されることや, 心不全の除外または同定に用いる場合などのシチュエーションの違いなどから, それぞれ異なっている. このため, 症例毎に応じた値をうまく使い分ける必要がある.

2.1 ▶ BNP値に影響する因子（表1）

表1 BNP値に影響する因子

臨床状態に比べ低値に出る場合	臨床状態に比べ高値に出る場合
肥満	心房細動
電撃性肺水腫の初期	高齢
僧帽弁狭窄症	女性
収縮性心膜炎	腎機能障害
急性僧帽弁閉鎖不全症	肥大型心筋症

- BNP値は様々な因子により修飾される．例えば，肥満はその値を低下させ，心房細動や高齢，女性，腎機能障害はその値を上昇させる（表1）．
  - 高齢者ではサブクリニカル心機能障害や加齢に伴う腎機能低下を有することがある．
  - 腎機能低下症例では容量負荷に伴う心臓に対する負荷の亢進や，腎臓におけるペプチドの分解や排泄の低下などがある．
  - 臨床状態に比べ低値に出る場合として，前記に加えて，電撃性肺水腫の初期，僧帽弁狭窄症，収縮性心膜炎，急性僧帽弁閉鎖不全症などが挙げられる．収縮性心膜炎は心室のストレッチが少ないために軽度の上昇に留まっていることが多いとされている．
  - 臨床状態に比べ高値に出る場合として，前記に加えて，肥大型心筋症などが挙げられる．

2.2 ▶ 初めて心不全を疑ってBNP値を測定した症例を想定[2]

ⓐ BNP（NT-proBNP）値の心不全診断へのカットオフ値（図2）[2]

- カットオフ値の限界
  - このステートメント[2] では年齢別，腎機能別のカットオフ値は設けられていない．
  - BNP主体に作成されている．
  - BNP値に相当するNT-proBNP値については現段階でコンセンサスが得られていない．なお，このステートメント[2] では，BNP 40 pg/mLに対してはNT-proBNP 125 pg/mLが，BNP 200 pg/mLに対してはNT-proBNP 900 pg/mLが提案されている．

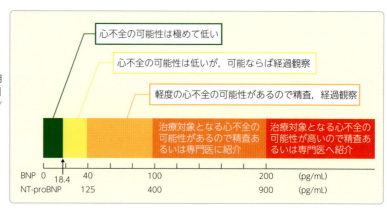

図2 BNP，NT-proBNP値の心不全診断へのカットオフ値

日本心不全学会ホームページ「血中BNPやNT-proBNP値を用いた心不全診療の留意点について」http://www.asas.or.jp/jhfs/topics/bnp201300403.html より転載引用．

- BNP値が18.4 pg/mLより低い場合には，「潜在的な心不全の可能性は極めて低い」と判断される．
- BNP値が18.4〜40 pg/mLでは「心不全の可能性は低いが，可能ならば経過観察」．
  ▶ 表1 で示したが，収縮性心膜炎，僧帽弁狭窄症，発作的に生じる不整脈，高度肥満などを伴う心不全において，BNP値の情報だけでは心不全の重症度を過小評価してしまう場合もあるので，症状や症候を十分に加味して判断する．
- BNP値が40〜100 pg/mLでは「軽度の心不全の可能性があるので精査，経過観察」．
  ▶ BNP値が40〜100 pg/mLの場合には，軽度の心不全の可能性がある．危険因子を多くもつ症例や心不全を発症する基礎疾患をもっている症例では，胸部XP検査，心電図検査，心エコー図検査などの実施が勧められている．
- BNP値が100〜200 pg/mLでは，「治療対象となる心不全の可能性があるので精査あるいは専門医に紹介」．
  ▶ BNP値が100〜200 pg/mLの場合は，治療対象となる心不全である可能性があるため，心エコー図検査を含む検査を早期に実施し，原因検索をする必要がある．もし，心不全を疑う所見が得られ，対応が難しいようであれば専門医に紹介する．
- BNP値が200 pg/mLを超えると「治療対象となる心不全の可能性が高いので精査あるいは専門医へ紹介」．
  ▶ BNP値が200 pg/mL以上の場合は，治療対象となる心不全である可能性が高いと考えられるため，原因検索に引き続き，症状を伴う場合は心不全治療を開始する．さらなる診療が必要な場合には専門医での対応を考慮する．

> **Point** BNP値100 pg/mL以上から治療対象の可能性[2]
> - BNP 100 pg/mL以上の場合は治療の対象となる心不全の可能性がある．早期に原因検索を臨床症状や他の検査法と組み合わせて総合的に行う必要がある．
> - また，特に推算糸球体濾過量（eGFR）が30 mL/分/1.73 m^2 未満の症例では，NT-proBNP値は想定以上に高くなることに留意する．

ⓑ ナトリウム利尿ペプチドの臨床応用に提案されたカットオフ値[3]
- 様々なシチュエーションにおけるそれぞれのカットオフ値が示されている（表2）．

ⓒ 心不全診断における腎機能に応じたカットオフ値[4]
- 表3 および 表4 に日本循環器学会の「脳血管障害，腎機能障害，末梢血管障害を合併した心疾患の管理に関するガイドライン」のBNP/NT-proBNPを用いた心不全診断のためのカットオフ値を示す．
  ▶ BNPを用いた場合は，eGFRが60 mL/分/1.73 m^2 以上の場合は100 pg/mL，60 mL/分/1.73 m^2 未満の場合は200 pg/mLとすることで，心不全を識別するのに有用となる（表3）．
  ▶ NT-proBNPを用いた場合は，腎機能と年齢による影響を受けるため，腎機能と年齢でそれぞれ層別し，カットオフ値が設定されている（表4）．
  ▶ 透析患者におけるカットオフ値の設定はなく，個々の症例において臨床所見と併せて判断する必要がある．

表2 ナトリウム利尿ペプチドの臨床応用に提案されたカットオフ値

ペプチド	カットオフ値	感度	特異度	陽性的中率	陰性的中率
急性呼吸困難で救急部受診　急性非代償性心不全患者の除外					
BNP	<30〜50 pg/mL	97%	*	*	96%
NT-proBNP	<300 pg/mL	99%	*	*	99%
急性呼吸困難で救急部受診　急性非代償性心不全患者の同定					
単一カットポイント方略					
BNP	≧100 pg/mL	90%	76%	79%	89%
NT-proBNP	≧900 pg/mL	90%	85%	76%	94%
複数カットポイント方略					
BNP,「グレーゾーン」アプローチ	<100 pg/mL, 急性非代償性心不全患者の除外	90%	73%	75%	90%
	100〜400 pg/mL「グレーゾーン」	*	*	*	*
	>400 pg/mL, 急性非代償性心不全患者の同定	63%	91%	86%	74%
NT-proBNP,「年齢 階級化」アプローチ	全体 50歳未満では≧450 pg/mL 50〜75歳では≧900 pg/mL 75歳以上では≧1800 pg/mL	90%	84%	88%	66%

文献3より改変引用.

表3 BNPを用いた心不全診断のためのカットオフ値

推定GFR	BNP値, pg/ml	心不全の正診率
≧90	70.7	91%
60〜89	104.3	90%
30〜59	201.2	81%
16〜29	225	86%

BNPを用いて心不全の診断を行う時には，腎機能に応じたカットオフ値を用いる．GFR60以上では100 pg/mL，60未満では200 pg/mLとすると，心不全を識別するのに有用である．しかし，透析患者におけるカットオフ値の設定はなく，個々の症例において臨床所見と併せて判断する必要がある．
「循環器病の診断と治療に関するガイドライン．脳血管障害，腎機能障害，末梢血管障害を合併した心疾患の管理に関するガイドライン http://www.j-circ.or.jp/guideline/pdf/JCS2008_hori_h.pdf（2015年2月閲覧）」から転載引用．

表4 NT-proBNPを用いた心不全診断のためのカットオフ値

eGFR≧60	50歳未満	>450 pg/ml
	50歳以上	>900 pg/ml
eGFR<60	年齢に関係なく	>1200 pg/ml

NT-proBNPは腎機能と年齢により影響を受けるため，心不全を診断するために，腎機能と年齢でそれぞれ層別しカットオフ値を設定している．
「循環器病の診断と治療に関するガイドライン．脳血管障害，腎機能障害，末梢血管障害を合併した心疾患の管理に関するガイドライン http://www.j-circ.or.jp/guideline/pdf/JCS2008_hori_h.pdf （2015年2月閲覧）」から転載引用．

ⓓ 左室駆出率が保持された心不全と考え診療を進める際に用いられるBNP/NT-proBNP値[1)]

- 左室駆出率>40〜50%
  - 心エコー図検査所見により，先天性心疾患・弁膜症・高心拍出状態を示唆する左室拡大・心膜疾患・肺動脈性肺高血圧（肺高血圧の所見＋右室の著明な拡大および左房拡大の欠如）が除外され，次の①〜④の項目のうちいずれかが該当する場合
    ① 「E/e'>15」
    ② 「E/e' 8〜15」＋「BNP>200 pg/mLあるいはNT-proBNP>900 pg/mL」
    ③ 「E/e' 8〜15あるいはBNP>200 pg/mLあるいはNT-proBNP>900 pg/mL」

+「肺静脈血流速波形の心房収縮期波の幅(RAd)－左室流入血流速波形の心房収縮期波の幅(Ad)＞30 msec あるいは左房容積係数＞40 mL/m² (左房径であれば＞40 mm) あるいは左室重量係数＞110 g/m²（男）＞100 g/m²（女）あるいは心房細動」

④「平均肺動脈楔入圧＞12 mmHg」

> **Point** 心不全か否かを判断するには，症状，身体所見，画像所見，および他の検査結果などをBNP/NT-proBNP値と組み合わせて，総合的にみることが重要である．
> 心不全診療におけるBNP/NT-proBNPのカットオフ値を，日本心不全学会のステートメントおよび日本循環器学会のガイドライン等を参照して記述した．当然のことながら，BNP/NT-proBNP値だけでは心不全か否かを判断することはできない．重要なことは，臨床症状や従来の画像所見および他の検査結果などを，BNP/NT-proBNP値と組み合わせて総合的に判断することである．

● 報告によっては，海外での臨床試験で用いられたBNP測定法とわが国での測定法は異なっており，それに伴うカットオフ値への影響にも留意する．

3 病勢評価における役割

● BNP/NT-proBNPの分泌は伸展ストレスに反映するため，壁応力が増大する心不全では心不全の重症度に応じて血中濃度が上昇すると考えられる．
  ▶ NYHA心機能分類が悪化するほど，BNP値は大となる．
    ・ Maiselら[5]によればNYHA心機能分類Ⅰ～Ⅳの平均BNP値は，Ⅰで244 ± 286 pg/mL，Ⅱで389 ± 374 pg/mL，Ⅲで640 ± 447 pg/mL，Ⅳで817 ± 435 pg/mLと報告され，NYHA心機能分類が悪化するほど，その値は大であった．
  ▶ 急性非代償性心不全におけるBNP/NT-proBNP値は，慢性安定期心不全の値と比較し，大抵が高値である．

● このような点から，心不全の病勢評価におけるBNP/NT-proBNPの測定の意義は十分あると考えられるが，一方でBNP/NT-proBNP値の個人差も大であるので，その値から直接NYHA心機能分類が推定できるわけではない．

> **Point** 心不全の病勢評価には1ポイントの値のみで判断するのではなく，過去の値との比較が重要
> ・心不全の病勢評価には1ポイントの値のみで判断するのではなく，過去の値との比較が重要である[2]．
>   ▶ 例えば「前回の数値と比較して2倍以上に上昇」といった変化がみられた時には，速やかに原因を探索し，早期に介入することが望ましく，可能であれば薬剤を調整して心不全のコントロールを強化する[2]．
> ・症例毎の最適なBNP/NT-proBNP値も異なっていると考えられており，その絶対的な管理目標値は，「BNPに関するステートメント」[2]では提示されていない．
>   ▶ 実臨床では個々の症例における最適なBNP/NT-proBNP値をみつけ，その値を維持するために食事や運動の適正化などの生活習慣の是正や，適切な薬物治療といった包括的な疾病管理が重要となってくる[2]．

- 急性非代償性心不全のため入院した患者において，退院までにBNP/NT-proBNP値が十分低下しない場合は再入院や死亡リスクがより高くなる[3]．
    - 退院までにBNP/NT-proBNP値が入院時と比較し30％以上低下することが望ましい[3]．
- BNP/NT-proBNP値による心不全患者の予後予測
    - 多くの臨床研究で心不全の予後予測にBNP/NT-proBNPは有用であると報告されている．
    - 中等度〜重度の心不全患者を対象にバルサルタンの有用性を検討したVal-HeFT試験のサブ解析によれば，BNP値を低い値から四分位にわけ，BNP値の高い群ほど死亡率が高かったことが報告されている[6]．
- BNP/NT-proBNPガイド下治療の有用性について
    - 慢性心不全患者において，BNP/NT-proBNPを連続的に測定し，その低下を目標に治療を行うことの是非がメタ解析で検討されている．Savareseら[7]によれば，特にNT-proBNPガイド下治療は，全死亡率（表5）および心不全関連の再入院の減少につながっていたが，高齢者ではその有用性は限定されていた．今後，これらのデータを基とし，BNP/NT-proBNPガイド下治療が心不全診療ガイドラインに反映されるかもしれない．

表5 メタ解析によるBNP/NT-proBNPガイド下治療の死亡リスクに及ぼす影響

BNPガイド下治療				
試験名または第一著者	論文誌名	発表年	オッズ比（95％信頼区間）	重み付け（％）
Anguita	Med Cin (Barc)	2010	1.00 (0.23, 4.43)	2.05
Beck da Silva	Congest Heart Fail	2005	0.45 (0.04, 5.39)	0.74
STARBRITE	J Card Fail	2011	0.32 (0.03, 3.19)	0.87
STARS-BNP	J Am Coll Cardiol	2007	0.61 (0.23, 1.64)	4.68
UPSTEP	Eur J Heart Fail	2011	0.95 (0.54, 1.68)	13.94
小計	(I-squared = 0.0％, p = 0.823)		0.81 (0.52, 1.28)	22.27
NT-proBNPガイド下治療				
試験名または第一著者	論文誌名	発表年	オッズ比（95％信頼区間）	重み付け（％）
BATTLESCARRED	J Am Coll Cardiol	2009	0.95 (0.53, 1.70)	13.37
Berger	J Am Coll Cardiol	2010	0.64 (0.36, 1.16)	13.25
PRIMA	J Am Coll Cardiol	2010	0.72 (0.45, 1.14)	21.22
PROTECT	J Am Coll Cardiol	2011	0.66 (0.18, 2.43)	2.66
SIGNAL-HF	Eur J Heart Fail	2010	0.98 (0.33, 2.89)	3.92
TIME-CHF	JAMA	2009	0.67 (0.42, 1.05)	22.32
Troughton	Lancet	2000	0.13 (0.02, 1.12)	0.98
小計	(I-squared = 0.0％, p = 0.692)		0.72 (0.56, 0.91)	77.73
合計	(I-squared = 0.0％, p = 0.896)		0.74 (0.60, 0.91)	100

BNP/NT-proBNPガイド下治療がより良い：オッズ比が1未満．文献7より引用し著者作成．

4 心エコーとの関連について

- このようにBNP/NT-proBNPは心不全の臨床的な評価とその管理に使用されているが，心不全患者を個々にみてみるとその値が不均一であることは臨床現場ではすでに知られており，結果を解釈する際に何らかの混乱を引き起こす場合がある．
- 心不全症状を呈する160例にBNP測定，心エコー図および心臓カテーテル検査を施行したところ，収縮性心不全だけではなく，拡張期心不全患者においても，従来報告されていた様々な指標より左室拡張終期壁応力がBNP値に影響していたとの報告がある[8]．
- 当院で経験した心不全症例のうち，BNP値を測定し，ほぼ同時期に施行した心エコー図検査での左室駆出率が約20％であった症例を示すが，左室駆出率以外の心エコー図検査で精査しうる所見（左室壁厚，心房・心室における容量および圧負荷の程度および左室拡張機能など）もBNP値に大きく関与していることがわかる（図3）．

> 症例　70歳代，男性，NYHA Ⅳ度
> 主訴：労作時息切れ，食後の嘔吐
> 現病歴：20~30年前から高血圧を指摘されていたが，特に通院治療は受けていなかった．労作時息切れ，食後の嘔吐などを主訴に救急搬送された．
> 身体・検査所見：
> - 血圧186/123 mmHg，脈拍91回/分，奔馬調音を聴取，軽度の下腿浮腫あり．

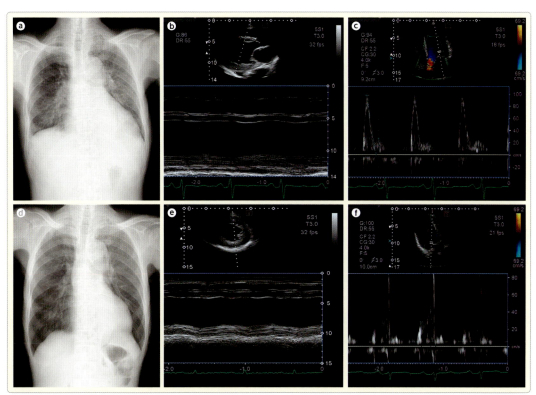

図3　症例の胸部X線像および経胸壁心エコー図
上段は入院時，下段は約3週間後．

胸部X線では心拡大（心胸郭比67％）と肺うっ血像を認め（図3ⓐ），また，eGFRは40 mL/分/1.73 m² で腎機能は中等度～高度に低下し，BNPは3182.2 pg/mLで著明に高値であった．

- 心エコー図での左室拡張終期径は56 mmで左室は拡大し，左室駆出率は15～20％で，左室収縮機能は著明に低下していた（図3ⓑ）．
    - 左室壁厚は12～14 mmで軽度～中等度の左室肥大を呈し，左房容積係数は40 mL/m²で左房拡大を認めた．
    - 左室急速流入血流速度（E波）は98 cm/sec，心房収縮期流入血流速度（A波）は26 cm/secであった．E/Aは3.77と高値で，E波の減速時間（DT）は142 msecと短縮しており，拘束障害型波形と考えられた（図3ⓒ）．
    - また，E/e'は14.1でやや高値であった．
    - 僧帽弁逆流と三尖弁逆流はそれぞれⅠ度で軽度の逆流所見を認め，三尖弁逆流速度を用いた右室－右房収縮期圧較差は41 mmHgであった．
    - 下大静脈径は16/8 mmで呼吸性変動がみられた．
- 薬物療法により，主訴は改善し，約3週間後，胸部X線での心胸郭比は67％から55％に縮小し（図3ⓓ），BNPは3182.2から1119.0 pg/mLに低下した．
    - 心エコー図での左室拡張終期径は48 mmと左室拡大は改善したが，左室駆出率は19％で，左室収縮機能は著明に低下したままであった（図3ⓔ）．
    - 左房径は35 mmで左房拡大はなく，下大静脈径は8/3 mmで呼吸性変動がみられた．E波は28 cm/sec，A波は45 cm/sec，E/Aは0.62で拘束障害型波形から左室弛緩障害波形へ改善したと考えられた（図3ⓕ）．
    - 三尖弁逆流速度を用いた右室－右房収縮期圧較差は41から26 mmHgに減じていた．
- 本症例では，薬物治療前後での左室駆出率はほぼ同様であったが，心負荷所見が軽減したことに伴い，BNP値は低下した．

Point　対象症例のBNP/NT-proBNP値を評価する際には，左室駆出率だけではなく，心エコー図検査で精査しうる所見（左室壁厚，心房・心室における容量および圧負荷の程度および左室拡張機能）にも着目することが重要である．

おわりに

- BNP/NT-proBNPは有用なバイオマーカーであり，心不全診療では欠かせない補助手段である．ただし，その値は様々な因子により修飾を受けるので，心不全の有無を判断するには，必ず症状，身体所見，画像所見，およびその他の検査結果なども組み合わせて，腎機能をはじめとした合併症を考慮し，総合的にみることが重要である．

文献

1) 日本循環器学会：循環器病の診断と治療に関するガイドライン（2009年度合同研究班報告）．慢性心不全治療ガイドライン（2010年改訂版）
   http://www.j-circ.or.jp/guideline/pdf/JCS2010_matsuzaki_h.pdf（2015年2月閲覧）
2) 日本心不全学会：血中BNPやNT-proBNP値を用いた心不全診療の留意点について．
   http://www.asas.or.jp/jhfs/topics/bnp201300403.html（2015年2月閲覧）
3) Januzzi JL Jr., et al: Clinical assessment of heart failure. Mann DL, et al(ed)：Braunwald's Heart Disease: A Textbook of Cardiovascular Medicine 10th edition. Elsevier, pp473-483, 2015
4) 日本循環器学会：循環器病の診断と治療に関するガイドライン（2006－2007年度合同研究班報告）．脳血管障害，腎機能障害，末梢血管障害を合併した心疾患の管理に関するガイドライン．
   http://www.j-circ.or.jp/guideline/pdf/JCS2008_hori_h.pdf（2015年2月閲覧）
5) Maisel AS, et al: Rapid measurement of B-type natriuretic peptide in the emergency diagnosis of heart failure. N Engl J Med 347: 161-167, 2002
6) Anand IS, et al: Changes in brain natriuretic peptide and norepinephrine over time and mortality and morbidity in the Valsartan Heart Failure Trial（Val-HeFT）Circulation 107: 1278-1283, 2003
7) Savarese G, et al: Natriuretic peptide-guided therapy in chronic heart failure: a meta-analysis of 2,686 patients in 12 randomized trials. PLoS One 8: e58287, 2013
8) Iwanaga Y, et al: B-type natriuretic peptide strongly reflects diastolic wall stress in patients with chronic heart failure: comparison between systolic and diastolic heart failure. J Am Coll Cardiol 47: 742-748, 2006

B 心不全の評価法

5 胸部X線

1 胸部X線の基本

- X線写真は白黒濃淡で表現され，骨（石灰化），水，脂肪，空気の順に，白から黒の濃淡で表される（図1）．
- 肺野の名称は，上中下肺野で大まかに表される（図2）．
- 心血管部位は，弓という名称で表現され，右は第1〜2，左は第1〜4があり，図3のような解剖学的関係がある．

図1 X線写真の基本
X線写真は白黒濃淡の差で読影する．

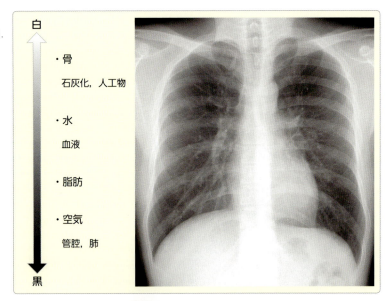

図2 肺野の名称
肺野は上中下，肺門部，肺尖部とおおまかに分類される．

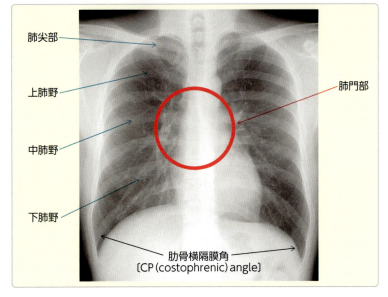

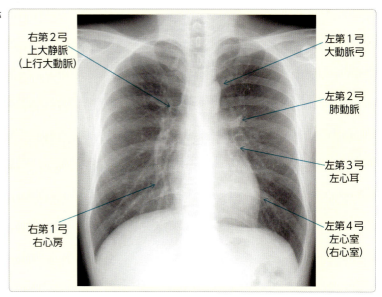

図3 心血管部位の名称

右第2弓
上大静脈
（上行大動脈）

右第1弓
右心房

左第1弓
大動脈弓

左第2弓
肺動脈

左第3弓
左心耳

左第4弓
左心室
（右心室）

2 心不全で認められる胸部X線所見

- 心不全で認められる胸部X線所見として心拡大，肺うっ血，肺水腫，胸水がある．

2.1 ▶ 心拡大

- 心胸比（CTR：cardio-thoracic ratio）で表され，図4のように胸腔と心臓との大きさの比で表す．50％くらいまでが正常の目安である．
- CTRが大きい場合，心臓が大きくなっていることが推定される．
- 横隔膜が挙上すると心臓が寝た状態となり，CTRは大きくなる．肺気腫のように，肺の過膨張では立位心となりCTRは小さくなる．そのため，CTRは心臓そのものの

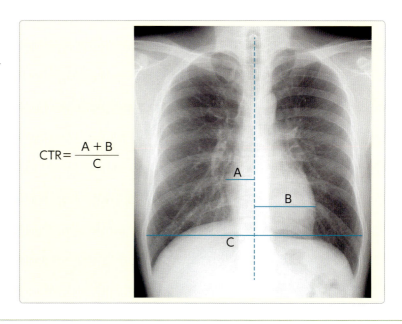

図4
心胸比（CTR）の測定方法
大まかな心臓の大きさを反映する．

$$CTR = \frac{A + B}{C}$$

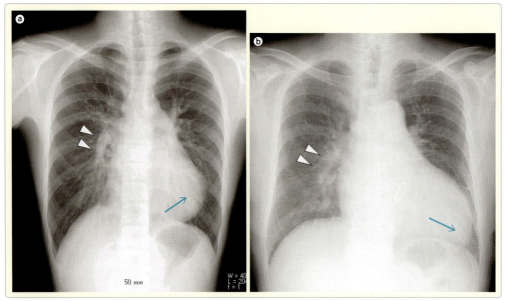

図5　右室拡大ⓐと左室拡大ⓑの違い

ⓐ右室拡大（心房中隔欠損），ⓑ左室拡大（拡張型心筋症）．
心房中隔欠損症例では左右シャントにより肺血流が増加している．拡張型心筋症では肺動脈楔入圧上昇によって肺うっ血をきたしている．いずれの例にも肺門部拡大（矢頭），肺血流再分布を認める．どちらも第4弓突出を認めるが，右室拡大ⓐでは右上方向に拡大し，左室拡大ⓑでは右下方向に拡大する（矢印）．
ともに肺動脈の拡張がみられるが，ⓑの拡張型心筋症例では肺動脈がぼやけてみえる〔perihilar haze（矢頭）〕．これは肺動脈楔入圧上昇に伴う間質の浮腫があり，肺動脈とのコントラストがつきにくくなる現象である．

大きさを表すわけではなく，あくまでも目安である．
- 通常のPA view（フィルムを胸壁の前に置いて後ろから撮像する）ではなく，ポータブル撮影のようなAP viewだとCTRが大きくなるので注意が必要である．
- 左第4弓拡大は通常左室であるが，右室が拡大する場合は，図5ⓐの矢印のように右上方向に突出する．右室が拡大しても左室は拡大せず，進展方向が制限されるためである．左室拡大では，右下方向（図5ⓑ）に左第4弓が突出する．この突出が心尖拍動を形成する．

2.2 ▶ 肺うっ血・肺水腫

- 肺毛細管レベルでの血液量が増加し，静水圧が上昇した状態を肺うっ血という．左心不全では，左室拡張末期圧上昇から左房圧が上昇し，肺動脈楔入圧が上昇することによって肺うっ血をきたす（図6）．
- 通常，下肺野の方が肺血流は多いが，肺動脈楔入圧が上昇すると上肺野の血流が目立つようになる（cephalization）．これを肺血流再分布（redistribution）という．
- 肺血流再分布の評価は，立位か座位でのみ可能である．仰臥位では，正常でも下肺野と上肺野の血流が均等になるためである．
- 肺毛細管から，間質，肺胞への水分の漏出が起こった状態を肺水腫という．肺動脈楔入圧が上昇し，静水圧が上昇することによって水分が漏出する心原性肺水腫と，肺血管透過性が亢進することによって蛋白成分を含んだ水分が毛細管外に滲出する非心原性肺水腫とに分類される（図7）[1]．

図6　うっ血性心不全（拡張型心筋症）のX線写真

心臓カテーテル検査の結果，左室駆出率34％，肺動脈楔入圧33 mmHg，心係数2.28 L/min/m²であった．心拡大，肺門部血管陰影の増強，肺血流再分布，peribronchial cuffing（矢頭），Kerley's line（A,B,C各矢印）を認める．

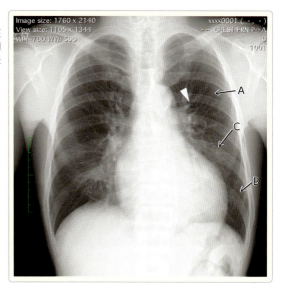

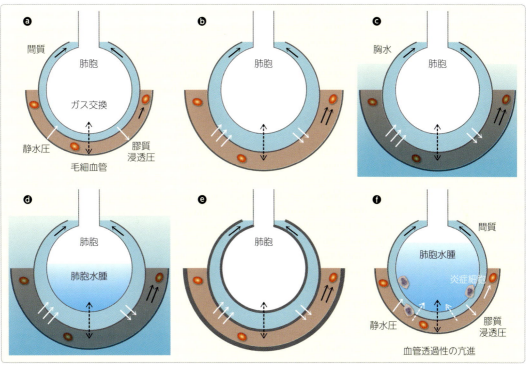

図7　肺動脈楔入圧と間質（リンパ）との関係

ⓐ肺動脈楔入圧が正常の場合，毛細血管の静水圧と膠質浸透圧でバランスがとれている．
ⓑ肺動脈楔入圧が上昇すると，毛細血管の静水圧が膠質浸透圧を凌駕する．しかし，間質（リンパ）の流れが増加し対応する．
ⓒ ⓑ以上に肺動脈楔入圧が上昇すると，間質の流れによる増加だけでは対応できなくなり，胸水が貯留してくる．
ⓓ ⓒ以上に肺動脈楔入圧が上昇すると，肺胞水腫を呈する．気管支の空気がコントラストとなり，X線でair bronchogramが観察される．
ⓔ慢性心不全の模式図．肺動脈楔入圧が上昇して，間質の流れも増加している．慢性的な経過のため，血管や肺胞の壁が肥厚する．その結果，胸水が貯留していなくても肺高血圧やガス交換の悪化が残る．
ⓕ非心原性肺水腫（ARDS）の模式図．静水圧の上昇はなくても血管透過性の亢進（点線矢印）により肺水腫を呈する．滲出性であり，蛋白や炎症細胞も毛細血管外に浸潤する．胸水よりは肺胞水腫が中心となる．

- 心原性肺水腫の程度は，肺動脈楔入圧だけでなく，発症するまでの時間が重要である[2]．すなわち，短時間で左心不全になるクリニカルシナリオ（CS1）[3]のような場合は，肺水腫を呈しやすく，CS2のように左心不全になるまでに比較的時間がかかるようであれば肺水腫を呈しにくい．その理由としては間質のドレナージ機能で説明される（図7）．
- 間質浮腫により，肺小葉間隔壁に水分が貯留すると，線状の陰影としてX線に写る．これはKerley's lineと呼ばれ，AからCまである（図6）[4]．A lineは，間質の水分量が増加し，その流れが合わさってできたリンパの流れを表している．肺門部方向へ向かう線状の陰影である．B lineは，小葉間隔壁にある肺静脈がみえるようになったものであり，胸壁に対して垂直で線状の陰影である．胸壁近くでみえる．C lineは，B lineがX線方向に垂直方向（タンジェント）になった線の集まりであり，網状影のように観察される．
- peribronchial cuffingサインは，気管支壁の肥厚がみえるのを指し，気管支周囲間質の浮腫によって気管支壁が肥厚しているようにみえるために生じる（図6）．また，間質の浮腫はX線では肺動静脈と同じ濃淡で表されるので，肺門部の肺動静脈のコントラストがわかりにくくなる（perihilar haze，図5）．
- 非心原性肺水腫は，急性呼吸窮迫症候群（ARDS）が代表的な病態で，敗血症などにみられ，炎症性サイトカインが血管透過性を亢進させるために蛋白成分を含んだ水分が毛細管外に滲出する[1]．
- 胸部X線写真で心原性肺水腫と非心原性肺水腫を鑑別するのは難しいが，ポイントがある（表1）[1]．

表1 心原性肺水腫と非心原性肺水腫を鑑別するためのX線所見

X線所見	心原性	非心原性
心臓の大きさ	正常か大きい	正常
width of the vascular pedicle	正常か大きい	正常か小さい
血管分布	肺血流再分布	正常
肺水腫の分布	肺血流再分布	まばらか末梢分布
胸水	あり	通常なし
気管周囲cuffing	あり	通常なし
Kerley's B line	あり	通常なし
air bronchogram	通常なし	あり

width of the vascular pedicleとは，右の1弓である上大静脈の右縁から左鎖骨下動脈の左縁までの幅であり，血管内volumeを反映するという．air bronchogramは間質と肺胞に水分が漏出もしくは滲出する場合，気管支がコントラストでみえる現象をいう．心原性肺水腫でも，肺胞水腫にまでなるとair bronchogramがみえるようになる．

2.3 ▶ 胸水

- CP angle（図8）の鈍化があれば胸水を疑う所見である．
- 胸水を捉えるためには，PA viewでは約200 mL以上，側面像では約100 mL以上の胸水が必要であるといわれている．
- 心不全による胸水は両側に認めることが多い．辺側の場合は，右に存在することが多い．筆者の考える原因として，左心不全例では睡眠の際，右側臥位を好む例が多く（心

図8 葉間胸水(vanishing tumor)症例

左CP angleが鈍化しており，胸水貯留が疑われる．minor fissureに胸水が貯留し線が増強しており，葉間胸水を認める（矢印）．右major fissureにも胸水が貯留し，葉間胸水を呈している（矢頭）．

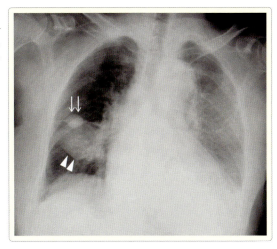

臓を少しでも高い位置にしたいためではないかと考えている），そのため右側に胸水貯留が多いのではないかと考えている．その他の考えとして，肺静脈の血流の違いということも聞いたことがあるが，文献を探し得なかった．

- 辺側胸水の場合は，肺炎などの炎症性疾患や，悪性腫瘍によるものを除外する必要がある．
- 左心不全でも右心不全でも胸水は生じる．左心不全では肺間質からの水分漏出が，右心不全では胸壁を支配している胸腔内体循環系の圧が高まり静水圧上昇によって水分漏出が起こるためである．
- 葉間胸水（**図8**）は葉間に生じる胸水であり，うっ血の治療により速やかに消失するため，vanishing tumorと呼ばれる．minor fissureに生じることが最も多い．

 Point 肺動脈楔入圧と肺水腫所見が解離する場合

- 肺動脈楔入圧とX線所見はある程度相関するが，必ずしも一致はしない．**図6**の症例ではかなり高い肺動脈楔入圧にもかかわらず，胸水は貯留しておらず，肺胞性肺水腫の所見もない．それは，肺胞間質のドレナージ機構があるからである（**図7b**）．慢性に経過すると，間質のドレナージ力が高まり，肺動脈楔入圧に対して対応できる．しかし，その力を凌駕する肺動脈楔入圧の上昇や，急激に肺動脈楔入圧が上昇する，CS1（前掲）のような場合は間質のドレナージ力では対応できず胸水や肺胞性肺水腫を生ずる．
- ARDSの場合は血管透過性亢進による肺水腫であるため，肺動脈楔入圧の上昇がなくても肺水腫になる．心原性肺水腫との区別がつきにくい場合は，利尿薬等による治療によって肺動脈楔入圧を下げる治療を行いつつ，十分利尿に反応して肺動脈楔入圧が下がっていると考えられるにもかかわらずX線の陰影改善が乏しい場合には，臨床上ARDSとして治療する．

文献

1) Ware LB, et al: Clinical practice. Acute pulmonary edema. N Engl J Med 353: 2788-2796, 2005
2) Kee K, et al: Heart failure and the lung. Circ J 74: 2507-2516, 2010
3) Mebazaa A, et al: Practical recommendations for prehospital and early in-hospital management of patients presenting with acute heart failure syndromes. Crit Care Med 36: S129-S139, 2008
4) Koga T, et al: Images in clinical medicine. Kerley's A, B, and C lines. N Engl J Med 360: 1539, 2009

B 心不全の評価法

6 心電図

はじめに

- 心電図では心室壁厚や弁膜症の程度，冠動脈狭窄などの解剖学的情報を直接得ることはできない．わが国では心エコーやCT，心臓カテーテルなどへのアクセスが容易であり，不整脈を除いて心疾患を心電図のみで診断することはない．
- 一方で，多くの心疾患は早期診断・早期加療が必要であり，それらは軽症あるいは無症候での発見が重要であるが，一律に画像検査を行うことは困難である．
- 心電図の長所は，無侵襲・低コスト・簡便性・技術的容易さにあり，スクリーニング検査として用いられる理由である．
- 心電図から判読しうる疾患は，心筋虚血・陳旧性心筋梗塞・心筋炎・たこつぼ型心筋症・電解質異常など様々であるが，左室負荷や右室負荷は日常臨床で最も多く遭遇する．
- 本稿では，心室負荷の心電図所見を中心に述べる．

1 左室肥大

- 左室肥大・左心負荷は，高血圧や弁膜症による左心負荷増大や，肥大型心筋症に代表される心筋症によって引き起こされる（表1）．
- 左室負荷の心電図所見は，
  ① 電位増大
  ② QRS幅の拡大
  ③ ST-T変化
  ④ 左房負荷
  ⑤ 左軸変位

  がよく知られている．
- 左室負荷の診断基準は様々なものがあり，代表的なものを表2に示す．心電図計ではSokolow-Lyon電位（SV1 + RV5）が自動表示されることが多い．
- 左室負荷による電位増大は，心筋細胞の肥大に由来する．一方，電位の大きさは，外的因子の影響を受けるため（表3），感度や特異度には限界がある．
  - Sokolow-Lyon診断基準は感度が低く特異度が高い．
  - Cornell voltage診断基準を組み合わせることで精度を高める検討もなされている．

表1 左室肥大の原因

- 高血圧
- 大動脈弁狭窄症
- 大動脈弁閉鎖不全
- 僧帽弁閉鎖不全
- 心室中隔欠損
- 褐色細胞腫
- 糖尿病
- ミトコンドリア病
- アミロイドーシス
- Fabry病
- ヘモクロマトーシス
- サルコイドーシス
- スポーツ心

表2 代表的な左室肥大の心電図診断基準

Sokolow-Lyon criteria	SV1 + RV5 > 3.5 mV RV5 or RV6 > 2.6 mV
Cornell voltage criteria	SV3 + RaVL > 2.8 mV（男性） SV3 + RaVL > 2.0 mV（女性）
Framingham criteria	RaVL > 1.1 mV RV4 or RV5 or RV6 > 2.5 mV SV1 or SV2 or SV3 > 2.5 mV SV1 or SV2+RV5 or RV6 > 3.5 mV RⅠ+SⅢ > 2.5 mV

表3 QRS電位に影響を及ぼす要因

電位増大	子供 やせ形
電位減少	肥満 女性 肺気腫 浮腫

- 代表的な左室肥大によるST－T変化は，
    ①ST低下
    ②非対称性のT波陰転
  である（図1）．
    ▸ ST－T部位は，心筋の再分極期にあたり，正常では，心外膜から心内膜に向かって，再分極が生じるので，多くの誘導のT波は陽性となる．
    ▸ 再分極過程に変化が生じることでT波の陰転が起こる．
    ▸ 左室負荷におけるST－T異常は，壁ストレスによる再分極異常とされている．
- 左房負荷は，左室の拡張能低下から二次的にもたらされうる．
    ▸ V1誘導でみられる左房負荷の例を図2に示す．
    ▸ 心房の興奮はV1誘導において，右房興奮は近づく向きに，左房興奮は遠ざかる向きに捉えられる（図3）．
- 左房負荷によって電位の増大・近接様効果の遅延が起こると，後半の陰性成分が大きくなる．
    ▸ 陰性部分の電位（mm）と陰性部分の時間（sec）の積は，P terminal force（図4）と呼ばれ，0.04以上が左房負荷の指標としてよく用いられる．

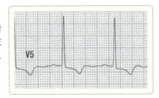

図1 左室肥大波形
高いR波に続き，ST低下と非対称性のT波陰転を認め，T波の末端はオーバーシュートしている．

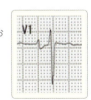

図2 左房負荷P波
P波後半の陰性部分が強調されており，左房負荷を示唆する

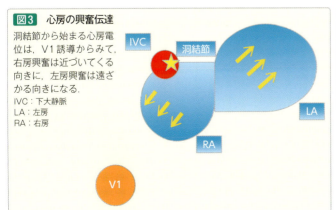

図3 心房の興奮伝達
洞結節から始まる心房電位は，V1誘導からみて，右房興奮は近づいてくる向きに，左房興奮は遠ざかる向きになる．
IVC：下大静脈
LA：左房
RA：右房

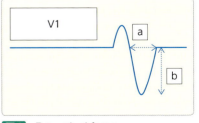

図4 P terminal force
a×b＞0.04を左房負荷の指標としている．

2 右室肥大

- 右室肥大・右室負荷は肺高血圧症，COPD，肺塞栓症，左-右シャント性疾患などが原因となる．
- 左室負荷を伴う疾患でも，左房圧上昇から受動的な肺動脈圧上昇が起こり，右室負荷状態になる．その場合は両室負荷の所見となる．
- 右室負荷の心電図所見に関しても，いくつか提唱されている（表4）．背景疾患によって，心電図所見は修飾される．

表4 代表的な右室負荷の心電図所見	
Sokolow-Lyon criteria	R V1 > 7 mm S V1 < 2 mm R aVR > 5 mm R V1 + S V5 or 6 > 10.5 mm
その他の所見	右軸偏位 S1Q3T3パターン 肺性P波 右脚ブロック時のR' > 15 mm

- 実際の心電図所見と解説を 図5 図6 図7 図8 に示す．

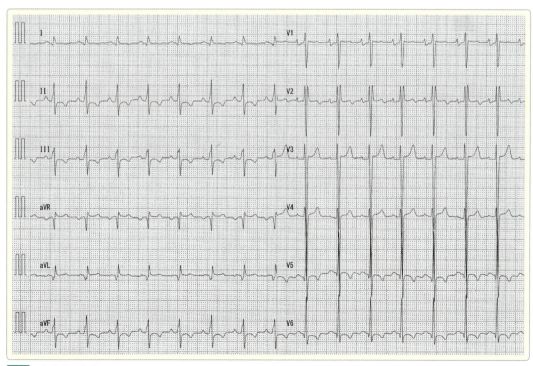

図5 心室中隔欠損
60代男性でEisenmenger症候群となっている患者．左室負荷を示唆する高いR波とST-T変化，左房負荷所見がみられる．また，V1～2のT波の陰転やV2のrSR'は右室負荷を示唆する．

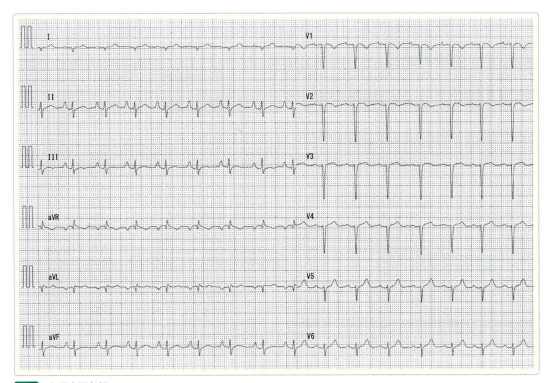

図6 心房中隔欠損

50代女性で右心不全が出現している．V1〜2のT波陰転，V5〜6のR＞S，右軸偏位などから右室負荷が示唆される．Qp/Qsが2.8であったため外科的中隔閉鎖を行った．

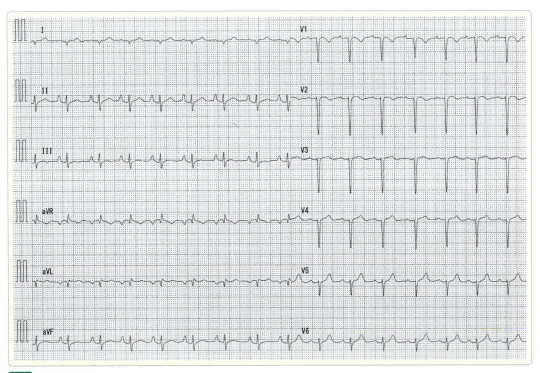

図7 重症COPD

40代女性，エコーで肺高血圧を指摘されている患者．Ⅱ誘導の高いP波は右房負荷を示唆する．右軸偏位，R波増高不良，V5〜6でR＜Sなどの所見も肺性心を示唆する．

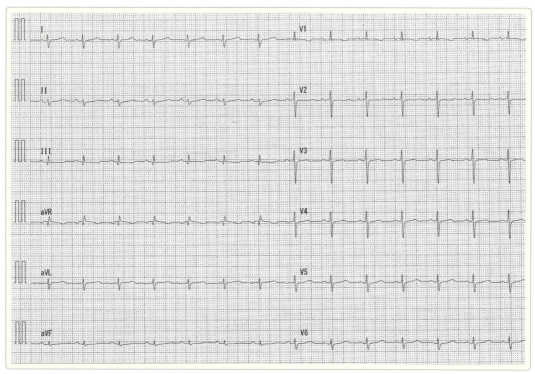

図8 急性肺塞栓
60代女性．S1Q3T3を認める．V1 R＞S，V5~6 R＜S，右軸偏位，V1の陰性T波も右心負荷を示唆する．

 Point

急性肺塞栓
急性肺塞栓は，肺動脈の閉塞によって急激な右室圧の上昇・心拍出量の減少をきたす致死的疾患であり，迅速な診断が要求されるため，心電図による診断法が模索されてきた．1935年にMcGinnらは，急性肺塞栓症患者の心電図として，「S1Q3T3」を提唱した．しかし，これは急性の右室負荷の所見であり，感度・特異度ともに十分ではなかった．その後右脚ブロック，右軸偏位，右胸部誘導でのT波の陰転などの所見，あるいはこれらの組み合わせによって心電図による肺塞栓の診断基準が検討されてはいるものの，十分な感度・特異度はない（図8）．現状では急性肺塞栓の診断ツールとしては，心エコー・造影CTが優れている（図9，図10）．

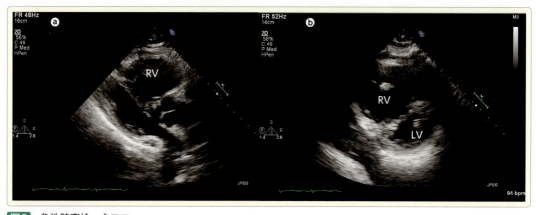

図9 急性肺塞栓，心エコー   LV：左室，RV：右室
ⓐ長軸像．ⓑ短軸像．右室の拡大と，右室に圧排される左室が確認できる．

B 心不全の評価法

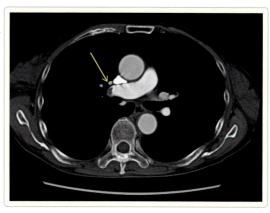

図10 急性肺塞栓，造影CT
右肺動脈主幹部に血栓閉塞を認める．

まとめ

- 心電図法は無侵襲・簡便に心臓の情報を得られる有用な検査であり，胸痛患者に対して行う第一選択の検査である．
- 心電図には解釈に概念的な側面があり，近年エコーなどの客観性が高い画像所見と比べて軽視される傾向にある．
- 両者を補完的に用いることで，より洗練された循環器診療が可能となる．

B 心不全の評価法

7 心臓MRI

はじめに

- 心不全は，心ポンプ機能異常により生じる浮腫，呼吸困難感，腎障害などの全身症状をもたらす症候群であり，しばしば臨床的に診断される．しかし，確定診断には形態・機能評価を行うことが重要であり，一般に最も迅速・簡便で，リアルタイムの血行動態評価が可能な心臓超音波検査が多用されており，心筋疾患によっては最終診断に心筋生検が行われている．しかし，最近の画像診断の進歩により，その様相は一変している．心臓MRIは，シネMRIによる左室機能の診断，ブラックブラッドT2強調MRIによる心筋浮腫，遅延造影MRIによる梗塞・線維化の診断など，機能診断や組織性状評価の面で優れている．複数の撮像法を組み合わせることで，非侵襲的により正確な心筋症診断をすることが可能となり，重症度の把握，治療方針決定や治療効果判定，さらに患者の予後予測にも有用と考えられる．
- 本稿では，心不全・心筋症の診断に必要なMRI撮像法と，代表的な心筋症の特徴的なMRI所見について述べる．

1 MRI撮像法

- 心筋疾患での心臓MRIの基本は，シネMRI，ブラックブラッドT2強調MRI，遅延造影MRIである．任意の撮像断面設定が可能であるが，左室短軸および長軸像，四腔像が用いられ，閉塞性肥大型心筋症では左室流出路を通る長軸像を撮像する．

1.1 ▶ シネMRI

ⓐ エコーと比較した利点

- 心機能や形態の評価をする撮像法で，体型や肺疾患などの影響を受けにくく，客観性があり精度の高い指標が得られる．
- 心尖部評価と右室機能を正確に計測できる特長がある．
- 心不全が進行するにつれて，左室心筋は肥大，内腔は球形となる（左室リモデリング）が，このような形態変化も容易に観察できる（図1）．
- 拡張能の指標であるpeak filling rate，time to peak filling rateなどの測定も可能であり，エコー同様の拡張機能評価が行える．
- MRIによる心筋ストレイン評価にはタギングMRIが用いられてきたが，最近，心筋組織の移動を直接計測できるDENSE MRIやFeature tracking法が開発され，エコーのスペックルトラッキング同様，局所心機能を簡便・客観的に評価できる手法として注目されている（図2）．

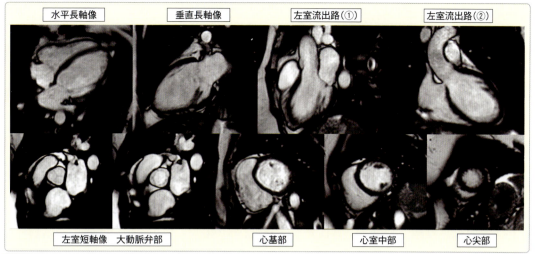

図1 心不全患者におけるシネMRI画像
任意の断面で撮像が可能であり，僧帽弁，乳頭筋，腱索，大動脈弁の観察も容易である．

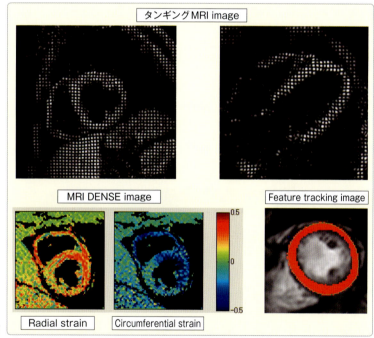

図2 MRIによる心筋ストレイン評価

ⓑ エコーと比較した欠点

- 不整脈がある場合や息止めが不十分である場合は画像がぶれてしまい，撮像がうまくできない．
- 位相法を用いれば，流量・流速計測が可能であるが，リアルタイムに計測できるエコーには及ばない．
- 時間分解能は通常20時相程度，空間分解能も撮像面内で1〜2 mm程度と，心エコーには及ばない．

1.2 ▶ ブラックブラッドT2強調MRI

- 組織の浮腫を診断する方法で，急性心筋梗塞や心筋炎，たこつぼ型心筋症では心筋に高信号が認められる．
- 血液はT2緩和時間が長く心腔内で停滞していると高信号を示すため，心腔内の血液信号を抑制するブラックブラッド法が用いられる（図3）．

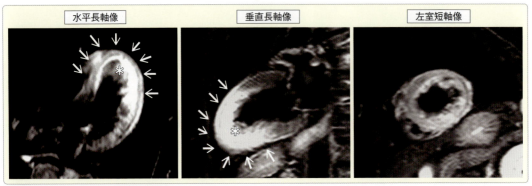

図3 ブラックブラッドT2強調MRI
たこつぼ心筋症のT2強調画像．
左室中央部〜心尖部にかけて広範な心筋浮腫（矢印）を認めた．

 Pitfall 心機能が低下している患者では，流れの停滞した心腔内血液が高信号（図3＊）を示し，心内膜下側心筋の浮腫と区別が難しい場合がある．心内膜縁の位置を正確に把握して心筋浮腫の有無を判断することが重要である．

1.3 ▶ 遅延造影MRI

- 心筋梗塞による心筋壊死や心筋症の線維化病変を高信号に描出する撮影法である．

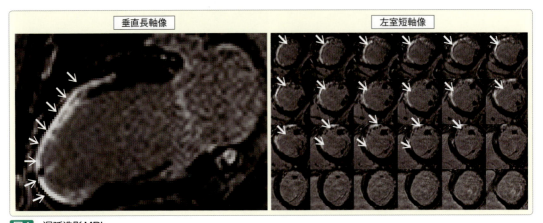

図4 遅延造影MRI
急性前壁中隔心筋梗塞の遅延造影MRI画像．
左室中央部〜心尖部の前壁から前壁中隔にかけて内膜下梗塞（矢印）が認められた．

2.4 ▶ 拘束型心筋症

- 心室の拘束性拡張障害と拡張期容量減少を認めるが，心室の壁厚と収縮能は正常または正常に近いことを特徴とする．
- 特発性に加えて，心アミロイドーシスや好酸球増加性心疾患などの二次性心筋症である場合もある．
- 心アミロイドーシスにおいては，シネMRIで心筋重量増加，心筋・心房中隔の肥厚，拡張機能不全を認める．遅延造影MRIは左室・右室の心筋内膜側に広範な遅延造影を示し，心房壁や心房中隔にも遅延造影を認めることがある（図9）．

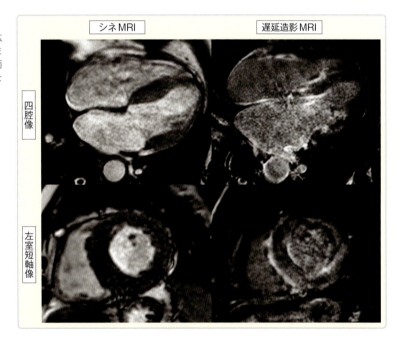

図9　心アミロイドーシス
シネMRIでは左室肥大，両心房拡大を認め，遅延造影MRIではびまん性の淡い遅延造影に加えて，両心房，心房中隔に遅延造影所見を認める．

- 好酸球増加性心疾患でも，乳頭筋を含めた心筋内膜側に遅延造影を認めると報告されているが，治療方針決定のために線維化と炎症を正確に診断することは困難であるとされている．

2.5 ▶ 心Fabry病

- α-galactosidase Aの酵素活性低下により，スフィンゴ糖脂質が全身の細胞のリソソームに進行性に蓄積することで発症する遺伝子疾患であり，左室肥大を呈する．
- 左室肥大の多くは対称性左室肥大であるが，1～4%の割合で肥大型心筋症様の非対称性心室中隔肥厚の所見を認める．
- 遅延造影MRI所見では，本疾患の約50%に心基部下側壁の中層から外膜側に遅延造影を認めることがあり，肥大型心筋症との鑑別診断に有用である．

- Adabagらの研究によると，遅延造影MRIにおける心筋線維化の有無は将来の心室頻拍の発生と密接な相関を有すると報告されている[3]．また，予後評価やリスクの層別化における遅延造影MRIの有用性に関する報告も散見される[4,5]．
- 拡張相肥大型心筋症は，左室形態からは拡張型心筋症との鑑別が困難な場合がある．遅延造影MRIを行うと，左室前壁や中隔の心筋線維化が目立ち，鑑別診断に有用である．

2.3 ▶ 心サルコイドーシス

- 心サルコイドーシスの好発部位は自由壁，乳頭筋，中隔であり，特に心室中隔基部にサルコイド病変を合併すると，心エコーでは同部位の菲薄化所見を認めることが知られている．しかし，本所見は特異度が高くても，感度が低いことが知られている．
- ブラックブラッドT2強調MRIにより，サルコイドによる炎症機序を背景とした心筋浮腫が描出可能である（図8）．
- 遅延造影MRIにおける遅延造影の存在は，現在のガイドラインの副徴候に該当するが，Patelらの研究によると多彩な遅延造影所見をとりうるとされており[6]，他の心筋疾患との鑑別には注意が必要である．
- 病理組織診断率を向上させるためには，FDG（fluorodeoxyglucose）- PET（positron emission tomography）やガリウムシンチグラフィーの併用が望ましい．

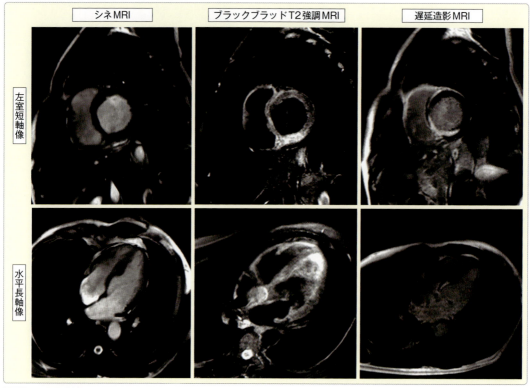

図8 心サルコイドーシス
シネMRIでは心室下中隔基部に限局性壁菲薄化を認め，ブラックブラッドT2強調MRIでは同部位の高信号を認める．遅延造影MRIでは心筋中層もしくは内膜下に遅延造影を認める．

2.2 ▶ 肥大型心筋症

- シネMRIでは特に心エコーでは描出の難しい右室肥大や、心尖部肥大型心筋症を正確に診断できる（図6）.
- 位相コントラストシネMRIを用いてジェットの血流速度計測を行うことで、左室流出路狭窄の有無のみならず、定量評価することもできる.
- 肥大型心筋症では約6～8割の患者において、心筋線維化を反映する遅延造影を認め、これらの遅延造影は心室中隔と右室自由壁接合部や、肥厚した心筋中層に認められることが多いとされている[2]（図7）.

図6 Apical HCM

心尖部肥大型心筋症収縮期のシネMRI画像と遅延造影MRI画像.
MRIはどのような断面でも撮像可能であるため、心筋肥大が心尖部に限局している症例でも評価しやすい. 本症例では心尖部の肥大心筋に淡い遅延造影を認める.

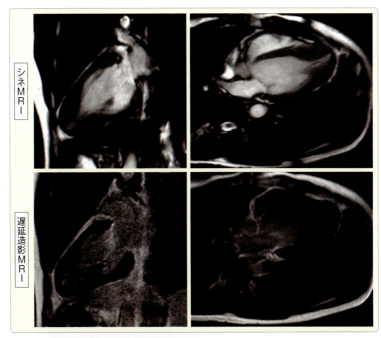

図7 d-HCM

拡張相肥大型心筋症のシネMRI画像と遅延造影MRI画像.
肥大型心筋症の中には心内腔拡大、収縮能低下をきたす症例があり、拡張相と呼ばれている. シネMRIでは中隔有意の心筋壁肥厚を認め、遅延造影MRIでは後側壁を除いて広範に遅延造影所見を認める.

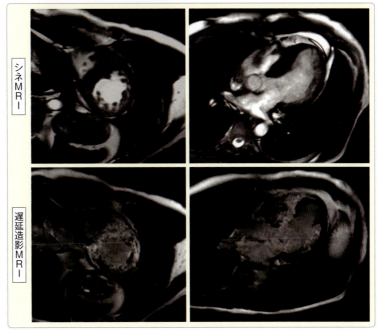

- MR造影剤投与後10〜15分後，インバージョンリカバリ法を用いた撮影を行い，梗塞・線維化領域を白く，正常心筋を黒く描出する（図4）．

2 心臓MRIで何がわかるか？

2.1 ▶ 拡張型心筋症

- 特発性心筋症の中で，①心筋収縮不全と②左室内腔の拡張を特徴とする疾患群であり，多くの場合進行性で予後不良の疾患である．
- シネMRIでは，左室容積，左室壁厚，左室重量，各心係数が算出され，本疾患の重症度を示す．
- 慢性虚血，無症候性心筋梗塞を原因とする拡張型心筋症に類似した，左室拡大と収縮機能低下を特徴とする虚血性心筋症があり，本疾患との鑑別診断が重要である．
- McCrohonらの報告によると，虚血性心筋症では100%内膜下または貫壁性の遅延造影が認められたのに対して，拡張型心筋症の約60%では遅延造影を認めず，約30%に虚血性心筋症にみられる遅延造影分布とは異なる左室心筋中層の斑状ないし縦の分布の遅延造影（mid-wall fibrosis）がみられた[1]．このように，遅延造影MRIを施行すれば，冠動脈造影検査を行わなくても鑑別診断は比較的容易である．
- さらに，遅延造影MRIにおけるmid-wall fibrosisの存在は，左室リバースリモデリングや患者の予後予測に有用である（図5）．

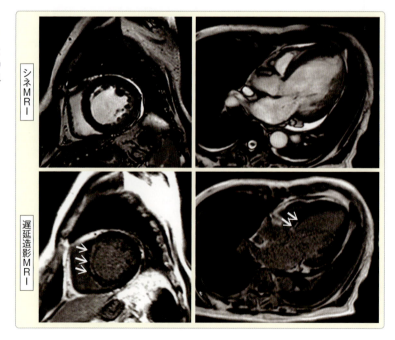

図5
DCM症例（mid-wall fibrosis）
シネMRIでは左室拡大を認めるとともに，遅延造影MRIでは心室中隔の中層に線維化（→）が認められた．

2.6 ▶ 不整脈原性右室心筋症

- 右室心筋が進行性に線維・脂肪に置換され, 菲薄化, 線維化をきたし, 右室機能不全や心室性不整脈をきたす常染色体優性遺伝疾患である.
- シネMRIでは, より客観的に右室拡大, 容積, 駆出率低下や右室の局所的心室瘤, 部分的拡張を評価できる (図10).
- 遅延造影MRIでは, 右室自由壁の脂肪線維組織を反映した遅延造影を認めることもあるが (図10), 現在の診断基準にはシネMRIによる局所壁運動異常, 右室拡張末期容積 (RVEDV)/収縮能 (RVEF) 測定 (大基準: RVEDV 男性 110 mL/m², 女性 100 mL/m² 以上, RVEF 40% 以下, 小基準: RVEDV 男性 100 mL/m², 女性 90 mL/m² 以上, RVEF 45% 以下) のみが項目に含まれている.

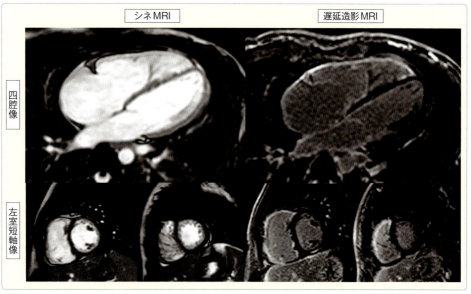

図10 不整脈原性右室心筋症
シネMRIでは著明な右室拡大 (拡張末期容積 170 mL, 容積係数 105 mL/m²), 右室駆出率低下 (29%) を認め, 遅延造影MRIでは右室自由壁に広範な遅延造影所見が認められた.

2.7 ▶ 左室緻密化障害

- 心室壁の過剰な網目状の肉柱形成と深い間隙を形態的特徴とする心筋症で, 成人においては心筋障害のリモデリングの過程で, 肉柱形成がみられることがあり, さらに心エコー評価では over diagnosis されている可能性がある.
- 心臓MRIはエコーと比較して高い感度・特異度で形態評価ができ[7], 遅延造影MRIによる遅延造影の存在は, 重症度や低心機能と相関すると報告されている.

2.8 ▶ たこつぼ型心筋症

- 精神的・身体的ストレスを契機に，一過性の心尖部を中心とする広範囲な左心室の収縮低下とそれを代償する心基部の過収縮を呈する心筋症で，ストレス心筋症ともいわれている．
- 急性期には，ブラックブラッドT2強調MRIにより壁運動異常部位に一致した心筋浮腫が高頻度に認められる．
- 遅延造影MRIでは一般的に遅延造影を有さないとされていたが，近年の報告によると，少数例には壁運動異常部位のごく狭い範囲に淡い遅延造影が認められた[8]．

文献

1) McCrohon J, et al: Differentiation of heart failure related to dilated cardiomyopathy and coronary artery disease using gadolinium-enhanced cardiovascular magnetic resonance. Circulation 108: 54-59, 2003
2) Moon JC, et al: The histologic basis of late gadolinium enhancement cardiovascular magnetic resonance in hypertrophic cardiomyopathy. J Am Coll Cardiol 43: 2260-2264, 2004
3) Adabag AS, et al: Occurrence and frequency of arrhythmias in hypertrophic cardiomyopathy in relation to delayed enhancement on cardiovascular magnetic resonance. J Am Coll Cardiol 51: 1369-1374, 2008
4) O'Hanlon R, et al: Prognostic significance of myocardial fibrosis in hypertrophic cardiomyopathy. J Am Coll Cardiol 56: 867-874, 2010
5) Bruder O, et al: Myocardial scar visualized by cardiovascular magnetic resonance imaging predicts major adverse events in patients with hypertrophic cardiomyopathy. J Am Coll Cardiol 56: 875-887, 2010
6) Patel MR, et al: Detection of myocardial damage in patients with sarcoidosis. Circulation 120: 1969-1977, 2009
7) Petersen SE, et al: Left ventricular non-compaction: insights from cardiovascular magnetic resonance imaging. J Am Coll Cardiol 46: 101-105, 2005
8) Eitel I, et al: Clinical characteristics and cardiovascular magnetic resonance findings in stress (takotsubo) cardiomyopathy. JAMA 306: 277-286, 2011

B 心不全の評価法

8 心血管腔内血流速度ベクトル計測

1 血流ベクトル評価モダリティ

- 体内の血流速度をベクトルとして計測する手法には主に 表1 に挙げるモダリティが存在する．

表1 血流ベクトル評価モダリティ

	名称	概要	利点	欠点
In-vitro	PIV	模型を用いた計測実験	・高時間分解能 ・実測	・高い実験設備コスト ・1断面のみ
In-vivo	Echo PIV VFM	心臓超音波計測に基づく血流ベクトル評価	ベッドサイドで手軽に検査可能	2次元計測による誤差，計測範囲の制限
	位相コントラストMRI（PC MRI）	心臓MRI計測に基づく血流ベクトル評価	3次元空間の血流が評価可能	・撮影に時間がかかる ・低精度
In-silico	数値流体解析（CFD）	コンピュータ上での数値計算に基づく血流ベクトル評価	・高精度 ・仮想手術が可能	計算値であって実測ではない

1.1 ▶ In-vitroの実験に基づくベクトル評価

PIV（Particle Image Velocimetry）

- 微小な粒子を含んだ流体を模型内に流し，流体中の粒子の運動を解析する手法．

原理 （図1）

- レーザー光源，高速度カメラ，解析用コンピュータでシステムが構成される．
- シリコンなどで作られた透明な模型の中をトレーサー粒子が混入した流体を流し，シート状のレーザーを照射し，トレーサー粒子の動きをビデオ撮影する．
- 微小時間差をもって撮影された2つの画像フレームで粒子のパターンの移動量を計測し，ベクトルとしての流れを解析する．

特徴

- 広い範囲を高いフレームレートで解析することが可能であり（1000 Hz以上），流れの遷移などを詳細に追うことが可能である．
- 大がかりな実験設備やシリコンなどによるモデル作成など，解析にかかるコストが高いことが欠点である．

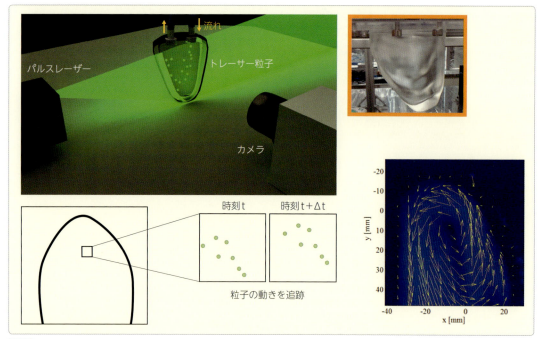

図1 PIV の原理
PIV は透明な模型の中に微細な粒子を混入させた流体を流し，粒子のパターンを経時的に追跡することで，流れをベクトルとして解析する．

1.2 ▶ In-vivo での実測に基づくベクトル評価：心臓超音波に基づく評価

ⓐ Echo PIV（Echo Particle Imaging Velocimetry）

- 超音波計測を用いて in-vivo で PIV を行う手法．血管内に注入した造影粒子の動きを B モード画像で追跡することで流れを可視化する（図2）．

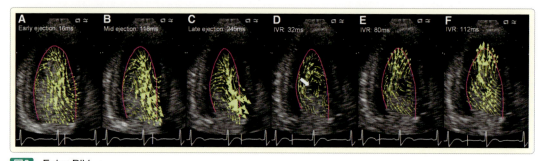

図2 Echo PIV
Echo PIV は造影粒子を注入し，粒子のパターンを B モード画像で追跡することで流れをベクトルとして解析する．
文献 1 より引用．

原理
- 血液中に造影粒子を注入し，B モード画像から粒子配置のパターンをフレームごとに追跡することで，血流の向きと大きさを計測する．

特徴
- 低流速領域では高い精度でベクトル計測が可能である[2]．
- B モードのフレームレートの制約から，高速な流れを正確に計測することが難しく，

心室内であれば42 cm/secを超える血流は計測が困難となる[2]．
- 安定して可視化するためには持続的に造影剤を注入する必要があり，ルーチンの診療で用いる上で制約となる．

ⓑ Vector Flow Mapping（VFM）

- カラードプラ画像の情報を基に心血管壁のスペックルトラッキングに基づく壁運動速度を加味して，連続の式から算出された血流速度ベクトルを表示する．

原理

- カラードプラで計測されるプローベからのビーム方向（縦方向）の血流速度に加えて，ビーム直交方向（横方向）の血流速度を計算で求めることで，2次元のベクトルとして血流を可視化する[3]．
- 以下のアルゴリズムで横方向速度を求める（図3）．
  ① 計測断面内を図のように網目上に領域を分割する．
  ② 超音波の計測面で面の外から流入出がないという仮定のもと，壁に接したマス目で流量の保存則を解く．上下の面の流入出量はカラードプラから既知であり，左の面からの流量はスペックルトラッキングの壁速度を用いる（壁面では壁速度＝血流速度と考える）．流入量＝流出量であるため，残った1面の流量が計算できる．
  ③ 同様の手順で隣のマスでも流量の保存則を計算する．この手順を反復することで，腔内全体の横向き速度が算出される．

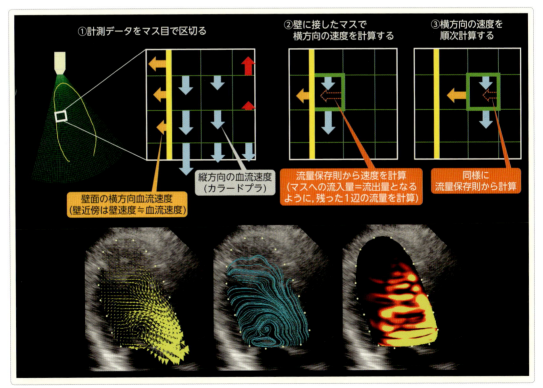

図3　超音波VFMの原理
プローベからのビーム方向（縦方向）の血流の速さをカラードプラ計測から，ビーム直交方向（横方向）の血流の速さを流量の保存則から計算することで血流速度をベクトルとして可視化する．ベクトルや流線として流れを可視化する以外にも，エネルギー損失などの血行力学的な指標を算出できる．

> 特徴

- 極めて簡便な検査のためで，ベッドサイドでリアルタイムの血流ベクトル解析が可能である．
- 血流ベクトルから得られる指標，血流エネルギー損失や壁ずり応力（WSS: wall shear stress）などが算出できる．
- 計測が2次元断面に限られ，断面への流入出が大きい断面で計測すると誤差が増大する可能性がある．心室では長軸断面で計測することが望ましい．
- 高流速領域ではカラードプラの折り返しにより計測が不可能になる場合があり，流速が数m/secになるジェット流などの評価は難しい．

1.3 ▶ In-vivoでの実測に基づくベクトル評価：心臓MRIに基づく評価

位相コントラストMRI（Phase Contrast MRI: PC MRI）

- 傾斜磁場中を通過する血流のプロトンの位相のズレは血流速度を表す．この位相のズレを画像化したものが位相コントラストMRIである[4]．
- 一般的には断面通過流量や造影剤を使わない血管造影に用いられるが，専用のソフトウェアで解析することで血流のベクトル計測が可能である（図4）．
- 連続する複数のスライスを撮影することで，3次元で血流を再構成することができる．これは特に，3D Cine Phase Contrast MRIや4D Flow MRIといった名称で呼ばれる．

> 原理

- 位相画像の各ピクセルの値は傾斜磁場方向の速度を表す．前後，左右，上下の3方向の傾斜磁場方向でそれぞれ撮影することで血流速度ベクトルの空間分布が計測できる．
- 血管外の情報はノイズであるため，位相画像の血管の内外を判別し血管外の情報を除く必要がある．位相画像とともに撮影される強度画像などの血管形状を示す画像から血管形状を特定し，血管外の情報を除去する[5]．

> 特徴

- 3次元的な複雑な流れを捉えることが可能で，右室内血流や大動脈解離などの血流を計測する際に有用である．
- 撮影には15分から1時間程度の時間がかかり，患者への負担は大きい．

1.4 ▶ In-silicoでの数値計算に基づくベクトル評価

Computational Fluid Dynamics（CFD）

- コンピュータ上で行われる流体シミュレーション．計測ではなく数値計算に基づいて血流を可視化する手法．

> 原理

- CTやMRIから構築された心血管形状と流量，圧といった条件を基に，Navier-Stokes方程式（運動量の保存式）と連続の式（流量保存式）を解くことで血管内の3次元的な速度分布，圧分布を計算する[6]．
- 以下のプロセスで行われる（図5）．
  ①解析用形状をコンピュータ上に構築する．CTやMRI等の医用画像から患者特有の

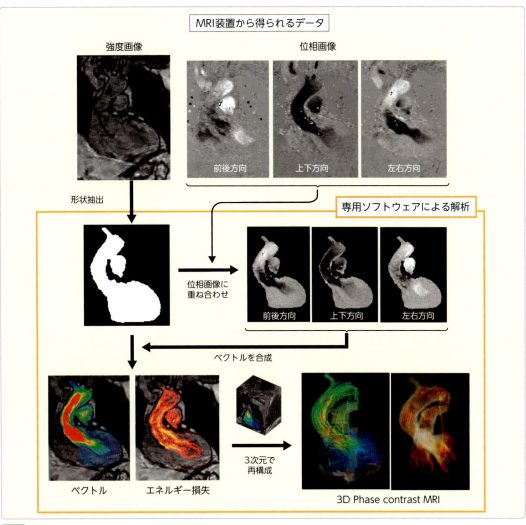

図4 位相コントラストMRIの原理
位相コントラスト法は傾斜磁場方向の血流の速さの分布を画像として撮影できる．3方向の傾斜磁場で撮影した画像を専用ソフトウェアによって処理することでベクトルとして血流速度場を再構成することができる．

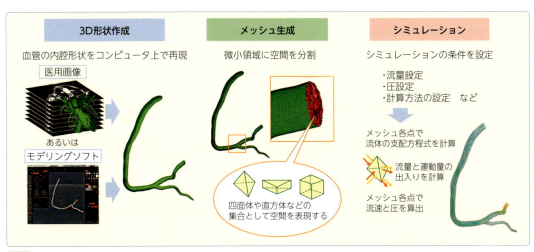

図5 CFDの原理
CFDは血管形状と流量や圧といった条件を基に行うコンピュータ上でのシミュレーションである．流量の保存則と運動量の保存則から流れを計算する．

血管形状を抽出するのが一般的であるが，3次元モデリングソフト（コンピュータグラフィックス用や機械設計用など様々なソフトウェアが流用される）を用いてデザインされた血管形状であっても解析が可能である．

②空間を離散化する．メッシュと呼ばれる微小な直方体や四面体などを形状の内部に敷き詰め空間を分割する．メッシュの各点での血圧，血流速度ベクトルが算出されれば，それが血流速度ベクトル，血圧の分布に相当する．

③血流量，血圧，血液の物性値などを計算条件として与え，メッシュで区切った微小空間で運動量の保存則と流量の保存則をコンピュータに計算させる．各点での血圧と血流速度ベクトルを算出する．

④血圧，血流速度ベクトルから求められる血行動態に関する各種指標：分枝血管流量，圧較差，血流エネルギー損失，壁ずり応力などを計算する．

特徴
- 細かいメッシュを生成することでミクロな現象まで詳細に解析することができる．
- 仮想的な形状の流れも解析できるため，術後の血流を予測する仮想手術シミュレーションが可能．
- シミュレーションの結果は形状，流量，圧といった条件によって左右される．実計測には誤差が含まれるため，必ずしもシミュレーション結果が正しいとは限らない．

> Point
> - 血流ベクトル解析モダリティの特性に合わせて，計測部位や計測の目的に応じた使い分けが必要である．
> - VFMやEcho PIVは特に心室内血流の情報が必要なルーチンの診療に，MRIはより詳細な計測や大動脈解離のような複雑な構造内の血流解析，CFDは冠動脈のような小血管の血流解析に向き，仮想手術などが可能である．

2 血流計測から得られる指標

2.1 ▶ エネルギー損失

- 血流は静圧エネルギーと動圧エネルギーを保持しており，これらは等価に交換される（ベルヌーイの定理）．乱流などでエネルギーの一部が摩擦熱となって失われるが，これを定量化したものがエネルギー損失である．
- エネルギー損失は，注目する領域の流量と入口と出口での全圧の損失に基づき，次式で表される（）．

$$\text{Energy Loss} = \sum\nolimits_{inlet}(TPi \times Qi) - \sum\nolimits_{outlet}(TPi \times Qi)$$

TP：全圧，Q：体積流量

- MRIやVFMなど圧の空間分布が得られない場合，エネルギー損失は次式からも求めることができる．

図6 エネルギー損失

圧エネルギー（静圧）と運動エネルギー（動圧）が等価に交換されあい，その合計（全圧）は等しいが，血流の粘性摩擦により一部が熱エネルギーに変換され損失される．

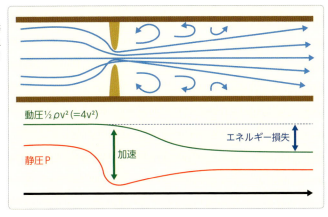

$$\text{Energy Loss} = \int \frac{1}{2}\mu \sum_{i,j} \left(\frac{\partial u_i}{\partial x_j} + \frac{\partial u_j}{\partial x_i} \right)^2 dV$$

μ：粘性，$\partial u/\partial x$：速度勾配

- この指標は血流の効率を示し，エネルギー損失が大きいことは心臓への負荷が大きいことを意味する．
- 2番目の式の被積分関数（積分の中身）は時間と空間の関数になるが，各フレームにおいて局所でのエネルギー損失の大きさを示し，これを用いてエネルギーがどこで散逸されているかを可視化することが可能である（図7）．

図7 可視化されたエネルギー損失

VFM（ⓐ）と4D Flow MRI（ⓑ）で可視化された血流のエネルギー損失．黄色く明るい部分は損失が大きく，赤く暗い部分は損失が小さいことを意味する．流れが衝突する場所やこすれ合う場所でエネルギー損失が高くなる．

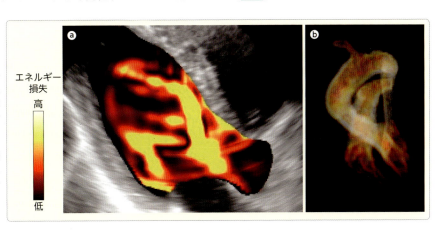

- エネルギー損失がどの程度大きければ心不全リスクになるかといった基準値に関してのまとまったエビデンスはないが，心臓弁膜症においてエネルギー損失が大きい症例では生命予後が低下するという報告がある[7]．

 Pitfall
- 拍出量が低下した心不全症例では流速低下に伴いエネルギー損失が低値となるが，効率が良い血流を意味するわけではない．
- 心室の産生するエネルギーに対する損失率を計測することが望ましいが，MRIや超音波計測では圧の情報が得られないために現状では損失率を測ることはできない．

2.2 ▶ 壁ずり応力（Wall Shear Stress: WSS）

- 壁ずり応力とは，血流が心筋や血管の内膜をこすりつける力である（図8）．

図8　壁ずり応力

壁ずり応力は壁近傍の速度勾配と血液の粘性から計算され，粘性が高いほど，また壁をこする速度が大きいほど壁ずり応力は大きくなる．

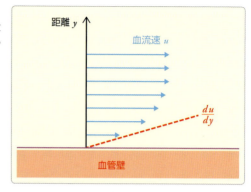

- 壁近傍での血流速度勾配から，次式のように算出される．

$$\text{Wall Shear Stress} = \mu \frac{\partial u}{\partial y}$$

μ：血液粘性，　u：壁に平行な血流速度，　y：壁からの距離

- この力は内膜の変性に関わり[8]，冠動脈疾患においても閉塞リスクを評価する上で重要視されている指標である．

3 正常例における血流

- 正常左室において以下のように血流が形成される（図9）[9]．

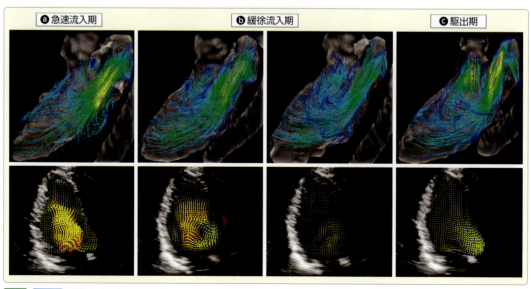

図9　▶動画　健常左室における血流
4D Flow MRI（上段）とVFM（下段）で可視化された健常ボランティアの左室内血流．

①急速流入期：流入血流に付随して僧帽弁前尖と後尖の周囲にドーナツ状の渦流（流体力学的にはvortex ringと呼ばれる）が発生する．
②緩徐流入期：後尖側の渦流は消失するが，前線側の渦流は心尖部方向に向かって伝搬しながら拡大する．
③駆出期：弁が開放されると渦流の向きに沿って血流が駆出される．
- 健常左室では渦流が流入血流を滑らかにターンさせて流出路方向に導くように機能していると考えられる．

4 心不全症例における血流

- 心臓弁や心筋の疾患により心室内に形成される渦流の様相が異なる場合があり，非生理的，非効率的な渦流が心負荷となっている可能性が示唆されている．例えば拡張型心筋症では，緩徐流入期において渦流が流速を保ったまま長く残存し，正常左室と異なる様相の血流を形成する（図10）．

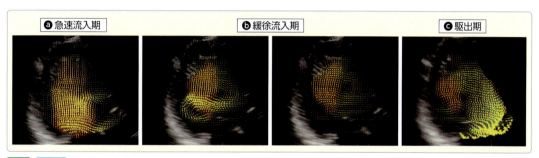

図10 ▶動画 拡張型心筋症における血流
拡張型心筋症では，健常者に比べて左室内の渦流が長く残存する．

- 心不全における心血管腔内血流速度ベクトル測定の意義はまだ確立されていないが，いくつかの報告がすでにされている．
- 拡張型心筋症（DCM: Dilated Cardiomyopathy）と正常例の左室内血流に関して，3D心エコーを用いてシミュレーションしている[10]．DCMでは，拡張期の左室流入血流によって生じた渦流が長く存在すること，収縮期のエネルギー損失が増大することを報告した．VFM（Vector Flow Mapping）を用いた超音波での血流観察においても同様に収縮期に渦が残存することが知られる[11]．DCMにおいては，心機能が低下しているにもかかわらず正常例と同等のエネルギー損失が認められ，エネルギー効率が低下していると考えられる．
- MRIにより，DCM症例の左室リバースリモデリング前後での血流変化を観察し，左室のエネルギー効率は左室リバースリモデリングによって改善されるとの報告例もある（図11）[12]．このように，血流ベクトル測定やエネルギー損失の計算は，治療効果判定にも期待される．今後のエビデンスの構築により，心不全診療において血流速度ベクトル測定が役立つことが期待されている．

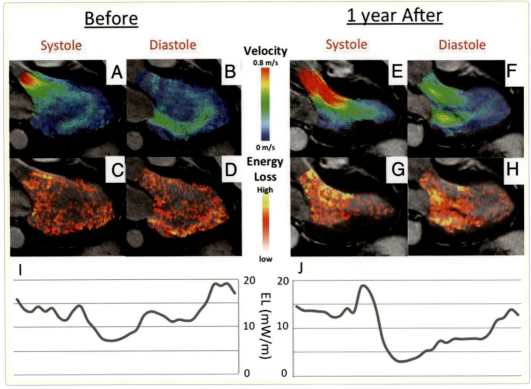

図11 拡張型心筋症における治療前後の血流の変化[12]
治療後，左室内に形成される渦流は小さくなり，エネルギー損失も低下している．

文献

1) Hong GR, et al: Characterization and quantification of vortex flow in the human left ventricle by contrast echocardiography using vector particle image velocimetry. JACC Cardiovasc Imaging 1: 705-717, 2008
2) Prinz C, et al: Can echocardiographic particle image velocimetry correctly detect motion patterns as they occur in blood inside heart chambers? A validation study using moving phantoms. Cardiovasc Ultrasound 10: 1, 2012
3) Itatani K, et al: 心臓超音波VFM（Vector Flow Mapping）の現状と展望. Medix 60: 17-21, 2014.
4) Markl M, et al: 4D flow MRI. J Magn Reson Imaging 36: 1015-1036, 2012
5) Miyazaki S, et al: 血流を診る・3 MRI 血流解析方法の基本．検査と技術 41: 1218-1223, 2014
6) Miyazaki S, et al: 血流を診る・5 コンピューターシミュレーション．検査と技術 42: 108-114, 2014
7) Bahlmann E, et al: Prognostic value of energy loss index in asymptomatic aortic stenosis. Circulation 127: 1149-1156, 2013
8) Malek A, et al: Hemodynamic shear stress and its role in atherosclerosis. JAMA 282: 2035-2042, 1999
9) Itatani K: 特集 心不全診療における心エコーの役割－未来への提言 未来のホームラン王は何か．心エコー 15: 990-999, 2014
10) Mangual JO, et al: Comparative numerical study on left ventricular fluid dynamics after dilated cardiomyopathy. J Biomech 46: 1611-1617, 2013
11) Fukuda N, et al: Prolonged vortex formation during the ejection period in the left ventricle with low ejection fraction: a study by vector flow mapping. J Med Ultrasonics 41: 301-310, 2014
12) Nabeta T, et al: Vortex flow energy loss reflects therapeutic effect in dilated cardiomyopathy. Eur Heart J 36: 637, 2014

B 心不全の評価法

9 心筋エラスタンス計測（動物実験）
心筋エラスタンスの意義

1 ストレスとストレイン

最近，スペックルトラッキング法が進歩し，左室壁の心筋長や厚さの経時的変化を心エコー図で容易に観察することができるようになった．そこでストレインという言葉をよく耳にするようになった．ストレインとストレスは相互に関連した概念である．そして，心力学を理解する上では，基本的なことである．

1.1 ▶ ストレスとストレインとは

物体に力が加わると，物体は変形する．その時には物体の中には，応力（stress：ストレス）とひずみ（strain：ストレイン）が生じる．元々ストレス−ストレイン関係（応力−ひずみ関係）は，材料工学の中で使用されている用語である．物体に外力が作用すると，物体内部には元の形状や寸法を保とうとする抵抗力（すなわち内力）が生じ，破断しない限り外力とつり合っているはずである．この内力は，物体内に仮想する断面のとり方や断面上の位置によって変化する．この内力を応力（ストレス）と呼ぶ（図1）．

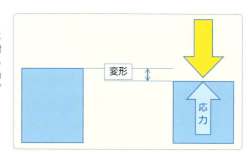

図1　ストレス（応力）とストレイン（ひずみ）
物体に外力（黄色矢印）が加わると，物体は右のように圧縮され，変形する．この変形した物体は，外力に耐えていることになる．つまり外力と同じ力が物体から外へ働いて，つり合っていることになる．これを応力（ストレス）という．そして，この変形した程度をひずみ（ストレイン）という．

1.2 ▶ ストレスとは

例えば，建物の屋根とそれを支える柱の関係を考えてみよう．大きな屋根であれば，柱が丈夫でなくてはならない．柱の材質によっては，柱は圧縮されたり，曲がったりするであろう．そしてある時点で平衡を保つ．このとき柱には応力（ストレス）が働き，柱は変形する（ひずみが生じる）のである．同じ材質であっても，柱が太ければ，ひずみは少ないであろう．なぜならば，応力が小さくなるからである．つまり，応力（ストレス）は単位面積あたりの外力となる．外力には，垂直な力ばかりではなく，剪断力なども含まれてくるので，応力（ストレス）は複雑な概念になる．このような複雑な概念を単純化するために，一方向の外力だけを考えることにする．実際に，心力学を理解する上では，uniform stress（一様応力）として直感的な理解で捉えるだけで十分だからである．

9　心筋エラスタンス計測（動物実験）　107

1.3 ▶ ストレインとは

　ストレスが加わった時に生じる変形を表現したものがひずみ（ストレイン）である．わかりやすいように，細いゴム紐を考えてみよう．ゴム紐を引っ張ると，長さが伸びる．当然ゴム紐の断面積も小さくなり，応力は変動するが，ここでは細いゴム紐なので，断面積は変わらないと考える．すると伸張応力（引っ張られる時に生じる応力）とゴム紐の長さの変化は関数となる．これがストレス－ストレインの関係である．ストレインは，変化分を標準化して表示する．長さの場合には，Lagrandian strainが用いられている．これは，ストレスが0の時の状態からストレスが加わった時の変化分を，ストレスが0の時を基準にした割合である．ゴム紐を例にとると，ストレスが0の時のゴム紐の長さをL_0，ストレスが加わった時のゴム紐の長さを$L_0+\Delta L$とすると，ストレインは$\Delta L/L_0$で表現される．心筋長では，ストレス0の長さを得ることは困難なので，実際には拡張末期の心筋長を基準にしている．よって，心筋長のストレインは$\Delta L/EDL$ということになる（ここでEDLは拡張末期の心筋長）．

2 ストレス－ストレイン関係

2.1 ▶ フックの法則（ストレス・ストレインの直感的な理解）

　難しく考えると，話はますます複雑になるので，単純化して考える．心エコー図では，1方向のみのストレインを議論している（例えば，長軸方向ストレインとか，円周方向ストレインとか）ので，1方向のみのストレインを考える．前述したように，ストレインは元の長さからどのくらい伸びたのか縮んだのかを，元の長さで標準化して示したものである．つまり，元の長さが10 cmであったものが，11 cmに変化したら，1 cm伸びたわけで，元の長さの10％伸びたことになり，ストレインは＋10％になる．10 cmが9 cmになれば，10％短縮したことになり，ストレインは－10％になる．

　ゴム紐とおもりの関係を考えると，一定の長さまでは，おもりの重さとゴム紐の伸びは比例関係にある．おもりを倍にすると，伸びも倍になる（ストレインも倍になる）．これはフックの法則（Hooke's law）である．フックの法則は，最も単純なストレス－ストレイン関係なのである．ゴム紐で，太さは変化しないと仮定すれば，おもりの重さはそのままゴム紐に加わる力となり，応力となる．また，伸びた長さを元の長さで割って，％表示すればストレインになる．

2.2 ▶ スティフネス

　物質の固さは，ストレスを加えた時に，どのくらいストレインが変化するかで評価できる．Δストレス/Δストレインがスティフネス（stiffness）であり，その逆数がコンプライアンスである．心筋は長さと張力の関係で理解できる．この考えを心筋から心室壁，心室そのものにまで広げることが可能である．心筋長においては，ストレスを張力

に，ストレインを心筋長変化分に，心室においては，ストレスを内圧に，ストレインを心室容積に置き換えればよい．

弛緩した心筋には，フックの法則は成り立たない．多くの生体物質がそうであるように，弛緩した心筋のストレス－ストレイン関係は曲線関係である．ストレス－ストレイン関係が直線関係にあれば（フックの法則に従えば），スティフネスは，どんなストレスでも一定であるが，曲線関係であれば，与えられたストレスの大きさにより異なることになる．ストレス－ストレイン関係が指数関数に近似できる時には，スティフネスはストレスの1次関数になる．$d\sigma/d\varepsilon = K\sigma + c$（ここで$\sigma$はストレス，$\varepsilon$はストレイン，Kはstiffness constant，cは定数である）．だから，弛緩した心筋，拡張期の左室のストレス－ストレイン関係は指数関数で近似され，stiffness constantが用いられる．

3 エラスタンス

3.1 可変弾性体モデルとエラスタンス

「心臓が収縮するということは，心臓が固くなるということである」という概念のもとに心臓の収縮弛緩を理解しようとしたのが，可変弾性体（time-varying elastance）モデルである．固くなるということの意味は，エラスタンス（elastance）を理解するともう少し理解しやすくなるので，ここでは，そのような概念があるというくらいの理解で構わない．固さの表現は，上記のストレス－ストレイン関係で表現する．収縮末期の左室は最も固い．この収縮期の固さをスティフネスの代わりに収縮期エラスタンスと呼んでいる．左室容積は拡張期には，同じ固さのままなので，左室内圧の関数となるが，収縮期には，収縮の初期から末期まで固さはどんどん変化する．言い換えれば，拡張期にはスティフネスは変化しないが，収縮期にはエラスタンスは刻々と収縮が進むにつれて増加するということである．だから，心筋収縮をエラスタンスが変化することで表現しようという概念が生まれたのである（可変弾性体モデル）．

3.2 収縮末期エラスタンス，最大エラスタンス

上述したように，エラスタンスとは，固さの表現である．弛緩した左室とは異なり，収縮期の左室は固いので，ストレス－ストレイン関係は直線関係にある．この仮説が，菅－佐川が提唱したエラスタンスモデルである．すると左室容積（V(t)）は，収縮している間，内圧（P(t)）の関数で表すことが可能である．さらにこの関係が一次関数であるという仮説であるから，

$$P(t) = E \cdot V(t) - Vc \quad (Vcは定数)$$

となる．

ここでEがエラスタンスになる．上述したようにエラスタンスは，収縮期には変化す

るので，Eを時間の関数として置き換えることができる．そこでEをE(t)とすると，

$$P(t) = E(t)(V(t) - V_0) \quad (V_0 は定数)$$

となる．

　左室の収縮が始まると，左室内圧P(t)は時間経過とともに上昇し，大動脈弁が開くと左室容積V(t)が減少する．そこからE(t)が計算される．このE(t)（エラスタンス）の変化は，等容収縮期，駆出期を通じて増加し続ける．このエラスタンスが最大になる時が，最大の収縮状態である．これを最大エラスタンス（Emax）という．これは，前負荷，高負荷に依存しない収縮性を表す指標である．この最大エラスタンスは，大動脈弁が閉じる時に一致する．そこで大動脈弁が閉じる時の左室内圧と左室容積を求めて，そこから傾きを求めることにより収縮末期エラスタンス（Ees）を求めることが可能となる．これが収縮末期エラスタンス（Ees）である．EmaxとEesはほぼ同じであるが，背景としている概念が異なる．

4 局所心筋長の変化（ストレイン）

4.1 ▶ 急性心筋虚血時の心筋長運動の変化

　　局所の心筋血により局所の心筋収縮をさせなくすると，その心筋のストレス－ストレイン関係は，拡張期心筋と同じような指数関数になることが実験で示されている（**図2**）[1]．つまり，心筋長は心筋自体のエラスタンスと心筋にかかるストレスにより決定されるのである．**図2**の通り，急性心筋虚血時の左室心筋長は，拡張期も収縮期も同じ指数曲線の上を上下することが動物実験で示された．これは，虚血心筋が収縮せずに，周囲の健常心筋により発生する張力で受動的に伸長されていることを意味する．この時の，心筋長の変化をみると**図3**となる．**図3**では，虚血部の心筋長は，収縮期に延長し，拡張期に短縮している．ここで拡張早期の短縮運動が観察されるのである．この短縮運動

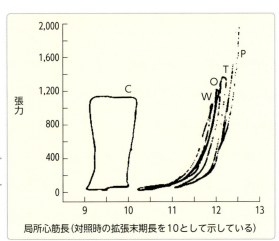

図2 局所心筋虚血時の局所心筋長と張力の関係

イヌの左室に超音波クリスタルを植え込み，左室心筋長を連続的に測定した実験である．左室局所心筋長（横軸）と左室壁の張力（内圧×内径）をループに描いた．虚血作成前のループをCで示す．等容収縮期には，収縮開始とともに左室張力は増加するが，心筋長は変化しない．駆出期には張力はあまり変化せずに心筋長は短縮する．そして等容弛緩期には張力が低下し，心筋長は変化しない．この心筋を支配する冠動脈を結紮すると，Oで示す曲線が観察される．収縮期と拡張期にはほとんど同じ曲線となり，1心周期の間，同じ曲線を上下するだけになる．さらに，脱血（W）して前負荷を減らしても，フェニレフリン（P）を投与して後負荷を増加させても，この曲線はほとんど同じであることがわかる．この曲線を見ると，指数関数で近似できることがわかる．この場合には，収縮期も拡張期も同じ指数関数で近似できるので，この関数の指数は定数になる．

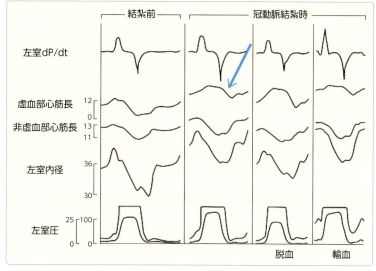

図3 局所心筋虚血時の左室心筋長の変化

冠動脈を結紮すると，虚血部心筋長は収縮期に延長して，拡張期に短縮するようになる．矢印で示したところは拡張早期に心筋長が短縮している様子を示している（post-systolic shortening）．この短縮運動は，脱血すると強調され，輸血すると小さくなることが明らかである．この短縮運動は，図2で示した局所心筋長と張力の関係（ストレス−ストレイン関係）で理解することができる．

がpost-systolic shorteningといわれている運動である．

4.2 ▶ 心筋長の変化（ストレイン）はエラスタンスとストレスにより決定される

上述したように，心筋が完全に虚血に陥り，全く収縮しない状態になると，収縮期も拡張期も心筋の固さは変化せず，周囲からの力により変形するだけとなる．この拡張期の状態から，収縮期に心筋が固くなったら，心筋長はどのように変化するであろうか．可変弾性体モデルを局所に応用することが可能である．心筋エラスタンスは収縮期の心筋の瞬間瞬間の固さであるので，心筋の収縮性を表していることになる．心筋長は，上述したように収縮期でもストレス−ストレイン関係に従うから，心筋長の変化（ストレイン）は，収縮性（エラスタンス）だけでなく，ストレス（張力）にも大きく依存する．

よって，心筋長を $L(t)$ とすれば，ストレス−ストレイン関係で表現すると，

$$L(t) = f(T(t), E(t))$$

となる．

左室全体では，容積と内圧の関係を直線関係で近似した．しかし，局所心筋では，直線関係というよりも指数曲線のほうがより近似しやすい[2]．

そこで，

$$P(t) = E(t)(V(t) - V_0)$$

が直線関係を用いた左室全体の可変弾性体モデルであったので，

$$T(t) = e^{(\alpha(t)L(t) + \beta)}$$

で示すこととした．

これを α で解くと，

$$\alpha(t) = \frac{\ln T(t) - \beta}{L(t)}$$

となり，実験で求めることが可能である．その $\alpha(t)$ の変化を **図4** に示す．収縮開始とともにエラスタンスは増加し，収縮末期に最高値に達し，その後急速に低下し，拡張期は変化しないことが明らかである．つまり，収縮とは，エラスタンスの増加であるということになる．だから，「収縮は心筋が固くなることである」ということになる．冒頭に述べた概念がここでようやく理解できたであろう．

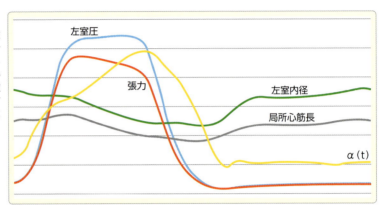

図4　心筋エラスタンスの $\alpha(t)$
イヌの実験から得られた，左室圧，左室内径，左室心筋長から，張力を計算し，拡張期の心筋ストレス–ストレイン関係（指数関数）は変化しないと仮定して，定数 α，β を求め，収縮期には β は変化せずに α が変化するものと仮定し，α を計算した．これが $\alpha(t)$ の曲線である．

これがストレス–ストレイン関係を念頭に置いた収縮の考え方である．スペックルトラッキングなどでストレインは観察可能であるが，ストレスはなかなか可視化できない．しかし，ストレインを考える時には，常にストレスの変化を考えなくてはならない．

4.3 ▶ 局所心筋に加わるストレス

上記の計算において，左室を球あるいは円柱として単純化して，壁に加わる張力をストレスとして考えてきた．局所心筋長を虚血部心筋とそれ以外の心筋（非虚血部心筋）という単純な分け方を行い，非虚血部心筋のほうが圧倒的に多い場合には，局所心筋に加わる張力は，内圧と内径から求めることが可能である．そこで常に張力は左室全体に同じようにかかっていると仮定して，局所心筋（ストレイン）の運動をエラスタンスの増加と張力（ストレス）の関係で考えることが可能となる．

5 同期異常

図5 は，局所心筋運動の同期異常のメカニズムをエラスタンスとストレスで説明している[3]．**図5ⓐ** は，収縮力が部位により不均一なために起きる同期異常を示している．青線は虚血作成前の状態である．冠動脈血流を減少させて虚血を作成すると，心筋エラスタンスが低下することがわかる（赤線）．しかし，虚血前と比較して，エラスタンスの変化の時間的な推移は変化していない．しかし下段で示したように，心筋長は，青色

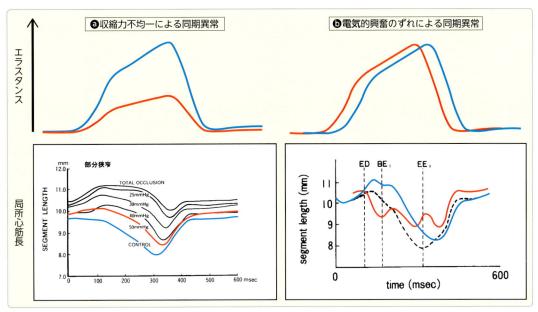

図5 同期異常
ⓐ収縮力が部位により不均一なために起きる同期異常：上段がエラスタンス，下段が局所心筋長の変化を示している．青線は虚血作成前の状態である．虚血を作成すると，赤色で示した曲線となる．心筋エラスタンスが低下している．
ⓑ電気的興奮がずれて起きる同期異常：上段がエラスタンス，下段が局所心筋長の変化を示している．青線は洞調律時のエラスタンスの変化と局所心筋の運動である．局所心筋に電極を置き，ペーシングを行うと，赤線のような局所心筋長運動が起きる．この時のエラスタンスを求めると上段に示した赤色のエラスタンス曲線になる．

と赤色で局所心筋運動がずれていることがわかる（同期異常）[4]．**図5ⓑ**には電気的興奮がずれて起きる同期異常を示している．青線は洞調律時の局所心筋の運動（下段）である．そして，電極を左室の局所心筋につけ，その部分を早期に興奮させる（左室ペーシングを行う）と，赤線のような局所心筋運動が起きる．この時のエラスタンスを求めると，上記のような赤色のエラスタンス曲線になる．50 msecほどエラスタンスの上昇が早期に起きていることがわかる．局所の心筋長運動は，複雑な動きをしている[5]．

この図で注目すべきは，エラスタンスの増加は単峰性であるのに，局所心筋長の運動は複雑な多峰性の運動を示していることである．ここにストレス－ストレイン関係を念頭に置いてストレスを理解する重要性がある．

文献
1) Akaishi M, et al: Analysis of "Systolic bulging": mechanical characteristics of acutely ischemic myocardium in the conscious dog. Circ Res 58: 207-214, 1986.
2) Akaishi M, et al: A non-linear model of contraction of ischaemic segments. Cardiovasc Res 22: 889-899, 1988
3) 赤石　誠：左室壁運動をめぐって―局所心筋機能と壁運動の基礎的理解と臨床応用．呼吸と循環 41: 1128-1138, 1993
4) Akaishi M, et al: Variations in myocardial contraction sequence under various hypoxic conditions. Basic Res Cardiol 86: 363-377, 1991
5) 池川　徹，他：心室ペーシングにおける局所心筋収縮の解析　新しい指標 a を用いて．心臓 23: 725-731, 1991

Column: Laplaceの法則

Laplaceの法則の一般式は，最大曲率半径Rと最少曲率半径rが与えられている時，

$$\sigma_\theta h/r + \sigma_\phi h/R = P（円周\theta方向の応力を\sigma_\theta, \phi方向の応力を\sigma_\phi, 内圧をPとする）\cdots(1)$$

となる．

この式は内圧が壁を押す力と壁の応力が押し返す力がバランスしていることを表し，式1つに対して変数が2つあり，この式から直接σ_θとσ_ϕを求めることはできない．ただし，球形の場合は$\sigma_\theta = \sigma_\phi$となり，応力が求まる．しかし，なんらかの方法で，$\sigma_\theta$か$\sigma_\phi$のどちらかが求まれば，Laplaceの式を使ってもう一方の応力も求まる．

左室を回転楕円体モデルで考え，心室の赤道方向と赤道面に垂直な子午線方向の応力に限れば，円周方向の応力をσ_θ，長軸方向の応力σ_ϕを心室全体の力のバランスから求めることができる．

回転楕円体の長軸径を2a，短軸径を2bとする（**図1**）．この回転楕円体の赤道の位置にある曲面の最少曲率半径rはbに等しい．最大曲率半径Rは，$R = a^2/b$で求められる[1]．

回転楕円体は長軸の周りに軸対象なので，赤道の位置での子午線方向の応力は，赤道円周上で均一である．したがって，より簡単な円筒形（茶筒）モデルの長軸方向の応力を求める方法と同じ考え方で，回転楕円体モデルの長軸方向応力がσ_ϕを求めうる．

ここでいったん，円筒（茶筒）形モデルの話に移る．

円筒（茶筒）形の心室を考える．円筒の両端は茶筒のように蓋をされているとする（**図2**）．円筒の半径をrとする．円筒の赤道面で円筒を仮想的に上下に分割する．円筒の下半分に加わっている力のバランスを考える．円筒の下側の蓋の部分には，内圧Pにより下向きの力

$$\pi r^2 P \cdots\cdots(2)$$

が加わっている．一方，下側の円筒の赤道面で切られた円周壁の断面には，上側の円筒から受ける上向きの力がかかっている．この力は円周壁上に連続的に分布しているが，この力を円周の単位長

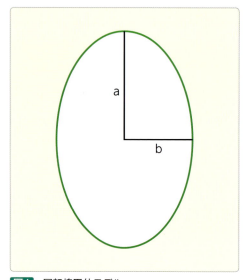

図1 回転楕円体モデル
a：長軸半径，b：短軸半径．

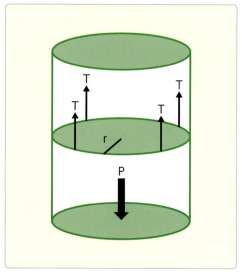

図2 円筒（茶筒）モデルにおける力のつり合い
本文参照．P：内圧，T：張力，r：半径．

さあたりで考えて張力と呼ぶ．張力をTとすると，円周壁全体が上向きに受ける力は，

$$2\pi rT \cdots\cdots\cdots\cdots\cdots\cdots\cdots\cdots\cdots\cdots\cdots\cdots\cdots\cdots\cdots\cdots\cdots\cdots\cdots\cdots (3)$$

となる．

力のバランスから，(2)と(3)を等しいとおいて，

$$T = (1/2)rP \cdots\cdots\cdots\cdots\cdots\cdots\cdots\cdots\cdots\cdots\cdots\cdots\cdots\cdots\cdots\cdots (4)$$

が得られる．円筒の壁の厚さをhとすると，張力Tがかかっている部分の壁の断面積は，1×h（心内膜側で円周方向に単位長を1とする）である．したがって，この部分にかかるT方向（円筒の長軸方向）の応力σ_ϕは，

$$\sigma_\phi = T/(1 \times h) = (1/2)rP/h \cdots\cdots\cdots\cdots\cdots\cdots\cdots\cdots (5)$$

となる（応力は単位面積あたりの力である）．

ここで再び回転楕円体モデルに戻り，長軸方向の応力σ_ϕは(5)式と同様に，

$$\sigma_\phi = (1/2)rP/h = (1/2)bP/h \cdots\cdots\cdots\cdots\cdots\cdots\cdots (6)$$

となる．$r = b$，$R = a^2/b$，および上式を(1)式に代入すると，円周方向の応力σ_θが以下のように求まる．

$$\sigma_\theta = (bP/h)(1 - b^2/2a^2) \cdots\cdots\cdots\cdots\cdots\cdots\cdots (7)$$

$a = \infty$の場合は，$\sigma_\theta = bP/h$となり，円筒形の場合の円周方向応力と一致し，$b = a$の場合は，$\sigma_\theta = bP/2h$となり，球形の場合の応力と一致する．円周方向の応力は，心室の形状が球形に近くなったほうが小さくて済む．不全左室が球状にリモデリングすることを考えると興味ある事実である．

なお，時に用いられるGrossmanの式σ_ϕ = LVDs×P/4WT (1 + WT/LVDs)[2]は，円筒（茶筒）モデルと同様の考え方で長軸方向の応力を計算したものである．これが$\sigma_\phi = T/(1 \times h) = (1/2)rP/h$(5)と異なるのは，張力Tがかかる壁の断面積を計算する際に，(5)式では心内膜直径と心外膜直径の差を考慮せずに心内膜直径で代表させたからである（心内膜側で円周方向に単位長を1とした）．簡便な(5)式を用いても臨床的には問題はない．

組織トラッキングエコー図法の応用として応力-ストレイン関係が論じられるが，Laplaceの法則を応用して回転楕円体で長軸方向の応力を求めた際には，赤道面直近における長軸方向ストレインとの関係を論じなければならない．一方，赤道面における円周方向の応力を求めた際には，赤道面直近における円周方向ストレインとの関係を論じなければならない．

文献
1) Sandler H, et al: Left ventricular tension and stress in man. Circ Res 13: 91-104, 1963
2) Grossman W, et al: Wall stress and patterns of hypertrophy in the human left ventricle. J Clin Invest 56: 56-64, 1975

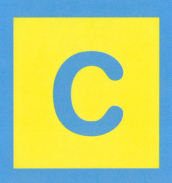

現場での心不全評価

1 外来：心不全の診断
息切れの鑑別
- Column　Dynamic MR
- Column　Diastolic MR

2 救急処置室
急性心不全の評価
- Column　コメットサイン

3 集中治療室
①血行動態モニタリング
②鑑別すべき病態

4 退院前
予後規定因子

C 現場での心不全評価

1 外来：心不全の診断
息切れの鑑別

1 息切れとは

- 息切れとは，「じっとしていると何ともないのに，少し動くと息が苦しくなる」と表現されるように，労作時に呼吸が円滑にできない不快感を指す．一般に，患者は安静時から呼吸が苦しい時は「息切れ」ではなく「息苦しい」といい，安静時の呼吸は苦しくないが，労作時に呼吸が苦しくなると「息切れ」があるという．
- しかし，誰でも激しい運動をすれば息切れを自覚する．どの程度の労作で息切れを自覚すると病的なのか？　一般に，健康な人では息切れを感じない程度の労作，例えば坂道や階段昇降で息切れを自覚すると病的な息切れと考えられる．
- 息切れをきたす疾患は多数あるため，原因となる疾患を鑑別するのは容易ではない．心エコー図は息切れの鑑別に有用であるが，心エコー図のみで息切れを鑑別することはできない．
- 本稿では問診，身体所見，血液検査，胸部XP，呼吸機能などの所見も合わせた「息切れの鑑別」について概説する．

2 息切れの病態生理

- 運動には，呼吸器系，循環器系，筋代謝系の3つの要素がそれぞれバランス良く機能することが必要である．
- 肺で血液中にとり込まれた酸素は心臓に送られ，心臓から全身に送り出されて，筋肉で代謝される．筋代謝で産生された二酸化炭素は肺から排出される．
- 運動時は，筋肉を収縮・弛緩するエネルギーを生むために酸素の必要量が増加し，体から排出される二酸化炭素の量も増加する．坂道や階段を上るという労作は安静にしている時より多くのエネルギーを必要とするため，増加した酸素需要と二酸化炭素排出の要求が高まる．
- 「息が切れる」という症状は，この「もっと息をするように」という脳からの命令を感じているものと考えられる．
- 息切れの鑑別疾患は約500にものぼるといわれているが，気管支喘息，慢性閉塞性肺疾患（COPD），肺炎，間質性肺炎，虚血性心疾患，心不全，自律神経障害で息切れの大半を占めるといわれている．
- また，各疾患が併存していることも多く，例えば，心不全とCOPDの合併は約20〜30％といわれており[1]，特に高齢者では複数の疾患が併存していることを念頭におく必要がある．

3 息切れを訴える患者の問診

3.1 ▶ 既往歴

- 気管支喘息，肺結核，COPDなどの呼吸器疾患，虚血性心疾患，心筋症，弁膜症などの循環器疾患を中心に既往歴を聴取する．循環器疾患の既往歴がなくても，高血圧，糖尿病，脂質異常症などの冠危険因子があれば，虚血性心疾患が潜在している可能性がある．

3.2 ▶ 喫煙歴

- 喫煙はCOPD，虚血性心疾患のリスク因子である．息切れを訴える患者には必ず確認する項目である．過去の喫煙や，職場・家庭での受動喫煙の有無も確認する必要がある．

3.3 ▶ 職業歴

- アスベストを吸う職場や，埃，粉塵の多い職場での勤務経験を確認することも重要である．

3.4 ▶ 家族歴

- 循環器疾患（特に虚血性心疾患），呼吸器疾患，悪性腫瘍，神経疾患，肺高血圧の家族歴を確認する．

3.5 ▶ 現病歴

- まず発症の時期として「いつから息切れを自覚したのか？ いつから増悪したのか？」を尋ねる．数時間前から突然発症した場合は気胸や肺塞栓などを疑い，数日前からの経過であれば肺炎，気管支喘息，COPDや慢性心不全の急性増悪などを疑う．数週〜数か月前からの慢性経過であれば肺結核，肺癌，間質性肺炎，COPD，慢性心不全を疑う．
- 「季節により息切れはひどくなるか？ 日内変動はあるか？」という質問は，気管支喘息の鑑別に有用である．
- 「臥位になると呼吸が苦しくなる」「夜，横になると息苦しくて眠れない」「就寝後2〜4時間ほどで呼吸困難で目が覚める」などの訴えを伴えば心不全を疑う．
- 息切れに伴う随伴症状は鑑別に有用である（図1）．

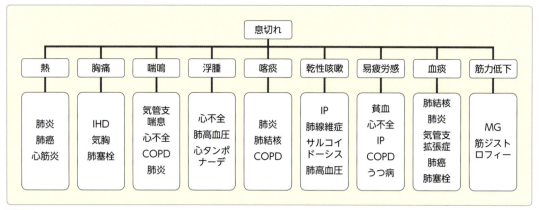

図1 随伴症状による息切れの鑑別診断
IHD：Ischemic heart disease, COPD：慢性閉塞性肺疾患, IP：間質性肺炎, MG：重症筋無力症

3.6 ▶ 身体所見

- まずバイタルサインを確認する．
- 脈の診察ではリズムも確認する．
- 呼吸時の血圧の変動も重要で，吸気時に10 mmHg以上収縮期血圧が低下する奇脈は心タンポナーデを示唆する所見である．
- その他，貧血，甲状腺腫脹，頸静脈の怒張，四肢浮腫の有無を確認する．
- 肺の診察では，視診で呼吸のパターンや左右対称に胸郭が動いているかを確認する．
- 打診では鈍い音がすれば胸水の存在が疑われ，打音の反響が過剰であればCOPDが疑われる．
- 聴診では喘鳴（Wheeze）がないか，気管支喘息とCOPDの鑑別に有用である．
  ▶ 断続性ラ音（Coarse crackle）は左心不全，または間質性肺疾患を示唆する．
  ▶ 呼吸音の左右差は気胸を示唆する所見である．
- 心臓の診察では，右心系の圧上昇所見である胸壁拍動，Ⅱpの亢進を確認し，左心系の圧上昇所見ではⅢ音の有無，心雑音の有無を確認する．
- その他，腹部の診察では肝腫大，肝臓の下部を圧迫し，頸静脈の怒張がはっきりすればhepato jugular reflux陽性であり，右心不全の重要なサインである．

4 息切れを訴える患者の検査

4.1 ▶ 血液検査

- 貧血は，息切れの原因として比較的多いので確認が必要である．
- 白血球数やCRPは肺炎などの炎症疾患，LDH，KL-6（シアル化糖鎖抗原）は間質性肺炎などの肺疾患，脳性ナトリウム利尿ペプチド（BNP）は心不全のマーカーとして有用である．BNPは肺疾患ではあまり上昇しないため，心不全を示唆する所見と

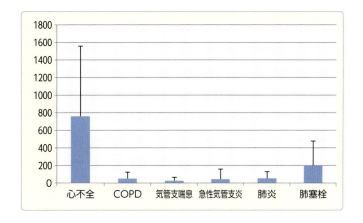

図2 心不全と呼吸器疾患における BNP値の差異

文献2より改変引用.

して有用である（**図2**）[2].
- その他，Dダイマーは慢性血栓塞栓性肺高血圧を疑う所見として重要である．

4.2 ▶ 心電図

- まずはリズム（洞調律，心房細動など），心拍数（徐脈か頻脈か）を確認する．
- COPDではⅡ，Ⅲ，aV_F誘導において高くて尖鋭化したP波（肺性P波）を認め，急性肺血栓塞栓症ではS1Q3T3パターンを認める．
- 異常Q波は陳旧性心筋梗塞，肥大型心筋症の存在を示唆する．

4.3 ▶ 胸部XP

- 息切れの鑑別の際に基本となる検査である．
- COPDでは滴状心や横隔膜が平坦化し肺野が黒くみられる．また，前後径が増加した樽状胸郭がみられる．
- 気胸や胸水による肺容量の低下，肺炎による浸潤影や，間質性肺炎による間質影の有無を確認する．
- また，心不全では心陰影の拡大，間質性肺水腫による小葉間隔壁の肥厚（Kerley's line），肺胞性肺水腫（butterfly shadow）を認める．

4.4 ▶ 呼吸機能検査

- 1秒率（$FEV_{1.0}\%$）は努力性肺活量に対する1秒量の割合であり，これが70％未満の場合，閉塞性換気障害である．
- これに対して，対標準1秒量（$\%FEV_{1.0}$）は性別，年齢，身長から求めた1秒量の標準値に対する実測値の割合で，1秒量が健康な人に比べてどの程度かを表し，COPDの重症度を評価する場合に用いる．
- また，間質性肺炎や結核後遺症などの拘束性障害は予測肺活量に対する比率（%VC）が80％を下回ることで診断する．

5 息切れ患者の心エコー図

- 息切れの原因が心原性なのか，心原性であればどのような心疾患であるのか，心エコー図はこれらを評価するのに有用である（図3）．以下に息切れ患者における心エコー図のポイントを述べる．

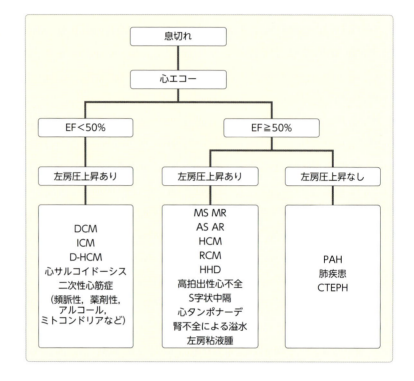

図3
心エコーによる息切れの鑑別

DCM：拡張型心筋症
ICM：虚血性心筋症
D-HCM：拡張相肥大型心筋症
MS：僧帽弁狭窄症
MR：僧帽弁閉鎖不全
AS：大動脈弁狭窄症
AR：大動脈弁閉鎖不全症
HCM：肥大型心筋症
RCM：拘束型心筋症
HHD：高血圧性心疾患
PAH：肺動脈性肺高血圧
CTEPH：慢性血栓塞栓性肺高血圧

5.1 ▶ 左室収縮能は正常か

- 左室収縮能低下は左室が拡大しているか，壁運動が悪いかという点でみる．
- 左室収縮能評価で最も汎用されているのは左室駆出率（LVEF）である．現在，アメリカ心エコー図学会が推奨しているのは，心尖部アプローチによる直交する二断面の断層像から左室容積を算出したmodified Simpson法である．
- 左室収縮能が低下している場合には，その原因を考える必要がある．左室がびまん性に低収縮なのか，無収縮の部分と正常収縮の部分があるのかを見極める．
- びまん性に左室が拡大し低収縮であれば拡張型心筋症を考える．
- 陳旧性心筋梗塞に伴う左室収縮能低下の典型的症例では，梗塞部位は菲薄化している．
- 血管支配と収縮異常の範囲が一致しない場合，心サルコイドーシスや心筋炎後を疑う．
- 心房細動とびまん性左室壁運動異常がある場合には，心房細動が原因なのか，心筋異常が原因なのかを鑑別する必要がある．
  ▸ 心房細動が原因であれば，心拍数を徐拍化させたり洞調律に回復させたりすることにより左室収縮能は改善するからである．
  ▸ 一般的に，頻拍性の心房細動が原因で左室収縮能が低下を呈している場合には，左室拡大がないか，左室拡大が軽度である場合が多い．

5.2 ▶ 左房圧は正常か

- 左室充満圧とは，血液を左室に充満させるために必要な圧力である．左室充満圧は平均左房圧と考えてよく，また平均左房圧は肺動脈楔入圧とほぼ同じである．
- 息切れの鑑別において，左房圧上昇の所見は心不全の存在を疑うことにつながる．
- 心エコー図は様々な拡張機能指標を用いて左房圧を非侵襲的に評価することが可能である．心エコー図による拡張機能指標とその解釈については左室拡張機能（☞35頁，B3②）を参照されたい．

6 運動負荷心エコーで息切れを鑑別する

- 上述したようなポイントで心エコー図を観察しても，息切れの原因を説明するのが難しいことがある．そのような場合は運動負荷心エコー図が有用である．
- 運動負荷心エコー図は安静時の心エコー図検査では明らかではない，「潜んでいる」所見を顕在化させ，息切れの原因を明らかにできる可能性がある．また，運動中の自覚症状，血圧や心拍の反応，心電図変化，運動耐容能も客観的に評価することが可能である．
- 負荷心エコー図は2012年よりわが国でも保険償還され，今後普及が期待される検査である．以下に息切れの鑑別における負荷心エコー図の有用性を述べる．

6.1 ▶ 狭心症

- 狭心症様症状として息切れを訴える患者がいる．安静時と負荷時の画像を side by side で比較しながら局所の壁運動を評価する．
- 心筋虚血は ischemic cascade が示す通り，胸痛や心電図変化に先行して局所心筋の拡張障害，次いで収縮障害が生じるため，理論的には負荷心電図よりも負荷心エコー図のほうが虚血に対してより鋭敏な検査と考えられる．
- Voigt らは負荷心筋シンチグラフィで陽性と判断された虚血領域に一致して，負荷時に Post Systolic Shortening が出現することを証明し，負荷心エコー図で負荷心筋シンチグラフィと同等の診断が可能であることを報告している[4]．

6.2 ▶ 拡張型心筋症

- 拡張型心筋症における機能性の僧帽弁閉鎖不全（MR）は，安静時心エコー図で軽度であっても運動負荷により増悪し，息切れの原因となることがある（図4）．
- 我々の検討において，慢性心不全患者における運動誘発性MRは，運動誘発性肺高血圧や息切れと関連しており，運動時のMRを評価することは息切れ患者において大変重要であると考えている[5]．

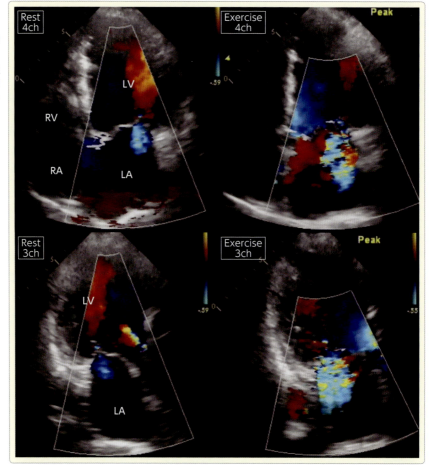

図4 軽労作で息切れを認める拡張型心筋症の症例

Tetheringによる機能性僧帽弁閉鎖不全が20Wの低強度負荷にて増悪している。
LA：左房
LV：左室
RA：右房
RV：右室

6.3 ▶ 肥大型心筋症

- 肥大型心筋症（HCM）では，安静時には左室流出路狭窄（LVOTO）を認めないが（最大圧較差＜30 mmHg），運動負荷によりLVOTOが出現する運動誘発性LVOTOの症例があり，運動負荷心エコー図はこれを評価することができる．
- 安静時にLVOTOを認める症例は全HCMの37％と報告されているが，運動負荷によりLVOTOが誘発される症例を含めると70％にも及ぶと報告されている[6]．
- Shahらは，息切れを有するが安静時にLVOTOを認めないHCM患者の約2/3に潜在性LVOTOを認めたと報告している[7]．安静時心エコー図でLVOTOを認めなくても，息切れを有するHCM患者では，運動負荷心エコー図でLVOTOを評価する必要があることを示している．
- また，HCMにおける僧帽弁収縮期前方運動（SAM）に関連したMRが運動により増悪することが報告されており[8]，運動負荷中はLVOTOの評価のほか，SAM-MRの変化についても評価する必要がある（図5）．
- 2014年に発表された欧州心臓病学会のHCMに関するガイドライン[9]では，息切れなどの症状を有するHCM患者に対して，運動負荷心エコー図がクラスⅠで推奨されるようになった（図6）．

図5

HCMにおける運動誘発性SAM-MR

安静時には僧帽弁収縮期前方運動（SAM）や左室流出路狭窄（LVOTO）を認めず，軽度の僧帽弁閉鎖不全（MR）であったが，負荷によりSAM，LVOTOが誘発されMRが増加した結果，運動誘発性肺高血圧を認めた．

Ao：大動脈
LA：左房
LV：左室
LVOT PG：左室流出路圧較差
RVSP：右室収縮期圧

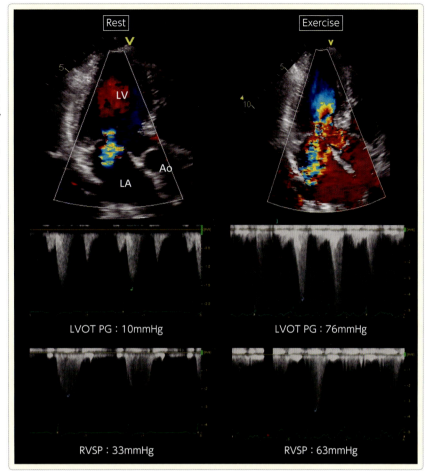

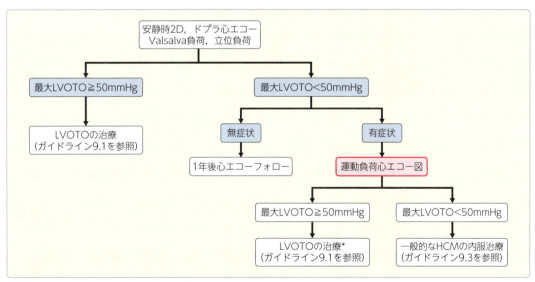

図6 2014年に発表された欧州心臓病学会のHCMに関するガイドライン

安静時またはValsalva負荷，立位負荷で左室流出路圧較差＜50 mmHgの有症状患者において，運動負荷心エコー図が勧められる．運動負荷心エコー図にて左室流出路圧較差≧50 mmHgの場合は左室流出路を軽減させる治療が勧められる．
HCM：肥大型心筋症，LVOTO：左室流出路狭窄

- 我々は，これまでにHCM患者における拡張予備能の重要性について報告している．
  - HCM患者33名に対して運動負荷心エコー図と心肺運動負荷検査を施行．
  - 安静時心エコー図指標と運動耐容能に相関を認めなかったが，2Dスペックルトラッキング法を用いた運動時左室拡張早期ストレインレートと運動耐容能に強い相関を認めた．
  - 特に左室拡張早期ストレインレートの変化（拡張予備能）が運動耐容能の独立した規定因子であり，運動時の拡張機能はHCM患者の運動耐容能予測に有用であると考えられた[10]．
  - ここで息切れを訴えた心尖部肥大型心筋症の症例を示す（図7）．

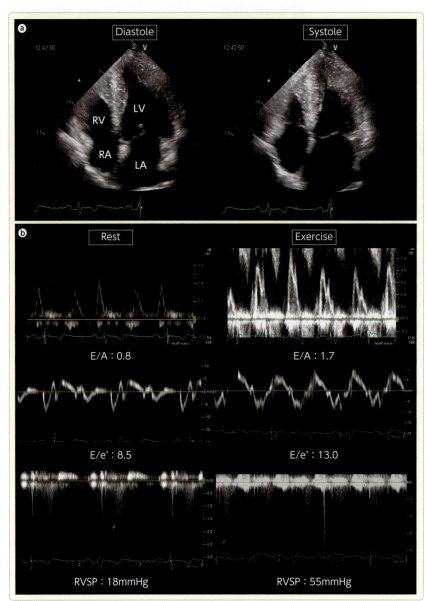

図7 息切れを認めた心尖部肥大型心筋症の症例

症例は66歳男性．心電図異常精査の結果，心尖部HCMと診断（ⓐ）．しばらく無症状で経過していたが，最近になりNYHA II レベルの息切れが出現してきたため当院受診．運動負荷心エコー図が依頼された．安静時心エコー図では左室流出路狭窄，僧帽弁閉鎖不全，壁運動異常は認めず，運動負荷心エコー図においてもこれらの所見は認めなかった．しかし，左室拡張能の指標はE/Aが0.8から1.7へ，E/e'が8.5から13.0へ上昇し，推定肺動脈収縮期圧も18 mmHgから55 mmHgまで上昇し，運動誘発性肺高血圧の所見を認めた（ⓑ）．安静時心エコー図では息切れの原因を説明することは困難であった症例である．

LA：左房
LV：左室
RA：右房
RV：右室
RVSP：右室収縮期圧

6.4 ▶ 弁膜症

- 弁膜症では，息切れを有する僧帽弁狭窄（MS）患者において運動負荷心エコー図が有用である．
- 安静時心エコー図で軽度のMSと評価されても，運動負荷心エコー図により肺高血圧（肺動脈収縮期圧＞60 mmHg）を呈する症例，左房－左室圧較差が増大（平均圧較差＞15 mmHg）する症例があり，これらの患者では経皮的僧帽弁交連切開術もしくは手術が推奨されている．
- MSは狭窄程度が軽度であっても運動により容易に息切れを呈する症例が多く，運動負荷心エコー図は有用であると考えられる（図8）．
- また，近年，MRに対する僧帽弁形成術後の症例で運動負荷により左房－左室圧較差が増強する機能性MSが報告されており，僧帽弁形成術を行ったにもかかわらず息切れを訴える場合にも，運動負荷心エコー図は有用と考えられる[11]．

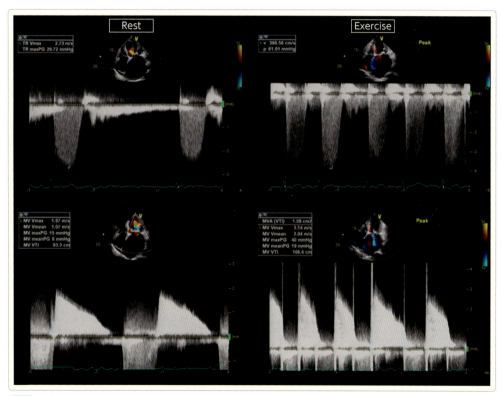

図8 僧帽弁狭窄症患者における運動負荷心エコー

僧帽弁狭窄症が軽度～中等度であるにもかかわらず労作時の息切れが強い場合に，運動負荷心エコーは有用である．本例では運動負荷により平均圧較差は6→19 mmHg，右室収縮期圧は35→66 mmHgまで上昇し，僧帽弁狭窄症が息切れの原因と考えられた．

6.5 ▶ 肺動脈性肺高血圧

- 膠原病，先天性心疾患をはじめとする肺動脈性肺高血圧（PAH）リスク患者が息切れを訴えた場合，通常は安静時心エコー図が依頼される．しかし，肺血管床が相当減少するまで安静時心エコー図における肺動脈圧は正常であることが多く，息切れの原因が明らかにならないことが多い．
- PAH患者には初期から肺血管予備能の低下が認められることから，運動誘発性肺高血圧は早期PAH所見として有用と報告されている[12]．
- PAHリスク患者では安静時心エコー図が正常であっても，息切れを認める場合には運動負荷心エコー図を検討するべきである．その息切れはPAHの前兆である可能性がある．

文献

1) Le Jemtel TH, et al: Diagnostic and therapeutic challenges in patients with coexistent chronic obstructive pulmonary disease and chronic heart failure. J Am Coll Cardiol 49: 171-180, 2007
2) Morrison LK, et al: Utility of a rapid B-natriuretic peptide assay in differentiating congestive heart failure from lung disease in patients presenting with dyspnea. J Am Coll Cardiol 39: 202-209, 2002
3) Abhayaratna WP, et al: Left atrial size: physiologic determinants and clinical applications. J Am Coll Cardiol 47: 2357-2363, 2006
4) Voigt JU, et al: Strain-rate imaging during dobutamine stress echocardiography provides objective evidence of inducible ischemia. Circulation 107: 2120-2126, 2003
5) Izumo M, et al: Changes in Mitral Regurgitation and Left Ventricular Geometry during Exercise Affect Exercise Capacity in Patients with Systolic Heart Failure. Eur J Echocardiogr 12: 54-60, 2011
6) Maron MS, et al: Hypertrophic Cardiomyopathy Is Predominantly a Disease of Left Ventricular Outflow Tract Obstruction. Circulation 114: 2232-2239, 2006
7) Shah JS, et al: Prevalence of exercise-induced left ventricular outflow tract obstruction in symptomatic patients with non-obstructive hypertrophic cardiomyopathy. Heart 94: 1288-1294, 2008
8) Peteiro J, et al: Labil subaortic obstruction during exercise stress echocardiography. Am J Cardiol 84: 1119-1123, 1999
9) Elliott PM, et al: 2014 ESC Guidelines on diagnosis and management of hypertrophic cardiomyopathy. Eur Heart J 35: 2733-2779, 2014
10) Mizukoshi K, et al: Early diastolic function during exertion influences exercise intolerance in patients with hypertrophic cardiomyopathy. J Echocardiography 11: 9-17, 2013
11) Mesana TG, et al: Clinical evaluation of functional mitral stenosis after mitral valverepair for degenerative disease: Potential affect on surgical strategy. J Thorac Cardiovasc Surg 146: 1418-1425, 2013
12) Collins N, et al: Abnormal pulmonary vascular responses in patients registered with a systemic autoimmunity database: Pulmonary Hypertension Assessment and Screening Evaluation using stress echocardiography (PHASE-I). Eur J Echocardiogr 7: 439-446, 2006

Column: Dynamic MR

　僧帽弁逆流（MR）は，左室収縮能の変動や前負荷・後負荷など左心系にかかる負荷条件によって逆流量が変化する．拡張型心筋症や陳旧性心筋梗塞などの左室収縮不全に基づく慢性心不全患者において，症状の安定している時のMRが，急性増悪の病態となった時に驚くほど増強することはまれではない．このようにMRは諸条件により変動する特徴をもつため，この病態は「dynamic MR」と呼ばれる．1970年代後半にMRがダイナミックな特徴を有することが実験研究により示され[1,2]，変動する逆流量を規定するのは，血圧や房室間圧較差などの血行動態因子よりも，僧帽弁の有効逆流弁口面積（EROA）が増減することであると報告された．そしてダイナミックな病態は，僧帽弁に病因のある一次性MRにも存在するが，より顕著でかつ病態や予後に大きな影響を及ぼすdynamic MRは，二次性MRすなわち機能性MRの特徴である．

　機能性MRでは，左室の局所ないしは全体的な収縮低下と左室の拡張によって，僧帽弁の弁下組織が心尖部方向かつ後側壁方向に偏位し，僧帽弁尖が牽引（tethering）されて可動性が低下し，弁接合が不完全となり左室から左房への逆流が生じる．陳旧性心筋梗塞における機能性MRは慢性期の死亡率を増加させる独立した危険因子であり，機能性MRは，軽度であっても長期予後に影響を与えることが示されている[3]．

　dynamic MRの病態を評価するには，運動負荷心エコー図検査が最も適している．機能性MRを伴う陳旧性心筋梗塞を対象として運動負荷心エコー図検査が行われた臨床研究において，運動負荷によるEROAの増加度によって対象を2群に分けた際に，EROA増加度が13mm^{2}以上と高度であった患者群では死亡または心不全増悪入院の相対リスクが有意に大きかった[4]．このエビデンスにより，ヨーロッパ心臓病学会（ESC）が2012年に発表した心臓弁膜症の管理ガイドライン[5]においては，慢性虚血性MRの評価として，運動負荷心エコー図検査の有用性が記載されている．

　臨床現場においては，機能性MRを伴う左室収縮不全に基づく慢性心不全患者に対しては運動負荷心エコー図検査を行い，EROAの増加度ならびに肺動脈圧の上昇度を評価することにより，dynamic MRを有する患者群を同定することが重要である．そしてdynamic MRが出現する成因・誘因を解析し，成立機序に対する介入として冠動脈に対する血行再建，同期不全に対する心臓再同期，あるいは僧帽弁に対するカテーテルないしは外科的修復などの適応を検討する．

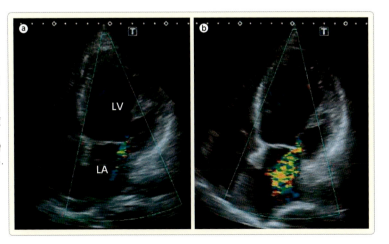

図1 機能性僧帽弁閉鎖不全を伴う陳旧性心筋梗塞症の心尖部アプローチ

四腔断層カラードプラ図を示す．
ⓐ心不全が代償されている状態．僧帽弁逆流は軽度である．
ⓑ心不全の急性増悪時．僧帽弁逆流は増強している．
LA：左房
LV：左室

文献

1) Yoran C, et al: Dynamic aspects of acute mitral regurgitation: Effects of ventricular volume, pressure and contractility on the effective regurgitant orifice area. Circulation 60: 170, 1979
2) Borgenhagen DM, et al: The effects of left ventricular load and contractility on mitral regurgitant orifice size and flow in the dog. Circulation 56: 106, 1977
3) Otsuji Y, et al: Insights from three-dimensional echocardiography into the mechanism of functional mitral regurgitation: direct in vivo demonstration of altered leaflet tethering geometry. Circulation 96:1999, 1997
4) Lancellotti P, et al: Prognostic importance of exercise-induced changes in mitral regurgitation in patients with chronic ischemic left ventricular dysfunction. Circulation 108: 1713, 2003
5) Joint Task Force on the Management of Valvular Heart Disease of the European Society of Cardiology (ESC); European Association for Cardio-Thoracic Surgery (EACTS), Vahanian A, et al: Guidelines on the management of valvular heart disease (version 2012). Eur Heart J 33: 2451, 2012

Column

Diastolic MR

　僧帽弁逆流（mitral regurgitation; MR）は通常，左室圧が上昇する左室収縮期に発生する．しかし，左室拡張末期圧が上昇する大動脈弁逆流症や肥大型心筋症などにおいて，拡張末期にMR（diastolic MR）が認められることがある[1-4]．一方，PQ時間の延長に伴いdiastolic MRが認められることが知られている[5-7]．いずれの場合も，diastolic MRに一致してMモード心エコー上B-B' stepが認められ，diastolic MRの消失に伴いB-B' step formationも消失する．したがって，Mモード心エコー上認められるB-B' step formationはdiastolic MRによるものと考えられる[8]．

　PQ時間延長に伴うdiastolic MRとB-B' step formationは，心房心室ペーシングによりPQ時間を正常化すると消失する（図1）．左室拡張末期圧上昇時に認められるdiastolic MRとB-B' step formationも，心機能の正常化に伴い消失する（図2）．これ以上PQ時間を延長するとdiastolic MRが発生する上限のPQ時間を，我々はcritical PQ interval for the appearance diastolic MRと呼んだ[7]．この値は，肺動脈楔入圧と逆相関する[7]．左室拡張末期圧上昇例では正

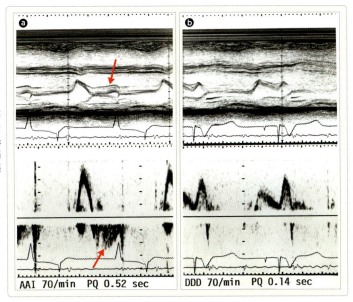

図1 PQ時間の延長に伴い認められたdiastolic MRとB-B' step formation

70/minの心房ペーシング時にPQ時間が0.52秒と延長し，diastolic MRとB-B' step formationが認められた（ⓐ矢印）．心房心室ペーシングでPQ時間を0.12秒に短縮したところ，diastolic MRとB-B' step formationは消失し，E波とA波は分離して拡張期充満時間は延長した（ⓑ）．

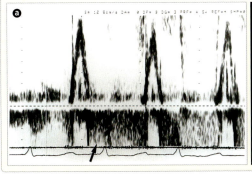
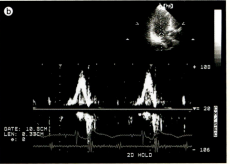

図2 陳旧性心筋梗塞による心不全症例に認められたdiastolic MR

PQ時間0.28秒で（ⓐ）diastolic MRが認められ（矢印），拡張期充満時間が著明に短縮していた．心房心室ペーシングによりPQ時間を0.12秒に短縮したところ，diastolic MRは消失し拡張期充満時間の延長が認められ（ⓑ），心不全は改善した．心機能低下例ではA-V delay optimizationが重要である．

常PQ時間でもdiastolic MRが発生するが，正常心機能例では，PQ時間が延長した場合のみdiastolic MRが発生する．diastolic MR自体の逆流量は大きなものではないが，diastolic MRの存在が，有効な拡張期充満時間を短縮させ，心機能を低下させる．

　左房収縮終了後，左房の拡張期に左房圧は低下する．正常でも拡張末期に左房—左室圧が逆転する時相が存在し，僧帽弁閉鎖に働く（atrial contribution）．しかし，僧帽弁の完全閉鎖には左室収縮が不可欠であり，左室圧の急速な上昇により，僧帽弁は完全閉鎖する（ventricular contraction）．PQ時間が延長すると，左房—左室圧較差は逆転したまま，僧帽弁が閉鎖しない状態が続きdiastolic MRが発生する．左室拡張末期圧上昇例では圧逆転がより早期に起こり，左室収縮能の低下に伴い僧帽弁の完全閉鎖（心音第1音）が遅れる．その結果，正常PQ時間であってもdiastolic MRが発生する（図3）．急激に左室拡張末期圧が上昇する，急性の大動脈弁逆流症ではdiastolic MRが認められやすいが，特有の現象ではない．diastolic MRおよびB-B' step formationは，左室拡張末期圧が上昇しても，PQ時間が短いと認められず，PQ時間が長いと，左室拡張末期圧が正常でも発生することに注意が必要である．

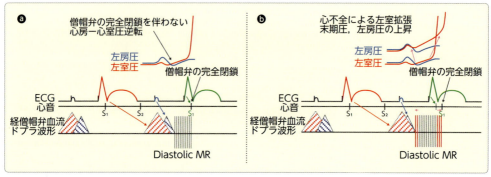

図3 diastolic MR発生機序

左房拡張期に左房圧は低下し，僧帽弁閉鎖に働く（atrial contribution）．その後，左室圧の急速な上昇により僧帽弁は完全閉鎖する（ventricular contraction）．PQ時間が延長すると，左房—左室圧較差は逆転したまま，僧帽弁が閉鎖しない状態が続きdiastolic MRが発生する（ⓐ）．左室拡張末期圧上昇例では，圧逆転がより早期に起こり，左室収縮能の低下に伴い僧帽弁の完全閉鎖（心音第1音）が遅れ，正常PQ時間であってもdiastolic MRが発生する（ⓑ）．

文献

1) Lochaya S, et al: Late diastolic mitral regurgitation secondary to aortic regurgitation: its relationship to Austin Flint murmur. Am Heart J 74: 161-168, 1967
2) Wong M: Diastolic mitral regurgitation. Haemodynamica and angiographic correlation. Br Heart J 31: 468-473, 1967
3) Sanada J, et al: Late diastolic mitral regurgitation studied by pulsed Doppler echocardiography. Am J Cardio 59: 1366-1370, 1987
4) Vanden Bossche J-L, Englert M: Doppler color flow mapping demonstration of diastolic mitral regurgitation in severe acute aortic regurgitation. Am Heart L 114: 889-890, 1987
5) Ishikawa T, et al: Diastolic mitral regurgitation in patients with first-degree atrioventricular block. PACE 15: 1927-1931, 1992
6) Ishikawa T, et al: Relationship between diastolic mitral regurgitation and PQ interval or cardiac function in patients implanted with DDD pacemakers. PACE 14: 1797-1802, 1991
7) Ishikawa T, et al: Critical PQ interval for the appearance of diastolic mitral regurgitation in patients implanted with DDD pacemakers. PACE 17: 1989-1994, 1994
8) Ishikawa T, et al: Contribution of end-diastolic mitral regurgitation to the B-B' step formation on M-mode echocardiography. Journal of Applied Cardiology 6: 163-168, 1991

C 現場での心不全評価

2 救急処置室
急性心不全の評価

- 救急の場面で目的を絞って行う心エコー検査としてFOCUSエコー（Focused Cardiac Ultrasound in the Emergent Setting）が提唱されている[1]．FOCUSエコーの目的は，①左室全体の収縮性の評価，②心房・心室の相対的なサイズの評価，③循環血漿量の評価，④心囊液の有無，などである．
- これらは，急性心不全の評価の基本となるべきものでもあり，まずこれらの評価から始めるべきである．また十分な心エコー図検査ができない場合でもこれらだけは評価すべきである．
- FOCUSエコーは救急医が行う最小限度の検査である．ドプラエコーは含まれていないため，血行動態については不十分な評価しかできない．
  ▶ 本稿ではFOCUSエコーに準じて，①左室収縮性の評価，②心房・心室のサイズの評価，③血行動態（拡張能を含む）および弁膜機能の評価，④心囊貯留の評価の順に，急性心不全の評価のポイントについて述べる．ただし，内容はFOCUSエコーの範囲をはるかに越える．
- 各項目の詳細な説明については本書の「心不全の評価法・心エコー法」において述べられているので，本稿では救急の現場でどう応用していくかについて述べる．

1 左室収縮性の評価

- 急性心不全が疑われる症例に対しては，まず左室の収縮が低下しているかどうかを確認することから全てが始まる．
- FOCUSエコーでは色々な断面から観察し，左室全体について「収縮は正常または軽度低下」と「明らかな収縮低下」に大きく二分することとしている．このように大別するだけでも，診断および治療方針の決定について大いに役に立つ．
- このような左室全体の収縮性評価とともに壁運動を左室分画ごとに評価することが急性心不全の原因疾患を考える上で重要である．

1.1 ▶ 左室全体の収縮性評価

- 左室全体の収縮性評価の基本は，左室駆出率（ejection fraction: EF）である．限界のある指標ではあるが，臨床的には今日でも最も有用な指標である．
- Mモードや一断面からの断層法でEFを求めることが多いが，局所壁運動異常や心室瘤のある症例などでは不正確になる可能性がある．正確なEFの評価は心尖部からの二断面でのSimpson法によるべきである．
- しかしながら，救急の現場ではSimpson法による評価を行う余裕がないことが多い．その代わりとしては目視法によるEFの評価も有用である（☞177頁 Column 参照）．

1.2 ▶ 局所壁運動の評価

- 左室各領域の壁運動を個別に評価することは，原疾患の推定に有用である．
- 局所壁運動の評価においては冠動脈との関連を考慮に入れる必要がある．冠動脈の解剖に基づいて左室を17領域に分画した米国心エコー図学会のモデル（図1）が広く使われる[2]．

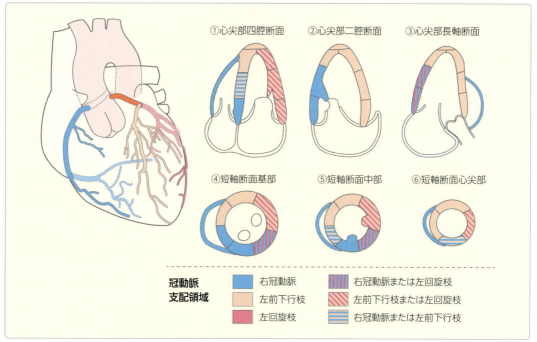

図1 米国心エコー図学会（ASE）推奨の左室17分画モデル
左室を冠動脈支配に基づいて分画している．文献2より改変引用．

- 虚血性心疾患における壁運動異常は基本的には冠動脈の解剖に応じて出現する．冠動脈の走行に一致しないような分布を示す壁運動異常は，虚血性心疾患以外の可能性が考えられる．

 Pitfall
- 多枝病変や側副血行路の存在により虚血性心疾患の壁運動異常でも冠動脈の解剖と一致しているかどうか判断に迷う症例にもしばしば遭遇する．
  - 心筋疾患であっても壁運動低下は必ずしも均一ではない．不均一な壁運動異常のみでは，虚血性心疾患と心筋疾患を鑑別することは困難である．

 Point
急性冠症候群の見方
- 急性冠症候群での壁運動異常は，基本的に冠動脈疾患の解剖に準じて出現する．よって，心エコーの基本断面における冠動脈の走行を理解することが有用である．
  - 図2に，基本断面における冠動脈の走行を示す．
- 急性冠症候群では冠動脈走行に準じて，責任病変より遠位側の支配領域に連続した壁運動異常が生じることが基本である．
- 壁運動異常の出現する境界部分が冠動脈の責任病変部位に一致する．よって，壁運動低

下領域と正常領域の境界部分が冠動脈のどの部分で灌流されているかを考えれば，責任病変の位置についても推定することが可能である．図3 に，左前下行枝病変における，壁運動異常の出現範囲と責任病変の関係について示す．

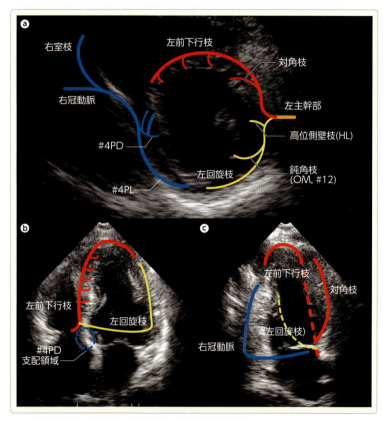

図2 心エコー基本断面における冠動脈の走行

胸骨左縁短軸像（ⓐ），心尖四腔像（ⓑ），心尖二腔像（ⓒ）での冠動脈の走行．

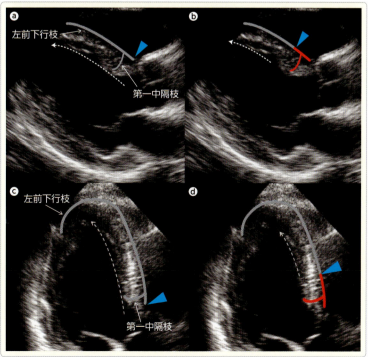

図3 前壁梗塞における責任病変と壁運動異常の範囲

冠動脈左前下行枝で責任病変（矢頭）が第一中隔枝より近位（AHA分類 Seg6）の場合，壁運動異常（破線部）は心室中隔基部より出現する（ⓐⓒ）．第一中隔枝より遠位（AHA分類 Seg7）の場合，心室中隔基部の壁運動は保たれる（ⓑⓓ）．

2 心房・心室のサイズの評価

2.1 ▶ 左室サイズの評価

- 状況が切迫しており，心房・心室の計測ができない場合であっても，目視により各部分が拡大しているか，あるいは過度に縮小しているかを判断することが必須である．明らかな左室肥大の有無についても目視で判断することが重要である．
- 左室の拡大は心機能低下が慢性的に存在していることを示唆する．初回の急性冠症候群では左室の拡大は認められない．ただし，左室拡大がないことは慢性的な心機能低下がなかったことを必ずしも意味しない．
- 明らかな左室肥大を呈し，肺うっ血などが著明であるにもかかわらず左室拡大が認められない場合，心肥大による拡張障害が心不全の原因であると考えられる．左室内腔は縮小することが多い．肥大型心筋症，拘束型心筋症，心アミロイドなどの心筋疾患の可能性も考えられる．

2.2 ▶ 左房サイズの評価

- 左房径のみでは左房拡大は正しく評価されない．左房容積を求め，体表面積で補正した左房容積係数による評価が望ましい．
- 左房の拡大は，①左房への圧負荷，②左房への容量負荷，③左房の器質的変化，などによって生じる．左房拡大があれば上記のいずれかがあると考えられる．心房の形態などからのみでは3つの原因を鑑別することは困難である．
- 左房への圧負荷は僧帽弁狭窄症による場合以外に，左室拡張能障害による左房圧の持続的な上昇に起因する場合がある．後者に関する左房容積拡大は拡張能評価の重要な指標と考えられている．
- 左房容積負荷は僧帽弁閉鎖不全症に起因することが多い．先天性心疾患による場合もある．
- 器質的変化は心房細動例において認められる．

2.3 ▶ 右室サイズの評価

- 右室容積の正確な計測は2Dエコーでは困難であり，3Dエコーによる解析を必要とする．救急の場面では右室径をもって右室のサイズとする．
- 右室径の拡大は右心系への圧または容量負荷の存在を意味する．
- 右室負荷が高度な場合には中隔が左室側へ圧排され，短軸像では左室が"D"のような形態を呈することがある．左室のこのような変化は高度右室負荷を示す（図4）．
  - ▶ 収縮期に中隔が左室側へ圧排される場合は高度な右室圧の上昇，拡張期に圧排される場合は高度の容量負荷が存在すると考えられる．
- 呼吸困難感，胸痛が突然出現し，右室が著明な拡大を呈する症例では，肺血栓塞栓症の可能性を考える必要がある．

図4 高度右室負荷による心室中隔の圧排

収縮期に中隔は左室側に圧排され，左室は"D"のような形に変形する．本例のような収縮期の圧排は高度な右心系の圧負荷の存在を示す．容量負荷では拡張期に圧排が生じる．
LV：左室
RV：右室

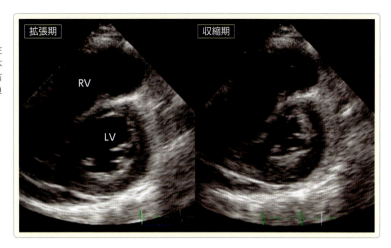

 Point 肺血栓塞栓症の見方

- 肺血栓塞栓症（pulmonary thromboembolism: PTE）の心エコーでの主たる所見は，右心室の拡大・負荷所見と，中等度以上の三尖弁閉鎖不全の出現である．突然の呼吸困難感，胸痛を認め，心エコーで右心室の拡大，中等度以上の三尖弁逆流の出現を認める場合は，肺血栓塞栓症の可能性を考える．
- 表1 に肺血栓塞栓症に認められる心エコー所見を挙げる．ただし，心エコーによる診断の感度は造影CTに比べて劣る．
- McConnell徴候や60/60 signは急性の肺高血圧症の所見であり，肺疾患などによる慢性的な右室機能障害との区別に役立つ．

表1 肺血栓塞栓症の心エコー所見

右室負荷所見：以下のうち，1つ以上を満たす
・右心内の血栓などの塞栓子の存在
・胸骨左縁像での拡張期右室径＞30 mmまたは右室径＞左室径
・収縮期における左室中隔の扁平化
・右室流出路acceleration time＜90 msec，または三尖弁逆流での最大圧較差＞30 mmHg
McConnell徴候
右室中部～基部の壁運動は低下するが，右室心尖部の収縮性は保たれる
60/60 sign
三尖弁逆流での最大圧較差が60 mmHg以下であり，かつ右室流出路acceleration timeが60 msec未満

3 血行動態の評価

- 心エコーでは血行動態として，①心拍出量，②左室拡張末期圧（≒肺楔入圧），③肺動脈圧，④右房圧，を評価する．
- 救急での心エコーでは心拍出量の定量評価を行う余裕はないことが多い．また，左室拡張末期圧は左室拡張能が大きく関与する．よって本稿では，左室拡張末期圧の評価を含む左室拡張能評価と，肺動脈圧，右房圧の評価について述べる．

3.1 ▶ 右房圧の評価

- 右房圧の評価は急性心不全の診断の基本であり，必ず行うべきである．下大静脈の径およびその呼吸性変動から求められる．
- 下大静脈は呼気時に拡大し，吸気時に縮小する．右房圧が上昇すると呼吸性変動は小さくなり，低下すると変動は大きくなる．体液量低下では呼吸性変動は過剰になり，吸気時に虚脱を認める．
- FOCUSエコーでは，下大静脈の径・呼吸性変動を目視で観察し評価する．
  - 下大静脈径の実測値（およびその呼吸性変動）から右房圧が推定される（表2）[4]．この右房圧は左室拡張末期圧や肺動脈圧の推定にも用いられる．

表2 下大静脈径による右房圧の推定

右房圧範囲[中間値]	下大静脈径	吸気時の虚脱
正 常：0〜5 mmHg [3 mmHg]	≦2.1 cm	<50%
中等度：5〜10 mmHg [8 mmHg]	≦2.1 cm	>50%
	>2.1 cm	>50%
高 値：15 mmHg	>2.1 cm	<50%

文献4より改変引用．

3.2 ▶ 左室拡張末期圧および左室拡張能の評価

- 左室拡張末期圧の上昇は肺毛細管圧の上昇を意味し，呼吸困難，肺うっ血を生じる（表3）．左室拡張末期圧の低下は前負荷の低下を意味し，心拍出量は低下する．
- 急性心不全では前負荷の低下は循環血漿量の低下によることが多く，右房圧の低下で評価する．心エコーでは左室拡張末期圧の上昇を検出することを目標とする．
- 心エコーでは左室拡張末期圧は，①肺動脈弁逆流での推定圧，②左室流入血流速波形のE波と僧帽弁輪後退速度(e')の比E/e'，から推定する（図5）．
- 急性心不全における左室拡張末期圧の上昇は，左室拡張能低下と容量負荷によって生じる．よって，急性心不全の評価においても左室拡張能の評価が重要である．
- 左室拡張能の評価としては左室流入血流速波形でのE/A比が用いられる．E/Aは前負荷の影響を受け，心不全の改善によりE/Aは改善することも多い．心不全の改善を評価するためにも，急性期でもE/Aは計測しておくほうが良い．
- 左室流入血流波形では，E波とA波の間の拡張中期にL波と呼ばれる血流波形を認めることがあり，左室拡張障害を示唆するものとされる．流速の遅いL波は健常者でも徐脈例で認められることがあるが，≧20 cm/secのL波は著明な左室弛緩能低下および左室拡張末期圧の上昇を示唆するとされる（図6）．
- L波は心房細動症例での左室拡張能評価にも有用である．

表3 左室拡張末期圧の評価

左室拡張末期圧	
3〜12 mmHg	正常
12〜15 mmHg	左室拡張末期圧上昇
>15 mmHg	肺うっ血

図5 左室拡張末期圧の推定

ⓐ 拡張末期の肺動脈弁逆流速度（V）から、左室拡張末期圧（mmHg）＝$4 \times V^2 ＋$右房圧で求められる。

ⓑ 左室流入血流速波形でのE波の速度（E）と組織ドプラによる拡張早期僧帽弁輪後退速度（e'）の比E/e'は、左室拡張末期圧と比例する。中隔側で計測したe'ではE/e'＞15、側壁側のe'ではE/e'＞12が左室拡張末期圧の上昇を意味する。

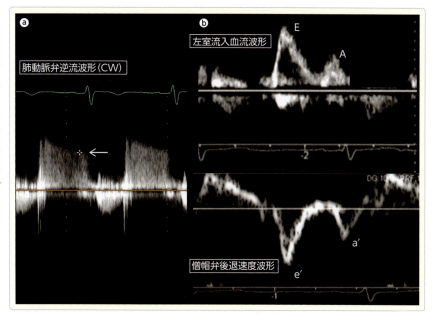

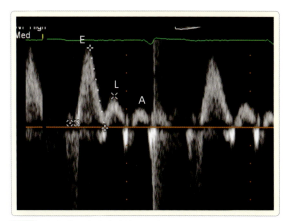

図6 左室流入血流速度波形におけるL波

左室流入血流速度波形においてE波とA波の間にL波を認める。心アミロイドで、高度の左室拡張障害を呈した例である。

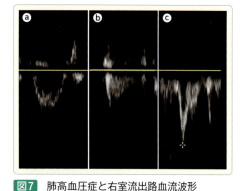

図7 肺高血圧症と右室流出路血流波形

ⓐの正常例の右室流出路血流に比べ、肺高血圧例（ⓑ）では最大血流速の位置が前方にある。さらに肺高血圧の進行した例（ⓒ）では二峰性の波形を認める。

3.3 ▶ 肺動脈圧の評価

- 三尖弁閉鎖不全を認める症例では、三尖弁逆流の最大流速（V_{TR}）から、肺動脈収縮期圧が$4 \times V_{TR}^2 ＋$右房圧（mmHg）として求められる。右房圧は下大静脈径よりの推定値を使うが、不明な場合は10 mmHgを使う。
- 肺高血圧症では、右室流出路血流の収縮期流速ピークが前方に移動する。さらに肺動脈圧が上昇すると、二峰性の形態を呈するようになる（図7）。
- 右室流入波形も肺高血圧症では二峰性の形態を示すことがある。

4 弁膜機能の評価

- 弁膜機能不全での急性心不全としては，慢性的な弁膜疾患で血行動態が破綻した場合と，弁膜の急速な破壊による場合がある．虚血性心疾患や心筋疾患などに合併する機能的僧帽弁閉鎖不全も，心不全とともに増悪し，さらなる心不全増悪の要因となる．
- 大動脈弁狭窄症，僧帽弁狭窄症の検索は，弁膜の変性および開放障害の観察から始まる．急性心不全の原因として弁狭窄症が疑われた場合，連続波ドプラでの圧較差から重症度を評価する．
- 救急で圧較差の計測ができない場合は，心不全についての救急的な治療を行い，状態が安定した段階で再度計測する．
- 左室肥大（大動脈弁狭窄症），左房拡大（僧帽弁狭窄症）などの付随する所見も重要である．

 Pitfall
- 弁膜の石灰化などにより，目視法での開口面積は過小評価される傾向がある．
  ▶ 閉鎖不全症では定量的評価を行うべきであるが，救急の現場では困難であり，カラードプラ法での目視的評価を行う．

 Pitfall
- 逆流ジェット到達度は，定量評価での重症度との相関性が低く，軽症例の判断以外には評価法として不十分である．
  ▶ 僧帽弁閉鎖不全症は，左房内での逆流ジェットの広がりで判断する．心尖四腔像や胸骨長軸像などで逆流ジェットの広がりの面積が左房面積のどの程度を占めるかで判定する（図8）．左房面積の50％以上を高度，30〜50％を中等度，それ以下を軽度とする．実測が望ましいが，目視で大まかな見当をつけるだけでも有用である．

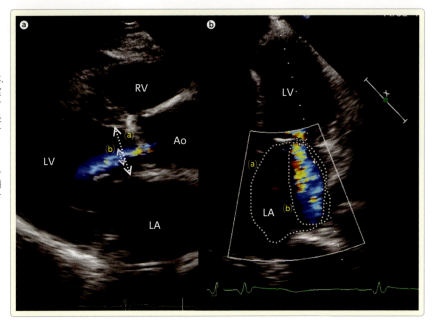

図8 大動脈弁閉鎖不全症・僧帽弁閉鎖不全症の評価
ⓐ 大動脈弁閉鎖不全では，胸骨左縁長軸像で左室流出路の径（a）に対する逆流ジェットの径（b）の比 b/a で評価する．
ⓑ 僧帽弁閉鎖不全では，左房面積（a）に対する逆流ジェットの面積（b）の比 b/a で評価する．

Ao：大動脈
LA：左房
LV：左室
RV：右室

Pitfall
- 左房壁に沿ってジェットの吹く，偏心性の僧帽弁閉鎖不全では，カラードプラでの逆流ジェット面積は過小評価されやすい．
  - 大動脈弁閉鎖不全は，逆流ジェットの幅を目安にする．大動脈弁での縮流部（vena contracta）の計測が望ましいが，難しい場合は左室流出路径と逆流ジェットの幅の比から判断する（図8）．胸骨左縁長軸像での逆流ジェットと左室流出路径の比が50%以上を高度，30〜50%を中等度とする．実測が望ましいが目測でも有用である．
  - 大きなPISAの存在は高度の閉鎖不全を示唆する．PISA径はエリアシング速度により変わるが，速いエリアシング速度でもはっきりしたPISAがあれば高度閉鎖不全の可能性が高い．

 Point

急性大動脈閉鎖不全・僧帽弁閉鎖不全症
- 大動脈弁，僧帽弁の急激な破壊によって生じる．慢性の弁膜疾患と異なり代償ができず，急性心不全を発症することが多い．
- 原因疾患としては感染性心内膜炎，大動脈弁閉鎖不全ではStanford A型大動脈解離，僧帽弁閉鎖不全では急性心筋梗塞に伴う乳頭筋断裂などがある．
- 急激な容量負荷に対応して左室は過収縮を呈する．左室の拡大は認められない．
- 乳頭筋断裂では僧帽弁のむち状の動き（flail valve）を認め，腱索断端を認めることもある（図9）．大動脈解離では上行大動脈内にflapが確認されることがある．感染性心内膜炎では疣贅を認めることも多いが経胸壁エコーでは観察できないことも少なくない．

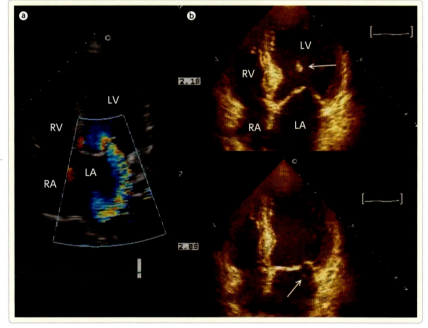

図9 腱索断裂による急性僧帽弁閉鎖不全症

急性心筋梗塞に伴う腱索断裂により，急性の僧帽弁閉鎖不全症を呈した．
ⓐ偏心性の逆流ジェットが左房後壁に沿って吹く．
ⓑ僧帽弁前尖はむち状の動きを示し，腱索断端の付着（矢印）を認める．
LA：左房
LV：左室
RA：右房
RV：右室

5 心嚢貯留の評価

- 心嚢貯留は急性心不全の原因よりも結果であることも多い．急激に貯留した多量の心嚢液は心タンポナーデを引き起こす．
- 心嚢液の量は収縮期におけるフリースペースの間隔から大まかに評価されるが，必ずしも正確ではない．急激に貯留した場合は少ない量でも心タンポナーデに至る．慢性的に貯留した場合は，多量でも無症状で血行動態も保たれることも多い．

 Point 心タンポナーデの心エコー所見

- 心タンポナーデの心エコー所見としては，①心膜貯留の存在，②右心系の虚脱，③下大静脈径の拡大と呼吸性変動の消失，④左室流入・右室流入血流の呼吸性変動の増大，などがある．
- 心タンポナーデでは，心内膜腔の内圧が心腔内圧よりも上昇することによって右心系が虚脱する．収縮期の右房の虚脱が右室の虚脱に先立って出現する（図10）．
  ▸ 右房の虚脱は，感度は高いが特異度は低い所見である．虚脱が収縮期の1/3より長く続く場合，心タンポナーデの可能性が高い．拡張早期の右室虚脱は心タンポナーデにより特異的な所見である．
- 心タンポナーデでは，吸気時に右室流入血流速度は呼気時よりも25％以上増加し，左室流入血流速度は25％以上低下する．

 図10 心タンポナーデでの右心系の虚脱

ⓐ 心タンポナーデ症例における右室の虚脱（矢印）．
ⓑ 同じく右房の虚脱（矢印）．
Ao：大動脈
LA：左房
LV：左室
RA：右房
RV：右室

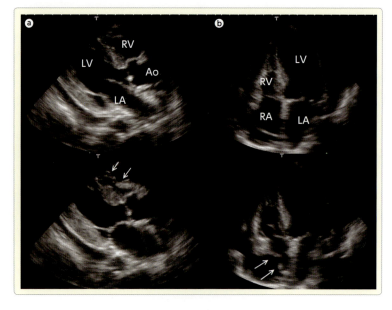

文献

1) Labovitz AJ, et al: Focused cardiac ultrasound in the emergent setting: a consensus statement of the American Society of Echocardiography and American College of Emergency Physicians. J Am Soc Echocardiogr 23: 1225-1230, 2010
2) Lang RM, et al: Recommendations for Cardiac Chamber Quantification by Echocardiography in Adults: An Update from the American Society of Echocardiography and the European Association of Cardiovascular Imaging. J Am Soc Echocardiogr 28: 1-39, 2015
3) Nagueh SF, et al: Recommendations for the evaluation of left ventricular diastolic function by echocardiography. J Am Soc Echocardiogr 22: 107-133, 2009
4) Rudski LG, et al: Guidelines for the echocardiographic assessment of the right heart in adults: a report from the American Society of Echocardiography endorsed by the European Association of Echocardiography, a registered branch of the European Society of Cardiology, and the Canadian Society of Echocardiography. J Am Soc Echocardiogr 23: 685-713, 2010

Column

コメットサイン

コメットサインとは？

　エコー検査においては種々のアーチファクトが存在し，しばしば画像診断の妨げとなる．しかしその原理を理解することで，アーチファクトが診断の一助となるケースもある．その一つが，コメットサイン（ultrasound lung comets: ULCs）である．

　健常肺のエコー画像では，胸膜がプローブに対して水平のエコー像として描出され，さらに胸膜のエコー像と平行・等間隔のアーチファクトがみられる（図1ⓐ矢頭）．これは胸膜とプローブとの間に多重反射が生じることによる．一方，心不全患者の肺エコー画像では，胸膜からスクリーンの下方まで，尾を引く彗星（comet）のように伸びる複数の線状アーチファクトが出現することがある（図1ⓑ矢印）．この現象が肺うっ血の存在を示唆し，ULCsと呼ばれる．

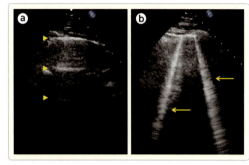

図1 健常肺および心不全症例における肺エコー画像
ⓐ健常肺．ⓑ心不全症例．

コメットサインはなぜみえる？

　ULCsの本体は，胸膜と小葉間隔壁との間に生じた多重反射による虚像である．肺うっ血に伴い胸膜下の小葉間隔壁が浮腫により肥厚すると，音響インピーダンスの増強により，胸膜との間に多重反射を起こし，ULCsが出現する．ただし，肺炎や肺線維症などといった呼吸器疾患においても，同様に肺間質の肥厚によりULCsを伴う場合があり，注意が必要である．

コメットサインを臨床に生かす

　ULCsは胸部X線でのKerleyのBラインにあたる．より客観的な指標でいえば，ULCsの本数は肺における血管外水分量や肺動脈楔入圧と相関することが知られている[1]．具体的には，右胸郭の第2～5肋間，左胸郭の第2～4肋間で，それぞれ傍胸骨・鎖骨中線・前腋窩線・中腋窩線上の計28か所でのULCsの総和であるコメットスコアを算出し，6～15点で軽度，31点以上で高度のうっ血としている[2]．

　ULCsによる血行動態推定の利点は，簡便・迅速であることに尽きる．非熟練者でも比較的容易に判断可能であり，数が多ければスコアを数えなくともおおまかにうっ血ありと推定できる．救急外来などの急ぐ場面では，外傷の初期診療におけるFASTのように，ざっと多いか少ないかだけを判断すればよい．また，いわゆる携帯型のポケットエコー（Vscan®）でも十分に評価が可能であるため，外来や往診時などの，すぐに他の検査が行えない状況下での心不全診療では非常に有用である．

文献
1) Agricola E, et al: "Ultrasound Comet-Tail Images": a marker of pulmonary edema: a comparative study with wedge pressure and extravascular lung water. CHEST 127: 1690-1695, 2005
2) Picano E, et al: Ultrasound lung comets: a clinically useful sign of extravascular lung water. J Am Soc Echocardiogr 19: 356-363, 2006

3 集中治療室
①血行動態モニタリング

はじめに：エコーとカテと身体所見

- 心不全の病態は多種多様な表現型をとるが，心不全の本質は心拍出量の低下（正確には有効循環血漿量の低下）と充満圧の上昇である．
- 心拍出量と充満圧という二軸で心不全を記述しようという試みは，1970年代のForrester分類に端を発し，2003年になり発表されたNohria分類まで，臨床現場の最前線で採用されてきた（☞4頁 図6，5頁 図7 参照）．
    - Forrester分類は，正確には心筋梗塞後の心機能状態を把握する目的で発表された指標であり右心カテーテルを用いて4群に分類する．
    - Nohria分類は，主に心筋症を基盤とする慢性心不全の急性増悪時の心機能を把握する目的で考案された指標であり，身体所見に基づき同じく4群に分類する．
- 右心カテーテルは侵襲的であり感染・手間・コストなどを考えても全例にまたは頻回に行うようなものではない．他方，身体所見は非侵襲的でありコストもかからないが本当に実用に耐えうる身体所見は職人技であり，これも全例に（万人に）適用できるものでもない．
- 心エコーはこの間に位置するものであり，双方を補完するものである．そのためにも心不全の血行動態をきちんと理解することが肝要である．

1 心不全における血行動態の基本

- 1980年以降，心不全の病態は神経体液因子の変調が主体であるとされてきたが，その原因となっているのは血行動態の逸脱である．そして血行動態の逸脱は，なんらかの心血管系の構造的機能的異常をほぼ必ず伴う．
    - 心拍出量（≒有効循環血漿量）が低下するため，交感神経系・レニンアンジオテンシン系・アルギニンバソプレッシン系が活性化し，また充満圧が上昇するために，カウンターレギュラトリーホルモンといわれるナトリウム利尿ホルモン系・ブラジキニン系が賦活化する．
    - また，心臓血管系は「ポンプとパイプ」と揶揄されることもあるが，ポンプとパイプだけでは説明できない重要な鍵が閉鎖系であることである．そして閉鎖系であるために，神経体液因子の変調を血行動態の制御に結びつけることが可能となる．「ポンプ」の破たんが「システム」の破たんにはつながらないようになっているのである．
    - 図1 に血行動態制御と神経体液因子変調の関係を示す．
- 血行動態の把握には，心拍出量と充満圧の2変数に加え，血圧を規定している血管抵抗を把握することが重要である．

- ▶ 血管抵抗は，｛(近位部の圧)－(遠位部の圧)｝／流量で求めることができる．流量は心機能によって変化し，血管抵抗は細動脈収縮によって規定される．
- ▶ いわば，血圧はこの2つの独立変数を基に規定される依存変数であるといえる．
- 血行動態の異常に際してなんらかの治療介入を考えた場合，心拍出量，充満圧，そして血管抵抗のどのポイントを変化させるべきなのかを把握し，病態に即した介入方法を考えることが重要である．

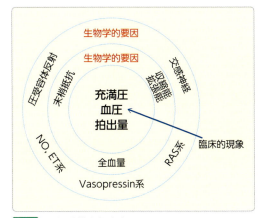

図1　血行動態を規定する因子
治療として介入するレベルは生物学的要因のレベルであるが，臨床的事象との間に物理学的要因のレベルがあることを理解すると血行動態が把握しやすくなる．
文献1, 2より改変．

2 血行動態指標と治療介入手段

- 前項において心拍出量・充満圧・血管抵抗の3変数が重要と述べた．

$$心拍出量（cc/min）＝一回拍出量（cc）×心拍数（/min）$$

であり，一回拍出量（SV: stroke volume）は前負荷・後負荷・収縮能・拡張能に依存する．

- それぞれの関係を 図2 に示すが，元々の心機能により前負荷・後負荷の影響は多少強弱がある．
  - ▶ 心機能が保たれている場合は前負荷増強によりSVも増大しやすい．
  - ▶ 一方，心機能が低下している場合は，後負荷減弱によりSVが増大しやすい．
- 心室にとっての前負荷は，定義上は心室拡張末期容量であり，心室拡張末期充満圧とほぼ同義と捉えてよい．後負荷には様々な定義があるものの，血圧の上下が最も大きな変数であろう．

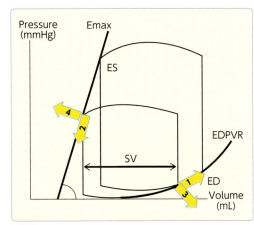

図2　SVとPV loopの関係
SVを増大させるためには，前負荷の増大(1)，後負荷の減弱(2)，拡張能増強(3)，収縮能増強(4)が必要である．

- 収縮能・拡張能を個別に操作できる薬剤は未だなく，強心薬は両方の変数を操作すると考えたほうがよいだろう．
- すなわち，心拍出量・充満圧・血管抵抗のそれぞれの状態に応じて介入方法（現状維

持なのか，増加するのか，減少するのか）を考えることが重要である．
- 心拍出量（cardiac output: CO）は 2.2 L/min/m^2 を正常下限として，それ以下では低拍出量状態と捉える．
- 逆に臨床的に心不全の状態であり，心拍出量が 5 L/min を超えるような時は高心拍出性心不全と考え，原因精査を行ったほうがよい（正常の心拍出量は 80 mL/kg/min 程度である）．
- 充満圧は，右房圧 8 mmHg，左房圧 15 mmHg 以上であれば，充満圧上昇と考える．
- 血管抵抗は，体血管抵抗（systemic vascular resistance: SVR）1000〜1500 dynes/sec/cm^{-5} 程度になるようにコントロールする．
- それぞれに対しての具体的介入方法を 表1 に示す．

表1 血行動態の指標と介入方法

血行動態にはそれぞれ正常値があり，それに応じて介入する方法が異なってくる．

血行動態の指標	正常値	増強する方法	減弱する方法
心拍出量(CO) (単位：L/min)	80 mL/kg/min	強心薬（ドブタミン，PDE Ⅲ阻害薬），補液，心拍数増加	ベータ遮断薬，利尿薬，徐拍化
充満圧(RAP-LAP) (単位：mmHg)	RAP＜8 mmHg， LAP＜15 mmHg	補液	利尿薬，限外濾過
血管抵抗(SVR，PVR) (単位：dynes/sec/cm^{-5})	SVR 1000〜1500 dynes/sec/cm^{-5} PVR 20〜120 dynes/sec/cm^{-5}	ノルアドレナリンなど	亜硝酸薬(nitroglycerin, nitroprusside)，カルペリチド，Caチャンネルブロッカー

RAP：右房圧，LAP：左房圧，PVR：肺血管抵抗，SVR：体血管抵抗

3 心エコー指標と血行動態指標

3.1 CVPまたはRAP

- CVP/RAP（central venous pressure：中心静脈／right atrial pressure：右房圧）は，下大静脈（inferior vena cava: IVC）径から推測する．IVC径の測定方法，値の解釈については，2010年に発表されたASEのガイドラインを参考にされたい（表2）[1]．
- 通常，IVC径としては，仰臥位での長軸像における呼気終末時での計測値を採用する．注意すべき点としては，
  ① 呼吸性変動としては深呼吸ではなく，sniff test（鼻をすする動作）でみること

表2 血行動態の指標と介入方法

	Normal CVP (0〜5[3]mmHg)	Intermediate CVP (5〜10[8]mmHg)		High CVP (10〜20[15]mmHg)
IVC径	≦21mm	≦21mm	＞21 mm	＞21 mm
Collapse with Sniff	＞50%	＜50%	＞50%	＜50%
副次的な 右房圧上昇の指標				三尖弁流入の拘束性パターン 三尖弁E/e'＞6 肝静脈の拡張期優位(収縮期分画＜55%)

②長軸方向だけではなく短軸方向でもIVC形態を確認すること
③仰臥位だけではなく左側臥位でも確認すること
などである.

3.2 ▶ LAP

- 左房圧（left atrial pressure: LAP）の推定に関しては多くの研究・総説があり，詳細は他頁に譲るが，近年E/e'はEF低下型心不全においては左房圧とあまり強い相関が認められないとする報告が相次いでおり，これを受けて2009年のEAE/ASE recommendation paper[2]では，EF低下心不全であればE/Aをはじめとする血流ドプラ波形をまず参考にすることを推奨している．
- 一方，EF正常心不全であればE/e'をはじめとする組織ドプラ波形をまず参考にする．
- EF低下心不全でもEF正常心不全でも，収縮能拡張能が大きく変化しないという前提のもとでは，DcTやIVRTが延長すること，E/A比が減少することは左房圧が減少していることを示す．また，バルサルバ手技におけるE/A比の変化幅が大きくなることも，左房圧が減少していることを示す．
- LAPではE/e'を利用する方法，E/AとDcTを利用する方法，E/AとIARTを利用する方法など論文により色々あり，それぞれの原著論文をあたれば比較的良好な相関係数でもってLAPの値を求める式をみつけることはできる．
- ただ現実には，心エコーで値まで求めることには多少ならずとも無理があり，前述のrecommendation paperでも，LAPが上昇しているか正常かの定性評価をするのみに留めている．

3.3 ▶ 心拍出量（SV × HR）

- SV測定は，広く行われているように，心尖部像における左室流出路パルスドプラ波形から時間速度積分値（time-velocity integral: TVI）を求め，この値に流出路径から求めた流出路面積をかけることで求める（図3）．
- 実際には，左室流出路（left ventricular out-flow tract: LVOT）を測定する段階，

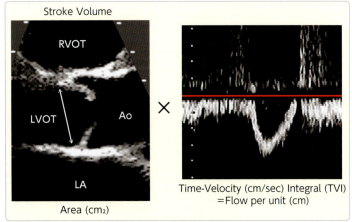

図3 一回拍出量の求め方
LVOTの径は，大動脈弁付着部位のすぐ心室側において収縮中期で測る．
Ao：大動脈
LA：左室
LVOT：左室流出路
RVOT：右室流出路

LVOTからLVOの面積を求める段階，ROIを置く部位やTVIを測定する段階など，色々な段階で内在するエラーがあるものの，実臨床の現場においては，最終的にドプラ法から得られたCOと肺動脈カテーテルを用いた熱希釈法で求めるCOが極めて強い相関を示す．

3.4 ▶ 血管抵抗

ⓐ SVR（体血管抵抗）

$$SVR = \frac{MAP - CVP}{CO} \times 80 \text{ dynes/sec/cm}^5 \quad （正常値\ 800～1200）$$

※ MAP: mean arterial pressure（平均動脈圧）

- 以上の式により，CVPとCOをエコーで推測すればSVRは自然に求められる．または，MRの連続波ドプラ波形と左室流出路におけるパルスドプラ波形から求める方法もある（図4）．

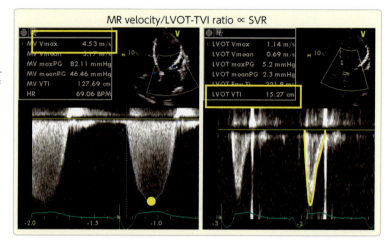

図4 SVRの求め方
この症例では，SVR＝0.459＋49.37×(4.53/15.27)＝15.0 WUと計算され，また，単純なMR velocityとLVOT-TVIの比率も0.296であり，SVR上昇が示唆される．

- Abbasらはこの方法によって，
  ▸ MR peak velocity/ LVOT-TVIが0.27以上であれば，感度70％，特異度77％でSVR＞14 WUといえる．また，0.2以下であれば，感度92％，特異度88％でSVR＜10 WUといえる．
  ▸ SVR＝0.459＋49.397×(MR peak velocity/ LVOT-TVI)（r＝0.842）
  と報告した[3]．

ⓑ PVR（pulmonary vascular resistance：肺血管抵抗）

$$PVR = \frac{MAP - LAP}{CO} \times 80 \text{ dynes/sec/cm}^5 \quad （正常値40～150）$$

- PVRすなわち，肺血管抵抗を知ることで肺動脈圧性の肺高血圧なのか，左心不全からの二次性肺高血圧なのかを鑑別することが可能となる．
- MPAはPASP（pulmonary artery systolic pressure：肺動脈収縮期圧）とPADP（pulmonary artery diastolic pressure：肺動脈拡張期圧）がわかれば，（PASP＋

2PADP)/3にて求められる．
- ▸PASPはTRPG（tricuspid regurgitation pressure gradient：三尖弁逆流圧較差）＋RAPで求められる．
- ▸PADPはPRのドプラ波形で得られる拡張末期速度（v）から求めることができる（PADP = v^2 + RAP）．
- または，PRドプラ波形の拡張期peak velocityがわかれば，4×(PR peak velocity)^{2}がMPAとよく相関するともいわれている．
- LAPは前述のように，エコードプラ指標から求められないことはないが，精度に問題がある．
- 理論的には上記のようにMPA，LAPを求めるべきであるが，現場では心エコーでそれぞれを正確に求めることは難しい．
- より現場で使いやすい簡便な方法として，Abbasらは，
  - ▸TR peak velocity/RVOT-TVIが0.175以上であれば，感度77％，特異度81％でPVR＞2 WUといえる
  - ▸PVR = 0.16 + 10×(TR peak velocity/RVOT-TVI)（r = 0.929）

と報告した（図5）[5]．

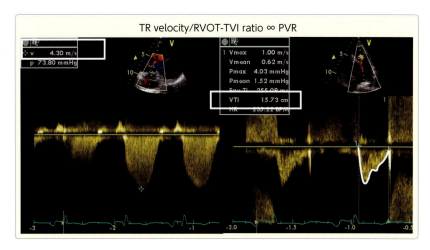

図5　PVRの求め方
上記の例では
4.3 m/sec/15 cm×10＋0.16＝2.89 WUとなる．

- 理論的に欠点があるのは周知の事実であるが，実臨床では非常に使いやすくそれほど間違った値が出ることも少ないため，広く用いられている．

4 どのような時に心エコーではなく右心カテーテルが必要か，また右心カテーテルではなく心エコーが必要か

- 心エコーの利点は，データ取得が繰り返し可能であり，簡便であり安全であることである．欠点は，血行動態をゴールドスタンダードとした際の正確性にやはり欠けることである．
- 右心カテーテルの利点は，それ自体の測定エラーを除けばゴールドスタンダードが得られることであり，欠点は侵襲的であること・繰り返し行うと常に感染の脅威にさら

されることである.
- 心エコーによる心拍出量の測定,右房圧の推定はかなり正確であるといえるが,一方で左房圧の推定,血管抵抗の推定にはやはり正確度という意味で完全ではない.
- よって,心エコーではなく右心カテーテルが必要な状況というのは,心エコー画像が得にくいという場合を除けば,主に,
①低酸素の原因が肺にあるのか心不全であるのか判断しかねる場合
②血圧が正常～低めの場合に血管拡張薬を使用すべきかどうかわかりかねる場合
であろう.
- 一方,右心カテーテルではなく心エコーが必要な場合は,
①右心カテーテルを留置することが困難な状況で経時的に血行動態を把握したい場合
②左室・右室を分けて心機能を評価したい場合
③弁機能不全（狭窄・逆流）を評価したい場合
などである.
- 実臨床では,心エコーで血行動態ならびに全体的な心室心房弁機能の状態を把握した後は限りなく心エコーを主体に管理し,管理上行き詰ったら,または微細な物理量の把握が必要となった場合には,右心カテーテルを遅延なく行うことが重要と思われる.

文献
1) Rudski LG, et al: Guidelines for the echocardiographic assessment of the right heart in adults: a report from the American Society of Echocardiography endorsed by the European Association of Echocardiography, a registered branch of the European Society of Cardiology, and the Canadian Society of Echocardiography. J Am Soc Echocardiogr 23: 685-713; quiz 786-688, 2010
2) Nagueh SF, et al: Recommendations for the evaluation of left ventricular diastolic function by echocardiography. Eur J Echocardiogr 10: 165-193, 2009
3) Abbas AE, et al: Noninvasive measurement of systemic vascular resistance using Doppler echocardiography. J Am Soc Echocardiogr 17: 834-838, 2004
4) Drazner MH, et al: Relationship between right and left-sided filling pressures in 1000 patients with advanced heart failure. J Heart Lung Transplant 18: 1126-1132, 1999
5) Abbas AE, et al: A simple method for noninvasive estimation of pulmonary vascular resistance. J Am Coll Cardiol 41: 1021-1027, 2003

C 現場での心不全評価

3 集中治療室 ②鑑別すべき病態

1 非代償期心不全入院時の心エコー図検査の役割

- 新規の急性心不全，慢性心不全の急性増悪時は，心不全病態の悪化に対し，速やかな血行動態の安定化と症状の改善が最優先され，それに応じた心エコー図検査が求められる．
- 心不全における心エコー図検査の最大の役割は，
  ①血行動態の評価
  ②原因疾患の特定
  である．
- 急性期には詳細な心エコー図評価は不要であり，急性期治療に必要な最低限の情報，つまり，
  ①心不全の診断（うっ血と低心拍出の有無）
  ②緊急で介入が必要な疾患かどうか
  ③通常の心不全治療を行ってもよい病態か
  を見極められればよい．

 Point
- 起坐呼吸を呈している時には，決して臥位にしてはならない．心不全増悪を助長し，重症化してしまう．
- 入院時には，急性期を乗り越えるために必要な最低限の情報を得られればよい．そのかわり，急性期を乗り越えたら，速やかに良い条件下での詳細な心エコー図評価を施行し，病態の再評価と介入ポイントの有無を検討する．

2 心不全の基本病態と一般的治療（図1）

- 低心拍出は，種々の神経体液性因子の反応により代償され，露呈することは少ない．一方，うっ血はこの代償機構によりさらに助長され，心不全の主病態となることが多い．
- うっ血と低心拍出が共存する病態は，重症であり，心不全治療が困難である．安易なvolume reductionは低心拍出を助長し，ショックを引き起こす．適度な前負荷を保ちつつ，強心薬や機械的補助装置を併用し，慎重な心不全治療が必要とされる．

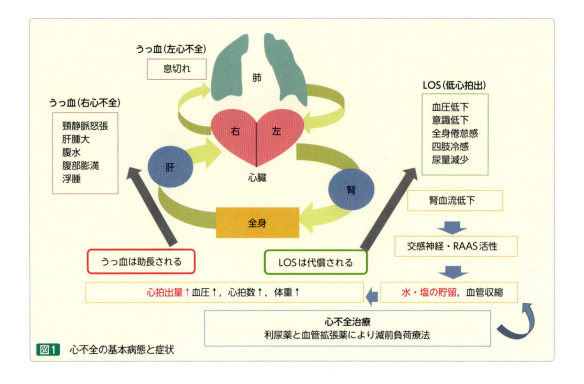

図1 心不全の基本病態と症状

3 急性期に鑑別すべき病態と心疾患

- 心不全はあらゆる心疾患で起こりうる．必ずしも原因心疾患を急性期に特定できなくてもよい．しかし，初期治療を左右する病態および心疾患については必ず鑑別が必要である．
- 心不全の診断に至ったら，次に必要な情報は，緊急で介入が必要な疾患かどうか，通常の心不全治療を行ってもよい病態かどうかである．

3.1 ▶ 緊急で原因疾患に介入すべき疾患（表1）

表1 緊急な介入が必要な心血管疾患

- 急性冠症候群 →心臓カテーテル検査
  合併症：心破裂（心タンポナーデ），乳頭筋断裂（急性重症僧帽弁逆流），心室中隔穿孔など
  →緊急手術の必要性
- 急性の重症弁膜症→緊急手術の必要性（原因：感染性心膜炎，大動脈解離，外傷など）
- 急性心筋炎→管理，治療が特殊
- 重症肺血栓塞栓症→造影CT，血栓溶解療法
- その他（原因疾患に対する治療が必要な場合）

- 急性冠疾患では心臓カテーテル検査，機械的合併症があれば緊急手術を考慮する．
- 急性重症弁膜症では血行動態の破綻をきたし，緊急手術を考慮する．また，原因として感染性心内膜炎，大動脈解離，外傷などがあり，原因自体にも介入が必要な場合が多い．
- 急性心筋炎は，多彩な病態と経過をたどり，治療および管理が極めて特殊である．頻

度は少ないが急激に死に至ることがあり決して見逃してはならない（詳細は後述）.
- 重症肺血栓塞栓症では時にショックを引き起こす. 診断のために造影CTと, 必要に応じて血栓溶解療法を考慮する.
- その他, 甲状腺機能異常やビタミンB1欠乏（脚気）による心不全では, 原因疾患治療が同時に必要である.

3.2 ▶ 通常の心不全治療を行ってはならない病態および疾患（表2）

表2 利尿薬や血管拡張薬を安易に使ってはならない心疾患

● 左室流出路狭窄をきたす病態	重症大動脈弁狭窄症, 閉塞性肥大型心筋症など
● 高度な右室収縮低下例	右室梗塞, 巨細胞性心筋炎など
● 高度な拡張障害	心アミロイドーシス, 拘束型心筋症など
● 高度な左室収縮障害	

- 通常の心不全治療はうっ血に対する減前負荷療法が主体となる.
- 前負荷によって心拍出を保っている病態では, 減前負荷療法により, 低心拍出を助長する危険があり, 安易な減前負荷, 血管拡張を行ってはならない.
- 左室流出路から大動脈への狭窄を呈する病態として, 重症大動脈弁狭窄, 閉塞性肥大型心筋症が挙げられる. たこつぼ型心筋症では, 心室基部の過収縮により左室流出路狭窄を呈することがある. まれに大動脈弁下狭窄などの先天性異常もある.
- 高度な右室収縮低下例として, 右室梗塞, 急性重症肺血栓塞栓症, 慢性肺高血圧の末期がある. その他の原因として不整脈原性右室心筋症や, まれに巨細胞性心筋炎がある.
- 高度な拡張障害をきたす疾患として心アミロイドーシス, 拘束型心筋症がある. 収縮能が保たれていても, うっ血と低心拍出をきたす閾値がともに低い.
- 高度な左室収縮障害の原因は多岐にわたる. 強心薬や人工補助装置を要することが多い.

4 心不全急性期に鑑別すべき心筋疾患と心エコー図のポイント

4.1 ▶ 急性心筋炎

- 心筋炎とは心筋を主座とした炎症性疾患の総称である.
- 持続性炎症の慢性心筋炎に対し, 急性心筋炎は症状発現日を発症日として特定でき, 中でも発病初期に心肺危機に陥るものを劇症型心筋炎（fulminant myocarditis）という. 劇症化の予測は困難であり, 常に劇症化を念頭においた厳重な管理を要する（図2）.
- まずは「心筋炎」と迅速に診断すること, そして心筋炎の原因疾患を鑑別することが予後を左右する.

図2 心筋炎の診断から治療までの流れ

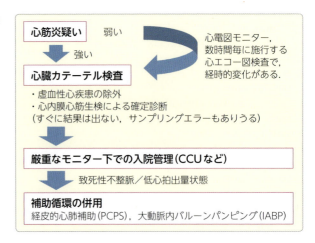

ⓐ 急性心筋炎の特徴[1)]

- 初期症状は，感冒様もしくは消化器症状など非特異的であり，欠如する場合もある．数時間から数日の経過で心症状が出現するが，病変の部位や炎症の程度，心筋炎の広がりによって規定され，胸痛，心不全症状，失神，ショックなど，症状と病態は多彩である．そのため，疑わなければ心筋炎の診断には至らない．
- 確定診断は組織所見によるため，心エコー図を含めた所見から，心臓カテーテル検査および心内膜心筋生検に踏み切るかどうかを判断しなければならない．
- ほぼ無症状のまま経過する症例から，劇症化して死に至る症例まで重症度は様々で，心筋炎の診断に至ったら，常に劇症化に備えた厳重なモニター管理が必要である．
- 多くの急性心筋炎では，一定期間を経て自然に炎症が落ち着いてくる．それまでの炎症極期の血行動態の破綻と病態の悪化を，あらゆる対症療法（補助循環を含む）を駆使して乗り切ることが管理の要である．
- 中には，原因疾患の治療，抗炎症療法が効果的な心筋炎があり，鑑別が必要である．

ⓑ 急性心筋炎の心エコー図所見

- 症状や心電図異常，心筋逸脱酵素の上昇などの血液検査所見から急性心筋炎を疑い，心エコー図所見が重要な鍵となる．
  ▸ 炎症部位の壁肥厚と壁運動低下を認める．
  ▸ 典型例では全周性求心性壁肥厚とびまん性壁運動低下，心腔の狭小化を認める．
  ▸ 炎症は心膜に及んでいれば心膜液貯留と，時に心タンポナーデの所見を呈する．
  ▸ びまん性，局所性，拡張型，肥大型，拘束型，虚血性心筋症様などの様々な所見をとりうる．
  ▸ 一部のリンパ球性，巨細胞性心筋炎では，右室優位の病変もある．

 Point
- 初期には異常を認めないこともあり，その他の所見から心筋炎が疑わしい場合には，時間単位での注意深い経過観察が必要である．
- 心エコー図所見は刻々と変化するので，施行した日のみならず，詳細な時間や条件（独歩来院時，機械的補助装置留置下など）をレポートに記載するとよい．

ⓒ 急性期に鑑別すべき急性心筋炎

- 心筋炎では，臨床分類に加え，治療法を選択する上で有用な組織分類と病因分類がなされる．
- 多くはウイルス性リンパ球性心筋炎で，原因治療はなく，抗炎症療法は確立されていない．
- 急性心筋炎（☞心エコーハンドブック『心筋・心膜疾患』125頁 図6 図7 参照）の中には，治療法や，抗炎症療法の効果の異なる特殊例が存在し，急性期にそれらを鑑別することが重要である．

組織分類での特徴

- 心筋炎の組織分類には，リンパ球性，好酸球性，巨細胞性，肉芽腫性がある．
- 多くはリンパ球性であるが，好酸球性心筋炎（図3）および巨細胞性心筋炎（図4）ではステロイド療法が有効である．ともにアレルギー性，自己免疫疾患の合併が多く，診断の一助となる．
- 肉芽腫性の代表例は心サルコイドーシスで，慢性心筋炎として遭遇することが多いが，急性発症例もあり，ステロイド療法の適応になる．

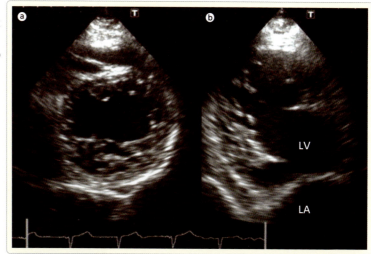

図3 好酸球性心筋炎を合併した好酸球性多発血管炎性肉芽腫症の症例
びまん性の壁運動低下を認めた．この症例では緻密化障害様形態を認めた．
LA：左房
LV：左室

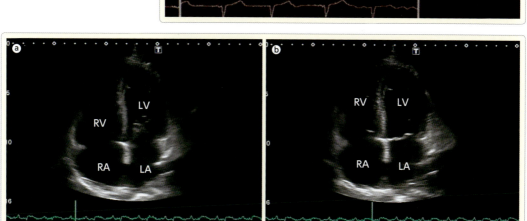

図4 巨細胞性心筋炎の症例
左室の壁運動低下に加え，右室拡大と右室壁運動低下を認めた．ⓐ拡張末期．ⓑ収縮末期．
LA：左房，LV：左室，RA：右房，RV：右室

Point
- 好酸球性心筋炎の病初期には好酸球が上昇していないことがあり，時間をおいて再検が必要である．
- 好酸球性心筋炎では，好酸球の脱顆粒像と，ECP（eosinophilic cationic protein）を参考にする．
- 心エコー図所見で組織分類の診断はできないが，心エコー図異常所見から疑って積極的な心内膜心筋生検に踏み切ることが重要である．

病因分類での特徴
- 様々な病因があるが，病因不明で特発性とされるケースも少なくない．
- 多くがウイルス性と考えられており対症療法となるが，インフルエンザ心筋炎ではインフルエンザウイルスに対する抗ウイルス薬が有効であり，必ずチェックする．
- 細菌，真菌などその他の感染症でもそれぞれ治療薬がある．
- 薬物，化学物質が原因と考えられる時にはただちに中止する．
- 自己免疫疾患，膠原病，サルコイドーシスでは，原因疾患に対する積極的な治療を要し，徹底的に検索する．

 Point
- ウイルス性，特発性と決めてかからず，徹底的に病因の解明に努める．抗核抗体，補体，インフルエンザウイルス抗原検出検査，血液培養，全身検索など．
- SLE（全身性エリテマトーデス）によるループス心筋炎では，心病変が初発となることがある．心エコー図所見は，壁運動異常（global, regional），LVEF低下，左室拡大，心膜液貯留が挙げられているが，症例により異なる（図5）．
- 心サルコイドーシスの劇症例は多くはなく，診断の検査も特殊であるが，全身性炎症性疾患であり，他臓器病変の合併が診断の糸口になることがある．

図5 ループス心筋炎の症例
左室壁肥厚，びまん性壁運動低下，心膜液貯留がみられた．
Ao：大動脈
LA：左房
LV：左室

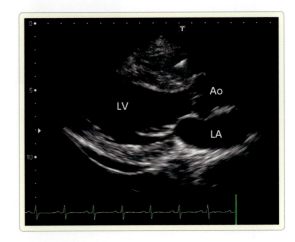

4.2 ▶ たこつぼ型心筋症

- 原因不明の急性の左室壁運動異常をきたし，左室がたこつぼ様形態（心尖部または中部のakinesisもしくはdyskinesis）を呈する病態である．
- 胸痛，ST上昇・陰性T波，心筋傷害マーカーの上昇があり，急性冠症候群と類似する．

- 高齢女性に多く，カテコラミンの関与が考えられ，精神的・身体的ストレスがトリガーとなる．

ⓐ たこつぼ型心筋症の特徴

- 心尖部のakinesisは1か月以内でほぼ回復する一過性の病態である．
- 収縮障害は主に左室で認められるが，右室や，心尖部以外の左室に認めることもある．
- 左室流出路の過収縮により，圧較差や収縮期雑音が出現することがある．
- 合併症は治療方針，予後に大きな影響を与える．

ⓑ たこつぼ型心筋症の合併症

血栓

- 約5％に無収縮となった心尖部に血栓を合併する．急性期に形成された血栓は，収縮能改善時に塞栓症を発症することがある．

心破裂

- 急性期に心破裂をきたす報告がある．心膜液貯留から心タンポナーデ，ショックをきたし，緊急対応を要する．

左室流出路閉塞（図6）

- 心基部の過収縮により，SAM（僧帽弁の収縮期前方運動）が生じる．sigmoid septumを有する症例，左室径が小さい症例に多い．
- 閉塞性肥大型心筋症（HOCM）と類似した病態を呈し，β遮断薬が有効である．
- HOCMと同様，利尿薬や血管拡張薬の使用により，低心拍出となり，血圧低下をきたす可能性があり，心不全治療時に注意が必要である．

> **Point** 経過中に血圧低下をきたしたら，心破裂や左室流出路狭窄の合併も疑う．

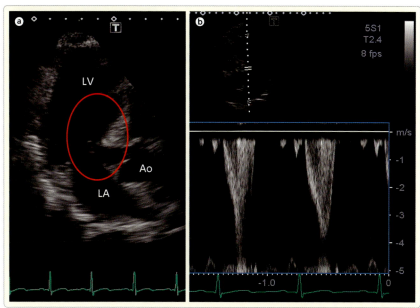

図6 たこつぼ型心筋症の症例
ⓐ 僧帽弁収縮期前方運動がみられる．
ⓑ 左室流出路の圧較差は72mmHgと高値であった．
Ao：大動脈
LA：左房
LV：左室

ⓒ たこつぼ型心筋症の心エコー図のポイント

- 典型例では，心尖部の無収縮，心基部の過収縮（必須ではない）を認める．対称性の形態・機能変化を検出する．
- 右壁に壁運動異常を認めることもある．
- 尖部の血栓の有無をチェックする．
- 左室流出路の圧較差，僧帽弁収縮期前方運動の有無を確認する．
- 心膜液の有無，右室の虚脱の有無を確認する．
- 心筋浮腫による壁肥厚を認めることもある．

> **Point** 長軸像や心尖部四腔像では，対面する壁運動が非対称性にみられがちであり（前壁中隔がより動いていないようにみえる），左前下行枝の急性心筋梗塞と誤りやすい．心尖部二腔像では，下壁と前壁の形態と動きが左右対称であり，鑑別となる．複数断面で評価する．

4.3 ▶ 心アミロイドーシス

- 拘束型心筋症様の病態を呈する代表疾患である．拡張障害は必発であり，後に収縮障害をきたす．
- 強い拡張障害によりうっ血をきたしやすく，減前負荷療法にて容易に低心拍出をきたす．心不全治療が極めて難しい病態である．
- 心エコー図では，壁肥厚，心房中隔肥厚，心房拡大，弁肥厚，心膜液の貯留，granular sparkling appearance，拘束型の左室流入血流速波形（TMF）が所見として挙げられることが多い．
  - ▶ 典型的な所見を呈するのは末期であり，安静時にはTMFも弛緩障害型や偽正常型を呈することも少なくない．
  - ▶ 多くは，小さい心室に対し心房の異常な拡大をみた時に疑う（図7）（☞詳細は心エコーハンドブック『心筋・心膜疾患』44頁～参照）．

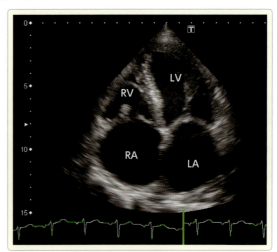

図7 心アミロイドーシスの症例
両心房の拡大を認める．
LA：左房，LV：左室，RA：右房，RV：右室．

文献 1) 日本循環器学会：循環器病の診断と治療に関するガイドライン（2008年度合同研究班報告）急性および慢性心筋炎の診断・治療に関するガイドライン（2009年改訂版）．

C 現場での心不全評価

4 退院前
予後規定因子

はじめに

- 退院前に個々の心不全患者の予後予測をすることは，その後の適切な治療手段を考慮する上で，臨床的に極めて重要である．
- 心不全患者における有用な予後予測因子は心エコーから得られる各種パラメータ以外に，多岐にわたることが知られている（表1）．

表1 心不全患者の予後規定因子

NYHAクラス高値
左室駆出率低下
右室機能不全の存在
最大運動時のpeak VO₂低下
洞性頻脈
組織灌流障害の兆候（平均動脈圧低下，腎不全，低ナトリウム血症）
糖尿病，虚血性心疾患の存在
他の心エコー指標
左脚ブロックの存在
中枢性無呼吸の存在
無呼吸低呼吸指数が30/hr以上

- 心エコーのパラメータを用いて予後を予測する際，まず左室駆出率から左室駆出率正常の心不全（HFpEF）か，左室駆出率低下の心不全（HFrEF）であるかを鑑別することが重要である．
- その理由はHFpEFとHFrEFでは心エコーによる予後予測因子が全て同じではないからである．

 Pitfall
- 左室・左房容量，左室心筋重量を正確に測定するには，可能であれば3D心エコー検査を用いるのが望ましい（図1，図2）．
- Mモード法による左室容量，心筋重量測定は一次元情報を幾何学的仮定に基づき体積換算しているため正確性に問題がある．特に拡大心を有する心不全患者では，値を過大評価するため，その使用はできうる限り避けるべきである．
- ストレイン値の計測には2Dスペックルトラッキング法が現時点では最も適している（図3）．

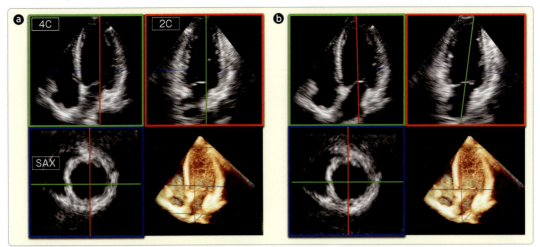

図1 ▶動画 2Dエコーが左室容量を過小評価する理由

ⓐ 上段の2つの画像は3次元フルボリュームデータより切り出した心尖四腔像（4C）と直交する二腔像（2C）．この絵をみる限り至適な断面に思える．下段左はこの2つの長軸像と直交する短軸像を切り出したものである．図の中の緑色の線が心尖四腔像を切り出した面，赤色の線が心尖二腔像を切り出した面になる．この断面をみると2つの断面は左室短軸像の重心を通っていないことがわかる．

ⓑ 同一の3次元フルボリュームデータより，左室短軸像の重心を通り，また心尖四腔像と二腔像の長軸が最大となるように切り出したもの．図に示す通り，横断径，長軸径ともにこちらのほうが大きいことに注意．このことが左室容量測定の際に過小評価の原因となる．

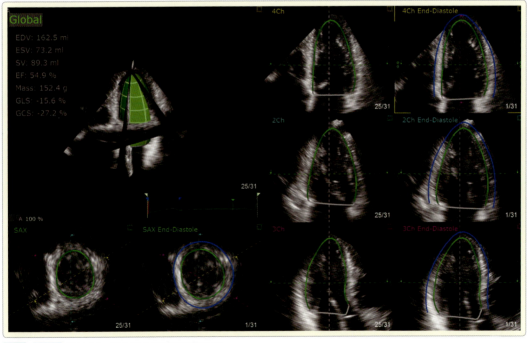

図2 ▶動画 3Dエコーによる心筋重量の測定法

3次元フルボリュームデータより解析ソフトを用いて，拡張末期心尖四腔，二腔長軸，短軸像を得る．内膜が自動的に抽出された後，徒手的に不正確な部分を修正する．同様のことを収縮末期にも行う．心筋重量を求めるボタンを押すと，外膜側にラインが引かれるため，これを修正し，良ければ解析ボタンを押す．ソフトウェアが3Dスペックルトラッキングを行い，左室容量，駆出率，心筋重量，ストレイン値を自動的に算出する．本症例では心筋重量は152 gであり，同日施行した心臓MRIから求めた値（158 g）と極めて類似していた．

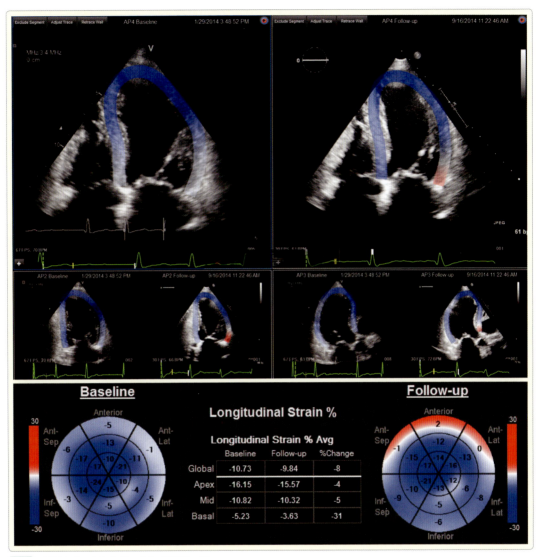

図3　2Dスペックルトラッキング法の一例
ベンダー非依存性のソフトウェア（Epsilon Imaging）を用いた解析．左側が心不全で入院した症例の退院直前，右側が退院8か月後の心尖四腔，二腔，長軸像．ベンダー依存性のソフトウェアと異なり，本症例のように2回のエコー検査の超音波機器が異なっても，global longitudinal strain（GLS）が測定できる．下段はLSのブルズアイ表示．

- HFpEFとHErEFは臨床的特徴，心機能が異なるにもかかわらず，両者の予後は同様に悪いことが知られている．ただし，どちらの予後が悪いかに関しては議論の分かれるところである．

1 HFpEF

- HFpEF患者の心エコー検査以外による予後予測因子としては，高齢者，男性，NYHAクラス，冠動脈疾患の程度，糖尿病，腎機能低下等が報告されている．
- 欧米からの報告ではHFpEF患者の年間死亡率は約5％であるといわれている．その死因の60％は心臓由来であり，内訳は突然死26％，心不全による死亡14％，致死性心筋梗塞5％，脳梗塞が9％を占める．死因の30％は癌や感染症による非心臓死であり，残りの10％は原因不明と報告されている．
- 心エコー検査による予後予測因子としては，以下の3つが重要である．

①左室駆出率

左室駆出率がたとえ保たれていてもその程度は予後の大きな因子となる．症候性かつ左室駆出率が40％以上の心不全患者2500人の検討では予後予測の独立した因子として左室駆出率が多変量解析でも選択された[1]．

②拡張障害の程度

拡張障害の程度は通常，ドプラ法による左室流入血流波形，僧帽弁輪移動速度，肺動脈血流波形から群別することができる．左室駆出率が40％以上でドプラ心エコーにより拡張能を評価し得た312例のHFpEFを対象とした，CHARM echocardiographic substudy（CHRMES）では，拡張能のグレード分類が可能であった293例中，中等度から高度の拡張障害（偽正常化型，拘束型）は44％の患者に認められた．中央値18か月の追跡期間中，中等度から重度の拡張機能障害を有するHFpEF患者は，軽度の拡張機能障害（弛緩障害型）あるいは正常拡張能を呈するHFpEF患者に比べ，心血管イベント＋心不全による入院率は有意に高かった（18％ vs. 5％）．多変量解析の結果，中等度または高度の拡張障害のみが予後悪化の有意な予測因子であった[2]．

③収縮期肺動脈圧

左室駆出率50％以上の244例のHFpEF患者を，ドプラ心エコーを用いて平均3年間追跡したMayo Clinicからの報告では，肺高血圧（三尖弁逆流波形より求めた推定収縮期肺動脈圧＞35 mmHg）は対象症例の83％に認められた．収縮期肺動脈圧の中央値（48 mmHg）で2群に分け，その予後をみると，収縮期肺動脈圧が48 mmHg以上の群のほうが，未満の群よりその後の予後が有意に悪かった．また，肺高血圧の存在は予後規定の独立した因子であった[3]．

 Pitfall
- HFpEFを診断する左室駆出率のカットオフ値は，文献によって異なること（40％，45％，50％）に注意する．
- 左室駆出率の5％程度の違いは，たとえその間左室機能に変化がなくとも，複数回の測定で十分起こりうる測定誤差であることも留意すべきである．

2 HFrEF

- HFrEF患者の長期予後は時代とともに改善し，1950年から20年間のHFrEF患者と1990年から10年間のHFrEF患者を比較すると，5年死亡率は男性で70%から59%に，女性で57%から45%に低下したとの報告がなされている[4]．
- しかし1990年以降，最近の報告では，予後の改善率はあまり変わらないとの報告が多い．
- 一般的に有用な予後予測因子として，以下の因子が報告されている．
  - NYHAクラス分類
  - 左室駆出率あるいは心拍出量係数の低下
  - 拡張機能不全
  - 右心機能低下
  - 最大運動時のpeak VO_2低下
  - 組織灌流の低下を示す所見，例えば平均動脈圧低下，腎機能低下，利尿薬に対する効果が減弱など．
- 心エコー図検査による指標としては，以下の指標が重要である．

①左室駆出率

HFpEF患者同様，一般的に左室駆出率が低下すればするほど予後は不良である．5010例の心不全患者を登録したVal-HeFTトライアルでは，左室駆出率を4分位した場合，左室駆出率が最低の群は最高の群に比べ死亡リスクは2倍上昇した[5]．左室駆出率が20%未満の症例の予後は極めて悪く，他の適応が見合えば心移植を考慮すべきである．

②拡張機能不全

拡張機能不全の存在（E波の減衰時間＜150 msecかつE/A＞1）は，死亡の独立した予測因子である．またE/e'あるいはE/e'×s'が予後予測の独立した因子であるとの報告が最近多くなされている[6-8]．

③右心機能低下

同じHFrEF患者でも，右心機能低下例は非低下例に比べ予後が悪いことが知られている．右心機能を評価する指標として過去には右室駆出率が使われてきたが，右室の形態が左室のように単純ではないことから，2D断層心エコーにより得られた一断面からの幾何学的仮定による右室駆出率測定は誤差が多く，3Dエコーによる評価が最も有用であると考えられている（図4）．一方，最近では心尖四腔像より，スペックルトラッキング法を用いて右室自由壁の縦方向へのストレイン値を算出し，このストレイン値が予後予測に有用であるとの報告が複数なされている[9,10]．

④収縮期肺動脈圧

左心不全患者に併存する右室機能低下の原因は右室心筋自体の問題による場合もあるが，左室機能低下のために肺高血圧が引き起こされ，後負荷が上昇し生じたafterload mismatchが原因のこともある．右室機能不全が予後予測因子として重要なのは収縮期肺動脈圧が上昇している時のみであり，収縮期肺動脈圧が正常の場合は，右室機能情報に付加的な価値はないことが報告されている[11]．つまり，収縮期肺動脈圧の上昇は独立した予後予測因子である．

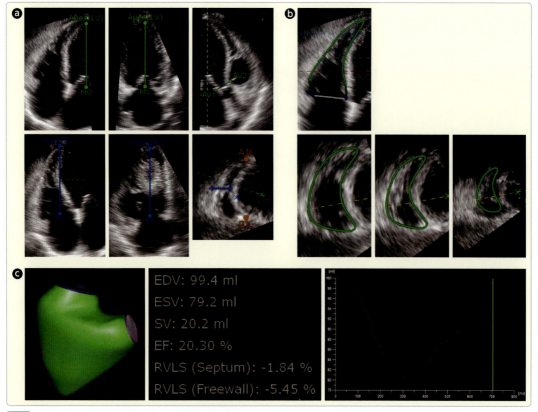

図4 3Dエコーによる右室容量，右室駆出率の測定
ⓐ 3次元フルボリュームデータより，左室心尖部，僧帽弁輪中央部，大動脈弁，右室心尖部，三尖弁輪中央部を決定する．
ⓑ その後，右下の右室短軸断面で心室中隔−右室境界部の前方部分，後方部分，心室中隔右室面，対応する右室自由壁を決定する．
ⓒ その後，ソフトウェアは右室壁のスペックルトラッキングより，拡張末期容量，収縮末期容量，右室駆出率を自動的に算出する．本ソフトウェアでは心尖四腔像における心室中隔，右室自由壁の長軸方向ストレイン値も算出できる．

⑤左室ストレイン

前述のように，2Dスペックルトラッキング法を用いれば左室ストレインを算出できる．左室長軸方向の機能を表すlongitudinal strainは，左室駆出率より鋭敏に心筋障害を検出できることが知られているが，最近，global longitudinal strain（GLS）は左室駆出率よりも優れた予後予測因子である，あるいは，左室駆出率に加え付加価値の高い予測因子であるとの報告が多くなされている[7,12,13]．例えば，197人のHFrEF患者を対象としたCleveland Clinicからの報告では，GLS＞−6.95の患者はGLS＜−6.95の患者群に比べ有意に予後が悪く，GLSは従来のエコー指標である，左室駆出率，E/e'に加え，さらに付加価値の高い予後予測因子であったと報告されている[14]．また円周方向のストレイン値であるglobal circumferential strain（GCS）が予後の予測因子であるとの報告も散見される[15,16]．3D心エコーによるストレイン値計測が，2D心エコーによるストレイン値よりも予後予測に役立つかどうかについては今後の検討が必要である．

おわりに

- 心エコーによる心不全患者の予後予測に関して概説した．上述した個々の因子は，統計学的に予後を予測する有意な因子であることが大多数の患者での検討において証明され，論文として報告されてはいるが，その因子が個々の患者でどの程度役に立つかは別問題である．つまり，上述した因子に優劣はなく，個々の患者でこれらの予後予測因子をできうる限り検討し，他の臨床所見を踏まえて総合的に判断すべきであると考える．このことは，心不全の予後予測の有名なモデルであるSeattle Heart Failure Modelの項目の中に心エコーから得られる指標が左室駆出率1つしかないことからもうかがえる．

文献

1) O'Connor CM, et al: Clinical characteristics and long-term outcomes of patients with heart failure and preserved systolic function. Am J Cardiol 86: 863-867, 2000
2) Persson H, et al: Diastolic dysfunction in heart failure with preserved systolic unction: Need for objective evidence. J Am Coll Cardiol 49: 687-694, 2007
3) Lam CSP, et al: Pulmonary hypertension in heart failure with preserved ejection fraction. J Am Coll Cardiol 53: 1119-1126, 2009
4) Levy D, et al: Long-term trend in the incidence of and survival with heart failure. New Eng J Med 347: 1397-1402, 2002
5) Wong M, et al: Severity of left ventricular remodeling defines outcomes and response to therapy in heart failure: Valsaltan heart failure trial (Val-HeFT) echocardiographic data. J Am Coll Cardiol 43: 2022-2027, 2004
6) Thavendiranathan P, et al: Prediction of 30-day heart failure-specific readmission risk by echocardiographic parameters. Am J Cardiol 113: 335-341, 2014
7) Motoki H, et al: Incremental prognostic value of assessing left ventricular myocardial mechanics in patients with chronic systolic heart failure. J Am Coll Cardiol 60: 2074-2081, 2012
8) Mornos C, et al: The prognostic value of a new tissue doppler parameter in patients with heart failure. Int J Cardiovasc Imaging 30: 47-55, 2013
9) Guendouz S, et al: Prognostic significance and normal values of 2D strain to assess right ventricular systolic function in choronic heart failure. Circ J 76: 127-136, 2012
10) Motoki H, et al: Right ventricular global longitudinal strain provides prognostic value incremental to left ventricular ejection fraction in patients with heart failure. J Am Soc Echocardiogr 27: 726-732, 2014
11) Ghio S, et al: Independent and additive prognostic value of right ventricular systolic function and pulmonary artery pressure in patients with chronic heart failure. J Am Coll Cardiol 37: 183-188, 2001
12) Stanton T, et al: Prediction of all-cause mortality from global longitudinal speckle strain: Comparison with ejection fraction and wall motion scoring. Circ Cardiovasc Imaging 2: 356-364, 2009
13) Nahum J, et al: Impact of longitudinal myocardial deformation on the prognosis of chronic heart failure patients. Circ Cardiovasc Imaging 3 :249-256, 2010
14) Motoki H, et al: Incremental prognostic value of assessing left ventricular myocardial mechanics in patients with chronic systolic heart failure. J Am Coll Cardiol 60: 2074-2081, 2012
15) Cho GY, et al: Global 2-dimensional strain as a new prognosticator in patients with heart failure. J Am Coll Cardiol 54: 618-624, 2009
16) Matsumoto K, et al: Contractile reserve assessed by three-dimensional global circumferential stain as a predictor of cardiovascular events in patients with idiopathic dilated cardiomyopathy. J Am Soc Echocardiogr 25: 1299-1308, 2012

D

心不全の病型と心エコー所見

1. 左室駆出率が低下した心不全と左室駆出率が保たれた心不全
   - Column　リバースリモデリング
   - Column　Eye ball EF

2. 高心拍出量性心不全

3. 肺高血圧の分類と右心不全

4. 化学療法に伴う心不全

5. 妊娠出産と心不全

6. 心サルコイドーシス

7. 左室心筋緻密化障害

D 心不全の病型と心エコー所見

1 左室駆出率が低下した心不全と左室駆出率が保たれた心不全

定義

- 心不全の表現型は，左室拡張末期容積と収縮末期容積から算出される左室駆出率（left ventricular ejection fraction: LVEF）を用いて，左室駆出率が低下した心不全（heart failure reduced ejection fraction: HFrEF）と左室駆出率が保持された状態（heart failure preserved ejection fraction: HFpEF）の2群に分類することができる．
- そのLVEFのカットオフ値は，過去の心不全に関する大規模臨床試験では40〜50％の間でばらつきがある（表1）．
  - アメリカ心臓病学会（AHA）の心不全ガイドライン2013では，LVEF≦40％をHFrEF，≧50％をHFpEFとし，その間の境界域（borderline）は，病態や前負荷・後負荷の状態により判断するように記載されている（表2）[1]．
  - また，日本循環器学会のガイドラインでは，次の3条件を満たす場合にHFpEFと診断される．
    ①心不全の症状や症候の存在
    ②LVEF≧40〜50％
    ③左室拡張機能異常の存在（左室弛緩異常，左室コンプライアンスの低下など，心エコー所見により判定することが可能）

表1 大規模臨床試験におけるLVEFのカットオフ値

多くの研究で40〜50％をLVEFのカットオフとして用いている．

臨床試験名	エントリー時期	症例数	LVEFのカットオフ値	コントロール対	1次エンドポイントの結果
DIG-Preserved	1991-1993	988	>45%	ジギタリス	介入群とコントロール群で有意差なし
CHARM-Preserved	1999-2000	3023	>40%	ARB	介入群とコントロール群で有意差なし
PEP-CHF	2000-2003	850	≧40%	ACE	介入群とコントロール群で有意差なし
I-Preserve	2002-2005	4128	≧45%	ARB	介入群とコントロール群で有意差なし
TOPCAT	2006-2012	3445	≧45%	アルドステロン拮抗薬	介入群とコントロール群で有意差なし
JCARE-CARD	2004-2005	2675	>50%	日本の観察研究	（－）

表2 HFrEFとHFpEFの分類

アメリカ心臓病学会（AHA）2013年のガイドラインにおいて，LVEF 41〜49％はborderlineと分類されているが，実際の予後や治療法はHFpEFに準じる．文献1より改変引用．

HFrEFとHFpEFの分類	LVEF (%)	特徴
HFrEF	≦40	多くの薬物治療の効果をみるランダム化比較試験において対象となってきた患者群．確立された治療方法が存在する．
HFpEF	≧50	心不全と診断された際にLVEFが50％以上と保たれており，心エコー法により拡張能低下が示唆される患者群．未だ有効な治療法が確立されていない．
HFpEF borderline	41 to 49	境界群として，個々のケースで病態や負荷状態に合わせて判定する．ただし，患者背景や予後はHFpEFとよく似ていると報告されており，治療にあたりHFpEFとして扱うことが多い．

Pitfall LVEFは連続性があること，心エコー図検査で計測されるLVEFの再現性（撮る人によって数％程度異なる）の問題が存在することなどから，心不全をLVEFの決まった値で2群に分ける意義については議論も多い．両者の疾患概念を区別して考えたほうが良いという意見がある一方で，両者は完全に分離されるものではなく，心不全という一連の病態の異なる病期をみているのではないかという意見もある[2]．

病態

- HFrEFは心筋の収縮能および拡張能の両者が低下した心不全であり，通常心筋自体に異常を認める．一方，HFpEFは様々な背景疾患（高血圧，糖尿病，心房細動など）を伴っており，心筋の拡張能の低下が検出されるものの，主病因が心臓以外であることも少なくない．
- 心不全患者に占めるHFpEFの割合は40％前後とする報告が多いが，近年その割合が増加している．
- また，HFrEFとHFpEFは臨床背景の特徴に差があり，表3に示す通りHFpEFは高齢者，女性に多く，動脈硬化性疾患のリスクファクターを多くもち，左室壁が厚く，左室内腔は小さいことが明らかとなっている[3]．

表3 HFrEFとHFpEFの臨床的背景

HFrEFは主に心筋梗塞や拡張型心筋症が原因となることが多く，左室内腔は大きく，左室壁は薄くなる．
HFpEFは高血圧など様々な併存疾患が存在することが多く，左室内腔はむしろ小さく，左室壁は厚くなる．

	HFrEF	HFpEF
年齢	全年齢層に分布	高齢者
性別	男性	女性
併存疾患	主に心筋梗塞	高血圧症，糖尿病，肥満，慢性腎不全など多岐にわたる
左室拡張末期容積	大	正常〜小
左室肥大	遠心性肥大	求心性肥大

  Point 左室拡張末期圧の上昇，脳性ナトリウム利尿ペプチド（BNP）の上昇，運動耐容能の低下などはHFrEFとHFpEFの両者に共通して生じる左心不全の所見である．

慢性心不全の治療法

- 2015年の時点で，HFrEFとHFpEFの治療は明確に区別されている．

❶ HFrEF

- 図1 に示す通り，HFrEFの場合は，ACE阻害薬（ACE-I）もしくはアンジオテンシンⅡ受容体拮抗薬（ARB）に加えて，β遮断薬が予後を改善することが明らかとなっている[1]．
- また，それぞれの病態に応じて，利尿薬，硝酸薬，アルドステロン遮断薬の使用が推奨されている（全て推奨レベルclass Ⅰ）．

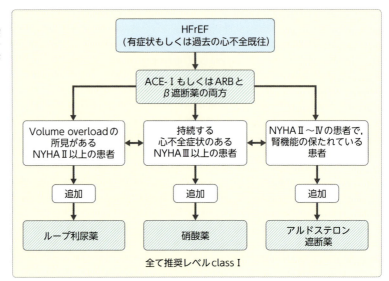

図1　HFrEFの治療チャート
HFrEFに対しては確立された治療法があり，レニン・アンジオテンシン系抑制薬とβ遮断薬は禁忌が無い限り投与するべきである．
文献1より改変引用．

❷ HFpEF

- HFpEFの治療においては，血圧のコントロールおよびvolumeのコントロールは推奨されているものの，HFrEFではclass Ⅰの推奨であるレニン・アンジオテンシン系抑制薬やβ遮断薬は，HFpEFにおいていずれもルーチンでの投薬が勧められていない（表4）[1]．
- HFpEFの治療方針については明確なガイドラインが存在しないが，その原因と考えられる疾患（高血圧，糖尿病，心房細動，心筋虚血など）に対して治療を行うことが，広く勧められている．

> **Point**　HFpEFの治療方針として併存疾患（高血圧症，糖尿病，心房細動など）の治療が挙げられる．また，わが国ではバソプレッシンV2受容体阻害薬と呼ばれる，水利尿を促す心不全治療薬が使用可能であり，HFpEFにおける有用性についても今後の検討が待たれる．

表4　HFpEFの治療
原因となる全身疾患（高血圧や心房細動）の治療が優先される．文献1より改変引用．

HFpEFの治療	推奨レベル
収縮期および拡張期血圧の適切なコントロール	Ⅰ
Volume overloadによるうっ血症状に対する利尿薬	Ⅰ
虚血がある場合の血行再建術の施行	Ⅱa
心房細動の適切なコントロール	Ⅱa
高血圧に対するβ遮断薬，ACE-I，ARBの使用	Ⅱa
再入院予防のためのARBの使用	Ⅱb

予後

- 生存率，心不全悪化による入院率などで表される予後は，HFrEFおよびHFpEFとも同様に不良である．
- 近年のメタアナリシスではHFrEFが統計学的に有意差を持って予後が悪いとの報告がなされたが（図2），この結果はHFpEFの予後を良好とするものではなく，どちらの表現型の心不全も予後不良の病態であることに異論はない[4]．

図2
HFrEFとHFpEFの予後比較

HFrEFも3年生存率が80％を切る，予後不良の疾患群である．文献4より改変引用．

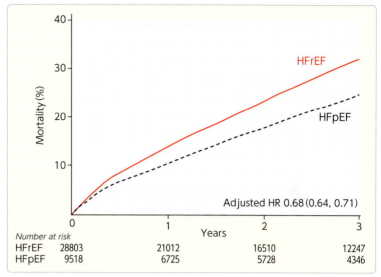

 Point 過去の予後調査では非心臓死がHFpEFで多くなっているが，その原因として高齢者を対象としている研究が多いことが挙げられる．平均年齢が比較的若い（67歳）CHARM-Preserve試験の解析では，HFpEFにおける心血管死の比率は71％であり，HFpEFの予後においても心機能の占める割合は高い．

心エコー所見

- 左心不全の診断には，左室充満圧の上昇を示すことが鍵となる．
- 2009年の欧州および米国心エコー図学会（EAE/ASE）が共同で提唱した，左室充満圧推定のフローチャートについて示す（図3 図4）[5]．
  - 左室駆出率が低下している場合（HFrEF）には僧帽弁口血流速波形の拡張早期波（E波）と心房収縮期波（A波）の比であるE/Aの上昇とE波の減速時間（DT）の短縮が用いられる．
  - 一方，左室駆出率が保たれている場合（HFpEF）にはE波と僧帽弁輪運動速波形の拡張早期波（e'波）の比であるE/e'の上昇が用いられる．
  - フローチャート上，HFrEFかHFpEFかによって最初に用いる指標が異なることに注意したい．

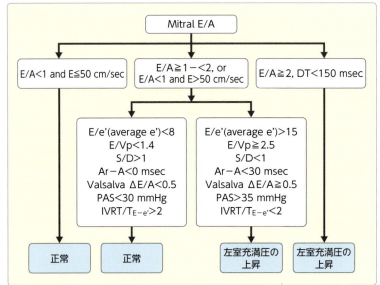

図3 左室充満圧推定のフローチャート：HFrEFの場合
左室駆出率が低下している場合，まず僧帽弁口血流速波形を評価する．
文献5より改変引用．

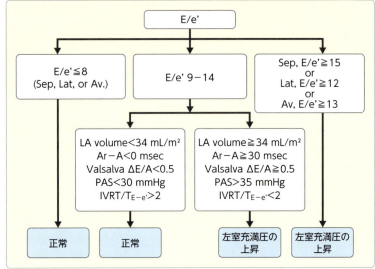

図4 左室充満圧推定のフローチャート：HFpEFの場合
左室駆出率が保たれている場合，僧帽弁口血流速波形に加えて，僧帽弁輪運動速波形を評価する．
文献5より改変引用．

- HFpEFとHFrEFの代表的な心エコー図画像を示す（図5　図6）．

HFrEF（図5）

- 虚血性心筋症を基礎疾患にもつ65歳男性．
- 左室駆出率は35%と低下している．
- E/A = 3.0と著明に上昇している．
- 僧帽弁輪運動速波の拡張早期波高（e'）は低下しており，E/e' = 20と上昇している．
- 三尖弁逆流から求められる推定収縮期肺動脈圧（PAP）は48 mmHgと上昇している．

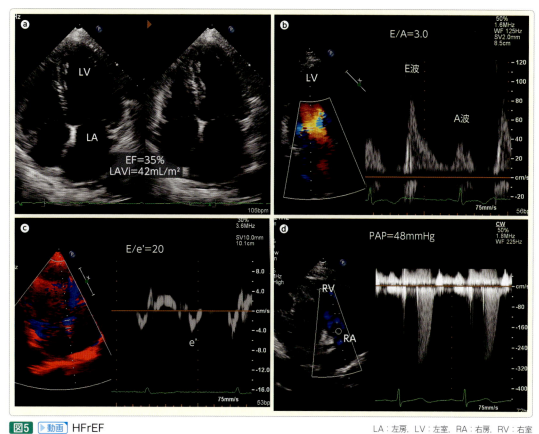

図5　▶動画　HFrEF　　　　　　　　　　　　　　　　　　　　LA：左房，LV：左室，RA：右房，RV：右室
ⓐ左室四腔断層図．ⓑ僧帽弁口血流速波形．ⓒ僧帽弁輪運動速波形．ⓓ三尖弁逆流血流速波形．

HFpEF（図6）

- 高血圧既往が20年以上ある80歳女性.
- 左室駆出率は65％と保たれている.
- E/A＝1.5と上昇している.
- 僧帽弁輪運動速波の拡張早期波（e'）は低下しており，E/e'＝25と上昇している.
- 三尖弁逆流から求められる推定収縮期肺動脈圧（PAP）は44 mmHgと上昇している.

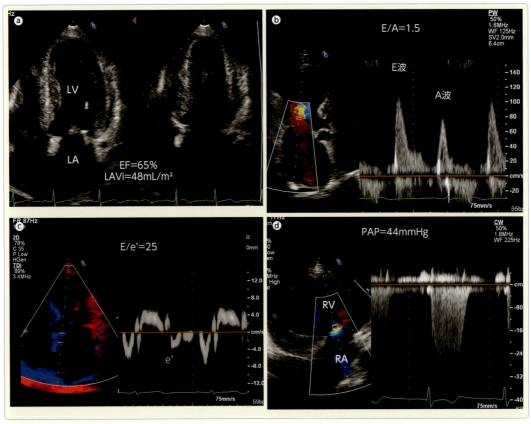

図6 **HFpEF**　　　　　　　　　　　　　　　　　　LA：左房，LV：左室，RA：右房，RV：右室
ⓐ左室四腔断層図．ⓑ僧帽弁口血流速波形．ⓒ僧帽弁輪運動速波形．ⓓ三尖弁逆流血流速波形．

文献

1) Yancy CW, et al: 2013 ACCF/AHA guideline for the management of heart failure: a report of the American College of Cardiology Foundation/American Heart Association Task Force on practice guidelines. Circulation 128: e240-327, 2013
2) De Keulenaer GW, Brutsaert DL: Systolic and diastolic heart failure are overlapping phenotypes within the heart failure spectrum. Circulation 123: 1996-2004, discussion 5, 2011
3) Meyer T, Shih J, Aurigemma G: Heart failure with preserved ejection fraction (diastolic dysfunction). Ann Intern Med 158: ITC5-1-ITC5-15, quiz ITC5-6, 2013
4) The survival of patients with heart failure with preserved or reduced left ventricular ejection fraction: an individual patient data meta-analysis. Eur Heart J 33: 1750-1757, 2012
5) Nagueh SF, et al: Recommendations for the evaluation of left ventricular diastolic function by echocardiography. J Am Soc Echocardiogr 22: 107-33, 2009

Column

リバースリモデリング

　現況の心不全治療は，大きく2つに分類される．症状を改善させる「目にみえる治療」と，長期予後を改善させる「目にみえない治療」である．「目にみえない治療」は，確率論的に大規模臨床試験によるエビデンスを信じる治療である．医療者や患者には実感に乏しく，現場の浸透度は高くない．そこで，心室逆リモデリング（リバースリモデリング），すなわち，心臓の動きや形が改善する「目にみえる」指標を，「目にみえない」長期予後を推測する目安として活用する動きが盛んである．β遮断薬や心臓再同期療法（CRT）によるリバースリモデリングは，予後改善と強い相関関係にあるからである[1]．

　リバースリモデリングには，時間がかかる．拡張型心筋症患者において，β遮断薬によるリバースリモデリングは約半数に出現する．そのうち，4割は1年以内に，残り1割は2～3年かけて緩徐に出現する．しかし，その両者には予後に差がない[2]．例えば，β遮断薬導入の半年後にリバースリモデリングが出現しない症例にはどう対応するか．適応があればCRTを考える時期だが，その後にリバースすると予後は同じだとしたら，CRTを導入しないで待つとの選択肢もありうる．その後にリバースするのか，しないのか，この2群の鑑別は，半年後の左室径で推測ができる．β遮断薬導入後の半年間で，左室拡張末期径が4.4%以上減少すれば，その後のリバースリモデリングが期待できる[2]．

　一方，ベースラインのデータとして，急速に存在感を増しているのが心臓MRIである．Gd遅延造影（LGE）の陰性像は，β遮断薬導入後のリバースリモデリングを高率に予期する[3]．LGEが陽性であっても，その占拠面積が低値ならば，リバースする例が多く，そのカットオフ値は10%である[4]．一方，心内膜心筋生検は，長らく線維化の直接指標として用いられた．しかし，その線維化率はリバースリモデリングの予測指標とならない．ただし，心筋生検での心筋細胞の融解像を

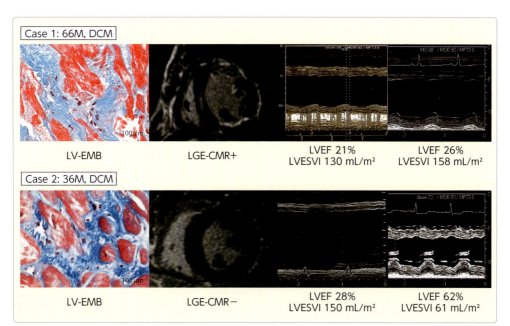

図1　心臓MRI像とβ遮断薬導入後のリバースリモデリング
心臓MRIでのGd遅延造影像以外はほぼ同等な背景の2症例であったが，1年後のリバースリモデリングには大きな差がみられた．

スコア化すると，軽度な心筋細胞融解はリバースリモデリングの独立した予測因子となる[5]．間質はLGE，実質は心筋生検を用い，高確率でβ遮断薬によるリバースリモデリングが予測できそうである．

 文献

1) Yu CM, et al: Left ventricular reverse remodeling but not clinical improvement predicts long-term survival after cardiac resynchronization therapy. Circulation 112: 1580-1586, 2005
2) Ikeda Y, et al: Time course of left ventricular reverse remodeling in response to pharmacotherapy: clinical implication for heart failure prognosis in patients with idiopathic dilated cardiomyopathy. Heart Vessels 2015 Feb 17 [Epub ahead of print]
3) Nabeta T, et al: Baseline cardiac magnetic resonance imaging versus baseline endomyocardial biopsy for the prediction of left ventricular reverse remodeling and prognosis in response to therapy in patients with idiopathic dilated cardiomyopathy. Heart Vessels 29: 784-792, 2014
4) Ikeda Y, et al: Relationship between time courses of left ventricular reverse remodeling and extent of late gadolinium enhancement on magnetic resonance imaging in patients with idiopathic dilated cardiomyopathy（in submission）
5) Ishii S, et al: Clinical Significance of Endomyocardial Biopsy in Conjunction with Cardiac Magnetic Resonance Imaging to Predict Left Ventricular Reverse Remodeling in Idiopathic Dilated Cardiomyopathy.（in submission）

Column

Eye ball EF

　多くの問題点が示唆されているにもかかわらず，今日においても左室駆出率（ejection fraction: EF）はまず評価すべき指標である．日常での検査ではMモード法や断層法から計測することが多いが，局所壁運動異常などで不正確になる．心尖部からの二断面でのSimpson法がより正確であるが，煩雑で時間を要するため，救急の現場には不向きである．

　救急心エコーで必要となるのは正確なEFではなく，病状判断に必要なおおよその値である．救急心エコーの指針であるFOCUSエコーでは，各断面から左室収縮能を正常・軽度低下・高度低下の三段階で評価することが推奨されている[1]．心エコーにある程度慣れてくると，断層像をみるだけでEFを「大まかに」推定することができる．経験のある検者では目視によるEFの推定値はSimpson法で得られた値と強く相関し（図1）[2]，救急心エコーに限らず日常診療においても"eye ball EF"はSimpson法でのEFの現実的な代用として広く用いられる．

　eye ball EFではEFを「40〜50％」というように，10％ごとの段階に分けて表現することが多い．5％ごと，あるいは20％ごとなどで評価する場合もあり，各施設で評価を決めておけばよいがあまり細かい段階分けは意味がない．心尖四腔像から判断することが多いが，心尖二腔像なども含めて総合的に判断してもよい．

　どのようにしてeye ball EFが求められるかについては，はっきりと示されているわけではない．左室壁の動きに加えて，左室の直観的な大きさ，さらに左室の形態（球状化や心室瘤）を直観的に組み合わせて判断していると推定されるが，結局は「経験的に」としかいえない．したがって，eye ball EFの精度を上げるためには経験を積むこと，特にSimpson法でのEFと比較して，自らの精度を高めていくフィードバックが大切である．検者間誤差が大きくなりがちなことを考えると，お互いの結果を比較して施設全体での精度を高めていくことも望ましい．日常臨床において練習を繰り返し，自家薬籠中のものとしておけば必ず役に立つ方法である．

図1 Eye Ball EFとSimpson法によるEFとの相関関係
文献2より改変引用．

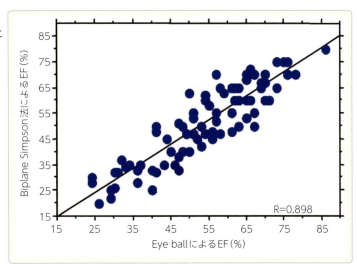

文献
1) Spencer KT, et al: Focused Cardiac Ultrasound: Recommendations from the American Society of Echocardiography. J Am Soc Echocardiogr 26: 567-581, 2013
2) Gudmundsson P, et al: Visually estimated left ventricular ejection fraction by echocardiography is closely correlated with formal quantitative methods. Int J Cardiol 101: 209-212, 2005

D 心不全の病型と心エコー所見

2 高心拍出量性心不全

定義

- 心不全とは，末梢主要臓器の酸素需要量に見合うだけの血液量を，心臓が絶対的にまた相対的に拍出（供給）できない状態である．
- 高心拍出量にもかかわらず末梢主要臓器の酸素需要量を供給できないということは，末梢主要臓器における酸素需要の亢進または利用効率の障害が主な原因である．
- 高心拍出量性心不全では，貧血，甲状腺機能亢進症，敗血症，脚気，動静脈瘻など，心臓以外に原因がある場合が多い．
- 末梢主要臓器の酸素需要量が持続的に高くなることに起因する高拍出性心不全は，最終的には正常な心臓が十分な拍出量を維持する能力が失われることがある．

病態

- 高心拍出量にもかかわらず心不全に至る病態生理は，下記の通りである．
    - ▶ 末梢主要臓器への酸素供給の相対的不足を感知
        - →交感神経系やレニン・アンジオテンシン・アルドステロン系の亢進
    - ▶ アルギニン・バソプレッシン系の賦活化
        - →腎における水・ナトリウムの排泄低下から循環血液量の増加による前負荷増大
- 末梢主要臓器における酸素需要が増大する病態は，原因疾患により異なる．

❶貧血

- ヘモグロビン低下に伴う血中酸素含有量低下
    - →組織酸素需要維持のため，細動脈レベルでの血管拡張（血管抵抗低下）による左室後負荷減少
    - →静脈還流増加による左室前負荷増大
    - →高心拍出量性心不全

❷甲状腺機能亢進症

- 甲状腺ホルモンによる全身代謝亢進に伴う組織酸素需要増加，および交感神経系亢進と心筋収縮性増加（頻脈や心房細動を誘発し循環効率の低下も合併）
    - →高心拍出量性心不全

❸敗血症

- 感染症による免疫炎症反応亢進に伴い組織酸素需要増加
- トキシンによる末梢血管拡張および毛細血管循環量増加
    - →高心拍出量性心不全

❹脚気

- 糖質を分解する代謝に必要なビタミンB1の欠乏
  - →末梢血管拡張と組織での代謝障害，さらに浮腫の進行
  - →高心拍出量性心不全

❺シャント疾患（動静脈瘻，人工透析患者，動静脈奇形など）

- シャント血流は血液循環としては機能しておらず，末梢主要臓器への酸素供給量としての心拍出量から差し引かれるため，全身の循環動態を維持するには高心拍出量が必要となる．
  - →高心拍出量性心不全

❻その他

- 妊娠，Paget病，多発性骨髄腫，真性多血症，カルチノイド症候群，先端巨大症などでも高心拍出量性心不全を生じる．

治療法

- 高心拍出量が必要となる原因の基礎疾患に対する治療が中心となる．

心エコー所見

- 心臓が元気に動いているにもかかわらず心不全状態となっている，それが高心拍出量性心不全である．
- 心エコー図の特徴は下記の通りである．
    - ①左室壁運動の過収縮（左室駆出率≧80％）
    - ②高心拍出量状態（心拍出量係数≧4.0 L/min/m²）
    - ③左室充満圧上昇および肺高血圧

  （これらの評価方法の詳細については，☞28頁『B 心不全の評価方法　3 心エコー法』を参照）

症例

- 86歳男性．消化管出血に伴う貧血の進行（Hb：11.9 g/dL→5.1 g/dL）に対する入院加療中に呼吸困難を訴えた．

 Point
- 心不全が疑われる症例で左室壁運動の過収縮を認める際には，ドプラ法を用いて心拍出量を計測する．
- 高心拍出量性心不全では，原因疾患を含む臨床背景と病態生理を把握することが，診断および治療には重要である．

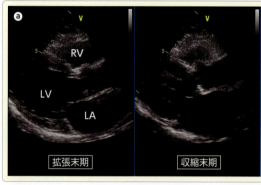 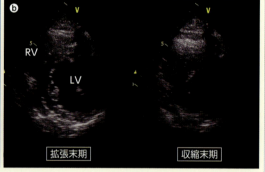

図1 ▶動画　左室壁運動の過収縮（断層法）　　　　　　　　　　　　　　　LA：左房，LV：左室，RV：右室
左室の過大な壁運動を認める．ⓐ胸骨左縁左室長軸像．ⓑ胸骨左縁左室短軸像．

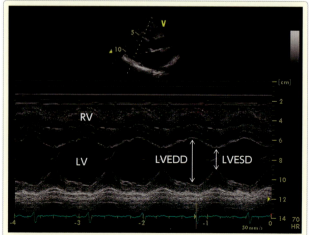

図2　左室壁運動の過収縮（Mモード法）
左室拡張末期径（LVEDD）52mm，左室収縮末期径（LVESD）24mm
⇒左室駆出率（LVEF）81％
LV：左室，RV：右室

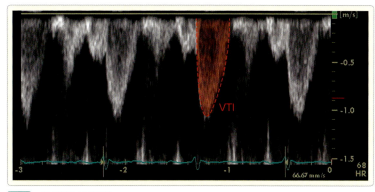

図3 心拍出量の計測

一回拍出量(SV) ＝ π×(左室流出路径／2)²×(左室駆出血流の速度時間積分値)
　　　　　　　＝ 0.785×(2.0 cm)²×37 cm
　　　　　　　≒ 116 mL
心拍出量(CO) ＝ SV×心拍数(HR) ＝ 116×68 ≒ 7.9 L/min
心拍出量係数(CI) ＝ CO／体表面積 ＝ 7.9／1.79 ≒ 4.4 L/min/m²

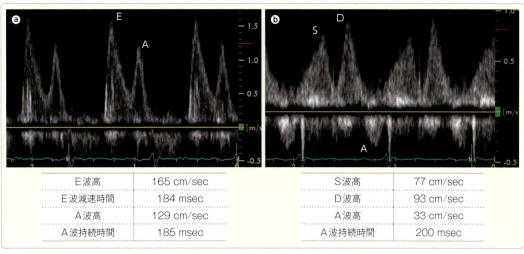

E波高	165 cm/sec
E波減速時間	184 msec
A波高	129 cm/sec
A波持続時間	185 msec

S波高	77 cm/sec
D波高	93 cm/sec
A波高	33 cm/sec
A波持続時間	200 msec

図4 左室充満圧の推定

高心拍出量を維持するために左室前負荷が増大することにより，左室流入血流および肺静脈血流の速度は著明に亢進している．偽正常パターンを呈しており，左室充満圧上昇が示唆される．ⓐ左室流入血流速波形．ⓑ肺静脈血流速波形．

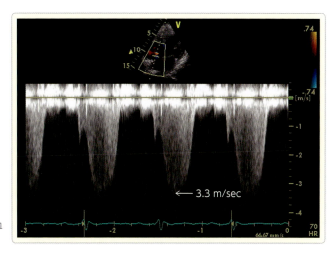

図5 肺動脈収縮期圧の推定

三尖弁逆流ジェット最大速度3.3 m/sec
　→右室-肺動脈間圧較差＝44 mmHg．
下大静脈径20 mm，呼吸性変動(－)
　→右房圧≒10 mmHg
⇒推定肺動脈収縮期圧≒54 mmHgであり肺高血圧を認める．

D 心不全の病型と心エコー所見

3 肺高血圧の分類と右心不全

定義

- 肺高血圧症（pulmonary hypertension: PH）とは，種々の原因により慢性的に肺動脈圧の上昇が持続している疾患であり，右心カテーテルによる平均肺動脈圧（mean pulmonary arterial pressure: mPAP）が25 mmHg以上の症例が肺高血圧症と定義されている．
- 肺高血圧症の分類には，2013年にダナポイント分類に改訂が加えられた肺高血圧症臨床病型分類（ニース分類）が用いられ，以下の5群に分類される（表1）[1-3]．

  第1群　肺動脈性肺高血圧症（pulmonary arterial hypertension: PAH）
  第2群　左心系心疾患に伴う肺高血圧症
  第3群　肺疾患および／または低酸素血症に伴う肺高血圧症
  第4群　慢性血栓塞栓性肺高血圧症（chronic thromboembolic pulmonary hypertension: CTEPH）
  第5群　その他の肺高血圧症

表1　肺高血圧症の臨床病型分類[1]

1群　肺動脈性肺高血圧症（PAH）
1　特発性肺動脈性肺高血圧症（IPAH）
2　遺伝性肺動脈性肺高血圧症（HPAH）
3　薬物・薬物誘発性肺動脈性肺高血圧症
4　各種疾患に伴う肺動脈性高血圧症（APAH）
①結合組織病　②エイズウイルス感染症　③門脈圧亢進症　④先天性心疾患　⑤住血吸虫症
5　新生児持続性肺高血圧症（PPHN）
6　肺静脈閉塞性疾患（PVOD）および／または肺毛細血管腫症（PCH）
2群　左心系心疾患に伴う肺高血圧症
①収縮障害　②拡張障害　③弁膜症　④先天性／後天性の左心流入路／流出路閉塞
3群　肺疾患および／または低酸素血症に伴う肺高血圧症
①慢性閉塞性肺疾患　②間質性肺疾患　③閉塞性かつ拘束性障害を有するその他の肺疾患　④睡眠呼吸障害　⑤肺胞低換気障害　⑥高所における慢性暴露　⑦発育障害
4群　慢性血栓塞栓性肺高血圧症
5群　その他の肺高血圧症
①血液疾患：慢性溶血性貧血，骨髄増殖性疾患，脾摘出後
②全身疾患：サルコイドーシス，肺ランゲルハンス細胞組織球症，リンパ脈管筋腫症，神経線維腫症，血管炎
③代謝性疾患：糖原病，Gaucher病，甲状腺疾患
④その他（腫瘍塞栓，線維性縦隔炎，慢性腎不全）区域性肺高血圧症

- 第1群の肺動脈性肺高血圧症および第3，4，5群の肺高血圧症の診断基準には，肺動脈楔入圧≦15 mmHgが加わり，第2群の左心系心疾患に伴う肺高血圧症：post-capillary pulmonary hypertension（肺動脈楔入圧>15 mmHg）と鑑別され，左心系心疾患に伴わない肺高血圧症：pre-capillary pulmonary hypertensionに分類される（表2）[2,3]．

表2 血行動態による肺高血圧症の分類[6]

定義	血行動態の特徴	群
PH	mPAP ≧ 25 mmHg	
Pre-capillary PH	mPAP ≧ 25 mmHg PCWP ≦ 15 mmHg CO：正常または減少	第1群：肺動脈性肺高血圧症 第3群：肺疾患および／または低酸素血症に伴う肺高血圧症 第4群：慢性血栓塞栓性肺高血圧症 第5群：その他の肺高血圧症
Post-capillary PH Passive Reactive (out of proportion)	mPAP ≧ 25 mmHg PCWP > 15 mmHg CO：正常または減少 TPG ≦ 12 mmHg TPG >12 mmHg	第2群：左心系心疾患に伴う肺高血圧症

PH：肺高血圧症, mPAP：平均肺動脈圧, PCWP：肺動脈楔入圧, CO：心拍出量
TPG：transpulmonary pressure gradient (mean PAP − mean PCWP)

- さらに，肺血管抵抗（pulmonary vascular resistance: PVR）が3 Wood units以上が右心カテーテルによる肺動脈性肺高血圧症の診断基準として加えられる．
- 従来の肺高圧の定義では運動時のmPAP ≧ 30 mmHg以上も肺高血圧に含まれていたが，ダナポイント分類以降は除かれている．しかし，mPAP＜20 mmHgが正常値であり，mPAPが20〜25 mmHgの症例に関しては今後，運動負荷検査などによる診断が有用かもしれない．

肺高血圧症の分類（表1）

- 第1群の肺動脈性肺高血圧症は，肺動脈の攣縮や，血管内皮細胞や平滑筋細胞の異常増殖などによる肺血管リモデリング，血栓形成により肺動脈血管狭窄が生じ，肺血管抵抗が上昇し発症する．この群の肺高血圧症には，結合組織病や先天性心疾患に伴う肺高血圧症が含まれる．
- 第2群の左心系心疾患に伴う肺高血圧症（後毛細管性肺高血圧症：post-capillary PH）では，僧帽弁膜症や左室収縮不全・左室拡張不全—左室駆出率が保持された心不全（heart failure with preserved ejection fraction: HFpEF）などの左心不全を生じる疾患により，左室拡張末期圧および左心房圧（＝肺動脈楔入圧：PCWP）・肺静脈圧が上昇し，肺静脈圧の上昇が肺動脈に受容伝播し肺動脈圧が上昇する病態である．
  - 慢性的な肺静脈圧上昇に，神経体液性因子の活性化，サイトカイン産生，低酸素，遺伝的因子が加わり，肺血管内皮障害が惹起され，肺血管リモデリングが進行し肺高血圧が生じる．
- 第3群の肺疾患および／または低酸素血症に伴う肺高血圧症は，慢性閉塞性肺疾患など種々の肺疾患により生じる．肺実質破壊による肺血管床の減少，慢性的な肺胞低酸素により肺血管リモデリングが生じ，肺高血圧が生じる．
- 第4群の慢性血栓塞栓性肺高血圧症は，器質化した血栓が慢性的に肺動脈の狭窄・閉塞を起こし，肺高血圧を生じる．しかし，CTEPH症例では，急性肺血栓塞栓症や下肢深部静脈血栓の既往のないことも多い．

肺高血圧症の病態

- 肺高血圧症では，肺動脈圧が上昇し，右室後負荷が増大する．
- 心筋壁厚が薄く内圧が低い右室は，左室と異なり右室の後負荷に影響されやすく，右室拡大が生じやすい．
- 慢性的に肺動脈圧上昇が継続し進行すると，圧負荷により，右室拡大とともに右室肥大が生じる．
- 右室拡大により三尖弁輪が拡大し，三尖弁逆流が生じ，容量負荷も加わり，右室拡大のさらなる増大とともに，左室拡張末期圧・右房圧の上昇，右房拡大が生じる．
- 中等度の肺高血圧の上昇までは，右室の代償機能が働き心拍出量が保たれるが，病態が進行し，mPAP ≧ 40 mmHgの重症になると，慢性的な右室の圧負荷，容量負荷，三尖弁逆流，右室心筋肥厚などによる相対的心筋虚血も生じ，右室充満圧（＝右心房圧）上昇とともに，右室収縮能低下および右心系の心拍出量は低下する．
- さらに，拡大した右室により心室中隔の圧排および左室内腔の縮小による左心系の心拍出量の低下も生じる状態となり，重症の循環障害を生じる．そして，右室機能障害は代償不全に陥り，重度の右心不全が出現し，死亡に至る（図1，図2）．

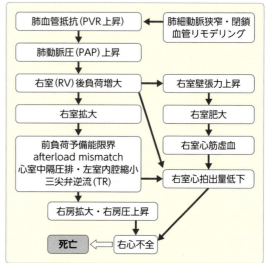

図1 肺動脈性肺高血圧症における右心機能障害

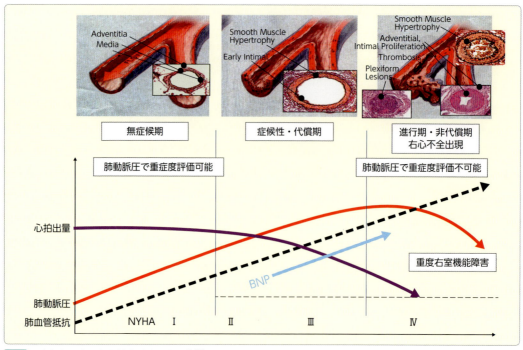

図2 肺高血圧症の右心機能障害の経過[9,10]

- 右心不全では，左室拡張末期圧・右房圧の上昇に伴い，下大静脈拡大・頸静脈怒張を含めた全身の静脈うっ血，肝腫大，胸腹水，全身浮腫などの所見を認める．肺高血圧症では，右心不全の重症度が肺高血圧症の予後規定因子である．
- 肺血管病変は，右心不全が軽症から中等症（World Health Organization functional class: WHO-FC Ⅰ〜Ⅱ）では，心拍出量は低下せず循環動態も代償されており，肺血管病変は可逆性で治療により改善する．しかし，中等症から重症（WHO-FC Ⅳ）になると，心拍出量は低下し循環動態も破綻し，肺血管病変は不可逆性となり，治療により改善が乏しくなる（図2）[2-4]．また，この時期になると，心拍出量の低下とともに肺動脈圧は低下し，肺動脈圧では肺高血圧症の重症度評価はできなくなる．

治療法

❶ 第1群　肺動脈性肺高血圧症

- PAHは，予後不良な疾患であり，以前は発症後の平均生存期間は2.8年と報告されていた．しかし，近年，様々な特異的PAH治療薬の開発により，1年生存率，3年生存率，5年生存率，7年生存率はそれぞれ91%，74%，65%，59%と改善してきている[1]．
- 重症の右心不全を合併してから治療する症例より，早期に診断し治療介入した症例のほうが予後良好であることにより，早期診断および早期治療介入が推奨されている．
- PAHに対する治療は，まず，運動量の制限，妊娠の禁止などの生活指導，低酸素血症に対する在宅酸素療法を施行する．
- 薬物療法としては，右心不全合併例には利尿薬（ループ利尿薬，K保持性利尿薬，さらにサイアザイド系利尿薬やトルバプタンの併用）やカテコラミン（ドブタミンなど）が一般的に使用されてきた．また，一酸化窒素（NO）吸入による急性肺血管反応性試験に陽性反応があれば，Ca拮抗薬が推奨されるが，実際の症例数は少ない．
- 特異的PAH治療薬としては，ホスホジエステラーゼ（PDE-5）阻害薬（シルデナフィル，タダラフィル），エンドセリン受容体拮抗薬（ボセンタン，アンブリセンタン，マシテンタン），プロスタサイクリン製剤（エポプロステノール，ベラプロスト，イロプロスト，トレプロスチニル）が使用され，CTEPH症例に関しては，可溶性グアニル酸シクラーゼ刺激薬（リオシグアト）の使用も認可されている．
- PHの右心不全の重症度によって治療薬の選択は異なり，軽症例（WHO-FCⅡ）ではPDE-5阻害薬，エンドセリン受容体拮抗薬が使用され，中等症例（WHO-FCⅢ）ではPDE-5阻害薬，エンドセリン受容体拮抗薬，プロスタサイクリン製剤の治療薬が用いられ，重症例（WHO-FCⅣ）では，プロスタサイクリン製剤のエポプロステノールの持続点滴が第一選択で使用され，PDE-5阻害薬，エンドセリン受容体拮抗薬も併用される．
- 治療は，平均肺動脈圧40 mmHg以下が目標とされる（図3）．
  ▸ 中等症から重症例で治療効果なく悪化する症例では，PDE-5阻害薬，エンドセリン受容体拮抗薬（endothelin receptor antagonist: ERA）にプロスタサイクリン製剤の多剤併用療法が行われるが，併用療法でも単剤から開始し他剤を加えていくsequential combination therapyと，治療開始時より多剤投与を開始するupfront combination therapyがあるが，upfront combination therapyのほうが副作用に注意すれば効果が高いという報告がある．
  ▸ これらの特異的PAH治療薬を含めたあらゆる内科的治療に反応しないNYHAのⅢ〜Ⅳ度の患者は，肺・心肺移植の適応となる[6]．

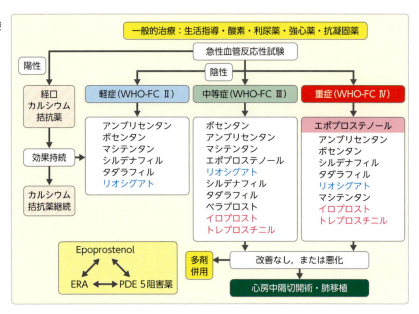

図3 肺高血圧症の治療

❷ 第2群　左心系心疾患に伴う肺高血圧症

- 第2群では，原疾患の左心疾患に対する治療が優先され，利尿薬や血管拡張薬が使用される．
- PAH治療薬の効果は確立されていない．
- 左心疾患による肺高血圧の中には，transpulmonary pressure gradient（TPG：平均肺動脈圧—平均肺動脈楔入圧）が12 mmHg以上となり肺動脈自体に起因する肺高血圧の存在が加わっている out of proportion 症例もあり，これらの症例は予後不良であり，シルデナフィルなどのPAH治療薬の使用が行われる場合もある．

❸ 第3群　肺疾患および／または低酸素血症に伴う肺高血圧症

- 第3群の治療では，在宅酸素療法や非侵襲的陽圧換気療法（noninvasive positive pressure ventilation: NPPV）のほか抗生物質，気管支拡張薬，ステロイド，去痰薬，利尿薬などによる原疾患の治療が優先される．
- シルデナフィル，吸入プロスタサイクリン（iloprost），アンブリセンタンなどのPAH治療薬の使用も試みられているが，未だ確立されてはいない．

❹ 第4群　慢性血栓塞栓性肺高血圧症

- 第4群のCTEPHとは，器質化した血栓により肺動脈が閉塞し，肺血流分布ならびに肺循環動態の異常が6か月以上にわたって固定している病態である．
- 肺血流シンチグラムや肺動脈CT・肺血管造影で肺血管病変の診断を行い，平均肺動脈圧≧30 mmHg，肺血管抵抗≧300 dyne・sec・cm^{-5}，NYHA/WHO 機能分類≧Ⅲ度の症例において，中枢性肺動脈病変に対しては肺動脈血栓内膜摘除術（pulmonary endarterectomy: PEA）が，多発性末梢性肺動脈病変に対しては経皮的バルーン肺動脈拡張術（balloon pulmonary angioplasty; BPAまたはpercutaneous transluminal pulmonary angioplasty: PTPA）が施行される．
- これらの侵襲的治療の前には，抗凝固療法，在宅酸素療法，右心不全に対する利尿薬に加え，PAH治療薬である肺血管拡張薬による内科的治療を行い，できるだけ肺動脈圧を下げる必要がある．
- 可溶性グアニル酸シクラーゼ刺激薬であるリオシグアトが，外科的治療不適応または外科的治療後に残存・再発したCTEPHの治療薬として承認されている．

心エコー所見

- 肺高血圧症における心エコー法の有用性は，非侵襲的に肺高血圧の早期診断，肺高血圧症の原因疾患の鑑別，重症度評価，治療効果の判定が可能なことである．
- 肺高血圧症の中でも，無症状あるいは労作時息切れや倦怠感などの非特異的な症状のみの早期軽症例では，肺動脈圧の上昇が安静時では認められないか，ごく軽度の上昇を示すある場合がある．
  - 肺動脈圧の上昇が進行し中等症になると，右室拡大・右房拡大や心室中隔の収縮期圧排などの所見も認められ，右心機能障害が出現してくるが，早期ではこれらの所見も軽度である．
  - 肺動脈圧上昇が軽度で，右心機能障害が出現する前の早期に治療介入する症例では，右心不全が出現してから治療を開始する症例より予後が良く，肺高血圧症では早期診断が有用である．
  - 特に，強皮症などの結合組織疾患や遺伝性肺高血圧の症例では，無症候の時期でも定期的に検査を施行し，早期診断・治療を行うべきである．

三尖弁逆流速度による推定肺動脈収縮期圧の計測

- 肺高血圧症の確定診断は，右心カテーテルによる平均肺動脈圧25 mmHg以上，肺血管抵抗3 Wood units以上を用いて行われる．しかし，早期診断には，連続波ドプラ法による三尖弁逆流速度計測から簡易ベルヌーイ式を用いて推定肺動脈収縮期圧を推定する方法が最も一般的に用いられている．

$$推定肺動脈収縮期圧 = 4 \times (三尖弁逆流速度)^2 + 推定右房圧 \quad (図4)$$

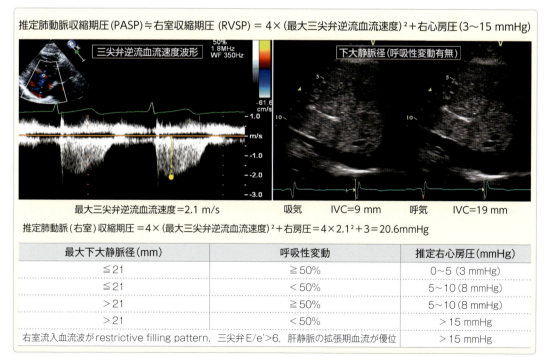

図4 ▶動画 心エコーによる推定肺動脈収縮期圧の推定[8]

- 三尖弁逆流の血流速度＞3.4 m/sec，推定肺動脈収縮期圧＞50 mmHg（一律に推定右房圧を5 mmHg）では肺高血圧症と診断される[1-5]．
- 三尖弁逆流の血流速度が2.9〜3.4 m/sec，推定肺動脈収縮期圧が37〜50 mmHgの症例でも，肺高血圧症を疑う臨床・検査所見や，肺高血圧症を疑う他の心エコー所見があった場合は肺高血圧症である可能性があり，右心カテーテル検査による確定診断が推奨される[1-5]．
- 三尖弁逆流の血流速度≦2.8 m/sec，推定肺動脈圧≦36 mmHgの症例では，肺高血圧症である可能性は低い．しかし，強皮症などの結合組織疾患や肺高血圧症の家族歴があり遺伝性肺高血圧症が疑われる症例で，他の肺高血圧症を疑う心エコー所見や，肺高血圧症を疑う臨床・検査所見があれば，やはり肺高血圧症の可能性を疑い，右心カテーテル検査を施行することが推奨される（図5 表3 表4）[1-5]．

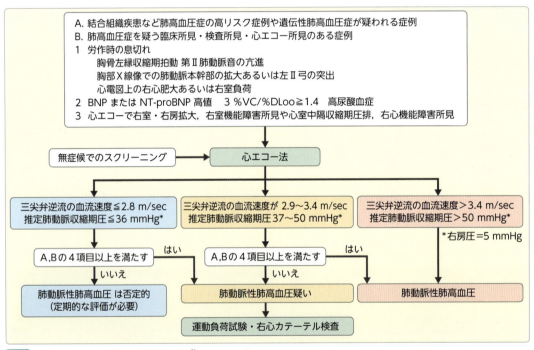

図5 心エコーによる肺高血圧症の診断[1]

表3 心エコーの三尖弁逆流最大血流速度(Peak TR)による肺高血圧症の診断[4]

Peak TR (m/sec)	肺高血圧を示す他の心エコー所見	心エコー所見による肺高血圧の確率
≦2.8 m/sec（31 mmHg）あるいは測定不能	No	低度
≦2.8 m/sec あるいは測定不能	Yes	中等度
2.9〜3.4 m/sec	No	中等度
2.9〜3.4 m/sec	Yes	高度
＞3.4 m/sec（46 mmHg）	必要なし	高度

表4 三尖弁逆流最大血流速度以外の肺高血圧を示す他の心エコー所見[4]

心室	肺動脈	下大静脈&右房
右室径/左室径>1.0	右室流出路血流波形 加速時間<105 msec 収縮中期notching	下大静脈径>21 mm 呼吸性変動50%以下
左室 eccentricity index>1.1	肺動脈弁逆流 拡張早期血流速度>2.2 m/sec	右房面積（収縮末期）>18 cm^2
	肺動脈径 >25 mm	

- 三尖弁逆流の血流速度が低いか，あるいは測定不能の症例においては，三尖弁逆流の血流速度以外の肺高血圧症を疑う心エコー所見の有無を評価する必要がある．肺高血圧症を疑う他の心エコー所見として，右室径/左室径>1.0，左室 eccentricity index>1.1，右室流出路血流波形加速時間<105 msecおよび収縮中期notchingの出現，肺動脈弁逆流拡張早期血流速度>2.2 m/sec，肺動脈径>25 mm，下大静脈径>21 mm呼吸性変動50%以下，右房面積（収縮末期）>18 cm^2 を評価することが必要である（図6 表4）．

- また，右心カテーテルによる平均肺動脈圧と心エコー法による三尖弁逆流による推定肺動脈収縮期圧との比較検討で，右心カテーテルによる肺高血圧症の診断基準である平均肺動脈圧≧25 mmHgを推定する三尖弁逆流による推定肺動脈収縮期圧は35〜45 mmHgであり，多くは三尖弁逆流による推定肺動脈収縮期圧≧40 mmHgで肺高血圧症が推定されている[7]．

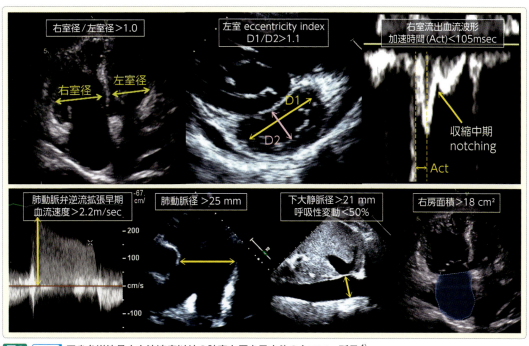

図6 ▶動画 三尖弁逆流最大血流速度以外の肺高血圧を示す他の心エコー所見[4]

推定平均肺動脈圧の計測

- 心エコー法では，推定平均肺動脈圧，推定肺血管抵抗も計測でき，これらの値も早期診断に有用な指標となる．
- 推定平均肺動脈圧の測定は以下の式で求められる[5, 8]．

> ①推定平均肺動脈圧 = 4×（肺動脈弁逆流の拡張早期血流速度）^{2} + 右房圧
> ②推定平均肺動脈圧 = 0.61×右室収縮期圧（肺動脈収縮期圧）+ 2 mmHg
> ③推定平均肺動脈圧 = 三尖弁逆流血流の平均収縮期圧較差 + 右房圧
> ④推定平均肺動脈圧 = 79 − 0.45×右室流出路血流の最大血流速度までの加速時間
>   （acceleration time：AcT）
> ⑤推定平均肺動脈圧 = 90 − 0.62×AcT

- 推定平均肺動脈圧 ≧ 25 mmHg の場合，肺高血圧症が強く疑われる．

肺血管抵抗の推定

- 右心カテーテル検査で肺血管抵抗（PVR）>3 Wood units で肺高血圧症の診断ができる．ドプラ心エコーでは，以下の式で肺血管抵抗の推定が可能である．

> 推定肺血管抵抗（PVR）= 三尖弁逆流の最大血流速度（TRV）／右室流出路血流（RVOT）の time-velocity integral（cm）× 10 + 0.16（図7）[5, 8]

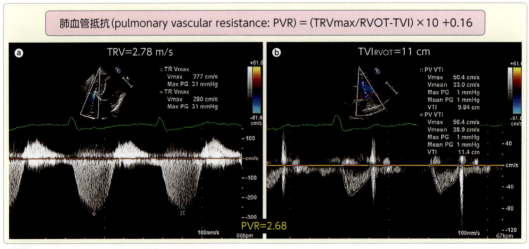

図7 心エコー法による肺血管抵抗の推定[8]
TRV: peak tricuspid regurgitant velocity
RVOT-TVI: time-velocity integral in the right ventricular outflow tract

原因疾患の鑑別

- 肺高血圧症の原因疾患を鑑別する1つの方法としても心エコー法は有用である．
- 特に，肺動脈狭窄の有無の診断，先天性短絡性心疾患の有無の診断，左心系疾患による肺高血圧症（特にHFpEF）の左心房圧上昇の有無の診断に有用である．
- 心エコー法では，三尖弁逆流血流速度の上昇により肺動脈圧上昇を推測するが，肺動脈狭窄のある場合は，三尖弁逆流血流速度による右室収縮期圧は肺動脈収縮期圧と一致せず，三尖弁逆流血流速度の上昇を認めた場合は，必ず肺動脈狭窄の有無を診断する必要がある．
- 先天性短絡性心疾患（心房中隔欠損症，心室中隔欠損症，動脈管開存症など）では，外科的あるいはカテーテル的治療が必要な症例があり，正確に診断することが必要である．
- HFpEF症例では，左室駆出率が正常のため，左室収縮能での重症度の評価が困難であるが，左心房圧上昇，肺動脈圧上昇の程度が重症度を評価する指標となる．
  - 心エコー法では，左心房圧（＝肺動脈楔入圧：PCWP）の上昇は，左心房拡大と僧帽弁拡張早期血流速度（E）と組織ドプラ法による僧帽弁輪拡張早期運動速度（e'）の比であるE/e'より推定できる．
  - PCWP = 1.9 + 1.24 × E/e' によりPCWPが推定され，E/e' ＞ 15，PCWP＞15 mmHgおよび左心房容積係数＞ 31 mL/m² の所見が認められた肺高血圧症例では，左心系疾患による肺高血圧症が疑われる（図8）[1, 4]．

図8　肺高血圧症の鑑別診断

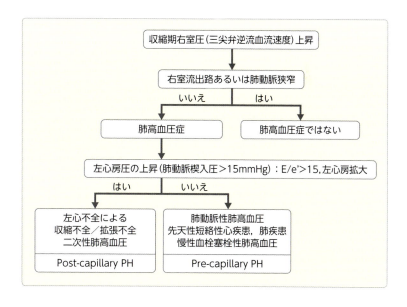

右心機能障害・右心不全の重症度の判定

- 肺高血圧症では，肺動脈圧上昇の進行とともに右心機能障害が進行し，心エコー法では非侵襲的に右心機能障害・右心不全の重症度を評価できる．そして，右心機能障害・右心不全の重症度を判定することにより，適切な治療法の選択が可能となる（表5）[4]．

表5 2015 ESC/ERS ガイドラインによる肺高血圧症の重症度リスク評価[4]

予後規定因子 （1年死亡率）	低リスク<5%	中等度リスク5-10%	高リスク>10%
右心不全所見	（−）	（−）	（＋）
症状の進行	No	Slow	Rapid
失神	No	Occasional syncope[b]	Repeated syncope[c]
WHOクラス	I, II	III	IV
6分間歩行	>440 m	165〜440 m	<165 m
心肺負荷検査	Peak VO_2 >15 mL/min/kg （>65% pred.） VE/VCO_2 slope < 36	Peak VO_2 11〜15 mL/min/kg （35〜65% pred.） VE/VCO_2 slope 36-44.9	Peak VO_2 < 11 mL/min/kg （<35% pred.） VE/VCO_2 ≥ 45
NT-proBNP	BNP < 50 ng/L NT-proBNP < 300 ng/mL	BNP 50〜300 ng/L NT-proBNP 300〜1400 ng/mL	BNP > 300 ng/L NT-proBNP > 1400 ng/mL
画像所見	右房面積 <18 cm² 心囊液貯留（−）	右房面積 18〜26 cm² 心囊液貯留（±）	右房面積 >26 cm² 心囊液貯留（＋）
血行動態所見	右房圧 < 8 mmHg 心係数 ≥ 2.5 L/min/m² SvO_2 > 65%	右房圧 8〜14 mmHg 心係数 2.0〜2.4 L/min/m² SvO_2 60〜65%	右房圧 > 14 mmHg 心係数 < 2.0 L/min/m² SvO_2 < 60%

- 肺高血圧症における右室収縮能障害の指標として，以下の指標がある（図9　表6）[4-8]．
  ① 三尖弁輪収縮期移動距離（TAPSE: Tricuspid annular longitudinal excursion by M-mode）< 17 mm
  ② 右室面積変化率（%RV FAC: Right ventricular fractional area change）< 35%
  ③ 3次元心エコーによる右室駆出率（3D-RVEF: Three dimensional right ventricular ejection fraction）< 45%
  ④ 組織ドプラ法による三尖弁輪収縮期運動速度（S': Peak systolic velocity of tricuspid annulus）< 9.5 cm/sec
  ⑤ スペックルトラッキング法による右室自由壁ストレイン（RV free wall 2D strain）> − 20%
  ⑥ 右房面積 > 18 cm²

表6 心エコーによる右心機能障害の指標[8]

	右室機能障害
TAPSE (mm)	< 17
Pulsed Doppler S wave (cm/sec)	< 9.5
RV fractional area change (%)	< 35
3D-RVEF (%)	< 45
RV free wall 2D strain (%)	> −20
Pulsed Doppler MPI (Tei Index)	> 0.43
Tricuspid valve E/e'	> 6.0

- ESC/ERS ガイドラインによる肺高血圧症の重症度リスク評価の心エコーの指標として，2009年のガイドラインではTAPSEと心囊液が挙げられていたが，2015年のガイドラインでは右房面積と心囊液が用いられている（表5）[4]．
- また，右室拡張機能障害の指標として，三尖弁 E/e' > 6.0が用いられる．
- 右室パフォーマンス指標（right ventricular myocardial performance index：RVMPI）では，

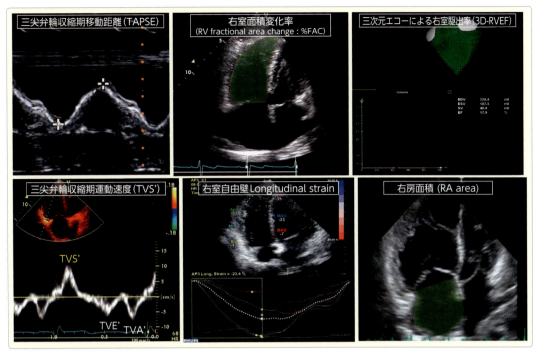

図9 右室機能評価

組織ドプラ法でRVMPI＞0.54，パルスドプラ法でRVMPI（右室Tei index）＞0.43も右室機能障害の指標となる．

● これらの心エコーの指標は，非侵襲的に繰り返し検査できることから，治療前後の効果の評価にも有用であり，肺高血圧症においては，治療後の肺動脈圧，右心機能の評価も経過をおって行うことが必要である．

文献

1) 日本循環器学会：循環器病の診断と治療に関するガイドライン（2011年度合同研究班報告）肺高血圧症治療ガイドライン（2012年改訂版）．
2) McLaughlin VV, et al: American College of Cardiology Foundation Task Force on Expert Consensus Documents; American Heart Association; American College of Chest Physicians; American Thoracic Society, Inc; Pulmonary Hypertension Association. ACCF/AHA 2009 expert consensus document on pulmonary hypertension a report of the American College of Cardiology Foundation Task Force on Expert Consensus Documents and the American Heart Association developed in collaboration with the American College of Chest Physicians; American Thoracic Society, Inc.; and the Pulmonary Hypertension Association. J Am Coll Cardiol 53: 1573-619, 2009
3) Galiè N, et al: ESC Committee for Practice Guidelines (CPG). Guidelines for the diagnosis and treatment of pulmonary hypertension: the Task Force for the Diagnosis and Treatment of Pulmonary Hypertension of the European Society of Cardiology (ESC) and the European Respiratory Society (ERS), endorsed by the International Society of Heart and Lung Transplantation (ISHLT). Eur Heart J 30: 2493-2537, 2009
4) Lau EM, et al: The 2015 ESC/ERS Guidelines for the diagnosis and treatment of pulmonary hypertension: a practical chronicle of progress. Eur Respir 46: 879-882, 2015
5) Bossone E, et al: Echocardiography in pulmonary arterial hypertension: from diagnosis to prognosis. J Am Soc Echocardiogr 26: 1-14, 2013
6) Galiè N, et al: Updated treatment algorithm of pulmonary arterial hypertension. J Am Coll Cardiol 62: D60-72, 2013
7) Janda S, et al: Diagnostic accuracy of echocardiography for pulmonary hypertension: a systematic review and meta-analysis. Heart 97: 612-622, 2011
8) Lang RM, et al: Recommendations for cardiac chamber quantification by echocardiography in adults: an update from the American Society of Echocardiography and the European Association of Cardiovascular Imaging. J Am Soc Echocardiogr 28: 1-39, 2015
9) Haddad F, et al: Right ventricular function in cardiovascular disease, part II: pathophysiology, clinical importance, and management of right ventricular failure. Circulation 117: 1717-1731, 2008
10) Gaine S: Pulmonary hypertension. JAMA 284: 3160-3168, 2000

D 心不全の病型と心エコー所見

4 化学療法に伴う心不全

概念

- 抗癌剤投与により引き起こされる心血管障害に起因する心不全.
- 抗癌剤による心筋障害には非可逆性（type-Ⅰ：細胞死）と可逆性（type-Ⅱ：機能障害）がある.
    - type-Ⅰの代表薬剤はanthracycline系薬物で，心毒性は積算量依存性である.
    - type-Ⅱの代表薬剤はanti-HER2製剤のtrastuzumabで，心毒性に用量依存性はない.
- 抗癌剤によって全ての心筋細胞が均等に障害されるわけではないので，type-Ⅰの中でも障害は受けたが細胞死に至らない心筋細胞の機能回復がありうる．現時点で心筋障害のtype-Ⅰとtype-Ⅱを1回ないし数回の検査で完全に区別することは困難である.
- 抗癌剤による血管障害も血圧上昇などを介して心機能に影響を及ぼすことがありうる.
- 抗癌剤と心血管系副作用の特徴と分類を 表1 表2 にまとめた.

表1 抗癌剤の分類と主な心血管副作用

抗癌剤大分類	小分類	重要な心血管副作用
細胞増殖抑制剤	Anthracycline系 　doxorubicin, daunorubicin, epirubicin Mitoxantrone	心機能障害／心不全
	Pyrimidine類似体 　5-FU, capecitabine	冠動脈攣縮／心筋虚血
	アルキル化剤 　cyclophosphamide 　cisplatin	心筋炎（まれ） 血栓形成
	微小管阻害剤 　paclitaxel	徐脈
細胞内情報伝達抑制剤 （signaling inhibitors）	Anti-HER2 　trastuzumab, lapatinib	心機能低下
	血管新生阻害剤／anti-VEGF 　bevacizumab 　sunitinib, sorafenib	高血圧 血管内皮傷害
	BCR-ABL阻害剤 　imatinib 　dasatinib, nilotinib	浮腫，心機能低下（まれ） QTc延長

文献1より改変.

表2 個別抗癌剤の心血管副作用の特徴

副作用	薬剤	頻度	機序	可逆性
収縮障害または心不全	anthracycline系	積算量依存	細胞死	わずか
	cyclophosphamide	稀	心筋炎	部分的
	cisplatin	稀	不明	不明
	trastuzumab	ACTと併用で↑	収縮蛋白機能障害	高率
	lapatinib			報告有
	sunitinib	低	Mit障害	部分的
	imatinib	稀	Mit障害	高率
高血圧	全血管新生抑制剤	中頻度、用量依存	血管内皮障害	不明
心筋虚血	ピリミジン類似薬	中頻度	冠動脈攣縮	高率
血栓塞栓症	cisplatin	中頻度	血管内皮障害	不定
	全血管新生抑制剤	中頻度	血管内皮障害	不定
不整脈、QTc延長	arsenic trioxide	中頻度	HERG K+阻害	高率

ATC: anthracycline; Mit: mitochondria; HERG: Human Ether-a-go-go Related Gene. 文献1より改変.

代表的な抗癌剤による心血管障害の病態と対策

❶ Anthracycline (ATC)

- 心毒性機序（図1）

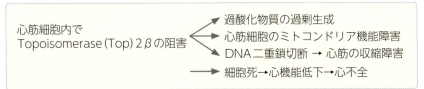

心筋細胞内で Topoisomerase (Top) 2βの阻害
→ 過酸化物質の過剰生成
→ 心筋細胞のミトコンドリア機能障害
→ DNA二重鎖切断 → 心筋の収縮障害
→ 細胞死→心機能低下→心不全

図1 心毒性機序

- ATCの急性心毒性：投与後数日以内（急性）または数週間後（亜急性）に発生．心電図のST/T変化や不整脈出現、心膜炎-心筋炎症候群の発生．頻度はまれであり、通常一過性の可逆的な機能障害．
- ATCの慢性心毒性：積算投与量や併用薬剤との相互作用によって出現時期が異なるが、必ず出現する．投与数年後に発症が多い．主に心筋細胞死によるうっ血性心不全であり、不可逆的に進行する．
- ATC積算量と心不全発生率：440 mg/m² で3〜5%、550 mg/m² で7〜26%．
- ATCの心毒性出現の危険因子：ATC積算量、化学療法や放射線療法の治療歴、既存の心機能低下、若年者か65歳以上の高齢者、高血圧、他の抗癌剤との併用．
- 対策
  a) doxorubicinをより低毒性のepirubicinに変更
  b) 薬剤をliposomeで包んで投与
  c) 1回静注投与に替えて24〜96時間の持続点滴で投与
  d) 心保護薬dexrazoxaneの投与（ただし、dexrazoxane自体も細胞毒性あり）
  e) ACE阻害薬かARB、またはβブロッカーの投与（いずれも有効性は未確立）

❷ Pyrimidine類似体（5-FUなど）

- 心毒性機序：不明．心筋生検では目立った心筋障害なし．
- 血管障害の機序：血管内皮細胞のNO合成障害→内皮細胞死→抵抗血管の減少→高血圧，冠動脈攣縮．
- 血管障害の危険因子：既存の高血圧．
- 合併症：急性心不全（心機能低下＋高血圧？），急性腎不全，蛋白尿，脳内出血．
- 対策
  ▸ 冠動脈攣縮にはニトログリセリンか，高血圧には，NO産生促進作用を有するACE阻害薬か，ARBをまず用いる．Ca拮抗薬はなるべく使わない．

❸ Trastuzumab

- 心毒性機序：心筋の収縮蛋白の機能不全．ほとんどが可逆性．
- 危険因子
  a) ATCの使用歴，ATCとの併用（併用時はATCの危険因子も加わる）
  b) 投与前のLVEFが正常下限～低下
  c) HTの既往歴ないし治療歴
  d) 高齢（＞65歳）
  e) BMI＞25
- 対策
  a) ATCとの併用を避ける
  b) ATCの投与量を減らす
  c) 両者の投与時期を3か月以上ずらす
  d) 血圧をコントロールする

❹ VEGF阻害薬

- 心機能障害：機序は不明．心筋生検では目立った心筋障害なし．
- 血管障害：新規の高血圧発症と既存の高血圧の増悪．心機能低下患者では，高血圧で心不全が誘発される．高血圧の誘発頻度は薬によって異なり，薬剤のクラス効果では説明不能である．メタ解析で約8%に重症高血圧が発生．抗癌剤の有効性と高血圧発生が比例する傾向がある（BP上昇が抗癌剤としての有効性のマーカーでもある）．高血圧のほとんどが可逆的変化である．
- 危険因子：既存の高血圧．
- 高血圧に起因する合併症：急性心不全（可逆的），急性腎不全，蛋白尿，脳内出血．
- 予防：既存の高血圧に対する最適な治療．

❺ 抗癌剤の血栓形成副作用

- 細胞増殖抑制剤，細胞内信号伝達抑制剤，抗ホルモン剤のいずれも静脈および動脈の血栓塞栓症を起こしうる．
- 主に血管内皮機能障害によると考えられる．
- cisplatin投与例の18%は静脈血栓症を起こす．
- 抗VEGF抗体は動脈血栓症を起こしやすい．
- 抗凝固薬の予防投与はハイリスクの患者に限定する．

心エコー所見

心エコーでみる抗癌剤の心筋障害

- 抗癌剤による心筋障害を検出するのに最もよく用いられる方法は心エコーであるが，本病態に独特の心エコー所見はない．
- 心エコーにおける薬剤性心筋障害の定義：薬剤投与後LVEF<50%になるか，投与前より10%以上のLVEF低下を認める．心不全症状の有無は不問とする．
- ATC投与例を 図2 に，trastuzumab投与例を 図3 に示した．

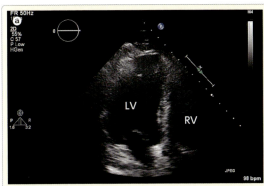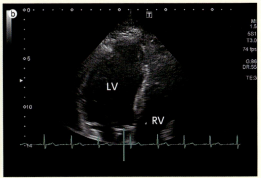

図2 ▶動画 ATC投与例　　　　　　　　　　　　　　　　　　　LV：左室，RV：右室
ⓐ投与前．ⓑ投与後．

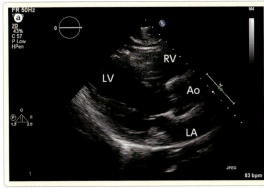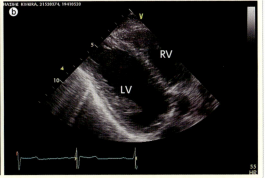

図3 ▶動画 trastuzumab投与例　　　　　　　　　　Ao：大動脈，LA：左房，LV：左室，RV：右室
ⓐ投与前．ⓑ投与後．

心エコーのポイント

① 左室の全体的な収縮低下（LVEF低下）と拡大．ただし，癌やその治療による体重減少と摂食障害で循環血液量が減ると，左室拡大を伴わずにLVEF低下のみが観察されることもまれではない（図4，LVDd 44 mm/Ds 35 mm，EF41%）．

② 心エコーで得られる左室駆出率（LVEF）は心筋生検のスコアと相関せず，心不全症状発症の予測指標でもない．

③ 若年者（一般的に40歳未満）の場合，LVEFが正常でも，年齢に見合わず僧帽弁流入血流波形がE＜Aとなることがある（おそらく拡張機能低下を反映しているものと考えられる）．

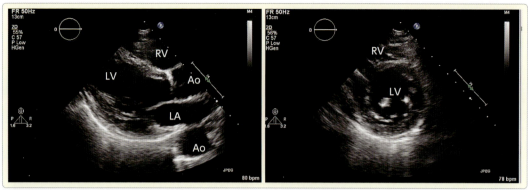

図4 ▶動画 ATC投与後のCVEF低下例

Ao：大動脈，LA：左房，LV：左室，RV：右室

④LVEF＜50％の症例でE＞Aの場合は肺静脈血流波形やValsalva負荷時のE/Aを記録すると拡張機能（あるいは左室充満圧）の判断の助けになる．

⑤LVEF低下よりも先に，僧帽弁輪の組織ドプラで収縮期波s'と拡張早期波e'の減高がみられる．拡張機能は前項のE/Aと併せて判定する（E/e'も参考に）．

⑥LVEF低下よりも先に，スペックルトラッキング法で得られる左室長軸方向のストレイン／ストレインレートの収縮期波と拡張早期波が低下する（特殊な解析ソフトとoff-line解析が必要）．

⑦僧帽弁輪の組織ドプラ法と，左室長軸方向ストレイン／ストレインレートの収縮波と拡張早期波のいずれも，左室長軸方向の動きを反映しており，一般的にLVEFやE/Aよりも速く収縮および拡張機能障害を映し出すとされている．これらの指標がLVEF低下と心不全出現の進行性および可逆性を予測できるかはまだ不明．

⑧計測の再現性と簡便性は組織ドプラ法が現時点でスペックルトラッキング法より優れている．

⑨ストレインは機種別に正常値を定める必要があり，特に短軸方向のストレイン計測では，安定性の問題とメーカー毎のストレインの定義の違いに注意する．

⑩薬剤性心筋障害をLVEFで評価する場合，短軸方向のみを反映したTeichholz法よりも，短・長軸両方向の動きを反映した心尖部二断面によるmodified Simpson法がより合理的である．

⑪収縮障害の可逆性は心エコーでは予測不能だが，心臓MRIによる心筋線維化の描出が可逆性予測に有用である可能性がある．

文献

1) Thomas MS, Michael SE: Cancer drugs and the heart: importance and management. European Heart Journal 34: 1102-1111, 2013
2) Pimprapa Edward THY: Prevention of Anthracycline-Induced Cardiotoxicity Challenges and Opportunities. J Am Coll Cardiol 64: 938-945, 2014
3) Hector RV, et al: Cardio-Oncology: Role of Echocardiography. Progress in Cardiovascular Disease 57: 10-18, 2014

D 心不全の病型と心エコー所見

5 妊娠出産と心不全

妊娠の生理的な変化と心不全

- 妊娠中の主な心血管変化として，循環血漿量の増大，血管抵抗の低下，心拍数の増加，凝固能の亢進，血管壁の脆弱性増大が挙げられる．
- 妊娠成立後，循環血漿量や心拍出量は徐々に増加する．妊娠28週から32週頃には，非妊時の約1.5倍となる（図1）．

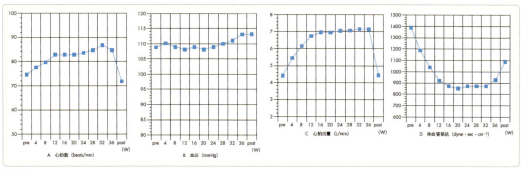

図1 妊娠に伴う循環動態の変化[1]

- 分娩時，陣痛（子宮収縮）毎に200〜400 mLの子宮胎盤の血液が体循環へと移行し，心拍出量はさらに増加する．分娩直後には増大子宮による下大静脈の圧迫が解除され，静脈還流の急激な増加が起こるとともに，子宮動脈を循環していた約1Lの血液が，子宮の収縮とともに心臓へ還流する．容量負荷が正常化するまでに，約4〜6週間かかる．
- 容量負荷の増大に対して，狭窄性疾患や肺高血圧症，心機能低下症例では心不全の出現や低心拍出量に注意する．
- 周産期に心不全を発症した173人の検討では，心不全発症時期が，器質的心疾患では妊娠20〜30週に多い一方，周産期心筋症と虚血性心疾患では，分娩〜産後1か月に多かった（表1 図2）[2]．
- 妊娠初期〜中期に，大動脈圧，全身血管抵抗は低下する．妊娠中の圧負荷軽減により，中等度以下の逆流性疾患やシャント疾患では妊娠経過が良好である場合が多い．
- 妊娠後期には血管抵抗は非妊時と同等もしくは増加し，血圧は上昇傾向となる．妊娠高血圧症候群の発症も，多くがこの時期である．大動脈縮窄など，一部の循環器疾患患者では，妊娠高血圧症候群の発症率が高いことが知られている．

表1 各疾患における周産期心不全発症時期

循環器疾患診断名	心不全発症時期の中央値（IQR/range）（妊娠週数）
大動脈の異常	19 (8-32)
完全房室中隔欠損	23 (3-43)
動脈管開存	24 (12-36)
僧帽弁狭窄	25 (13-37)
心室中隔欠損	25 (2-48)
心房中隔欠損	27 (9-47)
大動脈縮窄	30 (15-44)
閉塞性肥大型心筋症	33 (26-40)
大動脈弁狭窄・閉鎖不全症	34 (26-42)
肺動脈弁異常	34 (16-69)
拡張型心筋症	35 (20-48)
僧帽弁閉鎖不全症	34 (16-69)
僧帽弁狭窄・閉鎖不全症	38 (19-57)
大血管転位	39 (37-40)
周産期心筋症	40 (37-44)
非閉塞性肥大型心筋症	40 (16-66)
Fallot四徴症	41 (34-48)
虚血性心疾患	42 (41-42)

文献1より引用改変．

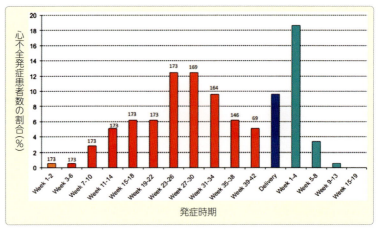

図2 心疾患合併妊娠における心不全発症時期と全体に占める割合[2]

- 心拍数は，妊娠前の20%程度まで増加する．心拍数の増加や血漿量の増加に伴う心拡大（心筋伸展）により，期外収縮など不整脈も増加する場合が多い．
- 妊娠中は凝固能が亢進し，血栓・塞栓のリスクが高くなる．人工機械弁置換術後例では，血栓形成による弁機能不全が起きやすく，綿密な抗凝固療法が必要とされる．一方で，ワルファリンは催奇形性や胎盤通過性をもち，ヘパリンは母体合併症の頻度を増加させるため，機械弁置換後妊娠における抗凝固療法の選択は非常に難しい．
- 妊娠中，大動脈壁は中膜の変性をきたし，脆弱性を増す．大動脈拡大を伴うMarfan症候群，大動脈二尖弁や大動脈縮窄の患者では，大動脈拡張進行や解離のリスクが増大する．

妊娠前のリスク評価基準（下線は心エコー評価項目）

❶先天性心疾患

- 先天性心疾患合併1302妊娠の検討では，周産期における母体心血管イベントのリスク因子として，不整脈の既往，妊娠前の循環器薬内服，妊娠前NYHA≧Ⅱ，<u>体心室の閉塞病変（PG>50 mmHgまたはAVA<1.0 cm²）</u>，<u>中等度から重度の房室弁逆流</u>，機械弁置換後，チアノーゼ性心疾患を挙げている．該当項目の点数を合算し，心血管イベント発生率を報告している（図3）[3]．
- 非チアノーゼ性心疾患では，未修復でシャント量が多い症例でも，末梢血管抵抗の減少により血液量増加とつり合いがとれ，ほとんどの場合で心不全の合併なく妊娠出産を終えることができる．しかしながら，修復後よりも未修復の妊娠で，母体心血管イベントが多いとの報告があり，

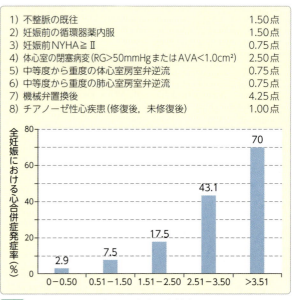

1) 不整脈の既往　　　　　　　　　　　　　　　　1.50点
2) 妊娠前の循環器薬内服　　　　　　　　　　　　1.50点
3) 妊娠前NYHA≧Ⅱ　　　　　　　　　　　　　　0.75点
4) 体心室の閉塞病変（RG>50mmHgまたはAVA<1.0cm²）　2.50点
5) 中等度から重度の体心室房室弁逆流　　　　　　0.75点
6) 中等度から重度の肺心室房室弁逆流　　　　　　0.75点
7) 機械弁置換後　　　　　　　　　　　　　　　　4.25点
8) チアノーゼ性心疾患（修復後，未修復後）　　　1.00点

図3 先天性心疾患女性の周産期心合併症リスク評価
文献3より引用改変．

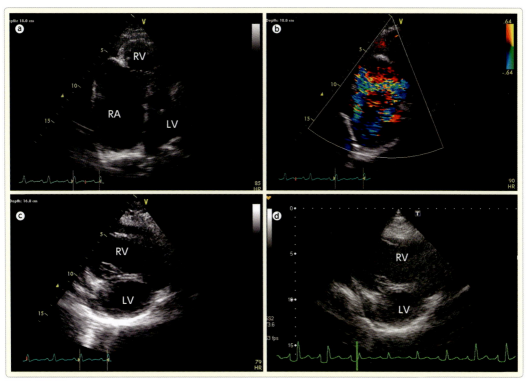

図4 ▶動画 妊娠中に心不全をきたしたEbstein病の一例　　　　　　　　　　　　　　LV：左室, RA：右房, RV：右室

妊娠前NYHA Ⅱ度. 当院紹介となった妊娠19週時, 右房化右室著明（ⓐ）でTR severe（ⓑ）, 短軸増で右室拡大と左室変形を認めた（ⓒ）. 妊娠25週で起座呼吸が出現し, 胸部X線で心拡大の進行, 心エコー上左室変形の進行を認めた（ⓓ）. 利尿薬内服を開始. 28週で帝王切開にて分娩.

適応があれば妊娠前に修復しておくことが望ましい.

- Ebstein病では, 三尖弁逆流（TR）の重症度, 右室機能, ASD合併の程度により妊娠リスクが異なる. しばしばWPW症候群を合併し, 妊娠中に上室性頻拍を認める. 重症例では, 右心不全が進行し, 妊娠継続が困難となる（図4）.
- 修正大血管転位も, TRの重症度, 右室機能, VSD, 房室ブロックなどの程度により妊娠リスクが異なる. また, 後述のように体心室右室は妊娠負荷の影響を受けやすいため, 妊娠・出産の長期予後に与える影響についても考慮が必要である.
- チアノーゼ性心疾患は, たとえ修復術後であっても, 非チアノーゼ心疾患に比較して, 周産期母児合併症のリスクが大きい（図5）[4].
- ファロー四徴症修復術後における妊娠危険因子は, 中等度〜重度の肺動脈弁狭窄や逆流, 大動脈弁逆流, 肺高血圧合併, 大動脈拡大（40 mm以上）, 心機能低下, 頻拍性不整脈の既往, である.
- すでに右心拡大をきたしているファロー四徴症修復術後妊娠では, 出産により右心拡大が進行する傾向にある.
- 大血管転位のSenningやMustard術後妊娠では, 妊娠・分娩後NYHAの悪化や右室の拡大進行と機能低下, 三尖弁逆流の増加が報告されている. 右室を体心室とする心疾患では, 妊娠が長期予後に影響を及ぼしやすい.
- チアノーゼにより, 胎児発育は阻害される. 血中酸素濃度が86〜89％の場合, 生児を得た確率は45％, 85％以下では12％と報告されている.

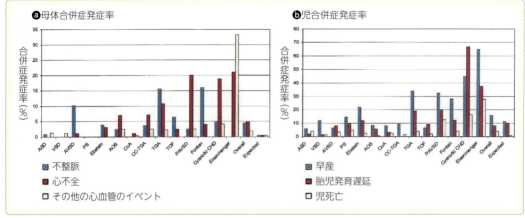

図5 先天性心疾患における母児合併症のリスク[4]

❷弁膜症および人工弁使用患者

- 弁膜症合併妊娠では，循環血液量増加に伴って心機能分類の低下を認めることが多い（図6）．表2に日本循環器学会ガイドラインに示された弁膜症患者における妊娠リスクを示す[1]．
- 機械弁置換例では，ワルファリンに催奇形性・胎盤移行性があるため，胎児の安全を優先すれば妊娠中はヘパリンを代替する．しかし，ヘパリンによる抗凝固療法は不安定であり，弁血栓や出血性合併症，死亡といった母体合併症のリスクが非常に高い（図7）．

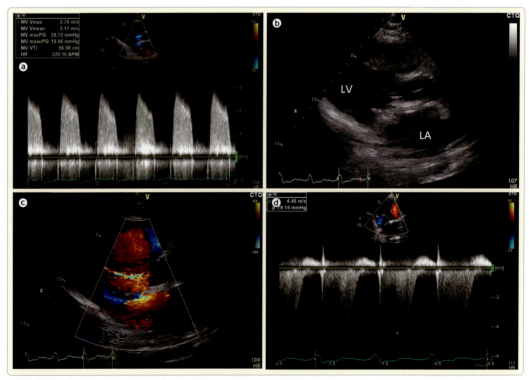

図6 ▶動画 妊娠中に心不全をきたした僧帽弁生体弁置換術後狭窄の一例 LA：左房，LV：左室

僧帽弁の生体弁置換術後7年が経過した症例．妊娠1年前の心エコー検査では，僧帽弁通過血流の平均圧較差は6 mmHg，TRPG 24 mmHgであった．妊娠32週，肺高血圧出現のため当院紹介．僧帽弁通過血流の平均圧較差20 mmHg（ⓐ），TRPG 79 mmHgとsevere MSを認めた（ⓑⓒⓓ）．利尿薬により，volume reductionを行い，肺高血圧は改善したが，平均圧較差は不変であった．妊娠34週で帝王切開にて分娩．産後もMS所見は変わらず，産後10日目に心カテーテル検査を施行し，平均肺動脈圧が55 mmHg，LV-PCWPの平均圧較差15 mmHgで手術適応と判断された．その後，再弁置換術を行った．

表2 母児のリスクから分類した妊娠と弁膜症ガイドライン[1]

	母児ともに低リスク	母児ともに高リスク
大動脈弁狭窄症	無症候性 左室機能正常 平均圧較差＜25 mmHg 弁口面積＞1.5 cm²	重度狭窄 重度肺高血圧合併 左室機能低下
大動脈弁逆流症	NYHA心機能分類Ⅰ～Ⅱ度 左室機能正常	NYHA心機能分類Ⅲ～Ⅳ度 重度肺高血圧合併 左室機能低下
僧帽弁狭窄症	重度の肺高血圧合併なし 弁口面積＞1.5 cm² 圧較差＜5 mmHg	NYHA心機能分類Ⅱ～Ⅳ度 重度肺高血圧合併 左室機能低下
僧帽弁逆流症	NYHA心機能分類Ⅰ～Ⅱ度 左室機能正常	NYHA心機能分類Ⅲ～Ⅳ度 重度肺高血圧合併 左室機能低下
僧帽弁逸脱症	僧帽弁逆流なし または軽－中等度の僧帽弁逆流 あるも左室機能正常	
肺動脈弁狭窄症	軽－中等度狭窄	

- 母児への高リスク
    - 重度肺高血圧合併（肺動脈圧が体血圧の75％以上）
    - 左室機能低下（左室駆出率＜40％）
    - 抗凝固療法を必要とする機械弁置換術後
    - Marfan症候群
- 母児への低リスク
    - 左室機能正常（LVEF＞50％）

文献1より引用．

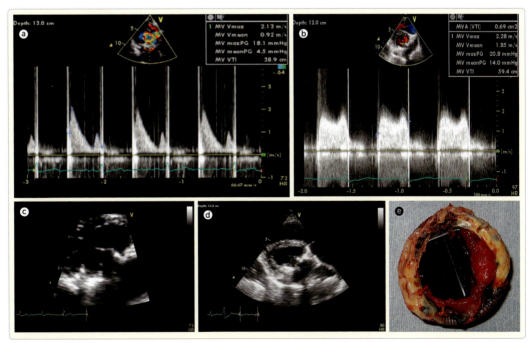

図7 ▶動画 妊娠中，血栓により弁機能不全を呈した機械弁置換術後妊娠の一例

僧帽弁の機械弁置換後．ヘパリンによる抗凝固療法を行い，APTTも2～2.5倍の範囲に良好にコントロールできていた．妊娠32週には僧帽弁通過血流最大流速2.1 m/sec，平均圧較差4.5 mmHgであったが，妊娠34週に僧帽弁通過血流最大流速2.3 m/sec，平均圧較差14 mmHgと増加した．弁血栓を疑い，翌日帝王切開にて分娩．その2日後に再弁置換を行い，大きな血栓付着を認めた．

❸ 心筋症

- 妊娠前NYHA Ⅰ度で無投薬の，軽度心機能低下を認めるのみの拡張型心筋症では，妊娠経過が良好であることが多い．しかし，一般に予後不良な疾患であるため，軽症例でも慎重な経過観察が必要である（図8）．

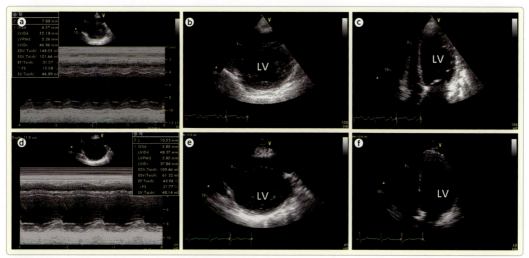

図8 ▶動画 妊娠中に心不全をきたした拡張型心筋症の一例　　　　　　　　　　　　　　　LV：左室

妊娠前のNYHA Ⅰ度．妊娠中期の心エコーでは，LVEF 44％．妊娠32週，夜間呼吸困難と下腿浮腫が出現．妊娠33週，さらなる心機能低下と胸水貯留を認め，当院転院．LVDd/Ds 55/47 mm，visual LVEF 25～30％（ⓐⓑⓒ），TRPG 36 mmHgと軽度肺高血圧であった．利尿薬投与を行い，妊娠34週で帝王切開にて分娩．分娩1年後もLVDd/Ds 48/34 mm，LVEF 38％（ⓓⓔⓕ）と，妊娠前の心機能には回復しなかった．

- ACE阻害薬やARBは妊娠中内服禁忌薬であるため，これらの内服治療中に妊娠希望がある場合は，妊娠前に中止し，心不全の悪化がないか確認しておいたほうが望ましい．
- 後述のように，左室駆出率（LVEF）が35～40％未満の症例では，妊娠は勧められない．
- 肥大型心筋症の多くは妊娠に耐えうる．しかしながら，左室流出路狭窄症例では，心不全のリスクが高く（図9），また，不整脈イベントのリスクも高い．

❹ 周産期心筋症

- 周産期心筋症の診断基準に未だ画一的なものはないが，「①妊娠中から分娩後半年以内に新たに心不全の症状が出現，②心疾患の既往がない，③ほかに心不全の原因となるものがない，④LVEF＜45％」の指標が頻用されている（図10）．
- 周産期心筋症の危険因子として，多産，高齢，多胎，妊娠高血圧症や慢性高血圧合併，人種，子宮収縮抑制剤の使用や，喫煙などが知られている．
- わが国における発症率はおよそ1/15000分娩である[5]．
- 約1割に母体死亡，心臓移植待機例を認める一方，6割の患者が正常心機能に回復する．心不全診断時や2か月後のLVEFや左室径，心内血栓の合併，人種，妊娠高血圧症候群の有無[5]などが慢性期の心機能予後予測因子である．
- 周産期心筋症と診断される患者の中に，拡張型心筋症の家族歴をもつものがいる．このような症例を，拡張型心筋症と診断するか，周産期心筋症と診断するかはさておき，診療中の拡張型心筋症患者に子女がいる場合，その子女の周産期に心機能検査を行うことが推奨される．

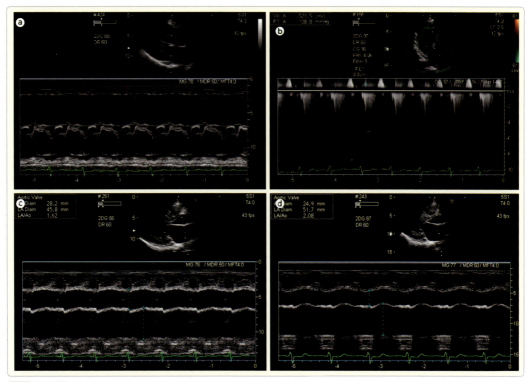

図9 ▶動画 妊娠中に心不全を発症したHOCMの一例

妊娠前NYHA Ⅱ度．妊娠12週で当院紹介．IVS 34 mm，SAMを認め（ⓐ），左室流出路の圧較差109 mmHg（ⓑ），TRPG 60 mmHgと，著明な流出路狭窄と肺高血圧を認めた．またMRは2度，LA径は45mmであった（ⓒ）．シベノール，ワソラン，インデラルを順次導入し，圧較差軽減を図ったが，妊娠26週より食欲不振，軽労作での呼吸困難が出現．妊娠27週にはMR 3度，LA径52 mmと増悪し（ⓓ），帝王切開にて分娩となった．

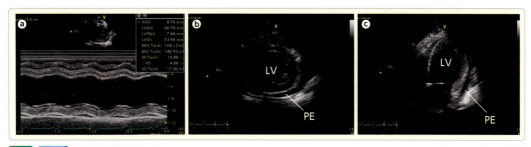

図10 ▶動画 周産期心筋症の一例

LV：左室，PE：心嚢液

生来健康．妊娠37週，血圧142/94 mmHg，尿蛋白3＋で妊娠高血圧症候群と診断された．分娩誘発を試みるも，進行せず，帝王切開で分娩となった．帝王切開4日後，頻脈と呼吸困難が出現し，精査目的で当院転院．転院時血圧127/88 mmHg，心拍数134/分．心エコーではLVDd/Ds 57/54 mm（ⓐ），LVEF 14%と重症心機能低下を認めた（ⓑⓒ）．hANP，利尿薬で急性期治療を行い，その後内服治療へ切り替えた．診断2か月後にはLVEF 45%と心機能改善を認めた．

❺妊娠・出産が推奨されない病態

- 日本循環器学会のガイドラインでは，妊娠の際，厳重な注意を要するあるいは妊娠を避けるべき心疾患として，**表3**の心疾患を挙げている[1]．

表3 妊娠の際，厳重な注意を要するあるいは妊娠を避けるべき心疾患[1]

- 肺高血圧症（Eisenmenger症候群）
- 流出路狭窄（大動脈弁高度狭窄平均圧：＞40～50 mmHg）
- 心不全（NYHA分類Ⅲ－Ⅳ度，左室駆出率＜35～40%）
- Marfan症候群（上行大動脈拡張期径＞40 mm）
- 機械弁
- チアノーゼ性心疾患（動脈酸素飽和度＜85%）

心エコー所見

妊娠に伴う心エコー変化

- 妊娠母体の血行動態を評価する上で，非侵襲的かつ情報量の多い心エコー検査は非常に有用である．
- 正常妊娠においても，心エコー指標は変化する．左室径は拡張末期，収縮末期ともに数mm程度増加し，壁厚も1～2mm増加するため，左室心筋重量は増加する．また，左室短縮率や駆出率などの左室収縮能が不変あるいは増加する一方，拡張能においては，妊娠後期には僧帽弁通過血流速のE波の減高とA波の増高を認め，拡張能の指標であるE/Aの低下が観察されている．弁輪拡大と機能的な僧帽弁・三尖弁・肺動脈弁逆流や，少量の心嚢液貯留がしばしば観察される．また，下大静脈は妊娠子宮の増大に伴って圧迫され，妊娠後期には右房流入部位において血管径が縮小していることが多い．
- 心疾患合併妊娠においては，妊娠直前あるいは妊娠による循環変化がまだ軽微である妊娠初期の心エコー検査で，妊娠リスクのアセスメントを行う．
- 低～中等度リスク患者の場合，心負荷が最大に近づく妊娠20週後半に再検し，改めて血行動態の評価を行い，リスクや自他覚症状に応じて検査を追加することが勧められている．
- ハイリスク患者（大動脈拡大を伴うMarfan症候群や機械弁置換後，低心機能，肺高血圧合併など）や，自他覚症状の出現を認めた場合，さらに頻回の心エコーアセスメントが必要である．

産後の評価

- 産褥期は母体死亡を含めた心血管イベントが好発する時期である．QT延長症候群や徐脈性不整脈では，産後に不整脈イベントが起きやすく，Marfan症候群では，産後の解離症例が散見される．産褥期に心機能が低下する場合もあり，産後の評価は必須である．
- 産後1か月健診は全員受診するため，検査を施行する良い機会である．妊娠・分娩による心血管系への生理的な影響は3か月程続く上，母乳授乳を含めた育児行為が心負荷となりうるため，1か月以降も重症度に応じて定期的な経過観察が必要である．

妊娠高血圧症候群と心エコー

- 妊娠20週以降，分娩後12週まで高血圧がみられる場合，または高血圧に蛋白尿を伴う場合，妊娠高血圧症候群と診断される．高血圧，蛋白尿の程度によって軽症・重症に分類され，また，妊娠32週未満に発症するものを早発型，32週以降に発症するものを遅発型とする．
- 妊娠初期に子宮らせん動脈の形成異常が生じ，慢性的な胎盤虚血により，胎盤から多くの血管作動物質が産生され，血圧上昇や腎機能障害が出現すると考えられている．
- 全妊娠の4～10％に合併するとされ，高齢，高血圧などの家族歴，慢性高血圧や糖尿病合併妊娠，初産婦，多胎妊娠などが危険因子として知られている．

- 重症度と妊娠週数に応じて降圧治療を行う場合もあるが，妊娠を終了しなければ根本的治療とはならない．重症例や，臨月に入った軽症例は，積極的な分娩の適応となる．
- 周産期心筋症患者の4割が妊娠高血圧症候群を合併しており，最大危険因子である．
- 重症妊娠高血圧症候群の急性期に，肺水腫を認めることがあるが，血管透過性の亢進が主な機序であり，その際には，血管内脱水と正常〜過収縮の左室を認める．その後，血圧が下がり病態も安定した時期に，心機能低下をきたし，心不全・周産期心筋症と診断される症例が多い（図11）．
- 妊娠高血圧症候群を背景とした周産期心筋症患者は，心機能回復度が高い[5]．
- 息切れ，浮腫，体重増加といった心不全の症状は，健常妊産褥婦も訴える症状であるため，周産期心筋症の診断は遅延しがちである．妊娠高血圧症候群や慢性高血圧症，多胎，子宮収縮抑制剤の使用など，危険因子をもつ妊産褥婦が心不全症状（息切れ，咳嗽，体重増加，全身浮腫など）を訴えれば，積極的に心機能スクリーニングを行うことが早期診断に役立つと考えられる．そのためにも，ふだんから，産科と循環器科の協力体制を築いておくことが望ましい．

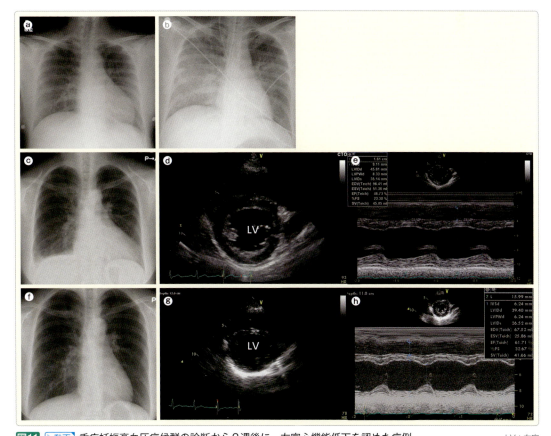

図11 ▶動画　重症妊娠高血圧症候群の診断から2週間後に，左室心機能低下を認めた症例　　LV：左室

生来健康．妊娠34週，血圧131/70 mmHg，尿蛋白3+．妊娠35週には血圧200/120 mmHgに上昇し，重症妊娠高血圧腎症で当院搬送となった．来院時の胸部X線（臥位，❶）で，軽度肺うっ血を認めた．降圧治療を開始し，全身麻酔下に緊急帝王切開を施行．術後の胸部X線（臥位，❷）で，肺うっ血の増悪を認め人工呼吸管理を行った．この時点での心エコーは，LVDd/Ds 43/28 mmと収縮能は保たれていた．BNPは332.4 ng/dLと上昇していた．2週後，降圧薬内服下に血圧140/90 mmHg．胸部X線で心拡大（立位，❸）の進行を認め，心エコーを施行．LVDd/Ds 46/35 mm，LVEF 40%と軽度低下を認めた（❹❺）．BNPは29.8 ng/dLと急性期に比較し低下していた．ACE阻害薬を増量し，さらなる降圧治療を行い経過観察．6か月後の胸部X線で心拡大を認めず（立位，❻），心エコー上，LVDd/Ds 40/28 mm，LVEF 57%と回復していた（❼❽）．

Point 妊娠中の心不全治療薬
- 妊娠週数と薬剤の催奇形性・胎児毒性，そして母体の治療効果を考慮し，妊娠中内服の是非を決定する．薬剤が胎児に及ぼす影響について，母親の不安は非常に大きい．どのような薬剤も，十分な説明と同意の上に使用することが大切である．
- 重症心不全では，母体の容体最優先で治療を行う．妊娠中の急性心不全に対する，フロセミド，hANPやカテコラミンの使用は可能である．
- 慢性心不全に対する利尿薬の使用においては，過度の利尿による子宮循環低下，羊水過小や胎児利尿による脱水や電解質バランスの異常に注意する．ACE阻害薬もしくはARBは，胎児の腎形成障害や羊水過小をきたすため，妊娠中禁忌薬である．アルドステロン拮抗薬は，通常の投与量では，安全であると考えられている．β遮断薬は，子宮内胎児発育遅延や新生児低血糖を惹起するため，慎重な経過観察が必要となるが，催奇形性はなく，母体有益投与とされる．

 Pitfall 体位による心拍出量の変化と仰臥位低血圧症候群

妊娠中期以降，仰臥位や右側臥位では増大子宮に下大静脈が圧排され，静脈還流量が減少し，血圧低下をきたすことがある（仰臥位低血圧症候群）．心エコー検査時には，気分不良がないか被験者に確認をとりながら行い，必要に応じて体位変換をするよう配慮する．また，同様の機序で，妊婦では体位による循環血液量の変動が大きく，左側臥位では仰臥位の約10〜20%心拍出量が多くなる．検査値を評価する際は，体位についても考慮する．

 文献

1) JCS Joint Working Group: Guidelines for Indication and Management of Pregnancy and Delivery in Women with Heart Disease. Circulation Journal 76: 240-260, 2012
2) Ruys TP, et al: Heart failure in pregnant women with cardiac disease: data from the ROPAC. Heart 100: 231-238, 2014
3) Drenthen W, et al: Predictors of pregnancy complications in women with congenital heart disease. Eur Heart J 31: 2124-2132, 2010
4) Drenthen W, et al: Outcome of pregnancy in women with congenital heart disease: a literature review. J Am Coll Cardiol 49: 2303-2311, 2007
5) Kamiya CA, et al: Different characteristics of peripartum cardiomyopathy between patients complicated with and without hypertensive disorders: Results from the Japanese Nationwide survey of peripartum cardiomyopathy. Circulation J 75: 1975-1981, 2011

D 心不全の病型と心エコー所見

6 心サルコイドーシス

定義
- サルコイドーシスは原因不明の全身性（多臓器性）肉芽腫性疾患で，その病理像は類上皮細胞肉芽腫を特徴とする．

病態
- 心サルコイドーシスは，房室伝導障害，上室性，心室性不整脈，収縮機能・拡張機能障害など多彩な臨床徴候を呈する（表1）．
- 肉芽腫形成，心筋炎症期は長期間かつ無症状であるが，心筋浮腫から線維化，瘢痕化や瘤化は短期間のうちに進行し，上記のような臨床徴候が出現する（図1）．
- 病期によって病変を検出できる画像診断は異なり，それぞれの特徴を把握する必要がある（図1）．

表1 心サルコイドーシスの臨床徴候とその出現頻度

完全房室ブロック	23〜30%
脚ブロック	12〜32%
上室性不整脈（心房細動，心房粗動，心房頻拍）	23〜36%
心室頻拍	23%
心不全	25〜75%
突然死	25〜65%

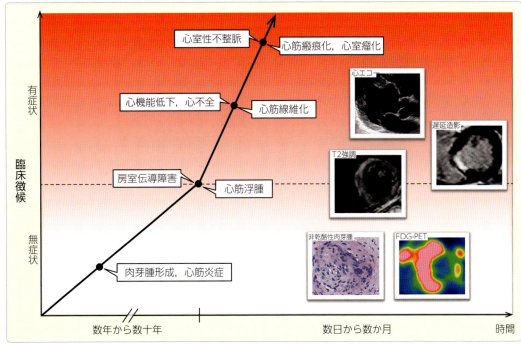

図1 心サルコイドーシスにおける臨床徴候とその出現時期
病期によって病変を検出できる画像診断は異なる．

診断基準の変遷

- 1992年に本症の手引きが作成されたが，いずれかの臓器で病理組織学的にサルコイド肉芽腫が証明されることが必須であったため，臨床的に本症が強く疑われても，診断に至らない場合があった．
- 2006年に日本サルコイドーシス/肉芽腫性疾患学会と日本心臓病学会との合同委員会により[1]，そして2015年にも改訂が行われた．
- 2015年改訂のポイントは，持続性心室頻拍，Gadolinium造影MRIにおける心筋の遅延造影，さらに生理的な集積に注意喚起しながらも，fluorine-18 fluorodeoxygluose PETでの心臓への異常集積を主徴候として含めたことである（表2）．
- また，心臓限局性サルコイドーシスについても初めて言及されている（表3）．

表2 心臓病変を強く示唆する臨床所見

(1) 主徴候
- (a) 高度房室ブロック（完全房室ブロックを含む）または持続性心室頻拍
- (b) 心室中隔基部の菲薄化または心室壁の形態異常（心室瘤，心室中隔基部以外の菲薄化，心室壁肥厚）
- (c) 左室収縮不全（左室駆出率50％未満）または局所的心室壁運動異常
- (d) Gallium-67 citrateシンチグラムまたはfluorine-18 fluorodeoxygluose PETでの心臓への異常集積
- (e) Gadolinium造影MRIにおける心筋の遅延造影所見

(2) 副徴候
- (a) 心電図で心室性不整脈（非持続性心室頻拍，多源性あるいは頻発する心室期外収縮），脚ブロック，軸偏位，異常Q波のいずれかの所見
- (b) 心筋血流シンチグラムにおける局所欠損
- (c) 心内膜心筋生検：単核細胞浸潤および中等度以上の心筋間質の線維化

1) 主徴候5項目中2項目以上が陽性の場合．
2) 主徴候5項目中1項目が陽性で，副徴候3項目中2項目以上が陽性の場合．

表3 付記

1) 虚血性心疾患と鑑別が必要な場合は，冠動脈検査（冠動脈造影，冠動脈CTあるいは心臓MRI）を施行する．
2) 心臓以外の臓器でサルコイドーシスと診断後，数年を経て心臓病変が明らかになる場合がある．そのため定期的に心電図，心エコー検査を行い，経過を観察する必要がある．
3) 心臓限局性サルコイドーシスが存在する．
4) 乾酪壊死を伴わない類上皮細胞肉芽腫が，心内膜心筋生検で観察される症例は必ずしも多くない．従って，複数のサンプルを採取することが望ましい．
5) Fluorine-18 fluorodeoxygluose PETは，非特異的（生理的）に心筋に集積することがあるので撮像条件に注意が必要である．

診断基準

- 2015年改訂のポイントは，下記の通り．
  ① 一臓器でも非乾酪性類上皮細胞肉芽腫が確認できた場合には組織診断群となること．
  ② 類上皮細胞肉芽腫病変は証明されていないが，呼吸器，眼，心臓の3臓器中の2臓器以上において本症を強く示唆する臨床所見を認め，かつ，表4に示した特徴的検査所見の5項目中2項目以上を認めた場合には臨床診断群となること．
  ③ さらに特徴的検査所見からツベルクリン反応，カルシウムが外れ，血清リゾチーム，血清可溶性インターロイキン－2受容体，fluorine-18 fluorodeoxygluose PETが含まれたこと．
- 心サルコイドーシスは，病変が心外膜側もしくは心筋中層に局在することが多く，心内膜下生検の同定率は19％[2]と報告されている．
- 心サルコイドーシス症例における血清ACE高値の割合は21.8％に留まり，診断は画像診断に依存する．

表4 診断基準

サルコイドーシス組織診断群

全身のいずれかの臓器で壊死を伴わない類上皮細胞肉芽腫が陽性であり，かつ，既知の原因の肉芽腫および局所サルコイド反応を除外できているもの．
ただし，特徴的な検査所見および全身の臓器病変を十分検討することが必要である．

特徴的な検査所見

1) 両側肺門リンパ節腫脹
2) 血清アンジオテンシン変換酵素（ACE）活性高値または血清リゾチーム値高値
3) 血清可溶性インターロイキン－2受容体（sIL-2R）高値
4) Gallium-67 citrateシンチグラムまたはfluorine-18 fluorodeoxygluose PETにおける著明な集積所見
5) 気管支肺胞洗浄検査でリンパ球比率上昇，CD4/CD8比が3.5を超える上昇

画像診断

- 心電図，心エコー図，心筋血流シンチグラム，Gallium-67 citrate シンチグラム，FDG PET，遅延造影MRIといった画像診断を組み合わせて診断する．それぞれの感度，特異度を 表5 に示す．

❶ 心電図

- 病期によって多彩な心電図所見を呈するが，その感度と特異度は低く（表5），確定診断には追加検査を必要とする．
- 多源性あるいは頻発する心室性期外収縮を認め，冠動脈疾患が否定的な場合や，心室頻拍の原因精査の過程において，本疾患を鑑別診断に挙げる必要がある（図2 図3 図4 図5）．
- 上室性不整脈を合併する場合もあり，特に房室伝導障害が併存する際には，本症を考慮する必要がある（図6）．

表5 心サルコイドーシスにおける各画像診断の感度と特異度

画像診断	感度（%）	特異度（%）
心電図	低	低
心エコー図	低～中	低
心筋血流シンチグラム	中	中
Gallium-67 citrate シンチグラム	低	高
FDG PET	高	中～高
遅延造影MRI	中～高	高

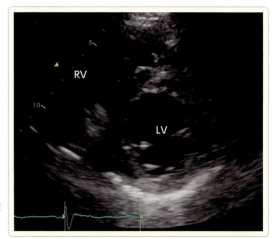

図2 ▶動画
頻発する心室性期外収縮を契機に診断に至った症例
頻発する心室性期外収縮を指摘された70歳代の女性．経胸壁心エコー図で左室下後壁に壁運動低下を認めた．
LV：左室，RV：右室

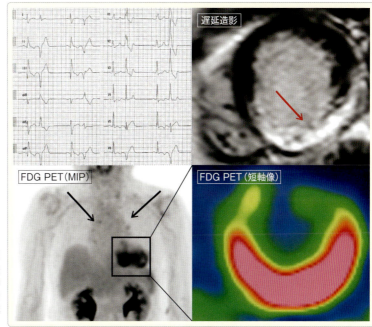

図3 図2 の症例
冠動脈疾患を否定後，遅延造影MRIを施行し，下後壁に遅延造影（赤矢印）を認めた．FDG PETでは同部位と縦隔リンパ節（黒矢印）にFDG集積を認め，リンパ節生検で非乾酪性肉芽腫が同定された．

6 心サルコイドーシス 211

図4 ▶動画

持続性心室頻拍を契機に診断に至った症例

失神で救急搬送された40歳代女性.来院時心室頻拍を認め,経胸壁心エコー図で左室心尖部に壁の非薄化と壁運動異常を認めた.

LV:左室,RV:右室

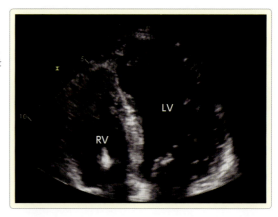

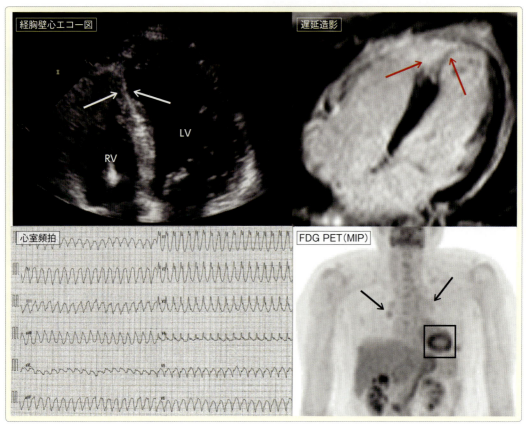

図5 **図4**の症例

LV:左室,RV:右室

冠動脈疾患を否定後,遅延造影MRIで左室心尖部と右室に遅延造影を認めた(赤矢印).FDG PETを施行し,心尖部と縦隔リンパ節(黒矢印)にFDG集積を認めた.心筋生検で非乾酪性肉芽腫が同定された.

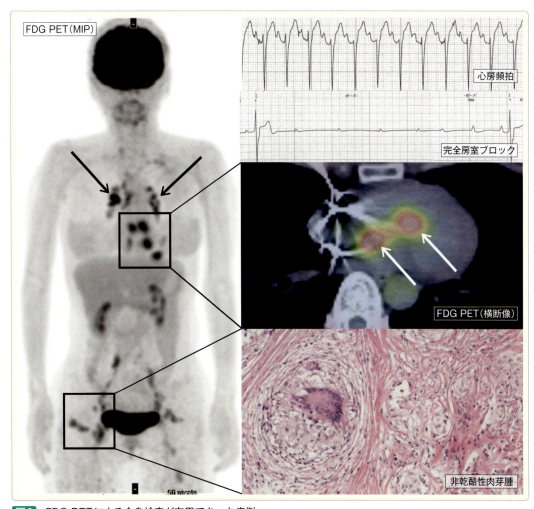

図6 FDG PETによる全身検索が有用であった症例

心房頻拍と一過性完全房室ブロックで来院した50歳代女性．経胸壁心エコー図では，壁運動異常や中隔の菲薄化といった異常所見を認めなかった．FDG PET CTで心室中隔基部（白矢印）と縦隔リンパ節（黒矢印），右臀部にFDG集積を認め，皮膚生検で非乾酪性類上皮細胞肉芽腫が同定された．

❷ Gallium-67 citrate シンチグラム

- 心臓外病変の同定率は75％に至るものの，心臓病変は48.5％に留まる．
- Gallium-67 citrate シンチグラムでは同定困難であったが，FDG PETでは心臓および心臓外病変の同定が可能であった症例を提示する（図7，図8）．

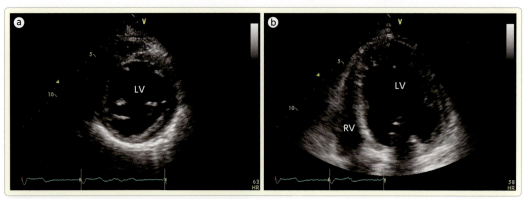

図7 ▶動画 うっ血心不全を契機に診断に至った症例　　　　　　　　　　　　　　　　　LV：左室，RV：右室
当院に紹介される4年前に完全房室ブロックに対して永久ペースメーカー植え込み術が施行された60歳代の女性．うっ血性心不全で近医に入院し，経胸壁心エコー図で全周性の壁運動低下と心室中隔の菲薄化を認めた．
ⓐ左室短軸像．ⓑ心尖部四腔像．

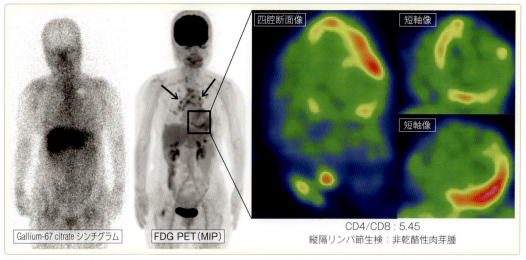

図8 図7の症例
Gallium-67 citrate シンチグラムでは明らかな異常集積を認めなかったが，FDG PETでは心基部後壁と心尖部の側壁，縦隔リンパ節にFDG集積を認め（黒矢印），気管支鏡でCD4/CD8が高値，リンパ節生検で非乾酪性肉芽腫が同定された．

Advanced cardiac imaging

- 心エコー図は本症の形態的変化を鋭敏に捉えることが可能であるが，心筋の炎症から線維化に至る過程を同定することは困難である．
- 近年，画像診断が進歩し，心筋の組織性状を推定することが可能となった．そこで今後は，より診断感度が高い画像診断を用いて治療効果が最も期待できる病期に診断し，治療を開始することが求められる．
- 心筋の組織性状を評価できる画像診断としては，心臓MRIとFDG PETが挙げられる．

❶ 心臓MRI

- 心臓MRIは空間分解能が高く，シネMRIでの解剖学的評価のみならず，T2強調画像MRIでは心筋浮腫を，さらに遅延造影MRIでは心筋の炎症に伴う浮腫や線維化を同定することができる（図1）．
- FDG PETと比較しても遅延造影MRIは診断特異度が高く，本症を除外する際に有用である（表5）．
- 心エコー図で左室壁厚，壁運動に異常を認めなくとも（図9），心臓MRIでは心筋浮腫，線維化を認める症例が存在する（図10）．臨床的に本症が疑われる場合には，積極的に心臓MRIを撮像する必要がある．

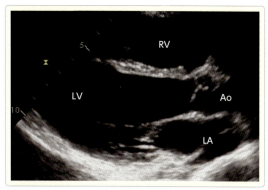

図9 ▶動画
MRI対応ペースメーカーが診断に有用であった症例
完全房室ブロックで来院した40歳代女性．経胸壁心エコー図では，壁運動異常や中隔の菲薄化といった異常所見を認めなかった．
Ao：大動脈，LA：左房，LV：左室，RV：右室

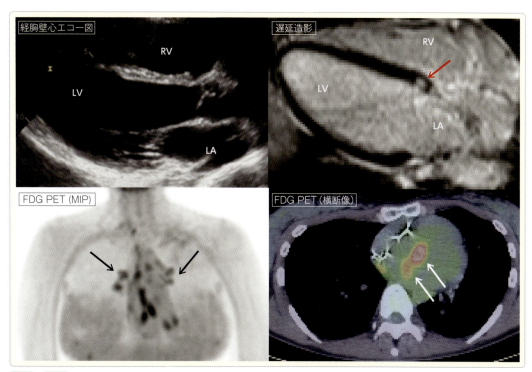

図10　図9の症例　　　　　　　　　　　　　　　　　　LA：左房，LV：左室，RV：右室
MRI対応ペースメーカー植え込み6週間後に心臓MRIを撮像した．心室中隔基部に点状の遅延造影を認めた（赤矢印）．FDG PETでは，同部位（白矢印）と縦隔リンパ節（黒矢印）にFDG集積を認め，リンパ節生検で非乾酪性肉芽腫が同定された．

6　心サルコイドーシス

❷ FDG PET

- FDGは，癌病巣だけでなく炎症病巣にも集積し，FDG PETは心サルコイドーシスにおける炎症イメージングとして有用である（表3）．
- Gallium-67 citrate シンチグラムと比較しても空間分解能や画像解像度は明らかにFDG PETが優れており，心臓外病変についても，FDG PETは良好な感度をもって検出することができる（図1 図3 図5 図6 図8 図10）．
- FDG PETで心臓外病変を検出することにより，心病変と併せて組織診断群の条件を満たすことができる（図6）．

治療法，予後

- 心病変はサルコイドーシスにおける死亡原因の2/3を占め，治療開始の遅れが致死的転帰となる可能性を有しているため，臨床的に本症が疑わしい場合には，治療を開始することが求められる．
- 治療の第一選択は副腎皮質ステロイドなどの免疫抑制薬を用いた炎症活動の抑制であるが，その効果については確立されていない．
- 本症の急性炎症期は，免疫抑制薬の投与による機能回復が最も期待できる．
- いったん心筋が線維化をきたすと，免疫抑制薬の効果は限定的で，高度心機能低下例では心機能改善効果は得られない．
- さらに炎症が進行すると心室は瘤化し，β遮断薬，RAS系阻害薬などの内服薬，植え込み型除細動器や心臓再同期療法などのデバイスといった心不全治療が中心となる．

Point　中・高年女性で高度房室ブロックを呈する症例の約1/3は心サルコイドーシスとの報告がある[5]．このような症例は炎症活動期の可能性が高く，比較的心機能が保たれていることが多い．免疫抑制薬の導入により，房室伝導能の改善のみならず，将来的な心機能障害の発症予防にもつながる可能性がある（図9 図10）．2012年10月にMRI対応ペースメーカーが認可され，植え込み6週間後から撮像可能となり，今後本症の診断率向上に寄与していくものと考えられる．

Pitfall　良好な感度を有するFDG PETであるが，その特異度は心臓MRIに劣る．その理由として，臨床徴候は現れていない極早期の病変を同定している可能性と，心臓への生理的な集積を病変として同定している可能性が挙げられる．2012年4月，診療報酬改定の中で，心サルコイドーシスの炎症部位の診断として，FDG PETの利用に対して新たに保険償還が認められた．今後，生理的集積，炎症の定量評価法についてはさらなる検討が必要である．

心エコー所見

- 特徴的な所見として、"心室中隔基部の菲薄化"がある（図11）。
- 拡張型心筋症などの心室腔が拡大する疾患でも心室中隔は薄くなるが、菲薄化は基部に限局せず、中隔全体が薄くなることが多い。
- 心サルコイドーシスにおける心室中隔の壁厚値の検討では[3]（図11）、高い特異度が得られたものの、感度が低いという結果であった。

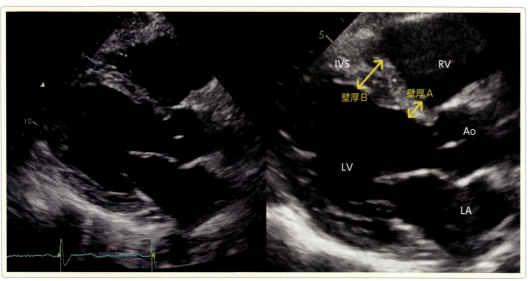

図11 ▶動画 心室中隔基部の菲薄化

Ao：大動脈, IVS：心室中隔, LA：左房, LV：左室, RV：右室

胸骨左室長軸像にて、心室中隔が最も薄く見える断面を描出する。大動脈弁輪部から心尖部側10 mmの部位で心室中隔壁厚（A）を、心室中隔を3等分した基部側1/3の部位で壁厚（B）を計測（拡張末期）し、両壁厚の比（A/B）を算出する。壁厚Aが4 mm以下であることが心サルコイドーシスを診断することの特異度は100％、感度が12.6％であった。また、A/B比0.6以下では、特異度が99.0％、感度が35.4％であった。

- 菲薄化とは心筋の線維化、あるいは瘢痕化を示す所見であり、心サルコイドーシス活動性の極期ではなく、後期から晩期の所見である（図1）。
- 心サルコイドーシスは主に3つの病期に分けられ、第1は急性炎症期であり、この際心筋は浮腫を呈する（図1）。心エコーでは、心筋炎のように壁厚は厚くなる（図12）。炎症が遷延化すると心筋は線維化し、心エコー所見としては菲薄化を呈する（図13）。さらに炎症が進行すると、心筋は瘢痕化し、心室は瘤化する（図1）。

図12 ▶動画

心室中隔基部の壁肥厚から菲薄化へと経時的変化を認めた症例

完全房室ブロックで来院した60歳代女性。経胸壁心エコー図では、心室中隔基部の壁厚増加と壁運動低下を認めた。MRI対応のペースメーカーを留置し、6週間後に心臓MRIを撮像した。ペースメーカーリード（丸印）が確認でき、心室中隔右室側を中心に広範囲に遅延造影を認めた（赤矢印）。

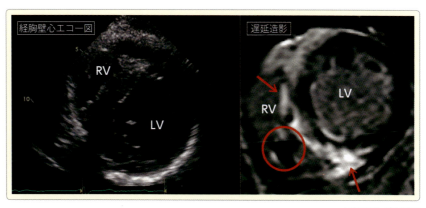

LV：左室, RV：右室

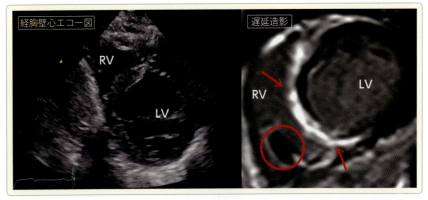

図13 ▶動画
図12の症例
6か月後の経胸壁心エコー図では，心室中隔基部の菲薄化を認めた．遅延造影MRIでは，造影の範囲は縮小したものの，心室中隔の大部分が線維組織に置換されている所見を認めた（赤矢印）．
LV：左室，RV：右室

- 病変の好発部位は心室中隔が31.5%で最も頻度が高く，下壁，前壁，右室，側壁と続き，心室中隔以外で7割弱を占める[4]．
- 心室中隔基部の菲薄化は，好発部位である心室中隔で心筋が線維化を呈した際に認められる限定的な所見である．心エコー図で観察する際には，中隔以外にも病変が存在する可能性があること，菲薄化以外の所見を呈する病期が存在することを念頭に置く必要がある．

文献

1) サルコイドーシス診断基準改訂委員会：サルコイドーシスの診断基準と診断の手引き2006．日呼吸会誌46：768-782, 2008
2) Uemura A, et al: Histologic diagnostic rate of cardiac sarcoidosis: evaluation of endomyocardial biopsies. Am Heart J 138: 299-302, 1999
3) Morimoto S, et al: A, proposal for diagnostic criteria of basal thinning of the interventricular septum in cardiac sarcoidosis (CS): a multicenter study. Circ J 70 (Suppl I): 215, 2007
4) Tavora F, et al: Comparison of necropsy findings in patients with sarcoidosis dying suddenly from cardiac sarcoidosis versus dying suddenly from other causes. Am J Cardiol 104: 571-577, 2009
5) Yoshida Y, et al: Incidence of cardiac sarcoidosis in Japanese patients with high-degree atrioventricular block. Am Heart J 134: 382-386, 1997

D 心不全の病型と心エコー所見

7 左室心筋緻密化障害

疾患概念

- 心筋緻密化障害（noncompaction of ventricular myocardium）は，心室壁の過剰な網目状の肉柱形成と深い間隙を形態的特徴とし，遺伝的要素の強いprimary cardiomyopathyの一つとして分類されている[1]．
- 胎児心筋が緻密な心筋構造になっていく過程が障害され，スポンジ状の胎児心筋が遺残し，さらに本来の緻密層が低形成になると仮説されている[2]．
- 心機能低下の原因は，著明な肉柱形成のために心内膜面や肉柱間隙からの血液供給が障害され，心内膜下の心筋虚血を引き起こし，さらに本来の緻密層が菲薄であるためと考えられている．
- 収縮力の低下している網目状の肉柱の間に血栓が形成されやすく，他の心筋症に比べ，脳塞栓など全身の塞栓症を合併する危険性が高い．
- 臨床症候：①次第に心収縮力が低下し拡張型心筋症の病態を呈するもの，②壁在血栓のため，塞栓症を合併するもの，③不整脈，特に致死的な不整脈を合併する場合がある．
- 発症年齢
  ①新生児期～乳児期（Infantile type）：典型例であり，重症な心不全にて発症するため，海外では心移植の対象になっている．近年，より重篤な胎児発症例も報告されるようになった．
  ②若年期あるいは成人（Juvenile-adult type）：若年期は患者家族の検索や，わが国の心電図検診で，無症状のうちに発見されているものが多いが，不整脈や心不全，塞栓症で発症する成人例を先どりしている可能性もある．
- 心疾患合併例では，左室流出路狭窄や冠動脈起始異常に合併してみられることがあると報告されていたが，実際にはより発生頻度の高い心室中隔欠損や心房中隔欠損との合併例が多く報告されるようになった．僧帽弁や，弁下組織の異常を合併する例も多くみられる．
- 最近では，Ebstein奇形との合併例も報告され，MYH7遺伝子異常が高率にみられることが知られている．

遺伝的背景

- 高率（40%）に家族例が認められ，サルコメアや細胞骨格蛋白遺伝子異常のほか，シグナル伝達系など多数の遺伝子異常が報告されている（表1）[3]．
- 単一遺伝子異常のほかにも，染色体異常，筋疾患，ミトコンドリア筋症などの疾患に合併してみられることがあり，多数の原因があることがわかっている．

表1 ヒトで報告されている心筋緻密化障害の遺伝子異常

遺伝子	疾患	遺伝子座	Child/Adult
α-Dystrobrevin (DTNA)	LVNC with CHD	18q12	child
	muscular dystrophy		
G4.5 (TAZ)	Barth syndrome	Xq28	child
	LVNC, DCM, EFE		
LIM Domain Binding protein (LDB3/ZASP)	LVNC, DCM	10q22-q23.2	child/adult
Lamin A/C	LVNC, DCM	1q22	child/adult
Mitchondria DNA mutation	muscular dystrophy LVNC, DCM, HCM		child
Sarcomere proteins			
MYH7	HCM, DCM, LVNC	14q11.2-q13	adult/child
ACTC	HCM, DCM, LVNC	15q11-q14	adult/child
MYBPC	HCM, DCM, LVNC	11p11.2	child/child
TPM1	HCM, DCM, LVNC	15q22.1	child
TNNT2	HCM, DCM, LVNC	1q32	adult

LVNC, left ventricular noncompaction; CHD, congenital heart disease; DCM, dilated cardiomyopathy; HCM, hypertrophic cardiomyopathy; EFE, endocardial fibroelastosis *MYH7*; b-myosin heavy chain, *ACTC* ; a-cardiac actin, *MYBPC*; myosin binding protein C, *TPM1*; α-Tropomyosin, *TNNT2*; cardiac troponin T
文献3より引用改変.

心エコー以外の検査所見

❶心電図所見

- 乳児期に心不全で発症する例では著しい左室肥大が特徴であるが（図1），それ以外の症例では特異性に乏しい．
- 小児期では，WPW症候群や上室性頻拍，完全房室ブロック，洞不全など先天性の要素が強い不整脈が多く認められ，心筋と刺激伝導系の発達障害が同時に起こっていることが示唆される．
- 一方，年長児や成人では，心室性期外収縮，心室頻拍や心房細動など，心筋障害や加齢による二次的な不整脈の発生が主体である．

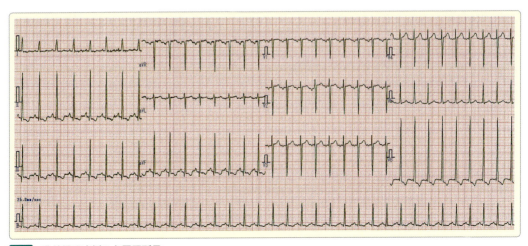

図1 乳幼児発症例の心電図所見
著明な左室肥大所見を認める（図10と同一症例）．

❷左室造影やCT・MRI所見

- 左室壁が粗な肉柱形成層と緻密層の2層構造を呈する特徴的所見が観察される.
- CTやMRIでは，左室壁が粗な肉柱形成層と緻密層の2層構造を呈する特徴的所見が観察される（図2）[4]．
- また，MRIのT2強調画像における高信号域の存在や，超高速CT上のearly defectとlate enhancementの存在，また，心筋イメージングの所見から，心筋虚血や線維化などの組織変化が推測され，微小循環の異常が心筋緻密化障害における壁運動低下の原因であることが推察されている.

図2 特徴的なnoncompactionのMRI所見

ⓐ冠状斜位．ⓑ体軸横断，T1強調画像．心尖部を中心とした高い肉柱形成（白矢印）と深い間隙が認められる．左室壁は，内側の粗な肉柱層と外側の緻密層の2層構造を呈している.

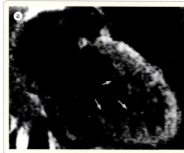 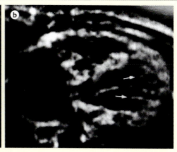

❸心筋生検所見

- 線維化，心筋肥大，心内膜の肥厚や，心内膜下の弾性線維増殖など，非特異的な変化が主体であり，診断上の意義は乏しい.

❹病理組織学的所見

- 報告はまれであるが，僧帽弁や，弁下組織の異常を合併する例が多くみられる.
- 左室全体の58〜75％に肉柱層の広がりがあり，しかも約半数に右室の心筋緻密化障害を合併している.
- 心内膜下には虚血によると思われる著しい線維化や弾性線維増殖が認められ，複雑な肉柱構造を覆うような心内膜の線維性肥厚も共通してみられる所見である（図3）.
- また，脂肪細胞の浸潤や心筋細胞壊死がみられることがある.
- 電子顕微鏡所見では，胎児心筋に類似し，ミトコンドリアの蛇状に延長した形態変化が報告されている.

図3 孤立性心筋緻密化障害の心移植時，左室心筋の病理組織像（乳児期発症）

Masson trichrome 染色．複雑な肉柱構造（赤）を覆うような心内膜の線維性肥厚（青）が明らかである．
画像提供：コロンビア大学病理学 Charles Marboe 教授

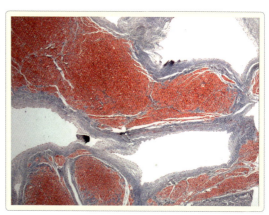

治療法

- 治療は，拡張型心筋症に準じ，利尿薬，ACE阻害薬，β遮断薬などによる心不全の治療を行う．
- 複雑な肉柱構造のため血栓形成が高頻度であり，抗血小板療法や抗凝固療法を行い，塞栓を予防することが重要である．壁運動異常や心機能低下を認める例では，アスピリンを早期から開始することが推奨される．
- 重症例では，心移植の対象になる．
- 高率に不整脈を合併するため，抗不整脈薬，ペースメーカーや除細動器の植え込みが必要になる例がある．
- 最近，noncompactionでは，肉柱層の存在する部位でのdyssynchronyが認められるため，心室再同期療法（CRT: cardiac resynchronized therapy）が有効であると報告されている（図4）．

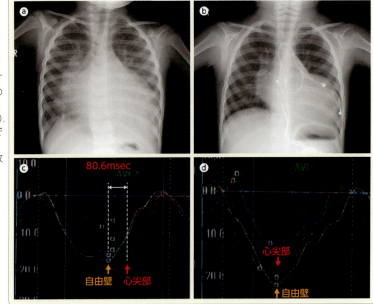

図4 乳児期発症例におけるCRT前後の胸部X線とストレイン画像（図10）と同一症例）

ⓐⓑ胸部X線像：ⓐCRT前，ⓑCRT後1年．CRT後心縮小と肺うっ血の改善を認める．
ⓒⓓTissue Strain像（GE vivid7）.
ⓒCRT前：心尖部と自由壁間でdyssynchronyを認める．
ⓓCRT後1年：dyssynchrony改善．

予後

- 新生児期，乳児期発症例では，重篤な心不全症状で発症し，一時的に軽快する例もあるが，10〜15年で約半数は心移植の適応あるいは死亡している（図5）[5]．
- 患者家族の検索や，心電図検診等で発見された若年発症例では，無症状で長い間経過し，経過とともに心機能の低下がみられるが，10〜15年では心移植あるいは死亡する症例は，1〜2割である．
- 乳児発症例と若年発症例では，形態的な違いは認められない．
- 予後を決定する最大の因子は，初診時の心機能低下と心不全の有無である（図6）[5]．
- 経過とともに心機能低下が進行し長期予後が不良の疾患は，心移植の対象となる疾患であり，早期発見により治療計画を立てることが重要である．

図5 乳児発症例と若年発症例の予後の比較

乳児期発症例では，10〜15年で約半数が心移植の適応あるいは死亡しているが，若年発症例では，無症状で長い間経過し，経過とともに心機能の低下がみられ，成人期に心不全となる．
文献5より引用改変．

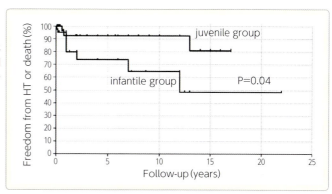

図6 初診時の心機能（EF）による予後の比較

初診時EF<50%の症例では，5年の経過で，約半数が心移植の適応あるいは死亡している．
文献5より引用改変．

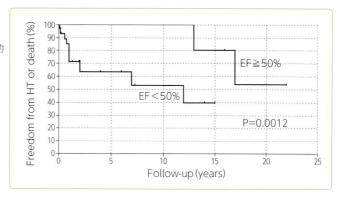

心エコー所見

診断基準

- 心筋緻密化障害の診断には心尖部までの心エコーによる詳細な観察が最も有用であるが、統一した診断基準はない．
- 以下のものが一般的に用いられるものである．（図7 図8 図9）．
  ① 心室壁の著明な肉柱形成と深く切れ込んだ間隙の特徴的な形態（non-compacted layer）が心室壁の1区域以上に広がっている
  ② 心室壁が，肉柱形成層（NC: noncompacted layer）と緻密層（C: compacted layer）の2層構造を呈し，拡張末期において，その比NC/C ratioが2以上である
  ③ カラードプラで間隙間に血流を確認できる
- 網目状の肉柱形成は心尖部を中心に側壁，後壁，下壁にみられることが多く，心室中隔や前壁にはまれである．右室に病変が及ぶ例も存在する．
- エコーではN/C部位の壁運動が低下していることが多い．
- 心機能が低下し，心拡大をきたす病態になると，左室拡張末期径・収縮末期径の拡大，左室駆出率は低下する．収縮能のみならず，拡張能も低下する．

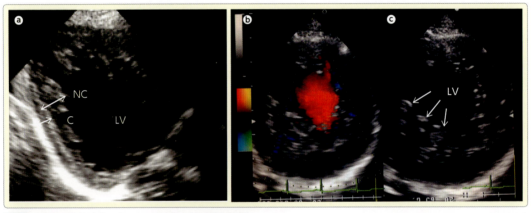

図7 心筋緻密化障害の心エコー所見による診断基準　LV：左室
特徴的な心筋緻密化障害の心エコー所見．ⓐ左室長軸断面．ⓑ短軸断面カラードプラ．ⓒ短軸断面，左室拡張期像．心尖部を中心に著明な肉柱形成（白矢印）と深い間隙が認められ，左室壁は外側の緻密層（C: compacted layer）と肉柱層（NC: non-compacted layer）の2層構造を呈し，その比NC/C ratioが2以上である．　カラードプラでは肉柱間隙に血液が入り込む様子が観察される．

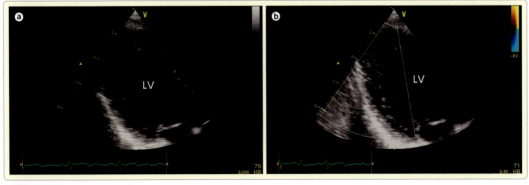

図8 ▶動画 特徴的な心筋緻密化障害の心エコー所見　LV：左室
心室中隔欠損症，肺動脈狭窄症の合併例で，術前検査で診断された．この症例では，心機能の低下は認めず，壁運動も保たれている．ⓐ左室長軸断面．ⓑ同断面カラードプラ．

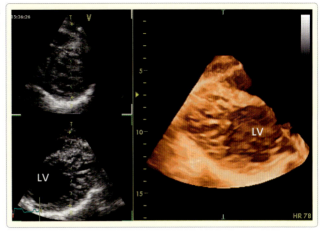

図9 ▶動画 心筋緻密化障害の3D心エコー像
特徴的な著明な肉柱形成と，深い間隙が心尖部を中心に認められる．
LV：左室

鑑別診断

- 健常者や拡張型心筋症でも肉柱が目立つ場合があるが，その場合，肉柱の数は3本以内である．
- 新生児発症例，特に男児では，Barth症候群（拡張型心筋症，好中球減少，ミオパチー）との合併例があり，3-methyl glutaconic aciduriaが診断上有用である．
- 肥大型心筋症では心室中隔の肥厚が主体であり，心尖部，側壁，下壁中心の緻密化障害とは鑑別可能である．カラードプラ上も心尖部を中心とする網目状の肉柱形成の間隙に血液が出入りする様子が観察され，心尖部肥大型心筋症とも明らかに異なる．
- 拡張型心筋症と心筋緻密化障害のend-stage（拡張相）は鑑別が難しいが，心尖部，側壁，下壁，後壁の一部にNC/C ratioが2以上の部位が残存していることが多く，心尖部までの心エコーによる詳細な観察が重要である（図10）．

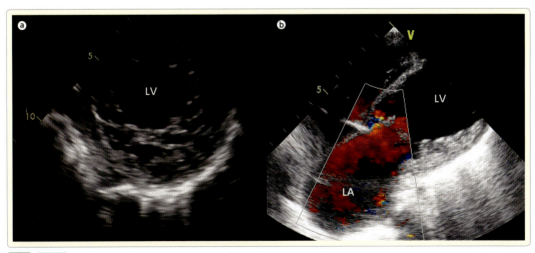

図10 ▶動画 乳幼児発症例，拡張相の心エコー所見　　LA：左房，LV：左室
ⓐ心尖部短軸断面．心機能は低下し，心尖部に特徴的な著明な肉柱形成を認める．
ⓑ四腔断面．著明な心拡大と，僧帽弁輪拡大に伴う重症僧帽弁逆流を認める．

Point
①左室心筋緻密化障害の診断で最も有用なツールは，心エコーである．
②拡張末期におけるNC/C>2，しかも，左室の1区画以上に広がっていることが診断上重要である．
③高率（40％）に家族例が認められるため，発症者から家族の精査も行うことで，無症状例の早期発見や治療に結びつくと考えられる．

Pitfall
①心筋緻密化障害は，新生児期から成人まで発症時期は幅広く，その臨床像が多彩であるため，容易に見逃されやすい．心不全を呈した症例や，学校心臓検診で心電図異常や不整脈を指摘された場合には，心エコーによる心尖部までの十分な観察が重要である．
②成人では，慢性腎不全や産褥心筋症，二次的な心筋障害のリモデリングの過程で肉柱形成がみられることがあり，over diagnosisされている可能性がある．そのため，今後，診断基準の見直しと，統一した診断基準の立案が求められている．

文献

1) Maron BJ, et al: Contemporary definitions and classification of the cardiomyopathies: an American Heart Association Scientific Statement from the Council on Clinical Cardiology, Heart Failure and Transplantation Committee; Quality of Care and Outcomes Research and Functional Genomics and Translational Biology Interdisciplinary Working Groups; and Council on Epidemiology and Prevention. Circulation 113: 1807-1816, 2006
2) Chin TK, et al: Isolated noncompaction of left ventricular myocardium. Circulation 82: 507-513, 1990
3) Ichida F: Review〜Left ventricular noncompaction〜. Circ J 73: 19-26, 2009
4) Ichida F, et al: Clinical features of isolated noncompaction of the ventricular myocardium: Long-term clinical course, hemodynamic properties, and genetic background. J Am Coll Cardiol 34: 233-240, 1999
5) 渡辺綾佳，他：左室心筋緻密化障害の臨床像の検討−乳幼児発症例と若年発症例の相違− 日本小児循環器学会雑誌 25: 16-22, 2009

E 心不全の非薬物治療

1. 非侵襲的陽圧換気治療
2. 心臓再同期療法
3. 補助人工心臓（LVAD，RVAD）
4. 機能性僧帽弁逆流の手術

E 心不全の非薬物治療

1 非侵襲的陽圧換気治療

- 心不全の発症や進行に多面的な病態が関与することが明らかとなってきた．その中でも睡眠呼吸障害をはじめとする異常呼吸の存在が心不全治療における標的疾患として注目されている．
- 2015年にSERVE-HF試験が発表され低心機能の患者のASVによる中枢性無呼吸の治療が患者の予後を悪化させる可能性が示された．
- 本稿では，心不全患者に合併する異常呼吸，非侵襲的陽圧換気治療について概説したのち，その適応と効果判定について述べていく．

1 異常呼吸について

- 心不全に合併する異常呼吸は，「時間的・空間的に不規則な呼吸」と言い換えることもでき，
  - ①浅く・速い呼吸→速浅呼吸
  - ②呼吸の振幅が漸増・漸減する呼吸→周期性呼吸
  - ③就眠中生じる異常呼吸→睡眠呼吸障害

  に分類される（図1）．

- 「睡眠呼吸障害＝心不全に合併する異常呼吸」と考えられがちだが，「睡眠呼吸障害⊂異常呼吸」と考えるべきである．どのような異常呼吸をターゲットにして陽圧をかけるのか，どのような陽圧呼吸デバイスを使用するのかを，呼吸状態や基礎心疾患に応じて選択していく必要がある（図2）．

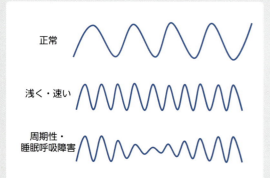

図1 心不全で観察される異常呼吸
心不全患者で観察される異常呼吸には図のような種類があり，異常呼吸＝睡眠呼吸障害ではない．

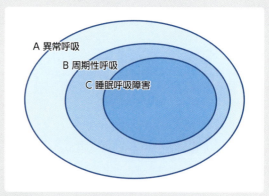

図2 心不全に伴う呼吸異常を見直す
異常呼吸の中の一つに周期性呼吸があり，さらにその中の一つに睡眠呼吸障害が位置づけられている．

2 異常呼吸の発生機序

2.1 浅く・速い呼吸の発症機序

① 心不全患者では肺うっ血が生じ，肺胞のコンプライアンスが低下しているため，呼吸回数が上昇する．

② また，肺毛細管圧が上昇すると，J受容体が刺激される．肺毛細血管近傍の肺胞壁には感覚神経終末が存在し，J受容体と呼ばれている．肺毛細血管の充血や浮腫によりJ受容体が刺激され，迷走神経求心路を介して過換気となる．その結果，心不全患者の呼吸様式は浅く・速い呼吸となる（図3）．

③ 肺うっ血によって肺胞でのガス交換効率が低下し，循環血液中の$PaCO_2$が上昇する．

　▶ 動脈血中に増加したCO_2は，血液脳関門を容易に通過し，水素イオンを遊離する．延髄腹側にある中枢化学受容体は，水素イオンに対する感受性を上昇させ，換気を増大させる．これにより，心不全患者では過換気の状態となる（図3）．

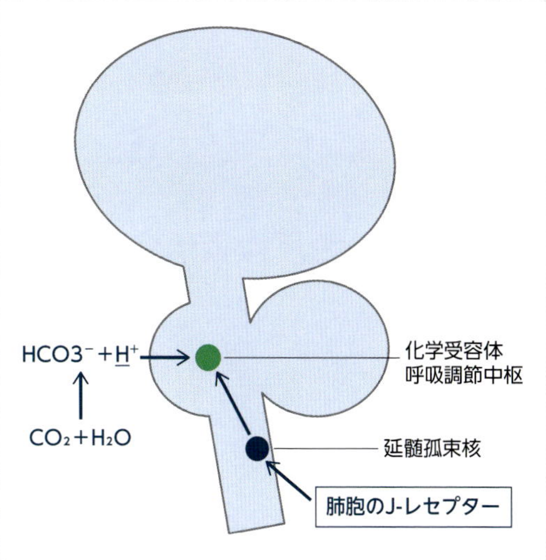

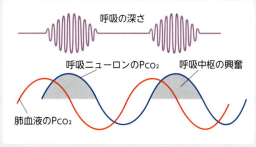

図3　延髄での情報統合による過換気の発生

心不全により血中二酸化炭素が上昇すると，水素イオンが上昇するため，延髄での化学受容体の感受性が亢進し過換気となる．また，肺胞のJ受容体からの求心性刺激が延髄孤束核を介して呼吸中枢を活性化し，換気を上昇させる．

2.2 周期性呼吸の発症機序

● 心不全患者では循環遅延があるため，中枢への$PaCO_2$の情報伝達が遅れている．

　▶ $PaCO_2$の中枢センサーである化学受容体の感受性が亢進していることに加えて，心不全患者では$PaCO_2$の末梢から延髄への情報伝達が遅れているので，過換気の遅延，低呼吸の遅延を生じやすい．睡眠中は化学受容体の感受性が急激に低下するため，無呼吸閾値に入り，呼吸が停止するといった睡眠呼吸障害も出現しやすい（図4）．

図4　中枢性無呼吸の発生メカニズム

心不全によって肺から呼吸中枢への情報伝達が遅れることと，中枢の化学受容体の感受性が亢進していることによって引き起こされる．過剰換気された血液が脳の呼吸中枢にゆっくりと到達した際に，呼吸中枢は過剰に呼吸を抑制する．また，この逆が引き起こされることによって，中枢性無呼吸が生じる．

は過換気と無呼吸，もしくは低呼吸を周期的に繰り返す．

2.3 睡眠呼吸障害の発症機序

● 睡眠呼吸障害は，中枢性睡眠呼吸障害と閉塞性睡眠呼吸障害に分類される．

ⓐ 中枢性睡眠呼吸障害

● 周期性呼吸の発生機序の項で述べたように，心不全による二酸化炭素の情報伝達遅延と，延髄の化学受容体の感受性が亢進した際に出現する．呼

ⓑ 閉塞性睡眠呼吸障害

● 閉塞性睡眠呼吸障害は，睡眠中の上気道の狭窄もしくは閉塞によって生じる．仰臥位で就寝した場合，重力の影響で舌根部が沈下し，上気道が狭窄する．睡眠状態に入ると上気道を構成している筋肉群が弛緩するため，上気道はさらに狭小化する．

● アジア人種は長顔，下顎の後退，少顎症といった

特徴をもち，仰臥位で咽頭部が狭小化し，閉塞性睡眠呼吸障害が発症しやすい．
- 心不全患者では体液が下半身から上半身へシフトするため，軟部組織の浮腫が出現し，上気道がさらに狭窄する．中途覚醒，日中の眠気，いびきなどの典型的な症状をもたない患者も多い．

2.4 異常呼吸の発現時間

- 心不全患者において，異常呼吸は上記のメカニズムを通して，夜間のみならず日中にも生じることが明らかとなっている．

3 非侵襲的陽圧換気治療とは

- 気道に陽圧をかける治療には，非侵襲的陽圧換気療法と持続的気道陽圧（CPAP: continuous positive airway pressure）療法に分類される．非侵襲的陽圧換気療法はさらにNPPV（non-invasive positive airway ventilation）とASV（adaptive servo ventilation）に分類される（図5）．
- NPPV（BiPAP/NIP）やASVは酸素化と換気を目的とした陽圧治療であり，吸気と呼気に別々の圧を提供する「非侵襲的な人工呼吸器」といえる．
- BiPAPとNIPでは吸気と呼気にそれぞれ設定した圧が提供されるが，ASVは患者の呼吸の強さに合わせてPS（pressure support）が自動調節される．
- CPAPは主に閉塞性睡眠呼吸障害を有する患者に使用されるデバイスで，圧は吸気と呼気で変化せず一定圧を提供する．最近は，デバイスが無呼吸を感知し，無呼吸が消失するまで自動的に定常圧

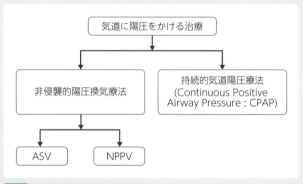

図5 陽圧治療の分類
陽圧換気療法は2相性の圧が加わる，いわば非侵襲的な人工呼吸器と考えることができる．CPAPは睡眠呼吸障害の治療に使用される．

を上昇するオートモードを有するデバイスが使用されることが多い．
- このように様々な陽圧治療器が使用可能となってきているが，心不全患者がもつ異常呼吸に対して，ただ陽圧をかければ良いというわけではなく，陽圧のかけ方が大切である．

4 心不全患者における陽圧治療の有効性

- 心不全患者に陽圧治療を行う場合，ASV療法かCPAP療法か選択する必要がある．ターゲットとなる疾患や費用の面から，適切な陽圧治療を選択していく（表1）．

4.1 陽圧治療の直接的血行動態改善作用

- 低いPEEPは静脈還流を減少させ（前負荷低下），transmural pressureを減少させる（後負荷減少）

表1 陽圧治療の比較

	ASV	CPAP
中枢性睡眠呼吸障害の治療	△	△
閉塞性睡眠呼吸障害の治療	△	○
浅く・速い呼吸の治療	○	×
血行動態改善目的の治療	○	○ or △
医療経済性	×	○
交感神経活性低下作用	○	△

ため，陽圧治療は直接的に血行動態を改善させる．また，肺胞のうっ血が減少し，肺胞レベルでのガス交換効率や肺循環も改善させる．この作用はASVでもCPAPでも期待できる．

肺の伸展刺激（迷走神経刺激）が促されて交感神経活性が低下する．一方，CPAPではこの効果は期待しにくい．

4.2 交感神経抑制作用

- ASVを用いた場合，患者の自発呼吸に同調したpressure supportが肺を伸展させる．その結果，

4.3 睡眠呼吸障害改善作用

- 睡眠呼吸障害によって引き起こされる低酸素ストレス，無呼吸発作による交感神経刺激が治療されることによって，間接的に心不全を改善させる．

5 適応について

5.1 どのような心不全患者を陽圧治療の対象とすべきか

- 「陽圧治療の心不全に対する有効性」に関する近年の報告では，収縮不全を有する心不全を対象として有効性を示している報告が多い．間接的に睡眠呼吸障害を治療することによって，収縮力の保たれた心不全における拡張不全を改善するといった報告もある．
- しかし，以下に示す病態から陽圧治療の直接的効果を期待するのであれば，収縮不全と異常呼吸を有する心不全に対して陽圧治療を用いるのが，今のところ妥当であるといえる．
- 陽圧治療の適応には，下記に示す通り，①異常呼吸の存在と②血行動態の悪化といった，2つの視点を基準にすると良い．

5.2 陽圧治療の開始にあたって参考にすべき心不全患者の症状

① 心不全そのものによる症状
- 労作時呼吸困難は典型的な症状であり，NYHA2もしくは3度で陽圧治療を導入するという報告が多い．発作性夜間呼吸困難や浮腫の有無も重要である．

② 睡眠呼吸障害による症状
- 不眠やいびき，睡眠時間の減少，日中の眠気といった症状も導入の参考となる．

5.3 異常呼吸の診断

- 心不全患者が異常呼吸を有するか検査する必要がある．必要な検査として，以下のものがある．
  ① 問診：自覚症状の有無，発作性夜間呼吸困難の有無，眠気やいびきの有無
  ② 身体所見での呼吸数や呼吸状態：肩で息をしていないか？不規則な呼吸ではないか？
  ③ 血液ガス所見でのPCO_2の値
  ④ 心電図モニターとともに描出される呼吸波形
  ⑤ 簡易PSG（polysomnography：終夜睡眠ポリグラフィー）から得られる呼吸波形
  ⑥ PSGから得られる，覚醒時・非覚醒時の呼吸波形もしくは無呼吸低呼吸指数
- これらの検査から「浅く・速い呼吸」をはじめとする異常呼吸をみつけ出し，陽圧治療の方法を検討していく（図6）．

5.4 心不全の病態を反映するパラメーターの確認

- 心不全による入退院の回数，血清学的マーカーとしての血清BNP・HANP・肝障害の有無，心臓超音波検査による各種測定値を確認する．

5.5 薬物療法の確認

- 適正な心不全薬物療法（β遮断薬・ACE阻害薬・アンジオテンシン受容体拮抗薬・アルドステロン受容体拮抗薬・利尿薬）がなされている心不全患者に導入する．

図6 異常呼吸の例

ⓐ 覚醒時異常呼吸の例．慢性心不全．PSG装着直後，安静臥床時に記録された．覚醒時の気流，胸および腹センサーの記録．覚醒しているにもかかわらず，呼吸運動が不規則な状態であるのがわかる．

ⓑ 中枢性無呼吸の例．慢性心不全．漸増，漸減を繰り返す呼吸であり，呼吸停止にまで至っている．呼吸停止時に遅れて，酸素飽和度が極度に低下している．

ⓒ 閉塞性無呼吸の例．無呼吸を繰り返すが，無呼吸時に胸と腹の動きが認められることが特徴である．上気道の物理的な閉塞が原因である．

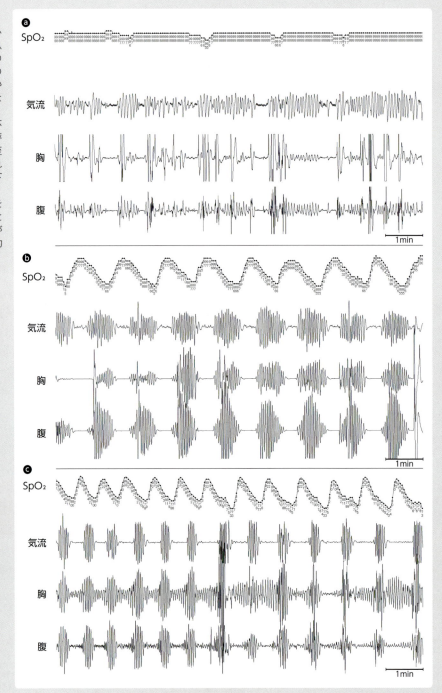

5.6 睡眠呼吸障害の有無

- 睡眠呼吸障害を治療することによって間接的に心不全改善効果を期待するのであれば，PSGを行った後に無呼吸低呼吸指数を評価する．

6 心エコーによる効果判定

6.1 心エコーで測定すべき項目

① 「大きく・動かない心臓」すなわち，収縮不全主体の心不全が陽圧治療の対象となる．よって，左室駆出率と左室拡張末期容積の計測値を効果判定の優先材料にする．

② 収縮不全を有する心不全ではtetheringによる僧帽弁閉鎖不全症や三尖弁閉鎖不全症が心不全の増悪因子となっていることが多いため，僧帽弁閉鎖不全症の程度を効果判定項目としても良い．陽圧換気療法によって僧帽弁閉鎖不全症が改善した1例を 図7 に示す．

③ 下大静脈径の変化も効果判定に役立つ．

④ 心房径の変化は心房細動や心房頻拍の停止と関連があるため，定期的に心エコーによる評価を行う．

⑤ 陽圧治療には，急性効果と慢性効果があることが知られている．治療開始後数時間から効果は出現し，数日後，数か月後と効果は持続するため変化を把握しておくとよい．装着時間や装着時間帯も血行動態に影響する因子であることから，デバイスからのダウンロードデータを参考にしながら心エコーによる効果判定を継続する必要がある．

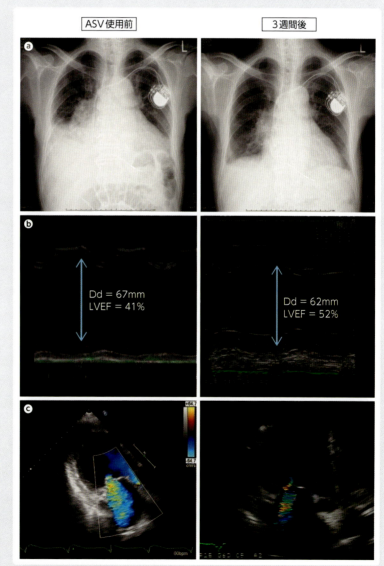

図7 ASVの使用によって心不全が改善した例

72歳男性．慢性心不全の増悪でASVを導入した．使用時間は1日2時間（午前1時間，午後1時間．使用デバイスはResMed社製Autoset CS）．3週間の治療で，胸水の減少（ⓐ），左室拡張末期径は減少，左室駆出率は上昇（ⓑ），僧帽弁閉鎖不全症（ⓒ）は改善した．この間，薬剤の変更はない．

⑥血行動態が改善した場合，陽圧治療はかえって心機能を悪化させる可能性がある．したがって，心エコー所見によって陽圧治療の中止のタイミングを評価する必要がある．

6.2 その他の評価項目

- 血清学的マーカーであるBNPやHANPは，陽圧治療による心不全全体の治療効果を評価するのに適している．交感神経活性の抑制は心不全治療の重要な因子であり，血中カテコラミン，尿中カテコラミン，心筋シンチグラムによる評価を加えてもよい．

7 治療の実際

- ASVによる陽圧治療には，血行動態の直接的改善作用と，呼吸を安定化させる作用が期待されている．「浅く・速い呼吸」を「深くゆっくりとした呼吸」にシフトする，すなわち一種の「呼吸療法」と捉えて導入・治療していくことが大切である．
- 日中にも異常呼吸が存在することが明らかとなっているため，ASVの導入は日中短時間（30分程度）から開始しても，効果が得られる可能性がある．
- ASVによる陽圧治療は，昼／夜・覚醒／非覚醒を問わず有効である可能性があるが，有効性に関するこれからの報告が待たれる．
- 血行動態の改善の目的で陽圧治療を用いる場合は，ASVが適している．開始にあたっては，フィッティングと心理学的な抵抗感を減らす工夫が必要である．
- 陽圧治療における最大の問題点は，マスク装着における忍容性の問題である．施設によってばらつきはあるが，離脱率はおおよそ3割から5割と考えられている．装着はできるだけ短時間から開始し，徐々に使用時間を延ばしていくように指導する．そういった面からも，短時間からの使用は離脱率を減らす上で有用である．
- 睡眠呼吸障害を治療する目的で心不全患者にCPAPを使用する場合は，CPAP圧を低圧（5〜6 cmH$_2$O）の固定圧から導入することが推奨される．CPAPをオートモードにすると，デバイスが無呼吸を検知した場合，気道内圧は無呼吸が解除されるまで上昇する．結果として胸腔内圧が過度に上昇し，前負荷が低下かつ後負荷が上昇するため，心不全患者の血行動態が破綻する恐れがある．
- 2015年9月に，SERVE-HF試験の結果が発表され，中枢性無呼吸に対するASVの使用が，収縮不全優位の慢性心不全患者の予後を悪化させるという報告がなされた．予後悪化の原因についての詳細は明らかとなっていないが，陽圧のかかり方と適応患者との間のミスマッチや患者の振り分けにおける問題点，ASVの使用時間のばらつきなどが予後悪化の原因として推測されている．
- SERVE-HF試験のプレス発表（2015年5月）を受けて，日本循環器学会および日本心不全学会から「心不全症例におけるASV適正使用に関するステートメント」[1]が発表された（図8）．現時点では低心機能患者への睡眠呼吸障害の治療を目的とした新たなASVの導入は控える，とあるが，高度のうっ血性心不全に対してASVが有効であった場合には，ASVの継続使用が認められている．陽圧治療が一部のうっ血を有する患者には著効することが知られており，陽圧をどのような患者に用いることが適切か，またどの程度の陽圧をかけることが必要か，ステートメントに照らしながら詳細な適応決定が行われる必要がある．
- 一方，ASV在宅指導管理料算定条件（図9）[2]では，NYHA Ⅲ，睡眠時にチェーンストークス呼吸を有する，無呼吸低呼吸指数（apnea hypopnea index: AHI）が20以上，を満たし，かつCPAP療法を行ったのちAHIが15以下にならない場合，ASVが2250点で算定可能であり，CPAP療法を行わなかった場合は250点の算定が可能である．ステートメントに留意した上でASV療法を行った場合にも250点の算定が認められている．ステートメントの記載の中に「睡眠呼吸障害の治療目的でのASVの導入は控える」とあ

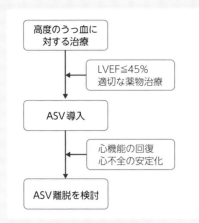

図8 ASVの適正使用に関するステートメントの概略

ステートメントでは高度のうっ血に対するASVの使用が考慮されているが、常に心機能をモニタリングし心不全が安定化した際にはASVを離脱することを検討する。導入の際には左室駆出率が45％以下であること、適切な薬物治療がなされていることを確認する。文献1より作成。

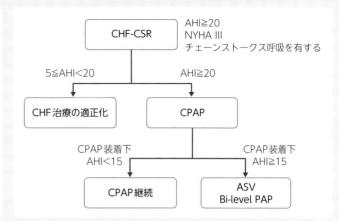

図9 睡眠呼吸障害を治療ターゲットとする場合のASV算定条件

睡眠呼吸障害を治療ターゲットとする場合には、まずCPAPを使用する。使用後タイトレーションを行い、CPAP装着下でAHIが15以下とならなかった場合のみ2250点の算定が可能である。その他の場合は250点の算定となる。文献2より作成。
AHI：無呼吸低呼吸指数
CHF：慢性心不全
CSR：チェーンストークス呼吸

るため、チェーンストークス呼吸などの睡眠呼吸障害をターゲットとして治療する場合はまず、エビデンスのあるCPAP療法を開始する。その際にはタイトレーションを行い、忍容性を判定する。CPAP装着下でのAHIが15以上となった場合のみ、慎重にASVを開始する。

- 以上のように、心不全患者に対して、うっ血の治療を行うのか、それとも睡眠呼吸障害を治療するのかによって治療方法・導入方法が異なる。さらに、ステートメントと算定条件の間には、導入条件における幾つかのミスマッチはあることは否めないが、過度の陽圧換気治療が心不全を増悪させる可能性があることを念頭に置きながら、目的と適応を詳細に検討することによって、有効かつ適切な陽圧換気治療を行うことが必要である。

文献
1) 日本循環器学会・日本心不全学会：心不全症例におけるASV適正使用に関するステートメント（第1報）. http://www.j-circ.or.jp/information/ASV_tekiseiriyou.pdf
2) 厚生労働省：2016年度診療報酬改定（平成28年3月4日保医発0304第3号）. C107-2 在宅持続陽圧呼吸療法指導管理料.

E 心不全の非薬物治療

2 心臓再同期療法

1 左室内同期不全の評価法

1.1 心臓再同期療法（CRT）の適応（表1）[1]

- 完全左脚ブロックが最も良い適応である．
- CRTの予後改善が明らかなのは完全左脚ブロック症例である．

1.2 CRTの効果判定

- CRTは予後を改善するが，それを予測できる因子はCRT後の左室容量の減少（リバースリモデリング）の有無である．

Point

リバースリモデリングの基準は"CRT開始3〜6か月後に左室収縮末期容量が15％以上減少"が一般的である．

- リバースリモデリングの基準を満たす症例を反応例（レスポンダー）と呼ぶ．
- 40％程度の非反応例（ノンレスポンダー）が認められる．
- 左脚ブロック症例に限っても，30％程度のノンレスポンダーが認められる．

1.3 完全左脚ブロックにおける電気伝播（図1）

- CRTレスポンスの鍵となる左脚ブロックの電気伝播を理解することは重要．
  ① 右脚伝導によって右室の興奮が先行し，V1誘導のr波の成因となる．
  ② 右室から左室への伝導は中隔の心筋伝導によって行われるため，50 msec程度の時間を要する．この伝導は，V1誘導の下行脚，V5（V6）誘導の上行脚に相当する．
  ③ 右室からの興奮伝播は左室側心尖部中隔にブレイクスルーする．
  ④ 興奮は心尖部を迂回するように自由壁へ伝播し，V5（V6）誘導のnotchまたはslur成分を形成する．
  ⑤ 左室自由壁の伝播はPurkinje線維によって行われる．左室後壁基部にはPurkinje線維が存在しないため，心筋伝導によって興奮伝播する．これらの伝導は，V1誘導の上行脚，V5（V6）誘導の下行脚に相当する．
  ⑥ 左室心筋障害によって心筋内伝導も障害を受け，QRS時間がさらに延長する．

表1 CRTの適応

Class	QRS時間	伝導障害パターン	NYHA class	適応補足
I	150 msec以上	左脚ブロック	II, III, IV*	*歩行可能
IIa	120〜149 msec	左脚ブロック	II, III, IV*	*歩行可能
	150 msec以上	非左脚ブロック	III, IV*	*歩行可能
	—	ペーシング**	—	**ペーシング治療が必要な心房細動例で100％近い心室ペーシングが可能な症例
IIb	150 msec以上	左脚ブロック	I	EF30％未満の虚血性心疾患
	120〜149 msec	非左脚ブロック	III, IV*	*歩行可能
	150 msec以上	非左脚ブロック	II	
III	120〜149 msec	非左脚ブロック	I, II	
	—	—	—	予後1年未満

文献1より改変引用．

図1 左脚ブロックの
電気伝播と心電図

青：右脚と右心系Purkinje線維
黒：右室から左室への中隔内心筋伝導
赤（破線）：ブロックされた左脚
オレンジ：左心系Purkinje線維
緑：後壁基部の心筋伝導
心電図内の配色は上記の伝導系に対応している.

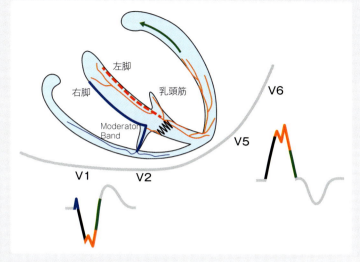

 Point 心電図における完全左脚ブロックの定義（図2）

- 完全左脚ブロックにおける電気伝播を踏まえて，CRTが最も有効な左脚ブロックの定義を示す[2]．
  - 典型的な完全左脚ブロックのQRS時間は，男性で140 msec，女性では130 msec以上である．
  - V1ではQSパターンまたはrSパターンを示す．
  - V5，V6誘導ではRR'またはslurが存在する．

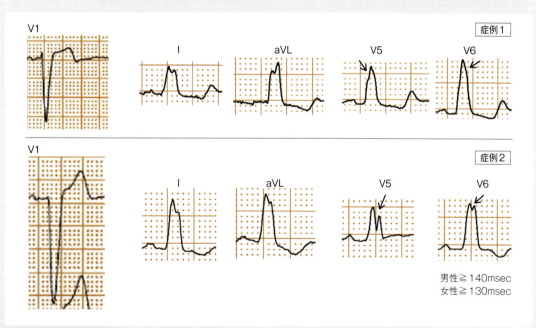

男性≧140msec
女性≧130msec

図2 典型的な完全左脚ブロックにおける心電図
症例1のV5，V6誘導にslurが，症例2ではnotchが認められる（矢印）．文献2より引用．

1.4 左脚ブロックの興奮伝播と左室壁運動（図3）

- 右脚興奮伝播によって最初に右室，次いで右室側中隔を収縮させる．
- この中隔収縮は自由壁が収縮する時相ではすでに終了している．
- 遅延して起きる自由壁収縮は左室内圧を上昇させ，中隔は右室側へ押し戻される．
- これら一連の中隔壁運動はseptal flashと呼ばれ，左脚ブロックの特徴といえる．
- 中隔と自由壁収縮のずれによって心尖部が左右に回転するようにみえ，apical rotationと呼ばれる所見も認められる．

1.5 septal flashの検出

- septal flashはCRTに対する良好な反応を予測できる所見である．
- Bモード像でのseptal flashの確認には慣れが必要である．
- 目視で確認できない場合，Mモード像が有用である（図4）．
- スペックルトラッキング法では，より確実にseptal flashを検出できる（図5）．

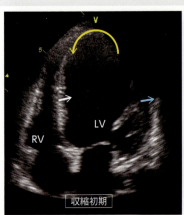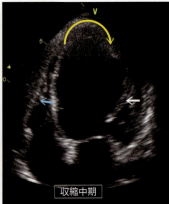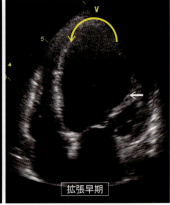

図3 septal flashとapical rotation
LV：左室，RV：右室
septal flashは中隔の青と白の矢印方向への壁運動に相当する．apical rotationは心尖部の黄矢印方向への回転運動に相当する．

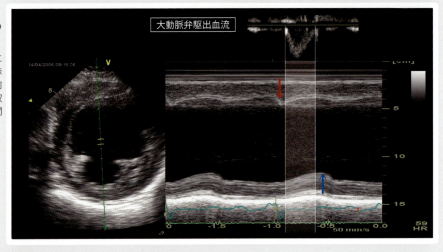

図4 左脚ブロック症例の左室Mモード像
白網掛けは駆出時間に相当．septal flash（赤矢印）は駆出時間の前に認められ，後壁の収縮（青矢印）は駆出時間の後まで及ぶ．

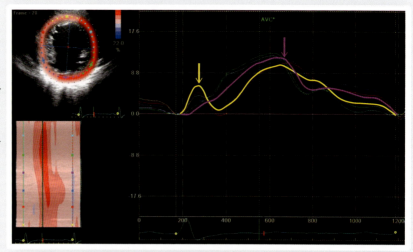

図5 スペックルトラッキングによるストレイン－時間曲線

左室短軸像の中心方向ストレイン（radial strain）－時間曲線である．黄色曲線は中隔，紫曲線は側壁のradial strain－時間曲線である．黄色曲線の最初のピーク（黄色矢印）がseptal flashである．側壁のピーク（紫矢印）との時間差が非同期を表す．

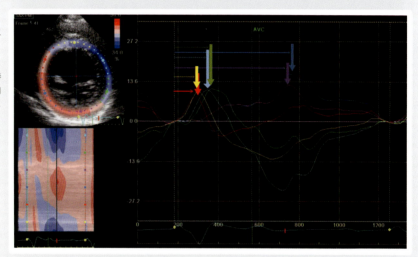

図6 スペックルトラッキングによる非同期定量法

QRS開始から各セグメントにおけるradial strain－時間曲線上の第一ピーク（下向矢印）までの時間を測定する．各色は以下に相当する．
黄色：前壁中隔
水色：前壁
緑色：側壁
紫色：後壁
青色：下壁
赤色：下壁中隔

1.6 septal flash以外の非同期評価[3]

- スペックルトラッキング法による以下の左室非同期評価が有用である（図6）．
  ① 左室短軸断面の6セグメントにおいて円周方向（circumferential）または中心方向（radial）ストレイン（strain）-時間曲線を描出する．
  ② 各曲線において，QRS開始から最初のピークまでの時間（T）を計測する．
  ③ 6セグメントにおけるTのばらつきをTの標準偏差T-SDとして算出する．
  ④ circumferential strainではT-SD 116 msec以上，radial strainではT-SD 126 msec以上の場合，CRTへの反応が期待できる．

表2 左室非同期以外のCRT効果を減弱させる因子

1. 心不全重症例：末期症例（NYHA クラスIV）
2. 性別：男性
3. 心筋性状：虚血性
4. 左室拡張障害：拘束性流入障害，高度左房拡大
5. リード留置：留置部位が梗塞巣，収縮が遅延していない部位
6. 機能性僧帽弁閉鎖不全
7. 心房心室間非同期の残存
8. ペーシング率の低下：心房細動，多発する期外収縮

1.7 非同期以外のCRTの反応に影響する因子

- 非同期はCRTの効果を得る重要な因子であるが，表2に示すような因子によってCRTの効果を得られない可能性がある．

2 CRT後の設定

2.1 心房－心室間伝導間隔（A-V delay）の重要性

- 心不全では心室内だけでなく，心房－心室間にも非同期が存在する．
- CRTは，心房－心室間の伝導障害を改善することができる．
- 一方，CRTによって心房－心室間に伝導障害を生じさせる可能性があるのでA-V delayが適切に設定されているか確認する（図7）．

ⓐ 短いA-V delay
- A-V delayが短い場合，左房収縮中に左室収縮が開始され，左室流入が途絶する．
- 流入時間の短縮は前負荷を不足させ，左室収縮力を低下させる．
- 短い流入時間で前負荷を得るために左室流入圧が増加する．
- その結果，左房圧が増加し，肺うっ血の原因となる．

ⓑ 長いA-V delay
- ペーシング下ではRR間隔は一定であるので，A-V delayの延長は左房収縮のタイミングが早くなることを意味する．
- 僧帽弁血流のE波とA波とがオーバーラップし，拡張期充満時間の短縮が生じる．
- 心房収縮終了から左室収縮開始までに僧帽弁が閉鎖していない期間が生じる．
- この際，心室拡張末期圧が心房圧より上昇していれば，拡張期であるにもかかわらず僧帽弁逆流が生じる（diastolic MR）．
- このdiastolic MRによって前負荷が減少する．

> **Point**
>
> **心房－心室間伝導間隔（A-V delay）の設定条件**
> - 心房収縮終了と左室収縮開始までに無駄な時間が生じないようにする．
> - E波とA波を分離させ，十分に左房収縮を使えるようにする．

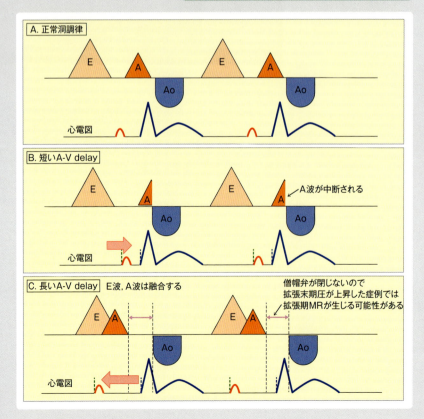

図7 A-V delayと左室流入血流速波形

2.2 自己心房収縮と右房ペーシング時のA-V delay設定の違い

- 自己心房収縮と右房ペーシング時のA-V delayでは設定が異なることがある．
- 症例ごとに自己心房収縮と右房ペーシングの割合を考慮して設定を決定する必要がある．
- 一般に，右房ペーシングは右心耳ペーシングであるが，右心耳，右房から左房への電気伝導に時間を要する症例が少なくない（図8）．
- このような症例では右房ペーシング後の左房収縮の開始が遅延する．
- A-V delayは右房ペーシングと心室ペーシングのタイミングを決めているので，心房間伝導遅延があると左房収縮が十分使えなくなる．
- 左室流入血流を観察しながら適切な設定変更を行う必要がある．

2.3 心室間伝導間隔（V-V delay）

- 左室流出路の駆出血流波形においてtime-velocity integralからstroke volumeを推定し，計測値が最大となる時間差に設定する．
- しかし，極端にtime-velocity integral値が変化する症例は少ない．
- ほとんどの症例で左室を20から40 msec程度先行させた設定が最適である．

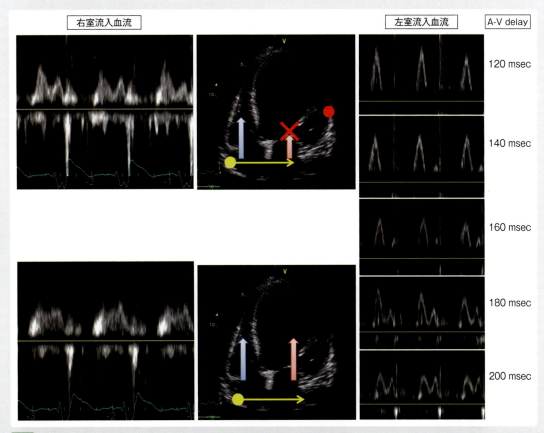

図8 右房ペーシング時にA-V delayが左室流入血流速波形に及ぼす影響

A-V delayが120および140 msecでは，右房ペーシング（黄丸）からの電気伝播（黄矢印）が左房へ届く前に左室ペーシング（赤丸）が開始されるため，A波が認められない．A-V delayを延長させるとA波がはっきり認められ，左房収縮が使えているのがわかる．

3 CRT-ICDリードによる三尖弁閉鎖不全

- 右心室のペーシングリードによって三尖弁の閉鎖が障害され，右心不全を生じるほどの三尖弁逆流を生じることがある[4]．
- 一般のペースメーカーリードよりICD用リードのほうが三尖弁の閉鎖が障害を生じやすいので，術後には定期的な三尖弁逆流のチェックが必要である．
- 一般の心エコーでは，三尖弁を通過するリードと三尖弁の位置関係の把握は困難である．
- 三尖弁は経胸壁3D心エコーによって描出可能であり，リードの三尖弁通過位置の把握に有用である（図9）．
- 正常なリードは弁尖間の弁輪部を通過しているが，三尖弁逆流を認める症例では，リードが弁尖の閉鎖を障害するように位置している場合がある（図10）．
- CRTの適応となる心不全では，有意な三尖弁逆流の合併によって容易に右心不全徴候が出現する．
- 長期間放置するとリードと弁が癒着するため，早期に発見し，リードが通過するルートの変更を検討することが重要である．

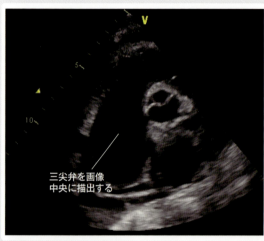
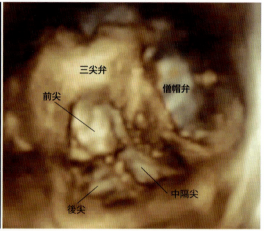

図9 三尖弁の3次元画像
良好な三尖弁の3次元画像を得るためには，三尖弁が中央にくる大動脈弁位短軸像を描出する（左図）．右図は右室側からみた三尖弁の3次元画像である．

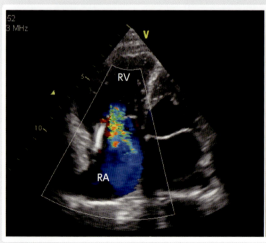
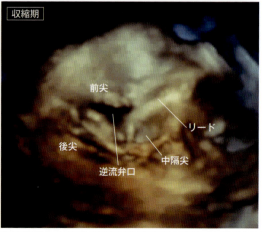

図10 リードによる三尖弁閉鎖障害
CRT-D開始後に著明な三尖弁逆流（左図）が認められるようになった症例．三尖弁の3次元画像（右図）でリードが中隔尖の閉鎖を障害しているのがわかる．

RA：右房，RV：右室

1) Epstein AE, et al: 2012 ACCF/AHA/HRS focused update incorporated into the ACCF/AHA/HRS 2008 guidelines for device-based therapy of cardiac rhythm abnormalities: a report of the American College of Cardiology Foundation/American Heart Association Task Force on Practice Guidelines and the Heart Rhythm Society. J Am Coll Cardiol 61: e6-75, 2013
2) Strauss DG, et al: Defining left bundle branch block in the era of cardiac resynchronization therapy. Am J Cardiol 107: 927-934, 2011
3) Maruo T, et al: The Speckle Tracking Imaging for the Assessment of Cardiac Resynchronization Therapy (START) study. Circ J 79: 613-622, 2015
4) Seo Y, et al: Clinical utility of 3-dimensional echocardiography in the evaluation of tricuspid regurgitation caused by pacemaker leads. Circ J 72: 1465-1470, 2008

E 心不全の非薬物治療

3 補助人工心臓（LVAD, RVAD）

1 適応

- 補助人工心臓（ventricular assist device: VAD）は，従来の内科的・外科的心不全治療にて治療困難な重症心不全例に対して使用される．
  - 現在わが国において植え込み型LVADは心臓移植へのブリッジとして適応することが保険承認されている（bridge to transplantation: BTT）．現在わが国における心臓移植の適応は65歳未満が望ましいとされる．
  - 心臓移植への適応がまだ確定的でない場合に，治療反応性をみるために体外設置型VADが使用されることもある（bridge to candidacy: BTC）．
  - 欧米においては心臓移植の適応がない末期心不全に対してVADを用いるdestination therapy（DT）も行われているが，わが国においてDTはまだ保険承認されていない．
- 心臓移植適応の判定は心臓以外の重篤な疾患をもたないことが前提条件である．また，本人の治療に対する姿勢，家族や周囲の人々のサポートも必須とされる．
- VADの適応となる心不全の重症度はNYHAクラスⅣまたはACC/AHAのStage Dである．
  - さらに細かい分類として，米国のInteragency Registry for Mechanically Assisted Circulatory Support（INTERMACS）の分類が広く用いられている（図1）．
- わが国におけるJ-MACS（Japanese registry for Mechanically Assisted Circulatory Support）もほぼ同じものである．
  - わが国では基本的にはレベル1の症例は体外設置型VADの適応，レベル2～3の症例は植え込み型VADの適応とされている[1]．

1.1 心臓移植へのブリッジとしてのVADの適応疾患

- 特発性心筋症（拡張型心筋症，肥大型心筋症，拘束型心筋症），二次性心筋症，虚血性心疾患，先天性心疾患が挙げられる．
- 二次性心筋症は原因が多様である．心サルコイドーシス，薬剤性心筋症，ウイルス心筋炎，好酸球性心筋炎，巨細胞心筋炎，筋ジストロフィーなどが

図1 INTERMACS（J-MACS）プロファイル

レベル	INTERMACS	J-MACS	INTERMACSのニックネーム	VAD適応決定までの時間
1	Critical cardiogenic shock	重度の心原性ショック	Crash and burn	hours
2	Progressive decline	進行性の衰弱	Sliding fast	days
3	Stable but inotrope dependent	安定した強心薬依存	Dependent stability	few weeks
4	Resting symptoms	安静時症状	Frequent flyer	months
5	Exertion intolerant	運動不耐容	House-bound	
6	Exertion limited	軽労作可能状態	Walking wounded	
7	Advanced NYHA Ⅲ	安定状態		

ACC/AHA	Stage A	Stage B	Stage C	Stage D		
NYHA		Ⅰ	Ⅱ Ⅲ	Ⅳ		
INTERMACS/J-MACS	7	6 5 4	3 2 1			
心臓移植医学的緊急度			2	2		

挙げられる．VADの適応は他臓器への障害の程度を考慮して検討される．例えば全身性サルコイドーシスは適応となりがたい．

1.2 VADの種類

- 現在わが国で使用できるVADには，拍動流型VADと定常流型VADの2種類がある．また，体外式VADと，植え込み型VADにも分けられる．左室を補助するLVADが通常用いられるが，右室を補助するRVADを併用することもある．
- 脱血管はほとんどの場合左室心尖部，まれに左房に挿入し，送血管は上行大動脈に吻合される．Jarvik 2000は送血管を下行大動脈に吻合することも可能である．
- 術後のVADの観察には，VADの種類と吻合部についての情報を念頭において観察する必要がある．

1.3 右室補助人工心臓（RVAD）の適応

- 左右心室サイズのバランスをとりながらLVADを使用し，カテコラミンやNOを併用し，血液量の調整を行い，CVP（中心静脈圧）を高く（>15～18 mmHg）維持しても十分なLVAD流量（≧2 L/min/m^2）が得られない場合，RVADの装着が考慮される．
  ▸ RVADを必要とするのはこのように高度右心不全を伴う症例であるが，臓器障害の程度に応じて，より積極的にRVADを考慮する場合もある．
  ▸ RVADを短期に離脱できる症例もあるが，管理が困難なことが多い．
  ▸ 術前にRVADの必要性を予測し，十分準備して手術に臨み，患者・家族に説明することが必要である．
- 送血管は肺動脈本幹のほかに右室流出路から挿入する方法がある．脱血管は，右房ないしは右室に装着する．

2 心エコーのポイント

- ❶に示したVAD適応決定に際して，心エコーは大きな役割を果たす．
- 心機能の評価，VADの禁忌や注意すべき合併症の有無，今後の経過を予測する所見を心エコーで観察することができる．
- さらに，VAD装着後，心移植後の経過観察においても心エコーは大きな役割を果たす．

2.1 LVAD前の評価

ⓐ 左室形態

- 治療効果を判定するために，術前の左室形態を確認することが重要である．内径，壁厚，Sphericity indexなども重要である．
- 左室内腔が比較的小さい例に定常流型LVADを用いる場合には，左室内血栓を生じたり，脱血に難渋したりすることもあり，管理に注意を要する．
  ▸ 左室拡張末期径＜64 mmでは，慢性期に高率で右心不全を起こし，1年後の予後も悪かったという報告もある[2]．

ⓑ 右室機能の評価

- 右心機能の評価は，LVAD装着後の予後予測や，RVADの必要性の予測のために重要である．

右室 fractional area change（FAC）

- 四腔像で観察した拡張末期と，収縮末期の右室面積の差を，拡張末期の右室面積で除したものである．
- 32～60％が正常．20％以下であれば右心不全の発症の恐れが高いとされる[3]．

三尖弁輪部収縮期移動距離（TAPSE）

- TAPSE≦7.5 mmは，LVAD後の重症右心不全を感度46％，特異度91％で予測するとされる[3]．

右室／左室内径比（R/L ratio）

- 右室左室の拡張末期経の比において0.72以上をカットオフ値とすると，右心不全／RVADを感度0.8，特異度0.74で予測するという[3]．

ⓒ 大動脈弁

- VADによって大動脈へ血液が駆出されるために，大動脈弁狭窄症は通常は治療を必要とせず，大きな問題とはならない．
- 大動脈弁閉鎖不全（AI）合併例では，上行大動脈に送血された血流がAIの程度に応じて左室に逆流し，LVAD流量は増加するが全身血流は減少する．最終的に左心不全症状を呈し管理に難渋する．
  - ▸ LVAD挿入後は，体血圧が保たれ左室拡張期圧は低くなるために，AIは増悪しうる．
  - ▸ 逆にLVAD挿入前には，体血圧は低く左室拡張末期圧が高くなることが多く，AIは過小評価されうる．LVAD挿入時に経食道心エコーで再評価する必要がある．
- 大動脈弁位機械弁は，弁通過血流が少ないため高率に血栓を形成し，塞栓症を発症する危険が高く，LVAD適応外とされる生体弁への交換やパッチによる弁口閉鎖を検討する．

ⓓ 僧帽弁

- 中等度以上の僧帽弁狭窄症には交連切開術や生体弁置換などの外科的介入を検討する．
- 僧帽弁逆流（MR）は，通常処置は不要であるが，心機能回復によるLVAD離脱後のことを考慮してLVAD装着時に僧帽弁形成術を行うこともある．
- 僧帽弁位機械弁はVADの禁忌とはされていないが厳重な抗凝固療法を要する．

ⓔ 三尖弁

- 中等度以上の三尖弁逆流合併例では，術後，右心不全が高率に発生し，生存率も低下することから，三尖弁形成術をLVAD装着と同時に行うことが多い．

ⓕ 大動脈の観察

- 通常，送血管を上行大動脈に挿入するため，大動脈拡大，大動脈瘤，動脈硬化，血栓などがないかの確認が必要である．
- 大動脈縮窄があると，LVADに対する後負荷の増大につながるため，下行大動脈のスクリーニングも必要である．

ⓖ 心房中隔欠損症（ASD）／卵円孔開存（PFO）

- PFOは，正常でも15～35％で認められる．
- 左室補助によって左房圧が低下すると，右房からの血流がそのまま左心系に流入し，LVAD駆動に際して大きな問題となる．
- 低酸素を生じたり，Paradoxical embolismによる全身塞栓症やLVAD脱血管の閉塞を生じたりすることもあるため，LVAD装着時に閉鎖する必要があり，術前に確認しておく必要がある[3]．

2.2 VAD挿入後フォローアップのための心エコー

- LVAD，特に植え込み型LVADの予後は，薬剤治療を続けた場合に比して良好である．
- しかし実際には，様々な合併症に対処し続けていく必要がある．合併症を早期発見治療するために，エコーによるフォローアップが重要である．

ⓐ 左心機能の定期的チェック

[内径の計測]

- 中隔の奇異性運動，心拍動とポンプ拍動の非同期（拍動流ポンプの場合），脱血管のために心尖部からの描出不良であることなどによって，エコーによる評価には制限がある（図2）．
- 定常流ポンプの場合で自己拍動を認める場合には，通常の拡張末期，収縮末期に左室径を計測する．
- 拍動流ポンプの場合には自己心拍と同期していないこともあり，僧帽弁閉鎖直後に左室が最も大きくなったところを左室拡張末期径とし，最も小さくなったところを収縮末期径として測定する．
- 大動脈弁駆出時間（AV ET）をフォローする．
- 一般に，LVAD補助にて左室流入血流のE／A比は低下する．
- 右室流出路血流の時間速度積分から求めた一回拍出量／心拍出量により，自己心とLVADの心拍出量の合算を評価する（図2）．
- LVAD装着により左室の容量負荷，圧負荷が軽減されることで，左心機能が回復する例もある．LVADから離脱できるほどに心機能が回復し，離脱後も数年にわたり心機能が維持される症例も報告されている．
- 拍動流LVADに比べて，定常流LVADにはLVAD離脱症例が少ない．

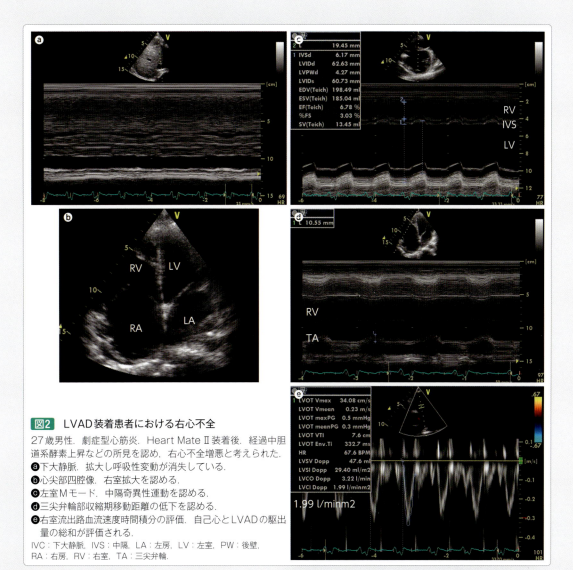

図2 LVAD装着患者における右心不全

27歳男性．劇症型心筋炎．Heart Mate Ⅱ装着後．経過中胆道系酵素上昇などの所見を認め，右心不全増悪と考えられた．
ⓐ 下大静脈．拡大し呼吸性変動が消失している．
ⓑ 心尖部四腔像．右室拡大を認める．
ⓒ 左室Mモード．中隔奇異性運動を認める．
ⓓ 三尖弁輪部収縮期移動距離の低下を認める．
ⓔ 右室流出路血流速度時間積分の評価．自己心とLVADの駆出量の総和が評価される．

IVC：下大静脈，IVS：中隔，LA：左房，LV：左室，PW：後壁，
RA：右房，RV：右室，TA：三尖弁輪．

ⓑ 右心機能／右心不全

- 一般に定常流LVADポンプ回転数を上げると，右室前負荷が増大する[4]．さらに，LVADによる左室内吸引の結果，中隔が左室側にシフトし，右室の形態が変化することで右心機能が障害されうる．
    - LVAD導入直後のみならず，1か月以上経ってから右心機能が悪化する例も報告されている．
- 心房中隔運動，三尖弁拡張期流入血流パターン，下大静脈径，肝静脈血流パターンなどから，右房圧の上昇が示唆される場合には，右心不全の合併が疑われる（図2）．
- 左室内腔が小さくなったり，脱血管周囲の左室内腔が虚脱したりした場合にも右心不全が疑われる．
- 定常流ポンプでRVFACが10%以上低下したものでは予後が悪く，運動耐容能も低下するという報告がある[4]．
- 一方，VAD補助後に肺血管抵抗（PVR）が50%低下すると，6か月後の運動耐容能，QOLが良いとされている[4]．
    - PVRは心臓カテーテル検査で評価されるが，心エコーでもAbbasらによる式の結果を参考にすることができる[4]．

> PVR（WU）＝［（最大三尖弁逆流速度（m/sec）／右室流出路時間速度積分（cm））*10＋0.16］

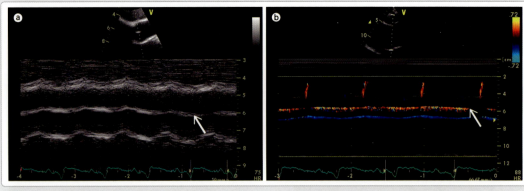

図3 LVAD装着患者におけるAI
44歳男性．拡張型心筋症．EVAHEART装着後．ⓐMモード．大動脈弁．心周期を通じて自己大動脈弁は開放せず．ⓑカラーMモード．連続性AIを認めた（矢印）．
血行動態維持できず，この後大動脈弁形成術を要した．

ⓒ 自己大動脈弁の観察

- 大動脈弁開放の有無を評価する．
- 大動脈弁が開放しないと，バルサルバ血栓を生じたり，AIが増悪してLVADの駆動が有効でなくなったりする（図3）．
- このため，補助流量を減らして自己大動脈弁を間欠的に開放させる方法が試みられている．
  - 植え込み型LVADの場合はポンプ回転数を設定する際に拍出量が維持される範囲内において，大動脈弁が開くように設定することが推奨されているが，実際は大動脈弁が開かない症例が多い．
  - また，Jarvik 2000は，大動脈弁開放目的に定期的にポンプ回転数が低下するようにプログラミングされている．
- AIは，LVADの駆動により自己大動脈弁の開放がほとんどない症例に多く，大動脈弁弁尖の癒合が生じることが一因と考えられている．
  - 特に，定常流LVADの症例で，術後にAIが増悪することが多い．AIが生じると，左室負荷，心不全を発症し，介入が必要となることもある（図3）．
  - 元々AIがない症例では，LVAD留置後にAIが生じることは少ないとされる[4]．

ⓓ MR

- LVAD導入後にMRは減少することが多い．拍動流のほうがMR減少効果が高いといわれている[4]．

ⓔ TR

- LVAD導入により，通常はPHが改善し，TRも改善する．
- しかし逆に，定常流ポンプの回転数を上げると，右室前負荷が増え，三尖弁輪が拡大し，TRが増大する場合がある．エコー所見をみながらポンプ回転数を調節する必要がある．

ⓕ 脱血管，送血管の血流

- 脱血管，送血管の血流は，通常の断面では描出困難であるが，断面を工夫すれば大抵描出可能である．
- 心尖部ではなく，下壁よりに脱血管が置かれることもあり，この場合，通常とは異なる断面を用いる必要がある．特に定常流ポンプでは，カニューレ近辺から生じる振動によるアーチファクトがしばしば認められるが，断面を変えることによってアーチファクトを取り除くよう努める．
- 拍動流ポンプの場合には，脱血管の流速は2.5 m/sec以下，送血管は2 m/sec以下が通常とされる．
- 定常流ポンプの場合は，脱血管，送血管血流はともにわずかに拍動し，最大流速は通常2m/sec以下とされる[4]．
- 拍動流ポンプの場合には流速が2.5 m/sec以上に上昇するか，通常の層流の断続が観察されれば，脱血管の閉塞が示唆される（図4）．
- 定常流ポンプでは，流速が2 m/sec以上で乱流を伴う場合にはポンプに異常がありえる[4]．また，

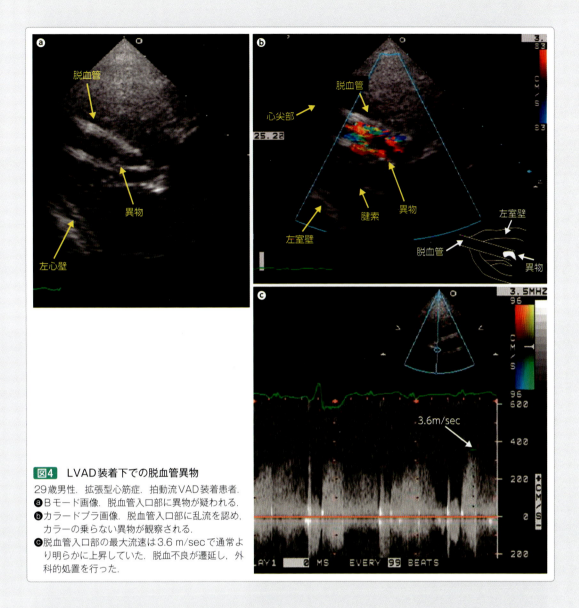

図4　LVAD装着下での脱血管異物
29歳男性．拡張型心筋症．拍動流VAD装着患者．
ⓐBモード画像．脱血管入口部に異物が疑われる．
ⓑカラードプラ画像．脱血管入口部に乱流を認め，カラーの乗らない異物が観察される．
ⓒ脱血管入口部の最大流速は3.6 m/secで通常より明らかに上昇していた．脱血不良が遷延し，外科的処置を行った．

逆流が生じている場合は異常である[4]．

- 異常の原因としてはカニューラ血栓（図4），心筋肉柱による脱血管部分閉塞，左室充満低下によるカニューラの位置異常，脱血管／送血管の折れ曲がりなどを考慮する．
- エコーで脱血管，送血管の位置異常が確認できない場合にはCTで異常が確認できることがあり，試みられるべきである．

文献

1) 日本循環器学会／日本心臓血管外科学会合同ガイドライン．重症心不全に対する植込型補助人工心臓治療ガイドライン（2013年）．http://www.j-circ.or.jp/guideline/pdf/JCS2013_kyo_h.pdf（2015年5月閲覧）
2) Imamura T, et al: Late-onset right ventricular failure in patients with preoperative small left ventricle after implantation of continuous flow left ventricular assist device. Circ J 78: 625-633, 2014
3) Stout M, et al: Preimplant transthoracic echocardiographic assessment of continuous flow left ventricular assist device. Echocardiography 29: 52-58, 2012
4) Estep JD, et al: The role of echocardiography and other imaging modalities in patients with left ventricular assist devices. JACC Cardiovasc Imaging 3: 1049-1064, 2010

E 心不全の非薬物治療

4 機能性僧帽弁逆流の手術

1 機能性僧帽弁逆流

- 心不全を起こす機能性僧帽弁逆流（functional mitral regurgitation: FMR）は，推奨されている薬物治療を行っても予後は不良である．しかし，冠動脈疾患との同時手術以外で実際に手術される例は少ない．手術治療の薬物治療に対する優位性は未だに証明されず，治療手段とタイミングの決定には難渋することが多い[1]．
  - 左室，乳頭筋，腱索，弁葉と弁輪は"僧帽弁複合体"と呼ばれ，いずれかの異常が僧帽弁逆流につながる．その中で左室，乳頭筋と弁輪の異常は，腱索や弁葉には器質的異常なしに僧帽弁の接合面積を減少させて僧帽弁逆流を生じ，それをFMRと呼ぶ．
  - これは左室拡大や心機能低下例に多く認められるが，僧帽弁逆流自体が左室前負荷を増やし，それが左室拡大と収縮性低下につながり，さらに僧帽弁逆流を悪化させる悪循環を作り，予後を悪化させる．
- FMRの原因疾患には，心筋梗塞などの虚血性心筋症，透析などによる代謝性心筋症，特発性拡張型心筋症などが含まれる．左室の異常は，拡張型心筋症や虚血性心疾患，高血圧性心疾患などが含まれる．
  - IMRは心筋梗塞全体の25％に発生し，心筋梗塞後の心不全では約半数に生じている[2]．
  - 治療を行っても予後は正常にまで回復せず，海外のデータでは5年生存率は50％である[3]．
  - 逆流の停止は悪循環を弱める可能性はあるが，左室疾患を直接的に治療しているわけではない．
  - 僧帽弁逆流は氷山の一角であり，背景にはさらに介入を必要とする病態が潜んでいることを理解すべきである．
- 全てのFMRで左室拡大とびまん性壁運動低下が生じているわけではない．
  - 拡張型心筋症や左前下行枝の心筋梗塞では，左室の拡大と壁運動低下が同時に起こり，対称的な逆流ジェットが特徴的である（図1 ⓐではカラードプラ起始部が狭いが，ⓑでは逆流弁口が交接合部全体に幅広く及んでいることがわかる）．
  - それとは対照的に，後乳頭筋とその周辺の心筋

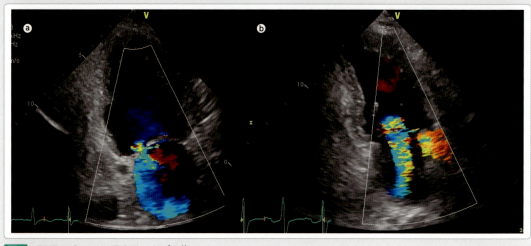

図1 FMRの心エコー図カラードプラ像
左は下壁梗塞による限局性壁運動低下で非対称的な逆流ジェットである．右は全周性壁運動低下による幅の広い滝状の逆流ジェットである．ⓐ心尖部四腔像．ⓑ心尖部二腔像．

梗塞では，左室サイズは正常で，壁運動異常が心筋梗塞領域に留まっていても，非対称的な逆流ジェットをもつFMRが生じる．
- FMRは，Carpentier分類[4]でType Ⅲbに位置づけられる（図2）．
  ▸ Carpentier分類は僧帽弁弁尖の動きによるMRの分類で，Ⅲbは収縮期に可動性が制限される僧帽弁逆流を指す．
  ▸ FMRのメカニズムは，弁尖の器質的異常ではなく，腱索の牽引（tethering）や弁輪拡大が接合面積を減少させることである．
- そしてtetheringや弁輪拡大の原因は，乳頭筋の外方への偏位，左室壁運動低下や左室拡大であり，原因疾患は一つだけではない．
- 心エコー図検査ではtethering診断だけでなく，多角的な左室評価が可能である．すなわち，左室サイズ，左室容積，左室駆出率，局所壁運動異常を診断することが必要である．
  ▸ 実際には，左室拡張末期径と容積，左室収縮末期径と容積，左室駆出率，局所壁運動異常のスコアリングが使われる．

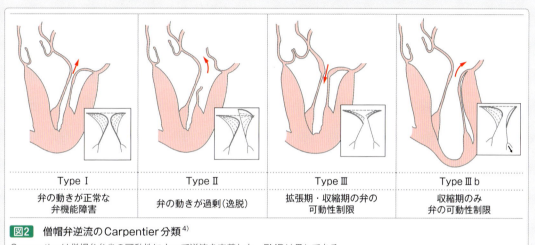

図2 僧帽弁逆流のCarpentier分類[4]
Carpentierは僧帽弁弁尖の可動性によって逆流を定義した．FMRはⅢbである．

2 僧帽弁複合体　個々の異常

- 乳頭筋のサイズ，位置と機能は，症例ごとに異なる．
  ▸ 左室全体が拡張するような心筋症や比較的範囲が大きい心筋梗塞では，乳頭筋が側方および心尖部側に偏位することが僧帽弁接合を妨げる．
  ▸ 後乳頭筋の虚血・壊死による乳頭筋機能不全では，乳頭筋単独ではなく，周辺の局所壁運動異常がより強く逆流に影響している．
- なお，心エコー図では乳頭筋間距離を測れるが，特に後乳頭筋はいくつかに分かれていることが多く，計測に困ることがある．乳頭筋のどこからどこまでを測定するかについて一定のルールはないので，施設内での統一が必要である．
- 弁尖の収縮期tentingは，二次性僧帽弁逆流の最大の特徴である．腱索に牽引（tethering）され，収縮期の僧帽弁位置は心尖部側にシフトする．
  ▸ 心エコー図でこの形態を確認すれば，二次性僧帽弁逆流を疑う根拠となる．
  ▸ 計測はtenting height，tenting area，後尖および前尖の弁輪線に対する角度（図3）などを用いる．
- FMRと器質的僧帽弁逆流の最大の違いは　腱索や弁葉に器質的異常を認めないことである．これらに異常があれば器質的僧帽弁逆流であるが，臨床的には両者の合併もありうることに留意すべきである．
  ▸ Carpentier分類を例にとれば，FMRはType Ⅲbだが，Type ⅠやⅡで左室が拡大した場合にtetheringが生じればFMRは同時に発生しうる．
- 弁輪は小さい場合と大きい場合があり，二次性僧

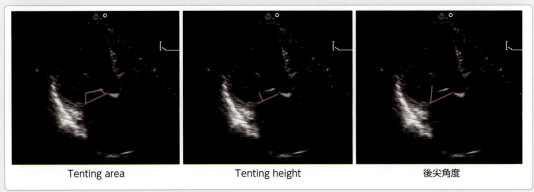

図3 Tetheringに関する心エコー図指標
左から順に，tenting area, tenting height, 後尖角度である．これらの指標はTetheringの定量評価に重要である．

帽弁逆流に一定の傾向はない．例えばTypeⅠでは弁輪拡大が大きく，Ⅲbでは必ずしも大きくはない．

3 僧帽弁逆流の定性的評価

- 僧帽弁逆流の定性評価には限界があることを十分理解すべきである．
- まず，ジェットの方向は過小評価の原因になる．偏心性ジェットは，中心性ジェットに比べて過小評価される．
- 次に，中心性ジェットでも，到達度や面積は誤差が大きい．これらの指標は左房のサイズの影響を容易に受け，同じような逆流ジェットエリアでも左房サイズが大きければ，到達度や面積は過小評価される．
- さらに，カラードプラ法の技術的限界は中心性ジェットでも，カラードプラのにじみ出し（ブルーミング）で重症度を過大評価することになる．

4 僧帽弁逆流の定量的評価

- 機能性僧帽弁逆流の定量評価は，器質的逆流と同様，血行動態を表す定量評価で最も大切である．
  - 代表的な方法には，逆流ジェットの上流の加速血流シグナルを使うPISA法，ドプラ法の流量計測によるVolumetric法がある．
  - これらの方法で逆流量（regurgitant volume: RV）(mL)，逆流率（regurgitant fraction: RF）(%)，有効逆流弁口面積（effective regurgitant orifice: ERO）(cm^2) を求め，ステージ決定に用いる．
  - ACC/AHAガイドラインでは，RV30 mL/beatまたはERO 0.2 cm^2以上あれば，高度逆流と定義している[5]．
- 定量評価による重症度の表現が，メカニズムによって異なることに注意が必要である（**表1**，器質的僧帽弁逆流と機能性僧帽弁逆流では，逆流量が同じでも重症度は異なる）．
  - 従来はメカニズムの違いによらずERO 0.4 cm^2を超えれば重度と診断した．新しい表現では，メカニズムに予後を加味して重症度を表現して

表1 メカニズムを考慮したMRの重症度評価
この評価はACC/AHA弁膜症ガイドライン[5]で示されている．メカニズムによって予後が異なり，それが重症度評価に加味されている．文献5より引用改変．

定量指標	Primary MR	Functional MR
ERO	≧ 0.4 cm^2	≧ 0.2 cm^2
RV	≧ 60 mL	≧ 30 mL
RF	≧ 50%	≧ 50%

いる．
- 器質的 MR では ERO が 0.40 cm² を超えれば高度逆流と定義されるが，FMR では 0.20 cm² 以上で高度と定義されている．これは予後に与える影響を加味した結果である．
- すなわち，機能性僧帽弁逆流では，ERO や逆流量がそれほど大きくなくても予後に大きな影響を与えるので，器質性なら中等度にすぎない逆流でも「重度」と呼ばれる．
- このように ERO 0.2 cm² から 0.4 cm² の間は，重症度の捉え方によって表現が異なっている．心エコー図の結果を診療に的確に反映させるためにはハートチームに混乱をきたさないよう，重症度の考え方について十分な共有が必要である．
- なお，僧帽弁逆流の定量評価では，逆流弁口の形態が PISA の限界になる．
  - 機能性僧帽弁逆流では接合面が全体的に失われる結果，逆流弁口が線状に連なり，滝のような幅広い逆流ジェットを生じさせる[6]．
  - 一方，PISA の前提は，ピンホール，あるいはそれに近い逆流弁口が半球状の加速血流を形成していることである．
  - したがって PISA 法では，機能性僧帽弁逆流を過小評価する恐れがある．
- また，FMR は心臓の負荷や血行動態の影響を受け，ダイナミックに変化することも重要な特徴である．
  - 心不全の発症前，治療中と治療後では，重症度が経時的に変化する．心エコー図の計測精度を向上させても，一時点の評価が絶対的な価値をもつわけではない．
  - 臨床的に心不全歴が明らかで，最も状態が悪い時に高度逆流が認められれば，一度は外科的治療を含めた治療計画を検討しなければならない．

5 FMR の外科治療

- FMR に対する代表的な手術方法は，人工弁輪による弁輪形成術[7] である．
- FMR の外科治療は，器質的 MR とは異なり弁形成術は第一選択ではない．
  - 僧帽弁形成術は初期成績は良いが 後の再発が課題で，5 年で半数以上に中等度以上の逆流を認めるという報告もある[8]．
  - Mihaljeric らは，術後 10 年経過すると，CABG 単独例と弁輪縮小術の間で生存率に有意差がないことを報告している[9]．
  - この術式の理論的限界は Otsuji らの詳細な検討で明らかにされている．小さすぎる弁輪が前尖と後尖の tethering を増やし，接合面積の減少をきたすことである[10]．
  - FMR に対する弁輪縮小術の再発因子を 表2 に掲げる[11]．
  - 心エコー図で得られるこれらの指標で再発可能性が高ければ，その他の方法を追加するか，弁下部温存弁置換術を選択することが多い．もし，慢性期の症例で経過観察する場合には，これらの指標に至る前に手術をすることが大切である．
- 弁置換術としては，弁葉に続く腱索，乳頭筋の連

表2 FMR の再発予測因子

これらの指標は，いずれも心エコー図で評価できる．これらの指標を超えると弁輪形成術の術後 MR 再発率が高まる．この値になるまで待つのではなく，その前に外科的治療を考慮すべきである．

弁輪面から接合点までの高さ	> 1 cm
収縮期テント面積	> 2.5 cm²
後尖角度	> 45 degree
前尖角度	> 258
左室拡張末期径	> 65 mm
左室収縮末期径	> 51 mm
収縮末期乳頭筋間距離	> 20 mm
収縮期円形化率	> 0.7

続性を保つ弁下部温存弁置換術が選択される．特に弁輪縮小術の再発リスクが高い症例に適応されている．

5.1 左室形成術

- 外科的左室形成術の目的は，左室容積の縮小と僧帽弁機構の 3 次元的構造の改善である．
- 左室容積縮小には，左室オーバーラッピング（LV overlapping）[12]，左室のパッチ形成術 SAVE や乳

頭筋間の縫縮術（papillary muscle aproximation）[13-16]があり，乳頭筋の高さを変えるためには乳頭筋吊り上げ術（papillary muscle relocation）[17]がある．

- これらの方法は，乳頭筋と弁輪の距離を近づけることでtetheringの解消を図るのが目的である．
- このような手法が，薬物治療に比べて予後改善効果がどの程度あるかは明らかではないが，内科治療抵抗性のある症例に対して限定的に用いられている．

5.2 経カテーテル的僧帽弁形成術

- さらに近年では，経カテーテル的にクリップを用いて逆流弁口の中心で前尖と後尖を接着させ，接合面積を増やす方法の臨床応用が始まった（図4）．
- 現在臨床的に使えるのはAbott社製MitraClipのみで，日本でも治験が開始された．EVEREST II試験で示された適応基準を表に示す（表3）．
  - MitraClipはAlfieriの手法をカテーテル治療に特化させた方法で，EVEREST II試験では外科的方法に対する非劣性が証明された[18]．
  - さらに4年間の経過観察では，FMRにおいて死亡，外科手術，中等度以上のMRがなかった割合はMitraClipで34.1%，外科的治療で22.7%で有意差をもってMitraClipが優れていた[19]．
  - その他，accessEU研究では[20]平均Logistic euro score 23%，そのうち77%がFMRを対象にした試験である．
  - 30日死亡率は3%，1年死亡率は17%であった．
  - 半数では中等度以上のMRが残存したが，1年後の自覚症状は7割の症例でNYHA I / IIであった．
  - また，EVEREST IIの高リスク群とREALISM研究ではSTS score 12% 以上を対象としたが[21]，心不全入院率は治療前の1年間で1人当たり0.79回から0.41回に減少させた．
- このように，MitraClipは，FMRの新しい方法として注目されている．残存逆流は多いが，リスクが低いため，特にFrailtyが高い高リスク症例にとって重要な選択肢となることが予測される．

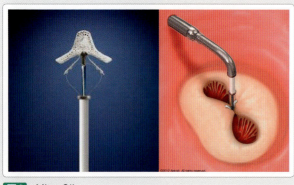

図4 MitraClip
左がクリップとカテーテルを示す．右図はクリップで僧帽弁のA2-P2を逢着しているところを示している．

表3 MitraClipの適応となる形態的異常

MitraClipはシステムの制約から，一定の形態的異常の範囲にしか適用することができない．患者選択は，治療の成功を左右する重要な因子である．

中等度〜高度僧帽弁逆流 (Grade 3/4 or more)	
A2-P2病変	
接合面の長さ	≧2 mm
弁輪面から接合点までの高さ	< 11 mm
逸脱の高さの差	< 10 mm
逸脱の幅	< 15 mm
有効逆流弁口面積	> 0.4 cm^2
弁葉可動部分の長さ	>1 cm

6 FMRの手術適応

- FMRの手術適応は内科的治療に抵抗性がある場合である．ガイドラインの勧告ではβブロッカーACEIなどの薬物治療，心室細動期療法（CRT）などで治療し，それでも心不全が管理できない時，外科的治療が考慮される．
- また，もう一つの適応は僧帽弁以外の外科治療を行う場合である．冠動脈バイパス術，大動脈弁置換術などが代表例である．
- 内科治療抵抗性の診断では，経過観察の期間が課題である．薬物治療もCRTも結果が出るまでには一定の期間が必要だが，その長期化は心機能低下を進行させうる．
  - FMRの治療が前負荷軽減による心機能改善を目的と考えると，ある程度経過をみた時点で，

- 外科医も交えたハートチームで最適な治療について検討する必要がある.
- ACC/AHAガイドラインでは，FMRを4つのステージに分けて診断することを勧告している（表4）. 多角的な視点で診断されたステージングを参考にして手術適応を検討することを勧めている.
- 2012年のESC心不全ガイドライン[11]では，薬物治療やCRT治療に抵抗性の症候性高度FMRで外科的治療リスクが極めて高いか高い場合にClass Ⅱb適応，同様にACC/AHA心不全ガイドライン[22]でも症候性高度FMRにClass Ⅱb適応である.
- 一方，ACC/AHA弁膜症治療ガイドライン[5]では症候性高度Organic MRで外科治療リスクが極めて高い症例にClass Ⅱbである.

表4 FMRのステージ分類

ACC/AHAガイドライン[5]に示されたステージ分類である．外科的治療の適応はステージDである．ただし，その他の外科手術とともに治療される場合にはこの限りではない．特にステージCを超えれば，ハートチームで一例ごとに慎重に適応決定すべきである．

グレード	定義	解剖	血行動態	その他の所見	症状
A	FMR発症の危険あり	虚血や心筋症で弁尖，腱索と弁輪は正常	MRはないか，中心性ジェットで左房面積の20%以下 vena contractaが0.3 cm未満	左室サイズは正常かやや拡大で局所壁運動異常あり 一次性心筋疾患で左室拡大と収縮障害あり	虚血や心不全症状があり，血行再建術や内科治療に反応する
B	進行性FMR	僧帽弁に軽度tetheringを伴う局所壁運動異常 軽度の弁接合不全を伴う弁輪拡大	ERO<0.2cm² RV<30 mL RF<50%	左室収縮低下につながる局所壁運動異常 一次性心筋疾患で左室拡大と収縮障害あり	虚血や心不全症状があり，血行再建術や内科治療に反応する
C	無症候性重度FMR	僧帽弁に高度tetheringを伴う局所壁運動異常と，または左室拡大 高度の弁接合不全を伴う弁輪拡大	ERO≧0.20 cm² RV≧30 mL RF≧50%	左室収縮低下につながる局所壁運動異常 一次性心筋疾患で左室拡大と収縮障害あり	虚血や心不全症状があり，血行再建術や内科治療に反応する
D	症候性重度FMR	僧帽弁に高度tetheringを伴う局所壁運動異常と，または左室拡大 高度の弁接合不全を伴う弁輪拡大	ERO≧0.20cm² RV≧30 mL RF≧50%	左室収縮低下につながる局所壁運動異常 一次性心筋疾患で左室拡大と収縮障害あり	MRによる心不全症状が血行再建や内科治療最適化の後も持続する 運動耐容能が低下する 労作時息切れあり

7 FMRの外科治療の限界

- FMRの治療の限界は，MRが停止してもそのほかの疾患が進行すると予後が悪化することである.
  - 例えば，虚血性MRの停止には冠動脈バイパス術の成功が必要であり，バイパスなしで心機能の改善は期待できない.
  - 心筋症では，MRを停止しても心筋障害は慢性的に進行する.

まとめ

- FMRは，多様な原因による心機能低下に発生し，患者の予後を急速に悪化させる.
- 現在のところ，内科的治療を上回る非薬物治療は明らかではない.
- 心エコー図は，FMRを発見し経過観察する上で有用な画像診断である.
- 少しずつ明らかになったメカニズム，注意すべき限界点を理解して臨床に反映させることが，積極的治療の鍵を握る.
- 今後，新たな治療オプションを加えた臨床研究が進めば，予後改善の流れに結びつくと考えられる.

文献

1) Goel SS, et al: Prevalence and outcomes of unoperated patients with severe symptomatic mitral regurgitation and heart failure: comprehensive analysis to determine the potential role of MitraClip for this unmet need. J Am Coll Cardiol 63: 185-186, 2014
2) Bribaum Y, et al: Mitral regurgitation following acute myocardial infarction. Coron Artery Dis 13: 337-344, 2002
3) Trichon BH, et al: Relation of frequency and severity of mitral regurgitation to survival among patients with left ventricular systolic dysfunction and heart failure. Am J Cardiol 91: 538-543, 2003
4) Carpentier A: Cardiac valve surgery-the "French correction", J Thorac Cardiovasc Surg 86: 323, 1982
5) Rick et al: 2014 AHA/ACC Guideline for the Management of Patients With Valvular Heart Disease. J Am Coll Cardiol 63: e57-e185, 2014
6) Matsumura Y, et al: Geometry of the proximal isovelocity surface area in mitral regurgitation by 3-dimensional color Doppler echocardiography: difference between functional mitral regurgitation and prolapse regurgitation. Am Heart J 155: 231-238, 2008
7) Bach DS, Bolling SF. Improvement following correction of secondary mitral regurgitation in end-stage cardiomyopathy with mitral annuloplasty. Am J Cardiol 78: 966-969, 1996
8) Milano CA, et al: Survival prognosis and surgical management of ischemic mitral regurgitation. Ann Thorac Surg 86: 735-744, 2008
9) Mihaljeric T, et al: Impact of mitral valve annuloplasty combined with revascularization in patients with functional ischemic mitral regurgitation. JACC 49: 2191-220, 2007
10) Kawahara E, et al: Mechanism of recurrent/persistent ischemic/functional mitral regurgitation in the chronic phase after surgical annuloplasty: importance of augmented posterior leaflet tethering. Circulation 114 (suppl I) : I-529, 2006
11) Joint Task Force on the Management of Valvular Heart Disease of the European Society of Cardiology (ESC), European Association for Cardio-Thoracic Surgery (EACTS): Guidelines on the management of valvular heart disease (version 2012). Eur Heart J 33: 2451-2496, 2012
12) Matsui Y, et al: Integrated overlapping ventriculoplasty combined with papillary muscle plication for severely dilated heart failure. J Thorac Cardiovasc Surg 127: 1221-1223, 2004
13) Fumimoto KU, et al: Papillary muscle realignment and mitral annuloplasty in patients with severe ischemic mitral regurgitation and dilated heart. Interact Cardiovasc Thorac Surg 7: 368-371, 2008
14) Rama A, et al: Papillary muscle approximation for functional ischemic mitral regurgitation. Ann Thorac Surg 84; 2130-2131, 2007
15) Nair RU, et al: Left ventricular volume reduction without ventriculectomy. Ann Thorac Surg 71: 2046-2049, 2001
16) Ueno T, et al: Mid-term changes of left ventricular geometry and function after Dor, SAVE, and Overlapping procedures. Eur J Cardiothorac Surg, 32: 52-57, 2007
17) Kron IL, et al: Surgical relocation of the posterior papillary muscle in chronic ischemic mitral regurgitation. Ann Thorac Surg 74: 600-601, 2002
18) Ted Feldman, MD, et al: Percutaneous Repair or Surgery for Mitral Regurgitation. N Engl J Med 364: 1395-1406, 2011
19) Mauri L, et al: for the EVEREST II Investigators 4-year results of a randomized controlled trial of percutaneous repair versus surgery for mitral regurgitation.J Am Coll Cardiol 62: 317-328, 2013
20) Maisano F, et al: Percutaneous mitral valve interventions in the real world: early and 1-year results from the ACCESSEU, a prospective, multicenter, nonrandomized post-approval study of the MitraClip therapy in Europe. J Am Coll Cardiol 62: 1052-1061, 2013
21) Glower DD, et al: Percutaneous mitral valve repair for mitral regurgitation in high-risk patients: results of the EVEREST II study. J Am Coll Cardiol 64: 172-181, 2014
22) Yancy CW, et al: 2013 ACCF/AHA guideline for the management of heart failure: a report of the American College of Cardiology Foundation/American Heart Association Task Force on Practice Guidelines. J Am Coll Cardiol 62: e147-e239, 2013

心エコーハンドブック 心不全 | 索引

あ
- 圧―容積関係 …… 20, 28
- 圧―容積曲線 …… 20
- 圧較差 …… 140
- アルドステロン遮断薬 …… 170
- アンジオテンシンⅡ受容体拮抗薬（ARB）…… 170

い
- 息切れ …… 118
  - ――病態生理 …… 118
  - ――を訴える患者の検査 …… 120
  - ――を訴える患者の問診 …… 119
- 異常Q波 …… 121
- 異常呼吸 …… 228, 231
- 位相コントラストMRI …… 100
- 一回拍出量 …… 11, 21, 28, 145

う
- 植え込み型VAD …… 245
- 右室 fractional area change …… 245
- 右室／左室内径比 …… 245
- 右室圧波形 …… 16
- 右室拡大 …… 78
- 右室拡張期最小圧 …… 16
- 右室拡張機能 …… 51
- 右室拡張末期圧 …… 16
- 右室壁厚 …… 48
- 右室機能 …… 46
- 右室基部径 …… 46
- 右室径 …… 46
- 右室径／左室径 …… 189
- 右室左室同時圧 …… 18
- 右室収縮期圧 …… 16
- 右室体部径 …… 46
- 右室パフォーマンス指標 …… 192
- 右室肥大 …… 84
- 右室負荷 …… 84, 136
- 右室面積変化率 …… 49, 192
- 右室流出路径 …… 47
- 右室流出路血流 …… 139
- 右室流出路血流波形 …… 139
- 右室流出路血流波形加速時間 …… 189
- 右心カテーテル …… 15
- 右心機能 …… 247
- 右心機能障害 …… 192
- 右心機能低下 …… 163
- 右心不全 …… 43, 182, 192, 247
- うっ血 …… 2, 151
- うっ血性心不全 …… 8, 79, 214
- 右房圧 …… 43, 138, 146
- 右房圧推定 …… 45, 55
- 右房圧波形 …… 15
- 右房ペーシング …… 241
- 右房面積 …… 189, 192
- 運動耐容能 …… 58
- 運動負荷心エコー …… 123, 129
- 運動誘発性MR …… 123

え
- エネルギー損失 …… 102
- エラスタンス …… 109
- エラスタンスモデル …… 109
- 円筒形（茶筒）モデル …… 114

お
- 応力 …… 107
- 応力―ひずみ関係 …… 26

か
- 回転楕円体モデル …… 114
- 化学療法に伴う心不全 …… 194
- 可逆性 …… 194
- 拡張型心筋症 …… 91, 105, 106, 123, 124, 204, 225
- 拡張期過剰心音 …… 13
- 拡張期心不全 …… 73
- 拡張機能 …… 35
- 拡張機能異常 …… 58
- 拡張機能不全 …… 163
- 拡張障害 …… 162
- 拡張相肥大型心筋症 …… 92
- 拡張不全 …… 40
- 拡張末期圧―容積関係 …… 24
- 拡張末期心室圧 …… 25
- 拡張末期張力―長さ関係 …… 25
- 拍動流型VAD …… 245
- 過収縮 …… 180
- 過剰心音 …… 14
- 下大静脈 …… 8, 44, 138, 146
  - ――の圧排 …… 45
- 下大静脈径 …… 189
  - ――の計測位置 …… 45
- 壁ずり応力 …… 104
- 可変弾性体モデル …… 109, 111
- 簡易ベルヌーイ式 …… 53, 187
- 完全左脚ブロック …… 236
- 冠動脈支配 …… 134
- 冠動脈の走行 …… 135

き
- 機械弁置換術後妊娠 …… 203
- 器質的僧帽弁逆流 …… 251
- 偽正常化パターン …… 42, 60
- 機能性僧帽弁逆流 …… 6, 250
- 機能性僧帽弁閉鎖不全 …… 129
- 逆流ジェット …… 140
- 急性冠症候群の見方 …… 134
- 急性呼吸窮迫症候群 …… 80
- 急性心筋炎 …… 153
- 急性心筋虚血 …… 110
- 急性前壁中隔心筋梗塞 …… 90
- 急性僧帽弁閉鎖不全症 …… 141
- 急性大動脈閉鎖不全 …… 141
- 急性肺塞栓 …… 86, 87
- 急性非代償性心不全 …… 71, 72
- 急速流入 …… 24
- 急速流入期血流速波形 …… 38
- 仰臥位低血圧症候群 …… 208
- 狭心症 …… 123
- 胸水 …… 77
- 胸部X線 …… 76
- 局所壁運動 …… 134
- 巨細胞性心筋炎 …… 155
- 虚脱 …… 142

く
- 駆出期 …… 60
- 駆出血液量 …… 35
- 駆出率 …… 22

け
- 経カテーテル的僧帽弁形成術 …… 254
- 頸静脈圧 …… 9
- 頸静脈拍動 …… 9, 10
  - ――3原則 …… 9
- 劇症型心筋炎 …… 153
- 血圧のコントロール …… 170
- 血管拡張薬 …… 153
- 血管抵抗 …… 144, 146
- 血栓形成副作用 …… 196
- 血流ベクトル評価 …… 97
- 腱索断裂 …… 141
- 減衰時間 …… 38

こ
- 好酸球性心筋炎 …… 155
- 好酸球性多発血管炎性肉芽腫症 …… 155
- 高心拍出量状態 …… 180
- 高心拍出量性心不全 …… 178
- 後尖角度 …… 251
- 拘束型 …… 158
- 拘束型心筋症 …… 94
- 拘束型波形 …… 42
- 拘束型パターン …… 39, 45, 61, 146
- 拘束障害型波形 …… 74
- 高度肥満 …… 69
- 後負荷 …… 31
- 呼吸機能検査 …… 121
- 呼吸性変動 …… 138
- 個人差 …… 71
- コメットサイン …… 143
- コメットスコア …… 143

さ
- 最大エラスタンス …… 109, 110
- 最大酸素消費量 …… 58
- 左脚ブロック …… 237, 238
- 左軸変位 …… 82
- 左室 eccentricity index …… 189
- 左室―動脈連関 …… 58

| 左室拡張末期圧 ……………………… 62
| 左室17分画モデル ………………… 134
| 左室圧 …………………………… 60, 62
| 左室圧波形 …………………………… 17
| 左室拡大 …………………………… 78, 136
| 左室拡張期圧波形 …………………… 17
| 左室拡張機能 …………………… 35, 60, 74
| 左室拡張終期壁応力 ………………… 73
| 左室拡張能 ………………………… 138
| 左室拡張末期圧 ……………… 17, 62, 138
| 左室拡張末期圧上昇 ………………… 29
| 左室拡張末期容積 ………………… 2, 28, 31
| 左室駆出率 …………………… 2, 28, 70, 74, 122, 133, 162, 163, 168, 177, 180
| ──が低下した心不全 ………… 168
| ──が保持された状態 ………… 168
| 左室形成術 ………………………… 253
| 左室最小圧 …………………………… 17
| 左室弛緩 …………………………… 36
| 左室弛緩障害波形 …………………… 74
| 左室弛緩障害パターン ……………… 39
| 左室収縮期圧 ………………………… 17
| 左室収縮機能 …………………… 35, 58
| 左室収縮機能低下 ………………… 122
| 左室収縮機能評価 …………………… 28
| 左室収縮末期容積 ……………… 2, 28
| 左室充満圧 ………………… 62, 123, 181
| 左室充満圧上昇 ……………… 3, 180
| 左室充満圧推定 …………………… 172
| 左室心筋緻密化障害 ……………… 219
| 左室スティフネス ……………… 36, 37
| 左室ストレイン …………………… 164
| 左室緻密化障害 …………………… 95
| 左室内同期不全 …………………… 236
| 左室のafterload mismatch ………… 61
| 左室肥大 ……………………… 40, 82, 136
| 左室肥大波形 ………………………… 83
| 左室壁運動 ………………………… 180
| 左室ポンプ機能 …………………… 29
| 左室リモデリング ………………… 60
| 左室流出路 ………………………… 11
| ──の形状 …………………… 11
| 左室流出路狭窄 …………………… 124
| 左室流入血流においてE波が高くA波の低いパターン ………… 13
| 左室流入血流速波形 ………… 38, 39
| ──の心房収縮期波の幅 ……… 71
| 左室流入血流パターン …………… 14
| 左心系心疾患に伴う肺高血圧症 …… 182
| 左心系心疾患に伴わない肺高血圧症 …… 182
| 左心不全 …………………………… 43
| 左心房圧 …………………………… 191
| 左心房容積係数 …………………… 191
| 左房-左室-動脈連関 ……………… 62
| 左房-左室連関 ……………… 58, 60
| 左房および頸動脈や腹部大動脈のストレイン ……………………… 62

左房圧 ……………… 43, 60, 62, 146, 147
左房圧波形 …………………………… 17
左房圧評価 ………………………… 39
左房拡張期スティフネス ………… 64
左房径／容積 ……………………… 40
左房弛緩 …………………………… 64
左房充満 …………………………… 64
左房のafterload mismatch ………… 61
左房負荷 ………………………… 82, 83
左房負荷P波 ……………………… 83
左房容積係数 ……………… 71, 136
産生部位 …………………………… 66
三尖弁逆流圧較差 ……………… 149
三尖弁逆流最大血流速度 …… 53, 188
三尖弁逆流速度 ………………… 187
三尖弁閉鎖障害 ………………… 242
三尖弁流入血流速度波形 ………… 51
三尖弁輪部収縮期移動距離
 …………………… 48, 192, 245
酸素含量 …………………………… 19
酸素消費量 ………………………… 19

し 時間速度積分 …………… 11, 34, 147
自己大動脈弁 ……………………… 247
指数曲線 ……………………… 110, 111
持続性心室頻拍 ………………… 212
持続的気道陽圧 ………………… 230
実効動脈エラスタンス ……… 21, 33
シネMRI ……………………………… 88
周産期心筋症 ………………… 204, 205
周産期心不全発症時期 ………… 199
収縮機能 …………………………… 35
収縮機能異常 ……………………… 58
収縮期肺動脈圧 ……………… 43, 162, 163
収縮性 ……………………………… 20
収縮性心不全 ……………………… 73
収縮性心膜炎 ……………………… 68, 69
収縮性評価 ……………………… 133
収縮中期notching ……………… 189
収縮末期圧─容積関係 …………… 21
収縮末期エラスタンス ……… 109, 110
収縮末期容積 ……………………… 31
収縮力が部位により不均一なために
 起きる同期異常 ……………… 112
重症妊娠高血圧症候群 ………… 207
修正大血管転位 ………………… 201
充満圧 …………………………… 146
 ──の上昇 ………………… 144
循環血液量 ……………………… 43
硝酸薬 …………………………… 170
女性 ……………………………… 68
心アミロイドーシス ……… 94, 158
心移植 …………………………… 222
心音心機図 ……………………… 10
心拡大 …………………………… 77
腎機能 …………………………… 69
心機能障害 ………………………… 37, 41
腎機能障害 ……………………… 68, 69
心胸比 …………………………… 77

心筋エラスタンス ……………… 107
 ──のα(t) ………………… 112
心筋症 …………………………… 204
心筋障害
 非可逆性 …………………… 194
心筋ストレイン ………………… 89
心筋緻密化障害 ………… 219, 224
心筋長の変化 …………………… 111
心係数 ……………………… 4, 11, 18
心血管危険因子 ………………… 60
心血管腔内血流速度ベクトル計測 …… 97
心原性肺水腫 ……………………… 80
人工弁使用患者 ………………… 202
人工弁輪による弁輪形成術 …… 253
心サルコイドーシス ……… 93, 209
心室間伝導間隔 ………………… 241
心室逆リモデリング …………… 175
心室再同期療法 ………………… 222
心室充満圧 ……………………… 1
心室性期外収縮 ………………… 211
心室中隔基部の菲薄化 ………… 217
心室中隔欠損 …………………… 84
心室中隔の圧排 ………………… 137
心尖拍動 ………………………… 78
心尖部肥大型心筋症 ……… 92, 126
心臓MRI ………………………… 88
心臓再同期療法 ……… 175, 236
心臓ポンプ機能 ………………… 1
身体所見 ………………………… 8
心タンポナーデ ………………… 142
心電図 …………………………… 82
心内圧波形 ……………………… 15
心嚢貯留 ………………………… 142
心拍出量 ……… 8, 11, 18, 145, 146, 181
心拍出量係数 ………………… 163, 180
心拍出量低下 ……………… 1, 144
心Fabry病 ……………………… 94
心不全 …………………………… 37, 41
 ──の定義
心不全急性増悪 ………………… 38
心不全診断におけるカットオフ値
 ……………………………… 67, 68
心房-心室間伝導間隔 ………… 240
心房収縮期血流速波形 ………… 38
心房収縮による流入 …………… 24
心房中隔欠損 …………………… 85

す 推算糸球体濾過量 ………………… 69
推定肺動脈収縮期圧 …………… 187
推定平均肺動脈圧 ……………… 190
睡眠呼吸障害 ……………… 228, 233
スティフネス ……………… 62, 108
ストレイン ……………… 107, 108
ストレインレート ……………… 62
ストレス ………………………… 107
ストレス─ストレイン関係 …… 113
スペックルトラッキング … 107, 239
スペックルトラッキング法による右

VFM: Vector Flow Mapping: 99
visual EF 2
Volumetric法 252
volumeのコントロール 170
v波 15

W Wall Shear Stress: WSS 104
wave intensity 24
width of the vascular pedicle 80
WSS: Wall Shear Stress 104

X x下降脚 9
x谷 15

Y y谷 15

他 β遮断薬 170, 175
τ 18
Ⅲ音 13
Ⅳ音 13
2Dスペックルトラッキング法
.... 52, 58, 63, 159, 161
3D-RVEF: Three dimensional right ventricular ejection fraction 192
3Dエコー 53, 160
——による右室駆出率 192
60/60 sign 137

《シリーズ》**心エコーハンドブック**

編集　竹中　克（日本大学板橋病院循環器内科／東京大学医学部附属病院検査部）
　　　戸出浩之（群馬県立心臓血管センター技術部）

基礎と撮り方

心臓弁膜症

先天性心疾患　　　〔編集協力〕瀧聞浄宏（長野県立こども病院循環器小児科）

冠動脈疾患

心筋・心膜疾患

心不全　　　　　　〔編集協力〕石津智子（筑波大学医学医療系臨床検査医学）

血管エコーハンドブック　〔編集協力〕西上和宏（済生会熊本病院集中治療室）

別巻　心臓聴診エッセンシャルズ　〔著〕坂本二哉（日本心臓病学会創立者）

心エコーハンドブック心不全

2016年 5 月25日　第 1 版第 1 刷 ©

編集	竹中　克	TAKENAKA, Katsu
	戸出浩之	TOIDE, Hiroyuki
編集協力	石津智子	ISHIZU, Tomoko
発行者	宇山閑文	
発行所	株式会社金芳堂	

　　　〒606-8425 京都市左京区鹿ケ谷西寺ノ前町34番地
　　　振替　01030-1-15605
　　　電話　075-751-1111（代）
　　　http://www.kinpodo-pub.co.jp/

組版　山口美徳
印刷　株式会社サンエムカラー
製本　有限会社清水製本所

落丁・乱丁本は直接小社へお送りください．お取替え致します．

Printed in Japan
ISBN978-4-7653-1672-9

JCOPY ＜(社)出版者著作権管理機構　委託出版物＞
本書の無断複写は著作権法上での例外を除き禁じられています．複写される場合は，そのつど事前に，(社)出版者著作権管理機構（電話 03-3513-6969，FAX 03-3513-6979，e-mail: info@jcopy.or.jp）の許諾を得てください．

●本書のコピー，スキャン，デジタル化等の無断複製は著作権法上での例外を除き禁じられています．本書を代行業者等の第三者に依頼してスキャンやデジタル化することは，たとえ個人や家庭内の利用でも著作権法違反です．